妇产科疾病诊断治疗学精要

王爱美◎编著

吉林科学技术出版社

图书在版编目（CIP）数据

妇产科疾病诊断治疗学精要 / 王爱美编著. -- 长春：
吉林科学技术出版社，2017.9
　　ISBN 978-7-5578-3355-8

　　Ⅰ．①妇… Ⅱ．①王… Ⅲ．①妇产科病－诊疗 Ⅳ．
①R71

　　中国版本图书馆CIP数据核字(2017)第232211号

妇产科疾病诊断治疗学精要
FUCHANKE JINGBING ZHENDUAN ZHILIAOXUE JINGYAO

编　　著　王爱美
出 版 人　李　梁
责任编辑　孟　波　李洪德
封面设计　长春创意广告图文制作有限责任公司
制　　版　长春创意广告图文制作有限责任公司
开　　本　787mm×1092mm　1/16
字　　数　350千字
印　　张　22.25
印　　数　1—1000册
版　　次　2017年9月第1版
印　　次　2018年3月第1版第2次印刷

出　　版　吉林科学技术出版社
发　　行　吉林科学技术出版社
地　　址　长春市人民大街4646号
邮　　编　130021
发行部电话/传真　0431-85635177　85651759　85651628
　　　　　　　　　　85652585　85635176
储运部电话　0431-86059116
编辑部电话　0431-86037565
网　　址　www.jlstp.net
印　　刷　永清县晔盛亚胶印有限公司

书　　号　ISBN 978-7-5578-3355-8
定　　价　78.00元

前　言

随着科学技术的飞速发展,临床医学不断进步,诊断技术与治疗方法日新月异。广大妇产科医师急需更新知识,提高诊疗水平。为此,笔者在繁忙的工作之余特编著这本《妇产科疾病诊断治疗学精要》,以供在医疗第一线的妇产科各级医师参考。

全书共分 19 章,内容包括妊娠生理与妊娠诊断、异常分娩、异常产褥、病理妊娠、妊娠合并症、分娩并发症、妊娠与优生、妇科炎症、妇科肿瘤、妊娠滋养细胞疾病、生殖内分泌疾病等经典治疗、常规治疗以及新的诊断治疗进展。其内容既有现代妇产科研究的深度和广度,又有实际临床应用的价值;既有前人研究的成果和总结,又有作者自己的学术见解。

本书具备实用性、可操作性和先进性特点。在写法上力求文字简明扼要、通俗易懂,便于读者理解和应用。由于笔者经验不足和水平有限,书中难免错误之处,恳请读者指正。

王爱美

2017 年 6 月于山东省高密市妇幼保健院

目　　录

第一章 妊娠生理与妊娠诊断

第一节 妊娠生理

妊娠是胚胎和胎儿在母体内发育成长的过程。成熟卵受精是妊娠开始,胎儿及其附属物从母体排出是妊娠的终止。为便于临床计算,妊娠期通常是从末次月经第一日算起,约为280日(40周)。妊娠期分3个时期:妊娠12周末以前称早期妊娠,第13~27周末称中期妊娠,第28周及其后称晚期妊娠。妊娠满37周至不满42周(259~293日)称足月妊娠。

一、受精

精子和次级卵母细胞相结合形成受精卵的过程称为受精。受精后的卵子称孕卵或受精卵。正常发育成熟并已获能的精子和正常发育成熟的卵子相遇是受精的必要条件。受精必须在卵子尚未进入子宫之前,一般认为卵子排出后15~18小时之内最易受精,因卵子的寿命仅1~2日,超过24小时常因迅速变性而失去受精能力。受精的部位一般在输卵管的壶腹部。

1. 精子的运行与获能 精子发生于睾丸曲细精管壁上的精原细胞,在附睾中发育,经过女性生殖道时,发生一系列形态、生理和生化的变化后,才具备使卵子受精的能力,此过程称为获能。当精子到达输卵管时已具备这种能力,表现为顶体有秩序地释放出水解酶,以便在接近卵子时释放一系列水解酶,消化卵子周围的放射冠和透明带。一般认为,精子在女性生殖道内能存活1~3日,但以性交后36~48小时之内受精能力最强。

2. 卵子的成熟与迁移 卵泡发育成熟后破裂,卵细胞及其周围的透明带、放射冠及部分卵丘的颗粒细胞随卵泡液流出。卵细胞较大,直径约200μm,无主动的活动能力,排卵后由于输卵管伞部的"拾卵"作用,即依靠输卵管肌肉节律性地收缩、输卵管内膜纤毛细胞的向心性摆动及输卵管液的流动,将卵细胞输送到壶腹部,由于壶腹部和峡部管腔直径的明显差别,输卵管液在壶腹部流速较峡部为慢,故卵细胞在壶腹部停留时间较长,以利受精。

3. 受精的过程 性交时,精液射入阴道后穹隆,刚射出的精液呈胶冻状,约2~5ml,每毫升内约有数千万个精子。待精液液化后精子活动力增强。大部分精子在酸性阴道液内不久死亡,仅一小部分可能借助于子宫颈稀薄的精液和子宫收缩作用而通过宫颈直接进入宫腔。精子通过宫颈到达输卵管需要的时间最短数分钟,长者达1~1.5小时或更长,进入输卵管的精子一般不超过200个。已获能的精子与卵子在输卵管壶腹部相遇,精子顶体释放出水解酶,分解卵子表面的放射冠和透明带,一个精子穿过透明带与卵子表面接触,此时,卵细胞完成第二次成熟分裂,产生一个成熟的卵细胞和一个第二极体,卵细胞核含有单倍体数染色体,精子头部、体部进入卵细胞后,尾部很快消失,精子和卵子的细胞膜相融合,精原核和卵原核相融合,形成一个新细胞,含父、母系各23条染色体,孕卵又恢复46条染色体。当精子穿过透明带后,卵膜即发生变化,形成阻止其他精子进入卵内的屏障,故人类卵子受精为单卵受精。通过两性原核的融合。核膜消失,形成一个新的细胞,至此,受精过程即告完成。

二、受精卵的发育和运送

1. 受精卵的分裂 卵子受精后即开始分裂,细胞数目不断增多,成为一个实体细胞团,称桑椹胚。继续分裂,外层细胞分裂快,形成囊壁,称滋养层。内层细胞分裂较慢,形成内细胞块。内外两层之间形成一腔隙,称囊胚腔。此时孕卵称囊胚。囊胚植入子宫内膜后迅速发育,内细胞块增殖、分化,形成2个囊腔,靠近滋养层的称羊膜腔;面向囊胚腔的称卵黄囊。两囊相接处之羊膜囊细胞称外胚层,卵黄囊细胞称内胚层。内、外两胚层相贴呈圆盘状称胚盘,是胎体发生的始基。

2. 着床 晚期囊胚侵入到子宫内膜的过程,称植入,也称着床。约在受精后第6~7日开始,11~12日结束。着床需经过定位、粘着和穿透3个阶段。完成着床须具备的条件是:①透明带必须消失;②囊胚细胞滋养细胞必须分化出合体滋养层细胞;③囊胚和子宫内膜必须同步发育并相互配合;④孕妇体内必须有足够数量的孕酮,子宫有一个极短的敏感期允许受精卵着床。此外,近年检出有早孕因子,是由受精后24小时的受精卵产生,它能抑制母体淋巴细胞的活性,防止囊胚被排斥,有利于着床。

受精卵着床后,在孕酮作用下,子宫内膜腺体增大弯曲,腺腔中含有大量黏液及糖原,内膜血管充血,结缔组织细胞肥大,月经周期变化暂时停止。此时的子宫内膜称蜕膜。按蜕膜与受精卵的部位关系,将蜕膜分为三部分:①底蜕膜:指囊胚植入深处的子宫蜕膜,将来发育成为胎盘的母体部分;②包蜕膜:覆盖在囊胚上面的蜕膜。包蜕膜随囊胚发育逐渐突向子宫腔,由于这部分蜕膜高度伸展,缺乏营养而逐渐退化,约在妊娠12周因羊膜腔明显增大,使包蜕膜和真蜕膜相贴近,子宫腔消失,包蜕膜与真蜕膜逐渐融合,于分娩时这两层已无法分开;③真蜕膜(壁蜕膜):指底蜕膜与包蜕膜以外覆盖子宫腔的蜕膜。

三、胚胎、胎儿发育特征

妊娠开始的8周为胎体主要器官分化形成阶段,称胚胎,8周后称为胎儿。以4周为一孕龄单位,按孕龄单位阐述胎儿发育的特征如下。

4周末:可辨认胚盘与体蒂。

8周末:胚胎初具人形,头的大小几乎占整个胎体的一半,能分辨出眼、耳、鼻、口,超声显像可见心脏搏动。

12周末:胎儿身长约9cm,外生殖器已发育,部分可辨出性别,四肢有微弱活动。

16周末:胎儿身长16cm,体重约100g。从外生殖器可以确定胎儿性别。部分孕妇自觉有胎动,腹部检查可听到胎心音。X线检查可见脊柱阴影,胎儿已开始出现呼吸运动,头皮已长出毛发。

20周末:胎儿身长约25cm,顶臀长17.7cm,头围为17.6cm,双顶径为4.68cm,体重约300g。皮肤暗红,全身有毳毛及胎脂,开始有吞咽、排尿功能。经孕妇腹壁可听到胎心音。

24 周末:胎儿身长约 30cm,顶臀长 21.9cm,头围为 17.6cm,双顶径为 5.8cm,体重约 700g。各脏器已发育,皮下脂肪开始沉积,皮肤出现皱纹,出现眉毛及睫毛。

28 周末:胎儿身长约 35cm,顶臀长为 25.5cm,头围为 26.3cm,双顶径为 7.09cm,体重约 1000g。有呼吸运动,生后能啼哭,出生后易患呼吸窘迫综合征。四肢活动好。

32 周末:胎儿身长约 40cm,体重约 1700g。面部毳毛已脱,生活力尚可。此期出生者如注意护理,可以存活。

36 周末:胎儿身长约 45cm,体重 2500g。皮下脂肪发育良好,毳毛明显减少,指(趾)甲已超过指(趾)尖,出生后能啼哭及吸吮,生活力良好,此期出生者基本可以存活。

40 周末:胎儿已成熟,身长约 50cm,体重约 3000g 或以上。体形外观丰满,皮肤粉红色,男性睾丸已下降,女性大小阴唇发育良好。出生后哭声响亮,吸吮力强,能很好存活。

临床常用新生儿身长作为判断胎儿月份的依据。妊娠前 20 周(即前 5 个妊娠月)的胎儿身长(cm)=妊娠月数的平方。如妊娠 4 个月时胎儿身长 $=4^2=16cm$。妊娠后 20 周(即后 5 个妊娠月)的胎儿身长(cm)=妊娠月数 ×5。如妊娠 7 个月 $=7×5=35cm$。

四、胎儿生理特点

为了适应胎儿生长发育的需要,其营养供应可分为 3 个阶段:①吸收:于着床前孕卵可以小量地吸收输卵管和宫腔液;②组织营养传递:在胎盘循环建立之前,早期胚胎和蜕膜之间进行胚胎发育需要的物质和代谢物质交换;③血液营养的传递:通过胎盘循环进行交换,从母体取得营养并将代谢产物经母体排出。因此,胎儿各系统为适应其生存需要,就必须具有某些与成人不同的生理特点。其中以循环系统与成人差异很大。

1. 循环系统　血循环特点:胎儿循环与胎盘相连,营养供给和代谢产物排出均需经过胎盘由母体来完成。其特点为:①含氧量较高的血液自胎盘经一条脐静脉进入胎儿体内,分为 3 支:一支直接进入肝脏,一支与门静脉汇合进入肝脏,此两支的血液经肝静脉进入下腔静脉;另一支经静脉导管直接进入下腔静脉。进入右心房的下腔静脉血有来自脐静脉含氧量较高的血液,也有来自身体下半部含氧量低的血液。②心房间隔卵圆孔正对着下腔静脉入口,下腔静脉入右心房的血流绝大部分经卵圆孔入左心房。而上腔静脉入右心房的血,经右心室进入肺动脉。③由于肺循环压力较高,肺动脉血大部分经动脉导管入主动脉,仅有 1/3 的血经肺静脉入左心房,汇同卵圆孔进入左房之血进入左心室再进入升主动脉,供应心、头部及上肢。左心室小部分血液进入降主动脉,汇同动脉导管进入血液,供应身体下半部。经腹下动脉通过两条脐动脉后再进入胎盘,与母血进行气体交换。由于胎儿循环的特点使胎儿体内无纯动脉血,而是动静脉混合血。进入肝、心、头部及上肢的血液含氧量较高及营养较丰富,进入肺及身体下半部的血液含氧量及营养较少。

由于胎儿肺尚未执行呼吸功能,肺循环阻力较大,肺动脉大部分血液经动脉导管流入降主动脉,仅约 1/3 的血液入肺后再经肺静脉流回到左心房。左心房含氧丰富的血液进入左心室,继而注入升主动脉,分送到头、颈、上肢及心脏本身,主要先保证脑发育的需要。当血液流经降主动脉时,又加入了从动脉导管来的含氧量少的血液,故躯干、下肢获得的是含氧量中等的血液。降主动脉的血液除小部分到腹腔器官、盆腔和下肢外,大部分血液经腹下动脉由脐动脉送至胎盘,与母体血液进行气体和物质交换。可见胎儿体内无纯动脉血,而是动静脉混合血,只是流经各部位的血液血氧含量有程度上的差异。

2. 血液

(1)红细胞生成:在妊娠早期红细胞主要来自卵黄囊,于妊娠10周肝脏是红细胞生成的主要器官。以后骨髓、脾脏逐渐有造血功能。于妊娠32周红细胞生成素大量产生,故妊娠32周以后的早产儿红细胞计数增多于妊娠足月,骨髓产生90%红细胞。

(2)血红蛋白生成:在妊娠前半期,血红蛋白均为胎儿型,至妊娠最后4~6周,成人血红蛋白增多,至临产时只有25%红细胞含胎儿血红蛋白。

(3)白细胞生成:妊娠2个月后,胎儿血循环中出现粒细胞。于妊娠12周,胸腺、脾脏产生淋巴细胞,成为机体内抗体的主要来源。

3. 呼吸系统　胎儿的呼吸功能是由母儿血液在胎盘进行气体交换完成的,但胎儿在出生前肺泡肺循环及呼吸肌均已发育。妊娠11周可看到胎儿胸壁运动,16周胎儿呼吸能使羊水进出呼吸道。但当胎儿窘迫时,正常呼吸运动停止。

4. 消化系统　早在妊娠11周小肠已有蠕动,妊娠4个月时胃肠功能基本建立,胎儿可吞咽羊水,吸收大量水分。

胎儿胃肠能吸收氨基酸、葡萄糖及其他可溶性营养物质,但对脂肪的吸收能力较差。胎儿肝脏内缺乏许多酶,以致不能结合因红细胞破坏所产生的大量游离胆红素。

5. 泌尿系统　胎儿肾脏在妊娠11~14周时有排泄功能,妊娠14周的胎儿膀胱内已有尿液。妊娠后半期胎尿成为羊水的重要来源之一。

6. 内分泌系统　胎儿甲状腺是胎儿期发育的第一个内分泌腺。早在受精后第4周甲状腺即能合成甲状腺素。胎儿肾上腺的发育最为突出,其重量与胎儿体重之比远超过成年人,且胎儿肾上腺皮质主要由胎儿带组成,占肾上腺的85%以上。出生约半年后消失。胎儿肾上腺皮质是活跃的内分泌器官,产生大量的甾体激素尤其是脱氢表雄酮,与胎儿肝脏、胎盘、母体共同完成雌三醇的合成与排泄。因此,血、尿雌三醇测定成为临床上产前进行宫内监护、估计胎盘功能最常用的有效方法。

7. 生殖系统及性腺分化发育　男性胎儿睾丸发育较早,妊娠第9周开始分化,至妊娠14~18周形成细精管。当有了睾丸时,刺激间质细胞分泌睾酮,促使中肾管发育,而支持细胞产生副中肾管抑制物质,使副中肾管发育受到抑制而退化。外阴部5α-还原酶使睾酮衍化为二氢睾酮,外生殖器向男性分化发育。睾丸于临产前降至阴囊内,右侧睾丸高于左侧且下降较迟。

女性胎儿卵巢发育稍晚,于妊娠11~12周卵巢开始分化。因缺乏副中肾管抑制物质而致副中肾管系统发育,形成阴道、子宫、输卵管。外阴部缺乏5α-还原酶,外生殖器向女性分化发育。

五、胎儿附属物的形成及其功能

胎儿附属物是指胎儿以外的组织,包括胎盘、胎膜、脐带和羊水。

1. 胎盘　胎盘是胎儿和母体间进行物质交换的重要器官。足月的胎盘呈圆形或椭圆形,重450~650g,直径16~20cm,中间厚、边缘薄。分为胎儿面和母体面。胎儿面表面被覆羊膜呈灰白色,光滑半透明,中央或稍偏处有脐带附着,脐带动静脉从附着处分支呈放射状分布,直达胎盘的边缘。母体面呈暗红色,粗糙,有18~20个胎盘小叶。

(1)胎盘的形成:胎盘由羊膜、叶状绒毛膜和底蜕膜构成,是母体与胎儿进行物质交换的重要器官。

1)羊膜:构成胎盘的胎儿部分,是胎盘最内层。羊膜是附着在绒毛膜板表面的半透明薄膜。羊膜光滑,无血管、神经及淋巴,具有一定的弹性。正常羊膜厚 0.02～0.05mm,自内向外由单层无纤毛立方上皮细胞层、基膜、致密层、成纤维细胞层和海绵层 5 层组成。电镜见上皮细胞表面有微绒毛,随妊娠进展而增多,以增强细胞的活动能力。

2)叶状绒毛膜:构成胎盘的胎儿部分,占妊娠足月胎盘主要部分。晚期囊胚着床后,滋养层迅速分裂增生。内层为细胞滋养细胞,是分裂生长的细胞;外层为合体滋养细胞,是执行功能的细胞,由细胞滋养细胞分化而来。在滋养层内面有一层细胞称胚外中胚层,与滋养层共同组成绒毛膜。与底蜕膜相接触的绒毛,因营养丰富发育良好,称叶状绒毛膜。绒毛滋养层合体细胞溶解周围的蜕膜形成绒毛间隙,大部分绒毛游离其中,称为游离绒毛,少数绒毛紧附着于蜕膜深部,起固定作用,称固定绒毛。绒毛间隙之间有蜕膜隔将胎盘隔成 15～20 个胎盘小叶。绒毛间隙的胎儿侧是相通的,母体侧为底蜕膜,其内动、静脉血管都开口于绒毛间隙,因动脉血压力高达于绒毛膜板下后随即散向四周,流入胎盘母侧面,再经蜕膜小静脉流回母体血循环,故绒毛间隙充满母血。绒毛中的毛细血管所含胎儿血,隔着血管壁、绒毛间质、绒毛上皮与母血进行各种物质交换,由此也可知,母血与胎儿血不直接相通。妊娠 5 个月后,绒毛上皮细胞滋养层逐渐退化,滋养层以合体细胞为主,母血与胎儿血相隔更近,更有利于物质交换的进行。

3)底蜕膜:构成胎盘的母体部分,占足月妊娠胎盘很小部分,分娩时胎盘即由此剥离。

(2)胎盘功能

1)气体交换:维持胎儿生命最重要的物质是 O_2。在母胎之间,O_2 与 CO_2 是以简单扩散方式进行交换,可替代胎儿呼吸系统的功能。利用胎血与母血中氧气及二氧化碳分压的差异,在胎盘中通过扩散作用进行气体交换,胎儿血红蛋白对 O_2 的亲和力强,能从母血中获得充分的 O_2,CO_2 自胎儿通过绒毛间隙直接向母体迅速扩散。

2)营养物质供应:葡萄糖是胎儿代谢的主要能源,以易扩散方式通过胎盘。胎儿体内的葡萄糖均来自母体。氨基酸以主动运输方式通过胎盘,其浓度胎血高于母血。脂肪酸能较快地以简单扩散方式通过胎盘。电解质及维生素多以主动运输方式通过胎盘。胎盘中含有多种酶(如氧化酶、还原酶、水解酶等)。将复杂物分解为简单物质,如蛋白质分解为氨基酸、脂质分解为非酯化脂肪酸等,也能将简单物质合成后供给胎儿,如葡萄糖合成糖原、氨基酸合成蛋白质等。分子量较大的 IgG 例外,能通过胎盘与血管合体膜表面有专一受体可能有关。

3)排除胎儿代谢产物:胎儿代谢产物如尿素、尿酸、肌酐、肌酸等,经胎盘送入母血,由母体排除体外。

4)防御功能:胎盘虽能防止母血中某些有害物质进入胎儿血中,但其屏障作用极有限。各种病毒(如风疹病毒、巨细胞病毒等)、分子量小对胎儿有害药物,均可通过胎盘影响胎儿致畸甚至死亡。细菌、弓形虫、衣原体、螺旋体可在胎盘部位先形成病灶,破坏绒毛结构后进入胎体感染胎儿。母血中免疫抗体如 IgG 能通过胎盘,使胎儿在生后短时间内获得被动免疫力。

5）合成功能：胎盘具有合成物质的能力，主要合成激素和酶。激素主要有绒毛膜促性腺激素（HCG）、胎盘生乳素（HPL）、妊娠特异性 $β_1$ 糖蛋白（$PSβ_1G$）、雌激素、孕激素等。酶主要为催产素酶、耐热性碱性磷酸酶等。

①绒毛膜促性腺激素（HCG）：是一种糖蛋白激素，由 α、β 两个不同亚基组成，α - 亚基的结构与垂体分泌的 FSH、LH 和 TSH 等基本相似，故相互间能发生交叉反应，而 β - 亚基的结构各不相似。β - HCG 与 β - LH 的结构较近似，但最后 30 个氨基酸则各不相同，所以临床应用 β - 亚基的特性作特异抗体用作诊断以避免 LH 的干扰。HCG 在停经后第 32 天（即受孕后 17 天）就能在孕妇血清和尿中测出，但量不多，在末次月经后 8～10 周血中浓度达到最高峰，可超过 10 万 IU/L，此后迅速下降，中、晚期妊娠时血中浓度仅为高峰时的 10%（1 万～2 万 IU/L）持续到分娩，一般于产后 2 周消失。HCG 于妊娠早期对营养黄体、维持妊娠起重要作用。

②雌激素：从孕 17 周开始母血中雌激素水平逐渐增高，胎盘能使雌二醇与雌酮互相转化。雌三醇的产生需胎盘与健康胎儿共同作用，所以尿雌三醇的测定是监测胎儿胎盘功能的一项重要指标。

③胎盘生乳素（HPL）：于妊娠的第 2 个月开始分泌，第 9 个月达高峰，直至分娩。产后 HPL 迅速下降，约产后 7 小时即不能测出。HPL 的主要作用为促进母体乳腺生长发育。

④孕激素：由合体细胞产生，随妊娠进展而增高，从妊娠 8～10 周后切除双侧卵巢并不会使妊娠中断。与雌激素共同参与妊娠期母体各系统的生理变化。

⑤缩宫素酶（oxytocinase）：由合体滋养细胞产生的糖蛋白，分子量约为 30 万。历其能使缩宫素在胱氨酸分子上发生裂解，故又称 15 - 胱氨酸氨基肽酶（15 - cystine aminopeptidase）。随妊娠进展逐渐增多，至妊娠末期达高值，其生物学意义尚不十分明了，主要使缩宫素分子灭活，起到维持妊娠的作用。胎盘功能不良时，血中缩宫素酶呈低值，见于死胎、妊娠期高血压疾病、胎儿生长受限（fetal growth restriction，FGR）时。

⑥耐热性碱性磷酸酶（HSAP）：由合体滋养细胞分泌。于妊娠 16～20 周母血清中可测出。随妊娠进展而增多，直至胎盘娩出后其值下降，产后 3～6 日内消失。动态测其数值可作为胎盘功能检查的一项指标。

2. 胎膜　胎膜由绒毛膜和羊膜组成。其外层为绒毛膜，在发育过程中因缺乏营养而逐渐退化成平滑绒毛膜，妊娠晚期与羊膜紧贴，但可完全分离。羊膜为胎膜的内层，是一层半透明薄膜，与覆盖胎盘、脐带的羊膜层相连接。妊娠 14 周羊膜与绒毛膜的胚外中胚层相连接，封闭胚外体腔。

胎膜有防止细菌进入宫腔，避免感染的作用。胎膜中含有较多的酶参与甾体激素代谢，并富有合成前列腺素的前身物质——花生四烯酸，在分娩发动上可能有一定作用。

3. 羊水　羊膜腔内的液体称羊水。

（1）羊水来源：妊娠早期羊水主要是母体血清通过羊膜进入羊膜腔内的透析液。妊娠中后期，胎儿尿是羊水的重要来源。其实，从妊娠 14 周后，胎儿膀胱内就可以有尿液存留，孕 16 周后，见到羊水出入呼吸道和胎儿的吞咽活动。

（2）羊水的吸收：羊水的吸收约 50% 由胎膜完成。胎膜在羊水的产生和吸收方面起重要作用。妊娠足月胎儿每日吞咽羊水约 500ml。此外,脐带每小时可吸收羊水 40～50ml。胎儿角化前皮肤也有吸收羊水功能,但量很少。

(3)母体、胎儿、羊水三者间的液体平衡:羊水在羊膜腔内并非静止不动,而是不断进行液体变换,以保持羊水量的相对恒定。母儿间的液体交换主要通过胎盘,每小时约3600ml。母体与羊水的交换要通过胎膜,每小时约 400ml。羊水与胎儿的交换主要通过胎儿消化管、呼吸道、泌尿道以及角化前皮肤等,交换量较少。

1)母儿之间液体交换主要通过胎盘,每小时约为 3600ml。

2)母体与羊水的交换主要经胎膜,每小时约 400ml。

3)羊水与胎儿的交换量较低,主要通过消化道、呼吸道、泌尿道及胎儿角化前皮肤等。

通过上述交换,约每 3 小时羊水即更换一次。

(4)羊水的容量、性状与成分:羊水量在妊娠 20 周时约 30ml,妊娠 20 周时约 400ml,妊娠 38 周时达高峰,可达 1000ml,以后有所下降,妊娠足月时羊水量约 800ml,妊娠过期有时羊水可少于 500ml。

羊水的比重约为 1.008。弱碱性。早孕时羊水澄清。妊娠足月时羊水略混浊,不透明,内含胎脂、毳毛、胎儿的脱落细胞、毛发、少量白细胞、白蛋白、尿酸盐及其他有机盐、无机盐类以及大量的激素和酶。当胎儿缺氧时,羊水内可混有胎粪。

(5)羊水的功能

1)保护胎儿:胎儿在羊水中自由活动,不致受到挤压,防止胎体畸形及胎肢粘连;保持羊膜腔内恒温;适量羊水避免子宫肌壁或胎儿对脐带直接压迫所致的胎儿窘迫;临产宫缩时,尤在第一产程初期,羊水直接受宫缩压力,能使压力均匀分布,避免胎儿局部受压。

2)保护母体:妊娠期减少因胎动所致的不适感;临产后前羊水囊扩张子宫颈口及阴道;破膜后羊水冲洗阴道,减少感染机会。

4. 脐带 脐带是由体蒂演变而成,脐带是连于胚胎脐部与胎盘间的条索状结构,胚胎及胎儿借助脐带悬浮于羊水中。妊娠足月胎儿的脐带长 30～70cm,平均约 50cm,直径1.0～2.5cm,表面被羊膜覆盖,呈灰白色。脐带断面中央有一条管壁较薄、管腔较大的脐静脉;两侧有 2 条管壁较厚、管腔较小的脐动脉。血管周围为含水量丰富的来自胚外中胚层的胚胎结缔组织,称华通氏胶,保护血管。由于脐血管较长,使脐带呈螺旋状迂曲,脐带是胎儿和母体之间进行物质交换的重要通道和唯一桥梁。脐动脉将胚胎血液运送至胎盘绒毛内,绒毛毛细血管内的胎儿血与绒毛间隙内的母血进行物质交换,将代谢废物和二氧化碳渗入母血排出体外,脐静脉将胎盘绒毛汇集的含有丰富氧气和养料的血液输送回胎儿体内。若脐带受压而使血流受阻时,缺氧可危及胎儿生命。

第二节　妊娠期母体的变化

妊娠是正常生理过程,为了满足胎儿生长发育的需要,母体各器官系统将发生一系列改变。主要是由于在体内新增加的器官——胎盘所分泌的蛋白类激素和甾体类激素作用的结果。胎盘排出后,胎盘所分泌的激素在体内急骤减少并消失,由妊娠所引起的各种变化,亦于产后6周内逐渐恢复至孕前水平。

一、生殖系统的变化

妊娠期,生殖系统的变化最大,其中以子宫的变化最为明显。

子宫:子宫体随妊娠的进展,子宫肌纤维肥大变长、数目增多、弹力增强,且间质的血管及淋巴管也增生扩大,使子宫逐渐增大、变软。子宫周围的韧带也随子宫的增大而增粗变长。妊娠6周时子宫体呈球形,12周超出盆腔。足月时子宫重量比非孕时增加20~25倍,约1000~1200g。容量增加近1000倍,达5000ml左右。子宫本身循环血量也比非孕时明显增加。妊娠期,子宫的血液供应量约增加20~40倍,足月时血流量约为500~700ml/min。子宫动脉由非孕时屈曲至足月时变直且增粗,是主要的供血来源。

子宫峡部:子宫体与子宫颈之间最狭窄的部分。非妊娠期长约1cm,随着妊娠的进展,峡部逐渐被拉长变薄,成为子宫腔的一部分,形成子宫下段,临产时长约8~10cm。

子宫颈:妊娠早期因充血、组织水肿,宫颈外观肥大、着色,质地软。宫颈管内腺体肥大,宫颈黏液分泌增多,形成黏稠的黏液栓,保护宫腔不受感染。宫颈鳞柱上皮交接部外移,宫颈表面出现糜烂,称假性糜烂。

卵巢:略增大。一侧卵巢可见妊娠黄体。妊娠10周前,妊娠黄体产生孕激素及雌激素,以维持妊娠的继续。黄体功能于妊娠10周后由胎盘取代,但妊娠黄体并不萎缩。

输卵管、阴道及外阴:输卵管伸长,黏膜有时也可见到蜕膜反应。随着黏膜变软,充血并着色,阴道上皮细胞含糖原增多,乳酸含量增加,使阴道分泌物pH值明显降低,不利于一般病菌生长。外阴部大小阴唇色素沉着,伸展性增加。

二、乳房的变化

妊娠期,乳房腺体组织发育增大。妊娠早期,乳房内血管增加,充血明显,孕妇自觉乳房发胀和轻度刺痛,这是诊断早期妊娠的体征之一。检查乳房增大硬韧;乳头增大变黑,易勃起;乳晕变黑,蒙氏结节显现。

妊娠期乳房发育受到激素的控制,乳腺腺管在雌激素的作用下发育,乳腺腺泡在孕激素的作用下发育,此外胎盘生乳素、垂体催乳素以及胰岛素、皮质醇、甲状腺素等均有促进乳房发育的作用。妊娠期,由于大量雌激素和孕激素抑制催乳素的作用,并不发生泌乳,产后胎盘激素停止分泌,在催乳素的作用下,乳汁排出。妊娠末期,尤其在接近分娩期挤压乳房,可有数滴稀薄黄色液体溢出,称为初乳,初乳内含有丰富的营养及抗体,利于新生儿营养。

三、血液及循环系统的变化

血液的变化:至孕32~34周达高峰,约增加30%~45%,维持至分娩。血液稀释系因血浆增加(1000ml)多于红细胞增加(500ml)。红细胞计数约为3.6×10^{12}/L,血红蛋白值为110g/L,红细胞压积为0.31~0.34。孕妇储铁约0.5g,因红细胞增加和孕妇、胎儿的需要,容易缺铁,应自孕中期开始补充铁剂。白细胞总数自孕7~8周开始增加,至孕30周达高峰,约为12×10^9/L,有时可达15×10^9/L,主要是中性粒细胞增多。孕期血液处于高凝状态。凝血因子Ⅱ、Ⅴ、Ⅶ、Ⅷ、Ⅸ、Ⅹ均增多,仅凝血因子Ⅺ、Ⅷ减少。血小板数略减少。血纤维蛋白原值约增加50%,于妊娠期可达4~5g/L。红细胞沉降率加快。血浆蛋白值于孕中期约为65g/L,主要是白蛋白减少。

循环系统的变化:妊娠期由于子宫增大,膈肌升高,心脏向左、向上、向前移位。心脏容量从妊娠早期至妊娠末期约增加10%,心率每分钟约增加10~15次。由于心脏移位,血流量增加,血流速度加快,在心尖区可听到柔和吹风样收缩期杂音,产后消失。妊娠10周开始,心搏出量增加,妊娠28周左右达峰值,约增加30%,一直持续到分娩。临产后,特别是第二产程期间,心搏出量显著增加。妊娠早期、中期血压偏低,主要变化是舒张压,因外周血管扩张,血液稀释及胎盘形成动静脉短路,使外周循环阻力降低所致。妊娠晚期血压轻度升高。孕妇体位影响血压,仰卧位时易发生低血压。妊娠后期下腔静脉的回血量增多,增大的子宫压迫下腔静脉,因此股静脉压力高于非孕期。由于下肢、外阴及直肠下静脉压力增加,血流不畅,下肢及外阴易发生静脉曲张,容易出现痔。

四、呼吸系统的变化

妊娠期,由于母体代谢作用的增加,以及胎儿生长发育的需要,孕妇耗氧量约增加10%~20%。呼吸道黏膜充血水肿,孕妇易感到呼吸困难,易发生鼻出血;声带水肿而声音嘶哑;上呼吸道黏膜增厚,充血水肿,使局部抵抗力减低,容易发生上呼吸道感染。膈肌上升,胸廓前后径及横径均加宽,肋膈间增宽,肋骨向外扩展,使胸廓周径增大,肺通气量增加约40%,孕妇有过度通气现象。妊娠晚期增大的子宫,可减低膈肌活动幅度,孕妇以胸式呼吸为主。妊娠期,呼吸次数变化不大,约每分钟20次,但呼吸较深。

五、消化系统的变化

妊娠早期常出现食欲减退、恶心呕吐,妊娠12周后逐渐消失。因妊娠期胃酸分泌减少,肠胃蠕动减缓,肠张力减低,常有肠胀气或便秘。肝脏负担加重,但肝功能无明显改变。由于胆管平滑肌松弛,胆囊排空时间延长,胆囊内有轻度胆汁淤积。

六、泌尿系统的变化

1. 肾脏 妊娠期肾脏略增大,肾功能变化较大。肾血浆流量(renal plasma flow, RPF)及肾小球滤过率(glomerular filtration rate, GFR)增加。RPF比非孕时增加35%,GFR增加50%。RPF与GFR受体位影响,孕妇仰卧位时尿量增加,故夜尿量多于日尿量。尿素、肌酐、肌酸等排泄增多,其血浆浓度低于非孕妇女。当肾小球滤过超过肾小管再吸收能力时,可有少量糖排出,称为妊娠生理性糖尿,应注意与真性糖尿病鉴别。

2. 输尿管 妊娠期在孕激素的作用下,输尿管增粗、变长、屈曲。平滑肌松弛使之蠕动减弱,尿流缓慢,往往形成肾盂及输尿管轻度扩张。加之子宫右旋可在骨盆入口处压迫右侧输尿管,使右侧肾盂积水更明显,易患肾盂肾炎。

3. 膀胱 孕早期膀胱受增大子宫体压迫,膀胱容量减少,故排尿次数增多。孕中、晚期随子宫增大膀胱位置上升、膀胱三角随之升高、输尿管开口处的膀胱组织增厚,可致尿液流通不畅,加重了输尿管扩张。胎头入盆后,膀胱受压,膀胱压力从孕早期的0.79kPa(8cmH$_2$O)上升至妊娠足月的1.96kPa(20cmH$_2$O),而尿道压力从6.87kPa(70cmH$_2$O)增加至9.12kPa(93cmH$_2$O),常出现尿频及尿失禁。

七、皮肤的变化

孕期垂体分泌促黑素细胞激素(MSH)增多,使黑色素增加,孕妇面颊部、乳头、乳晕、腹中线、外阴部出现色素沉着,于产后逐渐消退。孕妇腹壁皮肤因子宫增大和肾上腺皮质激素分泌增多而张力加大,弹力纤维断裂,出现多量淡红色不规则平行的裂纹,见于初产妇,经产妇呈银白色,称为妊娠纹。

八、内分泌系统的变化

妊娠期内分泌系统各个腺体明显增大,机能旺盛。于孕期垂体增生肥大约 1～2 倍。促性腺激素分泌因大量雌孕激素反馈而分泌减少,使卵巢无卵泡发育成熟,也无排卵。垂体催乳激素分泌(PRL)随妊娠进展逐渐增加,分娩前达高峰约 $200\mu g/L$,有促进乳腺发育的作用,为产后泌乳作准备。皮质醇虽大量增加,但仅有 10% 为有活性的游离皮质醇,故无肾上腺皮质功能亢进表现。醛固酮虽也大量增加,但仅有 30% 为有活性的游离醛固酮,不致引起过多的水钠潴留。甲状腺于孕期呈均匀增大。甲状腺素虽增多,但游离甲状腺素并未增多,故无甲状腺功能亢进表现。

九、新陈代谢的变化

糖代谢:妊娠期由于胰岛功能旺盛,胰岛素分泌增多,孕妇血糖偏低。肾脏排糖阈降低,可出现生理性糖尿。

蛋白质代谢:孕妇体内蛋白合成增加,分解旺盛,妊娠中、后期呈正氮平衡。孕妇体内氮的储存除供应胎儿生长发育及子宫、乳腺增大的需要外,还为分娩消耗及哺乳作准备。

脂肪代谢:孕妇肠道吸收脂肪的能力增强,血脂升高,脂肪积贮较多,主要分布于腹壁、背及大腿部,为妊娠晚期、分娩期及产褥期能量消耗提供必要的储备。若能量过多消耗时,体内动用大量脂肪来补充,脂肪氧化不全产生酮体。如分娩过程中产程过长,在能量过度消耗糖储备量不足时,动用脂肪易发生酸中毒。

水代谢:妊娠期体内储存有大量水分,机体水分平均增加近 7L。但不引起水肿,因水钠潴留与排泄成适当比例。

矿物质代谢:胎儿生长发育需要多量的钙和磷,胎儿所需的钙、磷必须从母体骨质中获取,若代谢失常或摄入量不足,母体可因血钙过低造成“小腿抽筋”或手足搐搦,或骨质疏松。因此,妊娠期应补钙,尤其在妊娠晚期。在补充钙的同时应同时补给维生素 D,促进小肠黏膜对钙的吸收。妊娠期母体铁的需要量也增加。因母体红细胞增加,胎盘发育,子宫长大,以及胎儿造血的需要,需要供应大量铁质。故妊娠后期应给孕妇补充适量的铁剂,否则易发生缺铁性贫血。

基础代谢率:基础代谢率在妊娠早期稍下降,从妊娠中期开始增高,到足月妊娠时可增高 20%～30%。

十、骨骼和关节及韧带变化

骨质在孕期无明显改变,除非妊娠次数多、妊娠间隔短、又未及时补足钙时,可能引起骨质疏松。

妊娠后在激素的影响下,骨盆韧带变软,关节略松,但关节太松可引起关节疼痛,如耻骨联合过松,造成分离可使孕妇行走困难。妊娠后由于子宫长大,孕妇重心前移,为保持身体平衡,腰曲增加易发生腰背部疼痛。

十一、体重

体重于妊娠 13 周前无明显变化,以后平均每周增加 350g,正常不应超过 500g,至妊娠足月时,体重共约增加 12.5kg,包括胎儿、胎盘、羊水、子宫、乳房、血液、组织间液、脂肪沉积等。

第三节 妊娠诊断

一、早期妊娠的诊断

1. 病史与症状

（1）停经 生育年龄有性生活史,平时月经周期规律,一旦月经过期10日或以上,应疑为妊娠。但需与内分泌紊乱、哺乳期、口服避孕药引起的闭经相鉴别。

（2）早孕反应:约60%妇女在停经6周左右出现畏寒、头晕、乏力、嗜睡、流涎、食欲不振、喜食酸物或厌恶油腻、恶心、晨起呕吐等一系列症状,称早孕反应。早孕反应约持续2个月自行消失。

（3）尿频:于妊娠早期出现,增大的前倾子宫在盆腔内压迫膀胱所致,当子宫逐渐增大超出盆腔后,尿频症状自然消失。

（4）乳房变化:体内增多的雄激素促进乳腺腺管发育及脂肪沉积,孕激素促进乳腺腺泡发育。催乳激素、生长激素、胰岛素、皮质醇和表皮生长因子协同作用,使腺体干细胞分化为腺泡细胞和肌上皮细胞。查体可见乳房逐渐增大,感觉乳房胀痛。哺乳妇女妊娠后乳汁明显减少。乳头及乳晕着色加深,由于皮脂腺增生,乳晕周围出现深褐色结节——蒙氏结节(Montgomery's tubercles)。

2. 体征

（1）生殖器官的变化:妊娠后阴道壁及子宫颈充血变软,呈紫蓝色。双合诊检查子宫体增大变软,最初子宫前后径变宽变略饱满,继后宫体呈球形。孕12周时,宫底超出盆腔,在耻骨联合上可扪及宫体。黑加征出现,子宫峡部极软,宫体与宫颈似不相连,妊娠10周后羊膜囊逐渐下移,此体征消失。

（2）乳房变化:妊娠8周起,乳房逐渐长大,肿胀疼痛,乳头乳晕着色加深,乳晕周围蒙氏结节出现。

3. 辅助检查

（1）妊娠试验:孕卵着床后滋养细胞分泌绒毛膜促性腺激素,孕妇血清中和尿液中含有绒毛膜促性腺激素,利用其生物学和免疫学特点,检查血或尿液,结果阳性可协助诊断早孕。常用检测方法有酶免疫测定法,放射免疫测定法,生物测定法。

（2）超声检查

1）B型超声显像法:是诊断早期妊娠最快速准确的方法。经腹部超声扫描在妊娠5周时可见妊娠环,6~8周在妊娠环内可见胎心搏动。阴道超声扫描对早孕诊断较腹部超声扫描提前1周左右。

2）超声多普勒法:在增大的子宫区内可听到有节律的单一高调胎心音,最早可出现在妊娠7周时。

（3）黄体酮试验:利用孕激素在体内突然撤退可引起子宫出血的原理,对可疑早孕的妇女,每日肌内注射黄体酮20mg,连用3~5日。停药后超过7日未出现阴道流血,提示早期妊娠可能性大。

（4）宫颈黏液检查:宫颈黏液量少、黏稠、拉丝度差,涂片干燥后光镜下仅见排列成行的椭圆体,不见羊齿植物叶状结晶,则早期妊娠的可能性较大。

（5）基础体温测定：每日清晨醒来后（夜班工作者于休息 6 ~ 8 小时后）,尚未起床、进食、谈话等任何活动之前,量体温 5 分钟（多测口腔体温）,并记录于基础体温单上,按日连成曲线。如有感冒、发热或用药治疗等情况,在体温单上注明。具有双相型体温的妇女,停经后高温相持续 18 日不见下降者,早孕可能性大;如高温相持续 3 周以上,则早孕可能性更大。

临床上要将病史、体征及辅助检查结合起来才能确诊早孕,不应将妊娠试验作为唯一的诊断依据,因妊娠试验有时可出现假阳性或假阴性。若就诊时停经日数尚短,临床表现及辅助检查结果还不能判定为早孕时,应嘱 7 ~ 10 日后复查。在诊断早孕时,应注意与卵巢囊肿,子宫肿瘤及尿潴留相鉴别。

二、中期及晚期妊娠的诊断

妊娠中期以后,胎儿和子宫增大,自腹部可扪及胎儿,听到胎心音,孕 4 个月左右,孕妇可自觉胎动,B 超检查可见到胎儿,不难诊断。同时,妊娠 12 周以后,孕妇面部出现棕色蝴蝶状斑点,脐耻之间皮肤黑白线色素加深,以及腹部、大腿外侧、乳房周围出现妊娠纹（系组织伸展皮下弹性纤维断裂所致）,有助于诊断。需要注意的是要定期产检,及时发现各种孕期异常情况,如胎儿畸形,胎盘、羊水、脐带情况,是否双胎等。

1. 病史及症状

有早期妊娠的经过,并逐渐感到腹部增大和胎动,以及一些早期妊娠伴随症状。

2. 检查与体征

（1）子宫增大：子宫随妊娠进展逐渐增大。检查腹部时,根据手测子宫高度及尺测耻上子宫长度,可以判断妊娠周数。但子宫底高度存在个体差异。

（2）胎动（fetal movement,FM） 胎儿在子宫内的活动称胎动（fetal movement,FM）,是妊娠诊断依据,也是胎儿宫内安危的重要指标。胎动可分为转动、翻转、滚动、跳动及高频率活动。正常孕妇于妊娠 20 周开始自觉胎动,随孕周增加,胎动也逐渐增多,孕 32 ~ 34 周达高峰,孕 38 周后胎动逐渐减少。临床上常采用胎动自测法:孕妇每日早、中、晚 3 次卧床计数胎动,每次 1 小时,相加乘以 4 即为 12 小时胎动。若胎动≥30 次/12 小时或≥4 次/小时为正常;若连续 2 日胎动≤3 次/小时,则为异常。

（3）胎心音：于妊娠 18 ~ 20 周用听诊器经孕妇腹壁能听到胎心音。胎心音呈双音,第一音和第二音很接近,似钟表"滴答"声,速度较快,每分钟 120 ~ 160 次。于妊娠 24 周以前,胎心音多在脐下正中或稍偏左、右听到。于妊娠 24 周以后,胎心音多在胎背所在侧听得最清楚。听到胎心音即可确诊妊娠且为活胎。胎心音需与子宫杂音、腹主动脉音、胎动音及脐带杂音相鉴别。

3. 辅助检查

（1）超声检查：B 型超声显像法可显示胎儿数目、胎产式、胎先露、胎方位、有无胎心搏动以及胎盘位置,且能测量胎体的多条径线,并可观察胎儿有无体表畸形。超声多普勒法能探出胎心音、胎动音、脐带血流音及胎血流音。

（2）胎心电子监护：对妊娠 30 周以上者,用胎心电子监护做胎心监护,了解胎儿的胎心率,胎心变异度及胎动后胎心率改变（即无应激试验,NST）。宫缩时,观察宫缩应激实验(CST)。必要时还可做催产素激惹实验(OCT),可观察胎儿胎盘的储备功能。

(3)胎儿心电图:胎儿心电图可反映胎心活动情况。妊娠12周后可经孕妇体表测得胎儿心电图,成功率80.3%。随孕龄数增加,成功率愈高。胎儿心电图有助于判断胎儿是否存活、胎心是否异常、胎儿有无发育迟缓、宫内缺氧、先心病、过期妊娠或母儿血型不合等。

(4)X线:孕20周后X线可显示胎儿骨骼,但因X线对胎儿生长发育不利,目前极少采用,若孕妇必须做X线检查,应尽量延至孕7个半月以上。

三、胎产式、胎先露、胎方位

妊娠28周以前,由于羊水相对较多,胎儿较小,胎儿在子宫内有较大的活动范围,其位置和姿势容易改变。随妊娠进展,胎儿生长迅速,胎儿在子宫内活动范围逐渐减小,至妊娠32周后,胎儿的位置和姿势相对恒定。为适应椭圆形宫腔的形状,胎儿在子宫内所取的姿势(简称胎势)为:胎头俯屈,脊柱略向前弯,四肢屈曲交叉于胸腹前。

由于胎儿在子宫内的位置不同,即形成了不同的胎产式、胎先露及胎方位。

1. 胎产式　胎体纵轴与母体纵轴的关系称胎产式。两轴平行者称纵产式,占妊娠足月分娩总数的99.75%;两轴垂直者称横产式。两轴交叉者称斜产式,此产式属暂时的,在分娩过程中多数转为纵产式,偶尔转成横产式。

2. 胎先露　最先进入骨盆上口(旧称骨盆入口)的胎儿部分称为胎先露。纵产式有头先露和臀先露。头先露因胎头屈曲的程度不同,又分为枕先露、前囟先露、额先露及面先露。头先露发生率为纵产式95.75%～97.75%,其中枕先露发生率为纵产式的95.55%～97.55%,面先露为0.2%。臀先露因入盆先露不同,又分为混合臀先露(完全臀先露)、单臀先露、单足先露和双足先露。臀先露发生率为纵产式2%～4%。横产式为肩先露。偶尔头先露或臀先露与胎手或胎足同时入盆,称复合先露。

3. 胎方位　胎方位是指胎儿先露部的指示点与母体骨盆之间的关系(简称胎位)。枕先露以枕骨、面先露以颏骨、臀先露以骶骨、肩先露以肩胛骨为指示点。根据指示点与母体骨盆前、后、左、右横的关系而有不同的胎方位。

胎儿在宫内的胎产式、胎先露及胎方位,对分娩过程影响极大,故在产前或分娩时,明确诊断胎位,及时纠正异常胎位极为重要。

第二章　异常分娩

第一节　产力异常

子宫收缩力是分娩进程中最重要的产力,贯穿于分娩全过程,具有节律性、对称性、极性及缩复作用等特点。无论何种原因使上述特点发生改变,如失去节律性、极性倒置、收缩过弱或过强,均称为子宫收缩力异常,简称产力异常。产力异常主要包括:子宫收缩乏力及子宫收缩过强两种,每种又有协调性及不协调性之分。

子宫收缩乏力

子宫收缩强度低,其节律性、对称性和极性表现正常的协调性,但其阵缩间歇时间长,且不规则,持续时间短,称子宫收缩乏力(简称宫缩乏力),又称低张性宫缩乏力。羊膜腔的压力测定,子宫收缩力小于 4.00kPa(30mmHg),间歇时为小于1.07 ~ 1.60kPa(8 ~ 12mmHg),故又称为低张型子宫收缩乏力。

按时间可分为原发性宫缩乏力(产程开始即表现为子宫收缩乏力)及继发性宫缩乏力(当产程进行到某一阶段时表现出子宫收缩乏力)。

一、病因

临床上所见的原因是多方面的,常与以下因素有关。

1. 头盆不称或胎位异常　胎儿先露部下降受阻,胎先露不能紧贴子宫下段及子宫颈部,不能刺激子宫阴道神经丛引起有力的反射性子宫收缩,是导致继发性子宫收缩乏力的常见原因。

2. 子宫因素　子宫壁过度伸展(如双胎、羊水过多、巨大胎儿等),子宫肌纤维变性(如多次妊娠分娩或曾有过子宫急、慢性感染),子宫发育不良或畸形子宫(如双角子宫等)。

3. 内分泌异常　孕妇体内雌激素、催产素、乙酰胆碱不足,孕激素下降缓慢,子宫对乙酰胆碱的敏感降低等。

4. 药物影响　临产后使用大量镇静剂,如度冷丁、硫酸镁、苯巴比妥等。

5. 精神因素　对分娩有顾虑,临产后精神过度紧张;使大脑皮质受抑制,影响子宫收缩。

6. 其他　产妇过度疲劳、进食少、膀胱充盈影响胎先露部下降,第一产程过早地使用腹压。

二、分类

根据发生时间的不同,可分为原发性和继发性子宫收缩乏力2种。

1. 原发性子宫收缩乏力　产程开始后即表现子宫收缩乏力,宫缩强度不增加,频率不加快。

2. 继发性子宫收缩乏力　产程开始时子宫收缩良好,在产程中因某种原因,影响子宫收缩,使产程停滞不前或进展缓慢。

三、诊断

临床表现:子宫收缩虽协调,但持续时间短,间歇时间长,力量弱。宫缩高峰时子宫底部不硬,宫腔压力不超过4kPa(30mmHg),不足以使宫颈按正常速度扩张,胎先露下降缓慢,通过产程图观察可有下列情况:

1. 潜伏期延长　宫颈扩张3cm之前为潜伏期,正常为8~16小时,>16小时为延长,多见于原发性子宫收缩乏力。

2. 活跃期延缓或停滞　宫口从3cm至完全开大为活跃期,正常4~8小时,宫颈扩张进程每小时<1.2cm为延缓,宫颈停止扩张达2小时以上为停滞,多见于继发性子宫收缩乏力。

3. 胎头下降延缓或停滞　宫口扩张达9~10cm阶段,胎头下降速度每小时<1cm为胎头下降延缓,1小时以上不下降为胎头下降停滞。

4. 第二产程延长或停滞　>1小时无进展为停滞,>2小时为延长。

如正规宫缩开始后,总产程超过24小时,称为滞产。

四、对母儿的影响

1. 子宫收缩乏力

(1)对产妇的影响:由于产程延长,产妇休息不好,进食少,精神疲惫及体力消耗,可出现疲乏无力、肠胀气、排尿困难等,影响子宫收缩,严重时可引起脱水、酸中毒、低血钾症。由于第二产程延长,膀胱被压迫于胎头和耻骨联合之间,可导致组织缺血、水肿、坏死,形成膀胱阴道瘘。胎膜早破及多次肛查或阴道检查可增加感染机会。产后宫缩乏力影响胎盘剥离、娩出和子宫壁的血窦关闭,容易引起产后出血。

(2)对胎儿的影响:协调性宫缩乏力容易造成胎头在盆腔内旋转异常,使产程延长,增加手术机会,对胎儿不利;不协调性子宫收缩乏力,不能使子宫壁完全放松,则对子宫胎盘影响大,胎儿在子宫内缺氧,容易发生胎儿窘迫。

2. 子宫收缩过强

(1)对母体的影响:宫缩过强,产程过快,可导致初产妇宫颈、阴道及会阴撕裂伤。接生时来不及消毒可致产褥感染。产后子宫肌纤维缩复不良易发生胎盘滞留或产后出血。

(2)对胎儿及新生儿的影响:宫缩过强过频影响子宫胎盘的血液循环,使胎儿宫内缺氧,易发生胎儿窘迫、新生儿窒息或死亡。胎儿娩出过快,使胎头在产道内受到的压力突然解除,可致新生儿颅内出血。来不及消毒、接生,易发生先产(birth before admission, BBA),新生儿易发生感染、坠地,导致骨折、外伤。

五、治疗

1. 协调性子宫收缩乏力　影响宫缩的原因比较复杂,不可能在分娩前或分娩刚开始就能预见,只能在分娩进展中严密观察产程,找出主导因素,检查有无头盆不称与胎位异常,阴道检查了解宫颈扩张和胎先露部下降情况等才能做出判断,正确处理。

（1）第一产程

1）一般处理：消除精神紧张，多休息，鼓励产妇多进食，注意营养与水分的补充。不能进食者静脉补充营养，静脉滴注10%葡萄糖液500～1000ml内加维生素C 2g。伴有酸中毒时应补充5%碳酸氢钠。低钾血症时应给予氯化钾缓慢静脉滴注。产妇过度疲劳，缓慢静脉推注地西泮10mg或哌替啶100mg肌注。初产妇宫口开大不足4cm，胎膜未破者，应给予温肥皂水灌肠。排尿困难者，先行诱导法，无效时及时导尿。破膜12小时以上应给抗生素预防感染。

2）加强宫缩：加强宫缩的处理一定是在密切观察胎心变化的前提下进行。具体处理有物理方法及应用外源性缩宫药：

①鼓励产妇进食进水，对摄入量不足者需补充液体，不能进食者每日液体摄入量不少于2500ml，按医嘱可将维生素C 1～2g加入5%～10%葡萄糖液500～1000ml中静脉滴注。对酸中毒者根据二氧化碳结合力，补充适量5%碳酸氢钠液，同时注意纠正电解质紊乱。

②指导产妇在宫缩间歇时休息、睡眠或在胎膜未破前适量下床进行活动，对产程时间长产妇过度疲劳或烦躁不安者，按医嘱可给予镇静剂，用地西泮10mg缓慢静脉推注或哌替啶100mg肌内注射，使其休息后体力有所恢复，子宫收缩力也得以恢复。

③督促产妇喝水并定时排空膀胱，对自然排尿有困难者可先行诱导法，无效时应予导尿，因为排空膀胱能增宽产道。

④如能排除头盆不称、胎位异常和骨盆狭窄，无胎儿窘迫，产妇无剖宫产史，可按医嘱给予哌替啶100mg或吗啡10～15mg肌内注射。在不协调性宫缩转化为协调性宫缩的前提下，按医嘱可选用以下方法加强子宫收缩：a. 刺激乳头可加强宫缩。b. 人工破膜：宫颈扩张3cm或3cm以上，无头盆不称，胎头已衔接者，可行人工破膜。破膜后先露下降紧贴子宫下段和宫颈，引起反射性宫缩，加速宫口扩张。c. 催产素静脉滴注：第一产程用5%葡萄糖液500ml静脉滴注，每分钟8～10滴，然后加入催产素2.5～5U，摇匀，每隔15分钟观察一次子宫收缩、胎心、血压和脉搏，并予记录。滴速一般不宜超过40滴/分，以子宫收缩达到持续40～60秒，间隔2～4分钟为好。催产素静脉滴注，必须专人监护，随时调节剂量、浓度和滴速，以免因子宫收缩过强而发生子宫破裂或胎儿窘迫。d. 第二产程于胎儿前肩娩出时用催产素10U肌内注射或静脉滴注，以预防产后出血。胎儿、胎盘娩出后加大宫缩剂用量，以防止产后出血。

（2）第二产程的处理：如无头盆不称，出现宫缩乏力时，也应加强宫缩，促进产程进展，并积极结束分娩。枕先露者，若胎头双顶径已通过坐骨棘平面，等待自然分娩，或行会阴侧切，胎头吸引或产钳助产；如双顶径在坐骨棘水平以上者，或伴有胎儿窘迫征象者应行剖宫产术。

（3）第三产程的处理：当胎儿前肩露于阴道口时，可给予缩宫素10～20U静脉滴注，预防产后出血，若破膜时间长、产程长，应给予抗生素预防感染。

2. 不协调性子宫收缩乏力　处理原则是调节子宫收缩，恢复其极性。给予镇静剂哌替啶（度冷丁）100mg，或吗啡10～15mg肌注，或地西泮10mg静脉滴注，使产妇充分休息，醒后多能恢复为协调性宫缩。在未恢复为协调性宫缩前，禁用缩宫素。若经处理不协调宫缩已被控制,但宫缩仍弱,可用协调性宫缩乏力时加强宫缩的各种方法处理。若经处理不协调宫缩未能得到纠正,或伴胎儿窘迫现象,均应行剖宫产术。

六、预防

1. 加强孕期保健,积极治疗营养不良和慢性全身性疾病。做好产前心理疏导,解除其顾虑和恐惧心理。

2. 分娩前关心产妇休息,注意饮食,及时排空直肠膀胱,避免过多使用镇静剂。

3. 严密观察产程进展,及时发现可能导致难产的因素,并积极给以处理。

子宫收缩过强

一、诊断

1. 协调性子宫收缩过强　特点是子宫收缩的节律性、对称性及极性均正常,仅收缩力过强。若无产道梗阻,常以产程短暂为特征。当宫口扩张速度≥5cm/h,宫口迅速开全后,分娩在短时间内结束,使总产程<3小时,称为急产。若存在产道梗阻或瘢痕子宫,可发生病理缩复环或子宫破裂。

2. 不协调性子宫收缩过强

(1)子宫痉挛性狭窄环:特点是子宫局部平滑肌呈痉挛性不协调性收缩形成的环形狭窄,持续不放松,称为子宫痉挛性狭窄环。狭窄环常见于子宫上下段交界处及胎体狭窄部,如胎儿颈部。产妇出现持续性腹痛,烦躁不安,宫颈扩张缓慢,胎先露部下降停滞,胎心时快时慢,腹部检查很难发现此环,第三产程常造成胎盘嵌顿,手取胎盘时可在宫颈内口上方直接触到此环。此环与病理缩复环的区别是环的位置不随宫缩而上升,它不是子宫破裂的先兆。

(2)强直性子宫收缩:常见于缩宫药使用不当。其特点是子宫收缩失去节律性,呈持续性强直性收缩。产妇因持续性腹痛常有烦躁不安、腹部拒按,不易查清胎位,胎心听不清。若合并产道梗阻,亦可出现病理缩复环、血尿等先兆子宫破裂征象。

二、对母儿的影响

1. 对母体的影响　由于宫缩过强、过频,软产道未充分扩张,助产人员未来得及准备接生,易导致会阴、阴道、宫颈撕裂伤;接生时来不及消毒,可致产褥感染。产后肌纤维恢复能力差,易造成胎盘滞留或产后出血。

2. 对胎儿及新生儿的影响　因宫缩过强、过频影响子宫胎盘的血液循环,胎儿窘迫的机会增多,出生后导致新生儿窒息。由于胎儿娩出过快,颅内压突然改变,可造成颅内出血。如急产坠地可造成新生儿骨折、外伤。产程过快未来得及消毒就接生,可致新生儿感染。

三、治疗

1. 协调性子宫收缩过程　凡有急产史的产妇,预产期前1~2周不要外出远行,最好提前入院待产。临产时不应灌肠,提前做好接产和抢救新生儿的准备。胎儿娩出时勿让产妇向下屏气。产后应仔细检查宫颈、阴道、外阴,若有撕裂应及时缝合。若属未消毒接产,应予抗生素预防感染,并密切观察新生儿有无颅内出血。

2. 不协调性子宫收缩过强

（1）强直性子宫收缩：当确认为强直性子宫收缩时，应及时给予宫缩抑制剂，如25%硫酸镁20ml加于5%葡萄糖液20ml内缓慢静脉推注（不少于5分钟），或肾上腺素1mg加于5%葡萄糖液250ml内静脉滴注。若属梗阻性原因，应立即行剖宫产术。若胎死宫内，可用乙醚吸入麻醉，若仍不能缓解强直性宫缩，应行剖宫产术。

（2）子宫痉挛性狭窄环：认真寻找原因，及时纠正。停止一切刺激，如阴道内操作，停用缩宫素。若无胎儿窘迫征象，可给镇静剂如哌替啶或吗啡等。在充分休息后环多能自行消失。当子宫恢复正常时，可等待自然分娩或行阴道助产。痉挛不能松解或伴有胎儿窘迫，均应行剖宫产术。若胎死宫内，宫口已开全，可行乙醚麻醉，经阴道分娩。

四、预防

做好孕期保健，消除孕妇紧张情绪。产程中避免粗暴阴道操作，注意宫缩剂使用。

第二节　产道异常

产道是分娩过程中胎儿必经的通道，包括骨产道（骨盆腔）、软产道（子宫下段、宫颈、阴道、外阴）。其中骨产道异常较多见。

骨产道异常

骨盆形状异常或径线过短可直接影响胎儿娩出，是造成难产的主要原因之一，常导致头盆不称及胎位异常。因此，在对分娩预先做出估计时，首先要了解骨盆是否有异常。常见的骨盆异常有以下类型。

一、分类

1. 骨盆入口平面狭窄　骨盆入口平面前后径狭窄。我国妇女常见的有以下两种。

（1）单纯扁平骨盆（simple flat pelvis）：骨盆入口呈横扁圆形，骶岬向前下突出，骶凹存在，骨盆入口前后径短，横径正常。

（2）佝偻病性扁平骨盆：佝偻病骨骼软化致骨盆变形，骨盆入口呈横的肾形，骶岬向前突出，骶凹消失，骶骨下段后移变直，尾骨前勾。髂骨外展致髂嵴间径≤髂棘间径，坐骨结节外翻，耻骨弓角度增大，出口横径变宽。

2. 中骨盆及骨盆出口平面狭窄　包括漏斗骨盆及横径狭窄骨盆。

（1）漏斗骨盆：骨盆入口各径线值正常，两侧及前后骨盆壁内聚，形成漏斗型，因此中骨盆及骨盆出口平面狭窄，坐骨棘间径 <9cm，耻骨弓角度 <90°，坐骨结节间径与出口后矢状径之和 <15cm，男型骨盆属于此类。

（2）横径狭窄骨盆：骨盆三个平面横径均缩短，前后径稍长，坐骨切迹宽大。骨盆测量骶耻外径正常，髂棘间径、髂嵴间径缩短，胎头常以枕后位入盆，并持续于枕后位。类人猿型骨盆属于此类。

3. 骨盆3个平面狭窄　骨盆外形属女型骨盆，但骨盆上口、中骨盆及骨盆下口平面均狭窄，骨盆各径线均比正常值小2cm或更多，称均小骨盆。多见于身材矮小，体形匀称的妇女。如胎儿较小，胎位正常，产力好，胎头常可经变形或极度俯屈以最小径线通过骨盆，可能经阴道分娩。如胎儿较大，胎位异常，子宫收缩乏力，则不能经阴道分娩。

4. 畸形骨盆　骨盆外形失去正常形态及对称性,此类骨盆较少见。有先天发育异常或外伤引起的骨盆畸形、脊柱病变所致的畸形骨盆或髋关节病变所致的骨盆畸形。骨软化症骨盆等。

严重的畸形骨盆从阴道分娩困难,需行剖宫产结束分娩。

二、诊断

在分娩过程中,骨盆是个不变的因素。狭窄骨盆影响胎位和胎先露部在分娩机制中的下降及内旋转,也影响宫缩。在估计分娩难易时,骨盆是考虑的一个重要因素。在妊娠期间应查清骨盆有无异常,有无头盆不称,及早做出诊断以决定适当的分娩方式。

1. 病史　详细询问病史,有无影响骨盆异常的疾病,如佝偻病、脊髓灰质炎、脊柱和髋关节结核以及外伤史。如为经产妇还应详细询问既往分娩史,了解既往有无难产史及其发生原因,新生儿有无产伤等。

2. 体格检查

(1)一般检查:身高是否在 141.5cm 以下;脊椎有无侧弯、后突;米氏菱形窝是否对称,有无歪斜,两髂嵴是否等高;有无悬垂腹,如有应考虑骨盆异常;两下肢是否对称,有无膝关节病变,有无 O 形或 X 形腿等。

(2)产科检查

1)腹部检查

①腹部形态:观察腹型,测量宫高与腹围大小,预测胎儿大小;或用 B 超观测胎头双顶径、胸径、腹径、股骨长度等预测胎儿体重,判断胎儿是否能通过骨盆。

②胎位异常:如臀先露、肩先露,或持续性枕横位、枕后位等。

③估计头盆关系:近预产期是否有头盆不称,胎头是否骑跨于耻骨联合。方法如下:孕妇排空膀胱平卧,两下肢屈曲,检查者一手置于耻骨联合,用另一手将胎头向骨盆方向推压,胎头进入骨盆,胎头突出部分低于耻骨联合,则头盆相称,为跨耻征阴性;如与耻骨联合平行,则可能不相称,为跨耻征可疑;如高于耻骨联合,表示头盆不称,为跨耻征阳性。然后再使孕妇半卧位,同法检查胎头能否入盆,如原为阳性而现在能入盆,表示骨盆倾斜度问题,而非头盆不称。

2)阴道检查:除腹部检查外,亦可用阴道腹部双合诊检查法。即用两手指置于阴道内,另一手置于腹部向下加压,加压时阴道手指感觉胎头有下降入盆情况,否则应考虑头盆不称可能。

3)骨盆测量

①骨盆外测量:可供临床参考。

a. 骨盆外测量各径线均较正常值小 2cm 或更多者,提示均小骨盆。

b. 骶耻外径 <18cm,常为扁平骨盆。

c. 坐骨结节间径 <8cm,耻骨弓角度 <90°,为漏斗骨盆。

d. 米氏菱形窝不对称,各边不等长者,可能为偏斜骨盆。

②骨盆内测量

a. 对角径 <11.5cm,属扁平骨盆。

b. 中骨盆及骨盆出口平面狭窄常同时存在,需检查骶骨前面弧度、坐骨棘间径、坐骨切迹宽度(即骶棘韧带宽度)。若坐骨棘明显突出,棘间径估计<10cm,坐骨切迹底部<2指宽,考虑为中骨盆平面狭窄。若坐骨结节间径<8cm,应测量出口后矢状径及检查骶尾关节活动度,估计骨盆出口平面的狭窄程度。若坐骨结节间径加后矢状径<15cm,提示骨盆出口平面狭窄。

三、对母儿影响

1. 对产妇的影响

(1)骨盆入口平面狭窄:胎先露不能衔接于骨盆入口平面,引起继发性宫缩乏力,产程延长,甚至停滞。

(2)中骨盆、出口平面狭窄:胎先露内旋转受阻,形成持续性枕横位或枕后位。长时间压迫局部软组织,引起组织缺血、缺氧、坏死,导致生殖道瘘;产程延长易致宫内感染。

2. 对胎儿、新生儿的影响　易发生脐带脱垂、胎儿宫内窘迫;胎膜早破、胎儿宫内感染;胎头受压致胎儿颅内出血;因难产增加手术产及产伤的机会。

四、分娩时的处理

明确狭窄骨盆类别及程度,了解胎儿大小、位置、是否存活、孕产次、宫缩强弱、产程进展等,综合分析,从而决定分娩方式。

1. 一般处理　安慰产妇,保证营养及水分的摄入,必要时补液;注意休息,监测宫缩及胎心音,检查胎先露部下降及宫口扩张程度。

2. 明显头盆不称　骶耻外径<16cm,入口前后径<8.5cm,足月活胎不能入盆,应做剖宫产。

3. 轻度头盆不称　骶耻外径17~18cm,入口前后径8.5~9.5cm,胎儿体重2500~3000g,在严密监护下试产。如宫缩每隔3~5分钟1次,每次持续40~50秒,胎膜已破观察2小时,未破观察4~6小时,胎头能入盆,产程有进展为试产成功,可经阴道分娩,反之为失败,需剖宫产。

4. 头盆不均倾　胎头进入骨盆时以一侧顶骨先入盆,称头盆倾度不均,靠近耻骨的顶骨先入盆,为前头盆倾度不均,反之为后头盆倾度不均。前者分娩有困难,常需做剖宫产,后头盆倾度不均如先露下降达棘下3cm以下,可以阴道助产分娩。

5. 中骨盆狭窄　试产时根据胎头双顶径能否通过坐骨棘水平来决定分娩方式。

6. 骨盆出口狭窄　出口横径与出口后矢状径之和<15cm,3000g足月活胎通过有困难,应及早施行剖宫产。可以阴道分娩者应作较大会阴切开,以免发生严重撕裂。

软产道异常

软产道由子宫下段、宫颈、阴道及骨盆底软组织构成。软产道异常同样可致异常分娩,但少见。软产道异常可由先天发育异常及后天疾病因素引起,近年因软产道异常而施行剖宫产分娩的几率有升高趋势。

一、外阴异常

1. 外阴白色病变　皮肤黏膜慢性营养不良,组织弹性差,分娩时宜做会阴后-斜切开,以免撕伤。

2. 会阴坚韧　尤其多见于35岁以上高龄初产妇。在第二产程可出现胎先露部下降受阻,胎头娩出时造成会阴严重裂伤,宜做会阴后－斜切开。

3. 外阴水肿 重度妊高征、严重贫血、心脏病等可引起外阴水肿,分娩时会造成严重会阴裂伤。经产前局部用50%硫酸镁湿热敷,每日2~3次;临产后仍有严重水肿,应于严密消毒下用无菌针进行多点穿刺皮肤放液,在分娩时作会阴切开,产后加强局部护理,严防感染。

二、阴道异常

1. 阴道横膈 常见于阴道上段,横膈中央或侧方有一小孔,易被误认为宫颈外口,但该孔并不随产程进展而开大,若横膈厚阻碍胎先露下降,需剖宫产分娩,横膈薄者在确认后可将横膈"X"形切开,胎盘娩出后再用肠线缝合残端。

2. 阴道纵隔 伴有双子宫、双宫颈者,纵隔多被推向对侧,胎儿能顺利娩出;若发生于单宫颈者,可在分娩时切断挡在胎先露前方的纵隔,产后用肠线缝合残端;若孕前诊断,亦可先行矫形术、手术切除或电刀切除。

3. 阴道狭窄 对瘢痕性狭窄,若瘢痕不重且位置低时,可行会阴侧切后阴道分娩;若瘢痕重,尤其是曾行生殖道瘘修补术者,或瘢痕位置高时,应行剖宫产术。

4. 阴道尖锐湿疣 经阴道分娩可感染新生儿患喉乳头状瘤,湿疣在妊娠期生长迅速,病变部位组织质脆,阴道分娩易致软产道裂伤及感染,故行剖宫产为宜。

三、宫颈异常

1. 宫颈坚韧 高龄初产妇宫颈组织缺乏弹性,或孕前患有慢性宫颈炎,宫颈间质增生肥大使组织硬韧,可静注地西泮或宫旁两侧注射1%普鲁卡因10ml软化宫颈治疗,如无效应剖宫产分娩。

2. 宫颈水肿 多见于持续性枕后位或滞产,多因宫颈被挤压在胎头与盆壁之间血液回流障碍所致,应及时查清胎位,若有头盆不称应尽早剖宫产;在排除头盆不称的前提下,宫颈局部注入1%普鲁卡因,用手将水肿的宫颈上推超过胎头,助其经阴道娩出。

3. 宫颈肌瘤 肌瘤大多阻碍胎先露衔接及下降,应行剖宫产术。

4. 子宫颈癌 经阴道分娩易致裂伤出血及癌肿扩散,应行剖宫产术;若为早期浸润癌可同时行宫颈癌根治术,或术后行放疗。

第三节 胎位异常

分娩时除枕前位(约占90%)为正常胎位外,其余均为异常胎位,是造成难产的原因之一。其中胎头位置异常约占6%~7%,常见于持续性枕后位或枕横位。胎产式异常中臀先露占3%~4%,肩先露已极少见,虽然其所占比例很少,但却是造成胎儿宫内窘迫和围生儿死亡的原因。

持续性枕后位、枕横位

临产后凡经充分试产,至分娩结束时,不论胎头位于骨盆的哪一个平面,只要胎头仍呈枕后位或枕横位状态,称为持续性枕后位或枕横位。

一、病因

1. 骨盆狭窄　女性骨盆与类人猿型骨盆其入口平面呈前窄后宽,利于胎头以枕后位衔接,同时中骨盆狭窄又阻碍胎头内旋转,易致持续性枕后位;而扁平骨盆易致枕横位衔接,伴胎头俯屈不良时亦影响内旋转,使胎头枕横位滞产。

2. 其他　子宫收缩乏力、前置胎盘、胎儿过大或过小以及胎儿发育异常等均可影响胎头俯屈及内旋转,造成持续性枕后位或枕横位。

二、诊断

1. 临床表现　临产后胎头衔接较晚,以枕后位衔接使胎儿脊柱与母体脊柱相贴,影响胎头俯屈及下降,进而不能有效扩张宫颈及反射性刺激内源性缩宫素释放,易致低张性宫缩乏力。由于胎儿枕部持续位于骨盆后方压迫直肠,产妇自觉肛门坠胀及排便感,致使宫口尚未开全时过早屏气,在第一产程即加腹压用力而消耗体力,致第二产程腹肌收缩乏力使胎头下降延缓或停滞,致使第二产程延长。若在阴道口见到胎发,经过多次宫缩时屏气不见胎头继续下降时,应考虑可能是持续性枕后位。

2. 腹部检查　先露为头,胎背偏向母体后方或侧方,其对侧或腹部前方易触到胎肢,胎心音在脐下偏外侧较清楚,也可在胎儿肢体侧的胎胸部位听到。

3. 肛门或阴道检查　胎头矢状缝位于骨盆出口前后径或斜径上,触到大囟门在前,小囟门在后,耳屏在前而耳廓朝向后方,则为枕后位;若胎头矢状缝位于骨盆出口横径上,即为枕横位。

4. B 型超声检查　根据胎头颜面及枕部的位置,可以准确探清胎头位置以明确诊断。

三、分娩机制

多数枕横位或枕后位在强而有力的宫缩又无明显头盆不称的情况下,胎头枕部可向前旋转90°~145°成为枕前位,自然娩出。如不能转为枕前位者,有以下 2 种分娩机制。

1. 枕左(右)后位　胎头枕部到达中骨盆向后行45°内旋转,使矢状缝与骨盆前后径一致,胎儿枕骨朝向骶骨正枕后位。其分娩方式有:

(1)胎头俯屈较好　胎头继续下降,大囟门抵耻骨弓下时,以大囟门为支点,胎头继续俯屈使顶部、枕骨自会阴前缘娩出,继之胎头仰伸、额、鼻、口及颏相继由耻骨联合下娩出。此种方式为枕后位经阴道助娩最常见的方式。

(2)胎头俯屈不良　当鼻根出现在耻骨联合下缘时,以鼻根为支点,胎头先俯屈,使大囟门、枕部从会阴娩出,然后头仰伸,使鼻、口、颏依次从耻骨弓下娩出。但少数人产力强,胎儿小,可以正枕后位自然娩出。由于胎头以较大的枕额周径旋转,胎儿娩出更加困难,多数需产钳或胎头吸引器助产分娩。

2. 枕横位　部分枕横位于下降过程中无内旋转动作,或枕后位的胎头枕部仅向前旋转45°受阻时,成为持续性枕横位,有的持续性枕横位虽能阴道分娩,但多数需用手或胎头吸引器协助转成枕前位娩出。

四、对母儿的影响

1. 对孕产妇的影响　易发生继发性宫缩乏力,使产程延长,常需手术助产,易发生软产道损伤,增加产后出血和产褥感染的机会。

2. 对胎儿的影响　由于第二产程延长,剖宫产和阴道手术助产机会增多,常引起胎儿窘迫和新生儿窒息,使围生儿死亡率增高。

五、治疗

临产后应详细询问病史及检查,严密观察,耐心等待,不宜过早干预,明显头盆不称应行剖宫产术。

1. 第一产程 注意使产妇保持体力,关心其情绪、休息和饮食,指导产妇勿过早屏气用力。尽量让产妇以反胎背的方向侧卧,以利于胎头枕骨向前旋转。若先露仍高或胎儿窘迫,应考虑剖宫产。

2. 第二产程 宫口开全,胎头双顶径已达或超过坐骨棘水平,产程已逾 2 小时,可在宫缩时试用手或胎头吸引器将胎头枕部转向前方,使矢状缝与骨盆出口前后径一致或转为正枕后位,再施以胎头吸引术或产钳术娩出胎儿,结束分娩。如胎头位置高,旋转有困难,则行剖宫产术。

3. 第三产程 产后立即注射宫缩剂,预防产程延长引起的子宫乏力性出血;手术助产或有产道损伤者,及时检查并修补,给抗生素预防感染;新生儿应重点监护。

胎头高直位

胎头以不屈不仰姿势衔接于骨盆入口,其矢状缝与骨盆入口平面前后径相一致时,称为胎头高直位,其发生率国外资料为 0.6% ~ 1.6%,国内资料为 1.08%。胎头以不屈不伸姿势衔接于骨盆入口,枕骨位于母体骨盆耻骨联合后方,称为高直前位(枕耻位);枕骨位于母体骨盆骶岬前方,称为高直后位(枕骶位)。胎头高直位分娩难度大,特别是高直后位,几乎均需剖宫产,故认为是严重的异常胎位。

一、病因

胎头高直位的病因尚不清楚,可能与下列因素有关。

1. 头盆不称 是胎头高直位发生最常见的原因。常见于骨盆入口平面狭窄、扁平骨盆、均小骨盆及横径狭小骨盆,特别是当胎头过大、过小及长圆形胎头时易发生胎头高直位。

2. 腹壁松弛及腹直肌分离 胎背易朝向母体前方,胎头高浮,当宫缩时易形成胎头高直位。

3. 胎膜早破 胎膜突然破裂,羊水迅速流出,宫缩时胎头矢状缝易固定于骨盆入口前后径上,形成胎头高直位。

二、诊断

1. 临床表现 由于临产后胎头未俯屈,进入骨盆入口的胎头径线增大,胎头下降受阻,迟迟不衔接,使胎头不下降或下降缓慢,宫口扩张也缓慢,致使产程延长。高直前位时,胎头入盆困难,活跃期早期宫口扩张延缓或停滞。高直后位时,胎头不能通过骨盆入口,胎头不下降,先露部高浮,活跃期早期延缓或停滞,即使宫口能够开全,胎头高浮易发生滞产、先兆子宫破裂,甚至子宫破裂。

2. 腹部检查 胎头高直前位时,在腹前壁可扪到胎背,不易触及胎儿肢体,胎心位置亦稍高,在腹中部听的最清楚。先露衔接后于耻骨上方扪及胎头,显得较正常为小。高直后位时,在腹前壁可扪到胎儿肢体,有时在耻骨联合上方可清楚地触及胎儿下颏。

3. 肛门或阴道检查　因胎头位置高,肛查不易查清。如宫颈已扩张可行阴道检查。发现胎头矢状缝与骨盆入口前后径一致,前囟在耻骨联合后方,后囟在骶骨前,为高直后位。而小囟在耻骨联合后,大囟在骶骨前为高直前位。

4. B型超声诊断　可探清矢状缝位于骨盆上口前后径,而双顶径位于骨盆上口横径上。

三、分娩机制

高直后位时,胎背与母体腰骶部贴近,妨碍胎头俯屈及下降,使胎头处于高浮状态,迟迟不能入盆,即使入盆下降至盆底,也难以向前旋转180°,故以枕前位娩出的可能性极小。如高直前位时,胎儿如较小,而宫缩较强,可使胎头俯屈,下降双顶径达坐骨棘水平面以下时,可能经阴道分娩。如高直前位胎头俯屈不良而无法入盆,须行剖宫产术结束分娩。

四、治疗

胎头高直后位时,因很难经阴道分娩,一经确诊应行剖宫产术。如胎头高直前位时,若骨盆正常、胎儿不大、产力强,应给予试产机会,加强宫缩促使胎头俯屈,使胎头转为枕前位,可经阴道分娩或助产结束分娩。在试产过程中要严密观察产程进展和胎心音的变化,如试产失败应行剖宫产术结束分娩。

颜　面　位

胎头极度仰伸,使胎儿枕部与胎背接触,以颜面为先露,以颏骨为指示点,称为颜面位(面先露)。有颏左前、颏左横、颏左后、颏右前、颏右横、颏右后6种胎位,以颏左前及颏右后位较多见。我国15所医院统计发病率为0.8‰~2.7‰,国外资料为1.7‰~2.0‰。经产妇多于初产妇。

一、病因

凡影响胎头俯屈及使胎体伸直的因素,如骨盆狭窄、脐带绕颈、孕妇腹壁松弛、先天性胎儿甲状腺肿大、无脑儿等,均可致面先露。

二、诊断

1. 腹部检查　因胎头极度仰伸,入盆受阻,胎体伸直,宫底位置较高。颏前位时,在孕妇腹前壁容易触到胎儿肢体,清楚地听到胎心音。颏后位时,于耻骨联合上方可触到胎头枕骨隆突与胎体间有明显的凹沟,胎心音较遥远而弱。

2. 肛门及阴道检查　若肛查不清时,应做阴道检查与胎臀鉴别。可辨别胎儿鼻、口、颧骨及颏部,而依颏部所在位置确定其胎位。颏在前方为颏前位,颏在后方为颏后位。

3. B型超声检查　可以明确面先露并能探清胎位。

三、分娩机制

若产力、产道、胎儿均正常,颏前位时多能自然娩出。当临产后颏前位时,以颏为先露,胎头以仰伸姿势入盆、下降,胎儿面部达骨盆底时,胎头极度仰伸,颏部为最低点,向前行内旋转45°,转向前方,胎头继续下降并极度仰伸,当颏部自耻骨弓下娩出后,胎头经俯屈动作,口、鼻、眼、前囟、顶骨、枕骨相继从会阴前缘娩出。

此后有外旋转与胎肩及胎体的娩出,但产程明显延长。颏后位时,胎儿面部达骨盆底后,多数能经内旋转135°以颏前位娩出。少数因内旋转受阻成为持续性颏后位,胎颈已极度伸展,不能适应产道的大弯,故足月活胎不能经阴道自然娩出,需行剖宫产术结束分娩。

四、对母儿影响

1. 对产妇的影响　颏前位时,因胎儿颜面部不能紧贴子宫下段及宫颈内口,常引起宫缩乏力,致使产程延长;颜面部骨质不能变形,容易发生会阴裂伤。颏后位时,导致梗阻性难产,若不及时处理,造成子宫破裂,危及产妇生命。

2. 对胎儿及新生儿的影响　胎儿面部受压变形,颜面皮肤青紫、肿胀,尤以口唇为著,影响吸吮,严重时可发生会厌水肿影响吞咽。新生儿于生后保持仰伸姿势达数日之久。生后需加强护理。

五、治疗

颏前位时,子宫收缩良好,若无头盆不称,产力良好,有可能自然分娩;若出现继发性宫缩乏力,第二产程延长,可用产钳助娩,但会阴后－斜切开要足够大。如有头盆不称或出现胎儿窘迫征象,应行剖宫产术。持续性颏后位时,易发生梗阻性难产,难以经阴道分娩,应行剖宫产术结束分娩。若胎儿畸形,无论颏前位或颏后位,均应在宫口开全后行穿颅术结束分娩。

臀先露

臀先露(breech presentation)是常见的异常胎位,约占分娩总数的2%～4%,围产儿死亡率是枕先露的3～7倍。

一、病因

1. 胎儿发育因素　胎龄愈小臀先露发生率愈高,如晚期流产儿及早产儿臀先露高于足月产儿。臀先露于妊娠28～32周间转为头先露,并相对固定胎位可能与此期为胎脑发育的第二个高峰有关。另外,无论早产还是足月产臀先露时先天畸形如无脑儿、脑积水等及低出生体重的发生率均明显高于头先露,约为后者的2.5倍。

2. 胎儿活动空间因素　胎儿活动空间过大或过小均可导致臀先露。

(1)双胎及多胎妊娠时,臀先露发生率远较单胎妊娠时高。

(2)羊水过多及羊水过少时,亦因胎儿活动范围过大或过小而使臀先露发生率增高。此两种情况也可能与胎儿发育异常有关。

(3)经产妇腹壁过于松弛或子宫畸形如单角子宫、纵隔子宫使胎儿活动受限,均易导致臀先露。

(4)脐带过短尤其合并胎盘附着宫底,或胎盘植入一侧宫角以及前置胎盘时易合并臀先露。

(5)骨盆狭窄、盆腔肿瘤(如子宫下段或宫颈肌瘤等)阻碍声道时,也可导致臀先露。

二、分类

根据胎儿两下肢所取的姿势分为3类:

1. 单臀先露或腿直臀先露　胎儿双髋关节屈曲及双膝关节伸直,先露为胎儿臀部。

2. 完全臀先露或混合臀先露　胎儿双髋关节及双膝关节均屈曲,以臀部和双足为先露。

3. 不完全臀先露　以一足或双足、一膝或双膝、或一足一膝为先露。

三、临床表现

1. 产程延长　由于胎臀形状不规则，不能紧贴子宫下段及宫颈内口，常导致子宫收缩乏力，宫口扩张缓慢，使产程延长，也可引起胎膜早破、脐带脱垂。

2. 腹部检查　在宫底部触及圆而硬的胎头，若未衔接，在耻骨联合上方触及不规则软而宽的胎臀。胎心音在脐上左侧或右侧听得最清楚。

3. 肛门或阴道检查　肛门检查可触及到胎先露部为胎臀或胎足、胎膝。若胎先露位置高，肛查不能确定时需行阴道检查，若胎膜已破，可直接触到胎臀外生殖器及肛门，此时应注意与颜面相鉴别。若为胎臀，可触及肛门与两坐骨结节在一条直线上，手指放入肛门内有环状括约肌收缩感，取出手指可见有胎粪。若为颜面，口与两颧骨突出点成三角形，手指放入口内可触及齿龈和弓状下颌骨。若触及胎足时，应与胎手相鉴别，胎足趾短而平齐且有足跟，胎手指长，指端不平齐。

四、分娩机制

现以骶右前臀先露为例，分述如下：

1. 胎臀娩出　临产后，胎臀以粗隆间径衔接于骨盆入口右斜径上。骶骨位于右前方，胎臀逐渐下降，前髋下降稍快，当其抵达盆底遇到阻力时，即向母体的右侧方向作45°内旋转，使前髋达耻骨联合后方、粗隆间径与母体骨盆出口前后径一致、胎儿骶骨位于母体右侧。胎臀继续下降，胎体适应产道侧屈，后髋先自会阴前缘娩出，胎体稍伸直，使前髋自耻骨弓下娩出。随即，双腿双足相继娩出。当胎臀及下肢娩出后，胎体行外旋转，胎背转向前方或右前方。

2. 胎肩娩出　臀娩出时胎儿双肩径衔接于骨盆入口的右斜径或横径上，继续下降，双肩达骨盆底时，前肩以逆时针方向作45°或90°内旋转，使双肩径与骨盆出口前后径一致，胎体侧屈，后肩及其上肢由会阴部娩出。继之，前肩及其上肢从耻骨弓下娩出。

3. 胎头娩出　当胎肩娩出时，胎头矢状缝衔接于骨盆左斜径或横径上，在继续下降中，胎头俯屈。枕骨达盆底，以顺时针方向内旋转45°或90°，枕骨转向耻骨联合，儿背也转向前方。当枕骨到耻骨弓下缘时，以此处为支点，胎头继续俯屈，使颏、面及额相继自会阴前缘娩出。随后，枕部自耻骨弓下娩出。至此，胎儿娩出完成。

五、对母儿影响

1. 对产妇的影响　胎臀形状不规则，前羊水囊压力不均，易致胎膜早破；子宫收缩差，宫颈扩张慢，产程延长，增加产后出血及产褥感染的机会；如宫颈口未开全即行强力牵拉，容易造成子宫颈撕裂，甚至延及子宫下段。

2. 对胎儿及新生儿的影响　臀先露后出胎头时，胎头需变形方可通过骨盆，因此时脐带受压于胎头与宫颈、盆壁间，导致胎儿低氧血症及酸中毒的发生，严重者延续为新生儿窒息。臀先露新生儿出生后 1 分钟低 Apgar 评分率常高于头先露。另外，胎体娩出时宫口未必开全，而此时强行娩出胎头易直接损伤胎头及头颈部神经肌肉，导致颅内出血、臂丛神经麻痹、胸锁乳突肌血肿及死产。同时，胎膜早破易致早产及脐带脱垂。臀先露时围生儿死亡率明显高于头先露，约为后者的 10 倍，可能与胎儿先天畸形、低出生体重、早产及低 Apgar 评分等均高发相关。

六、治疗

1. 妊娠期　于妊娠 30 周前,臀先露多能自行转为头先露。若妊娠 30 周后仍为臀先露应予矫正。常用的矫正方法有以下几种:

(1)膝胸卧位:让孕妇排空膀胱、松解裤带,取膝胸卧位姿势。每次10～15分钟,每日2～3次,连做 1 周后复查。此法可使胎臀退出盆腔,借助胎儿重心改变,增加转为头先露的机会。

(2)激光照射或艾条灸至阴穴:近年多用激光照射两侧至阴穴,可使胎动活跃,胎位回转。每日 1 次,每次 15～20 分钟,可与膝胸卧位联合应用,效果更好。激光照射每日 1 次,每次 15 分钟,5～7 次为一疗程。也可用艾条灸,每日 1 次,每次 15～20 分钟,5 次为一疗程。

(3)外倒转术:上述处理无效者,可于妊娠 32～34 周时试行外倒转术。因有发生胎盘早剥、脐带缠绕等严重并发症的可能,应用时要慎重。应用 B 超排除脐带缠绕再行外倒转术,不过最好在 B 超监测下进行。术前半小时口服舒喘灵 4.8mg。但如有骨盆狭窄、产前出血,有剖宫产史,羊水过多或过少,妊娠合并严重疾病等,一般不应作外倒转术。行外倒转术时,孕妇应术前排尿,屈膝仰卧,腹壁放松,先使先露松动,沿胎头俯屈方向转。倒转过程中要注意胎心变化。如有胎心变化或孕妇感腹痛,应立即停止操作或转回原位。外倒转成功,胎心正常者,应在胎头两侧放置毛巾垫,再用腹带包扎固定,按时做产前检查。

2. 分娩期　应根据产妇年龄、胎产次、骨盆类型、胎儿大小、胎儿是否存活、臀先露类型以及有无合并症,于临产初期做出正确判断,决定分娩方式。

(1)择期剖宫产的指征:狭窄骨盆、软产道异常、胎儿体重大于 3 500g、胎儿窘迫、高龄初产、有难产史、不完全臀先露等,均应行剖宫产术结束分娩。

(2)经阴道助娩:无剖宫产指征的产妇,应以臀位助产结束分娩。需做好新生儿窒息的抢救准备。除非产程中发现胎儿窘迫需改行剖宫产外,应耐心等待,严密观察产程,勤听胎心率。

肩先露

肩先露是指胎体纵轴与母体纵轴相垂直的横产式(transverse lie),即胎体横卧于母体骨盆入口之上,先露部为肩,称肩先露(shoulder presentation),亦称横位。根据胎头在母体左(右)侧和胎儿肩朝向母体前(后)方,构成肩左前、肩左后、肩右前、肩右后 4 种胎位。约占足月分娩总数的 0.1%～0.25%,是对母儿最不利的胎位,发生原因与臀先露相同。

一、诊断

1. 临床表现　先露部胎肩不能紧贴子宫下段及宫颈,不能直接刺激,容易发生子宫收缩乏力。由于胎肩对子宫颈压力不均,容易发生胎膜早破。胎膜破后往往可伴有脐带和上肢脱出,导致胎儿窘迫甚至死亡。随着宫缩不断加强,胎肩及胸廓一部分被挤入盆腔内,胎体折叠弯曲,胎颈被拉长,上肢脱出于阴道口外,胎头和胎臀仍被阻于骨盆入口上方,形成忽略性(嵌顿性)肩先露。子宫收缩继续增强,子宫上段越来越厚,子宫下段被动扩张越来越薄,由于子宫上下段肌壁厚薄相差悬殊,形成环状凹陷,并随宫缩逐渐升高,甚至可以高达脐上,形成病理缩复环,是子宫破裂的先兆,若不及时处理,将发生子宫破裂。

2. 腹部检查　子宫呈横椭圆形,子宫长底低于妊娠周数,子宫横径宽。耻骨联合上方空虚,一侧可触及圆而硬的胎头,对侧则可触到胎臀。肩前位时,胎背朝前,触之平坦;肩后位时则可触及不规则的小肢体。胎心在脐周两侧最清楚。

3. 肛门及阴道检查　肩先露时肛门检查很难查清胎先露内容,确切的判断需在胎膜已破、宫口开大的情况下行阴道检查方能确诊。阴道检查可触到胎儿手、臂、肩胛骨、肋骨及腋窝等,通过肩胛骨及腋窝指向可判断胎头、胎背方向。如果胎手已脱出阴道口外,可用握手法去鉴别是胎儿左手或右手。通过握手方法也可帮助判断胎方位。

4. B 型超声检查　作 B 超能准确探清肩先露,并能确定胎方位。通过以上检查仍不清楚或疑有胎儿畸形、盆腔肿瘤等,亦可用 B 超明确。

二、对母儿的影响

1. 对产妇的影响　肩先露很难有效扩张子宫下段及宫颈,易致宫缩乏力;对前羊膜囊压力不均又易导致胎膜早破,破膜后宫腔容积缩小,胎体易被宫壁包裹、折叠,随着胎肩被挤入骨盆入口,胎儿颈部进一步侧屈使胎头折向胎体腹侧,嵌顿在一侧髂窝,胎臀则嵌顿在对侧髂窝或折叠在宫腔上部,胎肩先露侧上肢则脱垂入阴道,形成所谓忽略性横位,直接阻碍产程进展、导致产程停滞,此时如宫缩过强,则可形成病理缩复环,有子宫破裂的危险;妊娠足月无论活胎或死胎均无法经阴道自然娩出,因此绝对增加了母体手术产及术中术后出血、感染等机会,是对母体最不利的一种胎位。

2. 对胎儿的影响　胎膜早破同时先露不能有效衔接,可致脐带及上肢脱垂,直接增加胎儿窘迫甚至死产机会。妊娠足月活胎均需手术助产,若处理不及时,如形成嵌顿性肩先露时,增加了手术助产的难度,使分娩损伤机会增加。故肩先露也是对胎儿最不利的胎位。

三、治疗

治疗的关键是预防直至临产时仍为对母儿均不利的肩先露。

1. 妊娠期　定期产前检查,做好计划生育及妇女保健宣教。于妊娠后期发现肩先露应及时纠正。可用膝胸卧位、激光照射或艾灸至阴穴。上述方法无效可行外倒转术。转成头位并包扎腹部固定胎头,如外倒转不能转成头位,可转成臀位。若外倒转失败应提前入院观察,以决定分娩方式。

2. 分娩期　按胎产次、骨盆大小、胎儿大小、有无畸形、胎儿是否存活、宫颈扩张程度、羊水多少、是否胎膜破裂、有无感染及先兆子宫破裂等决定处理方式。

(1)初产妇足月活胎:无论宫口扩张程度及胎膜是否破裂,都应行剖宫产术结束分娩。

(2)足月活胎有骨盆狭窄,前置胎盘、有难产史等,应于临产前择期剖宫产结束分娩。

(3)经产妇足月活胎可行剖宫产术,亦可在宫口开大 5cm 以上,胎心好,破膜不久,羊水未流尽,无先兆子宫破裂者,可在全麻下行内倒转术,牵引胎足使胎臀压迫子宫颈,待宫口开全以臀先露娩出。

(4)忽略性肩先露:在纠正酸中毒、抗感染等一般处理的同时积极准备剖宫产术。尤其是有先兆子宫破裂或破裂者,不论胎儿死活均应行剖宫产术。如感染严重应切除子宫。

（5）如胎儿已死、宫口开全者,可在麻醉下行断头术和除脏术。凡经阴道分娩者,常规检查软产道有无损伤,如有损伤及时处理,并预防出血和感染。有血尿者留置尿管一周,防止尿瘘发生。

复合先露

先露入盆时,除头或臀外,尚有小肢体同时进入者,称为复合先露。

一、病因

胎先露部不能完全充填骨盆入口或在胎先露部周围有空隙均可发生。以经产妇腹壁松弛者、临产后胎头高浮、骨盆狭窄、胎膜早破、早产、双胎妊娠及羊水过多等为常见原因。

二、临床经过及对母儿影响

仅胎手露于胎头旁,或胎足露于胎臀旁者,多能顺利经阴道分娩。只有在破膜后,上臂完全脱出则能阻碍分娩。下肢和胎头同时入盆,直伸的下肢也能阻碍胎头下降,若不及时处理可致梗阻性难产,威胁母儿生命。胎儿可因脐带脱垂死亡,也可因产程延长、缺氧造成胎儿窘迫,甚至死亡等。

三、诊断

复合先露于腹部检查时,不易发现,多数因产程进展缓慢,行阴道检查时,才发现先露为头或臀,且其旁有小肢体,注意与臀先露和肩先露之小肢体鉴别。

四、治疗

排除头盆不称后,可按以下处理:

1. 头与手为先露时,嘱产妇向手之对侧卧,利用体位使胎手自然缩回。若头与手已入盆,应严密观察。必要时在宫口开全后,将手上推,等待自然分娩或用产钳助产。

2. 头与下肢为先露时,送回小肢体。如不成功可行剖宫产或作内倒转术。

3. 臀与上肢为先露时,对产程进展多无妨碍。

第三章　异常产褥

第一节　产褥感染

产褥感染（puerperal infection）是指产褥期内生殖道受病原体侵袭而引起局部或全身的感染。产褥病率（puerperal morbidity）是指分娩结束 24 小时以后的 10 日内，每日用口表测 4 次体温，每次间隔 4 小时，其中有 2 次体温达到或超过 38℃。产褥病率多由产褥感染所引起，亦可由泌尿系统感染、呼吸系统感染及乳腺炎等引起。产褥感染是常见的产褥期并发症，其发病率为 6% 左右。至今产褥感染对于产妇仍构成严重威胁。产褥感染、产后出血、妊娠合并心脏病及严重的妊娠期高血压疾病仍是导致孕产妇死亡的四大原因。

一、病因和发病机制

下列情况将增加产褥感染的发生机会，多因素的存在更增加危险性。

1. 诱因　任何削弱产妇生殖道和全身防御能力的因素均可成为产褥感染的诱因。如产妇体质虚弱、营养不良、孕期贫血、胎膜早破、羊膜腔感染、慢性疾病、产科手术操作、产程延长、产后出血等情况，使其抵抗力下降易致病原体入侵并繁殖。

2. 胎儿监护　近年来，子宫内胎儿监护装置的应用逐渐增加。通过宫颈置入胎儿监护装置，有可能使细菌进入宫内，造成产褥期子宫内膜炎的发生率上升。有报道，采用内监护技术超过 8 小时，子宫内感染机会与时俱增，产褥感染率可达 71%。

3. 胎膜早破　胎膜可阻止细菌侵入。破膜后细菌可侵入羊膜腔导致感染。有人报道破膜 12 小时以上在羊水内发现细菌污染。破膜后的多次肛查或阴道检查则增加感染机会，易发生子宫内膜炎或盆腔炎。

4. 剖宫产　剖宫产产后感染率及其严重程度均较阴道分娩者高。剖宫产产后的子宫内膜炎发生率为 38.5%，而阴道分娩仅为 1.2%。菌血症的发生率前者为后者的 10 倍。说明剖宫产产后感染不仅发生率高，且感染严重。目前认为，临产后的剖宫产产后感染率较未临产者为高，胎膜早破或产程延长，更使剖宫产产后感染率显著上升。子宫上段剖宫产的产后感染较子宫下段剖宫产为高。

5. 阴道手术　产钳等阴道助产手术使细菌侵入子宫的机会增多，产道损伤则为细菌开辟侵入机体的门户，感染坏死组织也有利于细菌的滋长。

6. 细菌种类　产褥感染多数为内源性细菌所致，且多为需氧菌和厌氧菌的混合感染。

（1）需氧菌：需氧菌产褥感染多数为内源性细菌所致，且多为需氧菌和厌氧菌的混合感染。

1）链球菌：以 β - 溶血性链球菌致病性最强，能产生多种外毒素和溶组织酶，使病变迅速扩散,引起严重感染,需氧链球菌可以寄生在正常妇女阴道中,也可通过医务人员或产妇其他部位感染而进入生殖道。

2)杆菌:以大肠杆菌、克雷伯菌属、变形杆菌属多见,这些细菌平时可寄生在阴道中,能产生内毒素,引起菌血症或感染性休克。因此,产褥感染若出现菌血症或感染性休克,则多考虑杆菌感染。

3)葡萄球菌:主要为金黄色葡萄球菌和表皮葡萄球菌,多为外源性感染。金黄色葡萄球菌引起的感染一般较严重,且可产生青霉素酶,对青霉素产生耐药性。表皮葡萄球菌多见于混合感染。

(2)厌氧菌

1)厌氧性链球菌:是产褥感染常见的致病菌,这类细菌对青霉素、林可霉素、头孢菌素、氯霉素等多种抗生素均敏感。

2)类杆菌属:常与厌氧性链球菌、大肠杆菌混合感染,是产褥感染的主要致病菌。当组织坏死缺氧时,细菌迅速繁殖并侵入周围组织导致感染,产生大量脓液,常形成局部脓肿。对青霉素、氯霉素、林可霉素、灭滴灵等敏感,但也容易产生耐药性。

在产后生殖道感染中,厌氧菌感染占70%,需氧菌感染约占30%。

二、临床表现

有产程过长、胎膜早破及手术等诱因。感染症状一般在3~7天出现,栓塞性静脉炎症状则迟至1~2周出现。

1. 软产道感染 包括会阴、阴道、子宫颈。最常见的是会阴切开缝合伤口及会阴、阴道裂伤的感染。表现为局部红、肿、硬结、疼痛以及伤口边缘坏死甚至裂开,创面可有脓性分泌物流出。有时引流不畅,可以形成脓肿,引起全身症状,如发热、寒战等。阴道感染可形成阴道结缔组织炎,脓肿形成或上行累及子宫旁结缔组织,从而形成盆腔炎的一部分。如宫颈裂伤较深而形成感染者,病原菌可经淋巴侵入宫旁结缔组织。

2. 子宫内膜炎及子宫肌炎 病原菌由胎盘剥离面侵入,扩散到整个子宫蜕膜层,引起急性子宫内膜炎。炎症往往累及邻近的表浅肌层,继续发展可扩散到深部肌层乃至浆膜层。因此,子宫内膜炎常伴有子宫肌炎。由于侵入的病原菌不同和产妇的抵抗力有差别,临床可分为轻型和重型。

(1)轻型:当病原体毒性较低及产妇抵抗力较强时,炎症主要局限于子宫内膜层。主要的病理改变为局部充血、水肿、白细胞浸润及内膜坏死。产妇于产后3~4天出现低热、下腹隐痛及阴道脓性分泌物增多,导致恶露浑浊有臭味,体温38~38.5℃,脉搏稍快,宫底压痛、软,子宫复旧慢。

(2)重型:当侵入的病原菌毒力强且产妇抵抗力低时,特别是剖宫产、阴道手术助产(如产钳、胎头吸引术、毁胎术等),胎盘宫腔残留时,可形成严重感染。此时,病原菌迅速繁殖,直接向宫旁组织、盆腔腹膜扩散,甚至出现菌血症或败血症。出现严重的全身症状,如寒战、高热、脉速、嗜睡、头痛等。周围血象示白细胞及中性粒细胞增高。但是局部症状可轻可重,有时无明显内膜反应,恶露不一定多,臭味亦不一致。虽子宫复旧较慢,但压痛有轻有重。正因为缺乏典型的局部体征,才容易造成误诊,故应引起注意,特别对有全身症状的患者,要进行盆腔脏器的详细检查,包括子宫附件B型超声检查,以便早发现宫腔残留,及时处理。

3. 急性盆腔结缔组织炎 多由急性子宫内膜炎发展而造成,或宫颈炎细菌经淋巴或血行蔓延达宫旁组织而致。临床表现为寒战、发热、两侧或一侧下腹疼痛。检查时,子宫固定,其一侧或两侧组织增厚、压痛,病变部位可出现包块,并形成脓肿,病变未控制或脓肿破溃后引起腹膜炎。

4. 急性输卵管炎 大都是由宫颈或宫壁经淋巴扩散而来,病原体先侵犯输卵管系膜、浆膜,后累及管壁及黏膜,管腔内有浆液或脓性分泌物,伞端可闭锁。常和子宫内膜炎并存。淋病双球菌可沿生殖道黏膜上行感染,侵及输卵管后很快波及输卵管各层,其主要病理特点为:黏膜水肿,出现浆液或脓性渗出,输卵管肿胀迂曲,伞端闭锁时形成输卵管积脓。多于产后 8 ~ 9 天发病,患者高热、腹痛。检查时,子宫两侧或一侧有条索状物,质地稍硬,压痛明显。

5. 腹膜炎 感染可由宫腔和输卵管直接蔓延,多数经淋巴途径至盆腔腹膜,盆腔腹膜充血、肿胀,表面有炎性渗出液,大网膜、肠管与盆腔各脏器之间发生粘连,并形成局限性包块,渗出物积于子宫直肠窝,形成盆腔脓肿,病情多较严重,表现寒战,高热,体温可达 39 ~ 40℃ 恶心,呕吐,下腹剧痛,腹部胀气,触诊有腹肌紧张、压痛及反跳痛等腹膜刺激症状。如不及时治疗,脓肿破入腹腔,成为弥漫性腹膜炎。

6. 血栓性静脉炎 常发生在产后 1 ~ 2 周,多见于子宫内膜炎之后;病人表现反复发冷,发热,体温波动 37.5 ~ 39℃ 之间,可有感染栓子转移,以肺部居多,如胸膜炎、肺炎、肺脓肿,个别病例有肺梗死。盆腔炎累及股静脉者,则患肢肿胀,皮肤发白,疼痛明显,称为"股白肿",患侧皮温比健侧高。

7. 败血症或脓毒血症 炎症进一步扩散,细菌或毒素进入血液循环,病情更加严重。病人出现寒战,呈持续性高热,体温在 40℃ 左右,重者神志不清,谵语,以全身中毒症状为主,如未及时治疗,可出现中毒性休克,危及生命。

三、实验室及其他检查

1. 血象 白细胞升高及核左移。

2. 细菌培养与药物敏感试验 抽取动脉血、子宫腔棉拭子标本及导尿进行细菌培养,准确性比较高,根据细菌种类及药敏试验结果选择抗生素治疗。

3. 其他 B 型超声、彩色超声多普勒、CT、磁共振等检测手段对产褥感染形成的炎性包块、脓肿以及静脉血栓做出定位及定性诊断。

四、诊断和鉴别诊断

1. 诊断 产褥感染最常见和最重要的临床表现是发热,但是引起产后发热的原因除产褥感染外,尚有泌尿道感染、呼吸道感染、乳腺炎、剖宫产腹部切口感染及其他一些非感染性疾病。因此,对于产后发热,应仔细询问病史和体格检查,根据临床表现和辅助检查结果,首先搞清楚是否感染,其次明确感染的部位和性质,最后确定病原体种类。

2. 鉴别诊断

(1)产褥中暑:发于炎热夏季,为产妇产褥期内在高温闷热环境中出现的一种急性热病。主要表现为恶心、呕吐、心悸、发热,甚至谵妄、抽搐、昏迷。

(2)产后菌痢:发热伴腹痛,大便次数增多,脓血便,里急后重,肛门坠胀。大便常规检查,镜下可见红、白细胞或脓球。

（3）乳腺炎：发热,伴乳房肿痛,局部压痛,灼热,腋下淋巴结肿大。

（4）产褥期上呼吸道感染：产后发热,但多以咽痛、头痛、咳嗽、咯痰为主要症状,下肢无压痛,子宫复旧好,恶露正常。

五、治疗

产褥感染是产科危重症,治疗不当或延误治疗可导致败血症、中毒性休克,甚至危及生命,应以中西医结合方法积极进行治疗。静脉给予恰当、合理的抗生素控制感染,同时配合中药治疗。如产褥感染有局部较大脓肿形成时,应考虑切开排脓或剖腹探查去除病灶。

1. 支持疗法　给容易消化富于营养和维生素的饮食,注意补充水分,适当进行静脉补液。重症病例可行少量多次输血,以提高机体的抗病能力。纠正水、电解紊乱,高热时可给物理降温。一般应采取半卧位,便于恶露排除作炎症局限在盆腔。

2. 抗生素治疗　最好根据细菌培养或药敏试验选择适当抗生素。如临时没有这种结果,首选药物应包括针对最常见的需氧细菌（大肠杆菌属、粪链球菌及溶血性链球菌）和厌氧细菌(厌氧链球菌、梭状芽孢杆菌及厌氧杆菌)的抗生素。治疗产后子宫感染宜选择广谱抗生素,同时要考虑药物对哺乳的影响。对阴道产后子宫感染可选择口服抗生素;对中、重度子宫感染,特别是剖宫产后子宫感染应选择静脉滴注或肌内注射抗生素。在以往临床实践中,常常在胃肠外应用抗生素治疗停止后,继续口服抗生素巩固疗效。Dinsmoor(1991)证明胃肠外应用抗生素或安慰剂治疗,两组患者的最终治愈率无统计学差别。故不再推荐胃肠外应用抗生素治疗停止后改用口服抗生素。

青霉素类对大多数女性生殖道感染的厌氧菌都有抑制作用。氨苄青霉素则对大肠杆菌及变形杆菌有作用,特别是对粪链球菌最为有效。现在一般选择广谱青霉素如氧哌嗪青霉素、头孢菌素（如头孢曲嗪、头孢西丁等）及 β 内酰胺酶抑制剂如阿莫西林－克拉维酸、替卡西林－克拉维酸及头孢哌酮/舒巴坦等治疗产褥感染;亦可选用磷霉素钠、安灭菌;对厌氧菌可选用甲硝唑或替硝唑等。亚胺培南－西拉司丁钠对引起产褥感染常见的耐药细菌如肠球菌、金黄色葡萄球菌、脆弱拟杆菌及铜绿假单胞菌等均具有杀灭作用。宜作为保留抗生素,限用于盆腔脓肿及其他抗生素治疗无效的严重感染。

3. 血栓性静脉炎　在应用大量抗生素的同时,加用抗凝治疗,如每日应用 25～50mg 肝素加 5% 葡萄糖溶液静脉滴注,直至体温下降后减量;也可口服双香豆素、新抗凝片、潘生丁、阿司匹林等。应注意出血倾向,中药活血化淤也有较好的治疗效果。为预防血栓脱落扩散,有人提出结扎卵巢静脉或髂内静脉等,或切开病变静脉直接取栓。

4. 并发症的处理　严重病例可引起中毒性休克、肾功能衰竭,应积极抢救,治疗应分秒必争,否则可致死亡。

5. 局部病灶的处理　会阴、阴道伤口感染时,可局部理疗。如有化脓,应及早拆线,换药引流,产后 12～14 天后,若无明显全身症状及体征、子宫缩复良好者,可用 1:5000 高锰酸钾坐浴,每日 2 次。有盆腔脓肿形成者,可根据脓肿部位,选择经腹或经阴道后穹窿切开引流。

六、预防

加强孕期卫生宣教,做好孕期保健,孕妇应保持全身清洁,经常洗澡,每日清洗外阴,妊娠最后2个月避免盆浴和性生活;摄取足够的营养及维生素,预防与纠正贫血,治疗其他并发症,要有充足的休息,增强抵抗力。正确处理产程,严格无菌操作,防止产道损伤和产后出血,有胎膜早破、手术产者应给抗生素预防感染,产褥期鼓励产妇早下床活动,以利于子宫的复旧和恶露的排出。

第二节　晚期产后出血

晚期产后出血是指结束24小时后,在产褥期内发生的子宫大量出血。多见于产后1~2周,亦可迟至产后2月左右发病。临床表现为持续或间断阴道流血,有时是突然阴道大量流血,可引起失血性休克。晚期产后出血多伴有寒战、低热。

一、病因和发病机制

1. 胎盘、胎膜残留　为最常见的病因。由于胎盘或胎膜残留,影响子宫正常复旧,或由于残留的胎盘或胎膜组织在产后发生变性或机化,纤维蛋白析出沉着,形成胎盘息肉,在坏死脱落时暴露基底部血管而引起出血。

2. 胎盘附着面感染,复旧不全　胎盘附着面血管在分娩后血栓形成,一般于产后3周逐渐纤维化,管腔完全阻塞,但若胎盘附着面发生感染,则影响创面的修复和血栓纤维化,血栓脱落,血窦重新开放则发生出血。

3. 会阴切口缝合感染或愈合不良　可见于会阴切口缝合或会阴破裂缝合部位。因阴道壁伤口感染,局部坏死,肠线脱落后血管开放引起出血;也可因缝合时止血不严,基底部或切口顶端血管开放而引起出血,或先形成阴道血肿,然后血肿压力增高,通过缝合口出血。

4. 剖宫产术后子宫伤口裂开　多发生在术后2~3周。见于子宫下段剖宫产横切口两侧端。近年子宫下段横切口剖宫产广泛开展,有关横切口裂开引起大出血的报道屡见不鲜,应引起重视。引起切口愈合不良造成出血的原因主要有:

(1)子宫下段横切口两端切断子宫动脉向下斜行分支,造成局部供血不足。术中止血不良,形成局部水肿。

(2)横切口选择过低　宫颈侧以结缔组织为主,血供较差,组织愈合能力差,且靠近阴道,增加感染机会。

(3)缝合技术不当　组织对位不佳;手术操作粗暴;出血血管缝扎不紧;切口两侧角部未将回缩血管缝扎形成血肿;缝扎组织过多过密,切口血循环供应不良等,均影响切口愈合。

以上各种因素均可致在肠线溶解脱落后,血窦重新开放。多发生在术后2~3周,出现大量阴道流血,甚至引起休克。

5. 其他　产后子宫滋养细胞肿瘤、子宫黏膜下肌瘤等均可引起晚期产后出血。

本病发病机制为分娩后,胎盘附着面缩小一半,导致开放的底蜕膜血管缩窄和血栓形成,流血因而减少。尔后创面表层坏死脱落,由其下方的基底内膜和周围的新生内膜缓慢修复。一般于3周后血栓逐渐纤维化而完全阻塞管腔,流血停止。如发生感染,局部不能如期复原,血栓脱落,血管重新开放,即发生大量出血。如有部分胎盘有胎膜残留在宫腔内,经一定时间发生坏死脱落,可使附着处的血管裸露而大出血。

二、临床表现

常有第三产程或产后2小时内阴道流血量较多及胎盘残留病史。剖宫产术后产妇常有子宫切口缝扎异常情况,或有感染因素等。

1. 症状

(1)阴道出血:反复发作,或阴道少量持续流血,亦可突然大量流血。胎盘组织残留引起的出血,多发生于产后10天左右,流血量常大,突然发生;子宫胎盘附着部位复旧不全者,多于产后2~3周内突然出血,出血量一般较少;子宫切口裂开的阴道出血常发生于术后2~4周。

(2)发热及腹痛:反复出血并发感染者,可出现发热及下腹痛。

2. 体征 出血多而急者,常可使患者呈贫血貌,血容量严重不足时可出现血压下降、冷汗淋漓、脉搏细弱不清,甚至意识丧失等休克征;妇科检查:子宫口松弛,或夹有胎盘组织,双合诊时子宫大而软,可有触痛,剖宫产术后者,有时可触及子宫下段明显变软;滋养细胞肿瘤者,有时可于产道内发现转移结节。

三、实验室及其他检查

血、尿常规了解感染与贫血情况,宫腔分泌物培养或涂片检查,B型超声检测子宫大小,宫腔内有无残留物,剖宫产术后切口愈合情况等。

四、诊断和鉴别诊断

晚期产后出血诊断的关键是明确出血原因,以便及时正常处理。因此,应注意询问病史,了解出血时间、特征及出血量,结合必要的辅助检查以助诊断。

1. 诊断标准

(1)反复发生阴道流血,胎盘胎膜残留,胎盘附着部复旧不全者,多在产后10~21天突然出血,出血量呈中量或少量;剖宫产子宫切口愈合不良或裂开者,多于术后2~6周出血,出血量较多。

(2)腹部微痛,并发感染可出现下腹痛、发热。

(3)子宫复旧不良或触痛。

(4)阴道检查子宫口松弛,有时可触及残留的组织。

(5)急性大量出血,可有休克体征。

(6)产道血肿阴道检查可触及增大的血肿或见到活动性出血点。

2. 鉴别诊断

(1)绒毛膜癌:患者除有阴道出血外,有时可出现转移症状,如咯血等。妇科检查时,子宫增大、柔软、形状多不规则,下腹两侧可扪及囊性肿块(黄素囊肿)。如有阴道转移,可见蓝紫色结节。HCG测定有助鉴别。诊断性刮宫刮出物行病理学检查即可确诊。

(2)性交损伤:产后阴道黏膜菲薄,过早性交,易发生阴道裂伤引起出血,追询患者有性交史,妇科检查可见阴道裂伤。

五、治疗

晚期产后出血属产科危重症,治疗应以急救为先,出血量多势急时,中医应以独参汤或参附汤益气固冲、回阳救逆,西医应立即使用宫缩剂及抗生素,并积极纠正贫血,补充血容量,同时查明病因,短时间内控制出血。对于有胎物残留者,必要时行清宫术;子宫切口裂开者,当以手术抢救治疗。血得到有效控制后,除继续促宫缩、抗感染、纠正贫血治疗外,也可通过中医辨证施治,以治其本,巩固疗效。

1. 少量或中等量阴道流血,应给予足量广谱抗生素及子宫收缩剂,辅以支持治疗。

2. 疑有胎盘、胎膜、蜕膜残留或胎盘附着部位复旧不全者,应行刮宫。刮宫前做好备血、建立静脉通路及开腹手术准备,刮出物送病理检查,以明确诊断,刮宫术后应继续给予抗生素及子宫收缩剂。

3. 产道裂伤或血肿　对产道裂伤未缝合或缝合不佳者,应立即缝合止血。有阴道血肿时,应拆开缝线,清除血肿,最好能找到出血点,结扎止血后重新缝合。

4. 剖宫产术后切口感染愈合不良　对于出血量不多,一般状况尚好者,可嘱卧床休息,给予宫缩剂、抗生素及止血药物。若切口裂开不大或非全层裂开,有可能通过保守治疗,有效地控制感染,使切口重新愈合。在出血停止后一般应继续治疗观察4周。

对于出血量较多或已伴休克者,或在保守治疗过程中突然大出血者,应在积极抢救休克的同时,立即剖腹探查,必要时子宫切除。切口宜在原切口下 1.5 ~ 2.0cm 处。手术后应加强抗感染。

5. 中医中药　本病属中医"产后血晕"、"产后血崩"范畴,认为系因产妇平素气虚,产时伤血耗气或产后劳伤过度,致阳气虚衰,不能摄血而发病;或因产后血淤内阻,蓄于胞宫及产后受寒,寒与血搏,结而成淤所致;或因平时阴血不足,产时出血,阴营更亏,阴虚生内热,热扰冲任二脉,迫血下行而成。

（1）辨证用药

1）气虚:产后血崩,色鲜红或淡红,头晕眼花,面色㿠白或虚浮,神疲乏力,心悸气短,时出冷汗,四肢不温。舌淡苔薄,脉细。治宜益气摄血。方药:固本止崩汤。熟地黄、白术、当归各12g,黄芪15g,黑姜6g,人参9g。血多减当归,加仙鹤草30g、炒山药、炒荆芥各12g,三七粉(吞服)2g;血崩致虚脱,急煎独参汤:高丽参或吉林参9g;出现四肢厥逆,脉微欲绝者,先予参附汤:人参30g,炮附子15g。

2）血淤:症见产后恶露淋漓,涩滞不爽,量时多时少,色紫黯,有块,小腹疼痛拒按。舌暗红或边尖有瘀点,脉沉涩或沉细数。治宜祛瘀止血。方药:加参生化汤加味。人参、川芎、炮姜各6g,当归、焦楂炭、炒蒲黄(包)各12g,炙草3g,桃仁10粒,大枣5枚,参三七末(吞)2g。

3）血热:产后恶露过期不止,量较多,色红,质黏稠或有臭秽气,面色潮红,口燥咽干。舌红少苔,脉细数。治宜养阴清热,凉血止血。方药:两地汤合二至丸。生地15g,玄参、白芍、麦冬、地骨皮、女贞子、旱莲草各12g,阿胶9g。出血多,加大小蓟、椿根皮各12g,仙鹤草30g;若感染,血色紫暗,臭秽,发热,下腹刺痛,减阿胶、麦冬,加银花藤、败酱草、蒲公英各15g,炒地榆12g。

（2）中成药

1）益母草膏（冲剂）：用治妇女月经不调，经期腹痛，产后恶露不绝等病证。1次10g，每日2～3次，温开水送服；冲剂1次1块，每日2次，温开水冲服。忌食生冷。

2）加味益母草膏：用治月经不调，产后淤血腹痛或恶露不尽等病证。每次10～15g，每日2次。

3）失笑散：用治血淤内阻之月经不调，产后恶露不绝等病证。布包煎服，1次6～9g，每日1～2次，孕妇忌用，忌食生冷。

4）生化汤丸：用治产后恶露不绝，少腹疼痛拒按等病证。1次1～2丸，每日2次，黄酒或温开水送服。血热而有瘀滞者不宜用，忌食生冷。

（3）单方、验方

1）炒云台子、当归、桂心、赤芍等份研末，每次6g，酒调服。可治血冲心痛及恶露不尽。

2）桃仁、归尾、川芎、赤芍、生地黄各9g，红花3g。水煎服。水蛭2.4g，研末吞服。治疗恶露不绝效好。

3）当归15g，川芎、桃仁、丹皮、丹参、血余炭、熟地黄、蒲黄各10g，炮姜、炙甘草各6g，益母草12g。治产后恶露不绝效好。

4）鸡蛋2只，益母草30～60g，加水同煮蛋熟去壳再煮片刻。吃蛋喝汤。用治恶露不净，产后出血。

5）山楂50g，茶叶，红糖100g，共煮汁服。

六、预防

（1）搞好预防，防止胎盘、胎膜残留及增加全身抵抗力，避免产褥感染以免影响子宫复原不全。剖宫产术时应认真仔细缝合止血。做好产褥保健，必要时用宫缩剂及抗生素预防感染。

（2）产后1周左右仍要密切观察阴道流血情况，若发现阴道出血较多，应仔细检查阴道有无裂伤、血肿，切口缝合处有无活动性出血及宫颈有无裂伤。发现异常，及时处理。

（3）严格掌握剖宫产指征，降低剖宫产率。

第三节　产褥期抑郁症

产妇在产褥期间出现以情绪低落为主要临床表现的一种精神障碍，称为产后抑郁，是产褥期精神综合征最常见的一种类型。其发病原因较复杂，一般认为由多种因素造成，因此应从产妇生理、心理及社会支持等多方面予以预防、治疗与护理。

一、病因和发病机制

1. 内分泌的变化　产时内分泌系统发生一系列急剧变化（主要是从胎盘向垂体移行）；已发现产后胎盘的类固醇分泌突然消减，易致抑郁；有人认为皮质素减退是导致产后精神疾患的可能因素；或产后的雌激素及孕酮水平的迅速下降，对产后精神疾患的发生起着一定作用；也有人认为产后垂体、甲状腺功能低下亦与之有关。

2. 遗传因素　有精神病家族史者易患本病。

3. 躯体并发症　特别是感染对产后精神病的促发有一定影响。

4. 既往病史　曾患精神病者,产后易复发;有经前抑郁或经前紧张综合征的患者亦易患产后抑郁。

5. 心理因素　本病多见于以自我为中心、情绪不稳定、好强求全、固执、认真、保守、严守纪律、与人相处不融洽等个性特点的人。心理分析学者认为,妇女在孕期及产后均有心理倒退,她们做母亲后,每事都要从头学起,这种压力易造成抑郁和焦虑。

6. 社会因素　孕期遇应激性生活事件,如夫妻分离、亲人丧亡、家庭不协调以及缺少社会支持等,均可与本病发生有关。

二、临床表现

多在产后2周内出现症状,产后4~6周症状明显,可持续数周至1年,少数病人可持续1年以上。主要表现有:①情绪改变:心情压抑、沮丧、感情淡漠,甚至焦虑、恐惧。②自我评价降低:自责、自罪,对身边的人充满敌意,与家人、丈夫关系不协调;有时表现为孤独、社会退缩行为。③创造性思维受损,主动性降低,对事物缺乏兴趣。④流露出对生活的厌倦,出现厌食、睡眠障碍、乏力、性欲减退等。严重者甚至绝望,有迫害妄想,出现自杀或杀婴倾向。

三、治疗

1. 心理治疗　针对产妇内心的焦虑和不安,耐心解释和疏导,消除不良刺激,增强信心。

2. 药物治疗　包括抗抑郁、抗焦虑和电休克治疗等。

(1)抗抑郁剂:包括三环类抗抑郁剂和非三环类抗抑郁剂。常用为三环类抗抑郁剂,如丙米嗪、阿米替林等。

(2)抗焦虑药物:如多虑平。

(3)电休克:妊娠期不宜进行。除非有强烈的自杀企图患者,其他应列为绝对禁忌证。

四、预后

产后抑郁症预后良好,约70%患者在1年内治愈,仅极少数持续1年以上;但再次妊娠,约有20%复发率;其第二代的认知能力可能受到一定的影响。

第四章　病理妊娠

第一节　流　产

凡妊娠不足 28 周、胎儿体重不足 1000g 而终止者,称为流产。流产发生于妊娠 12 周以前者称早期流产,发生在妊娠 12 周至不足 28 周者称晚期流产。流产又分为自然流产和人工流产,本节内容仅阐述自然流产。自然流产的发生率占全部妊娠的 15% 左右,多数为早期流产。

一、病因和发病机制

导致自然流产的原因较多,主要有:

1. 染色体异常　是导致流产的主要原因。在早期自然流产中约有 50% ~60% 的妊娠产物存在染色体的异常。染色体异常多为数目异常,如 X 单体、某条染色体出现 3 条,或者三倍体、多倍体等;其次为结构异常,如染色体断裂、缺失或易位。染色体异常的胚胎多数发生流产,极少数继续发育成胎儿,但出生后也会发生某些功能异常或合并畸形。若已流产,妊娠产物有时仅为一空泡或已经退化了的胚胎。

2. 母体因素

(1)全身性疾病:妊娠期急性高热可引起子宫收缩而发生流产;细菌毒素或病毒通过胎盘进入胎儿循环,使胎儿死亡导致流产;慢性疾病如严重贫血或心力衰竭,致胎儿严重缺氧,可引起流产;慢性肾炎或原发性高血压患者的胎盘可以发生梗死而引起晚期流产。

黄体功能不全的妇女,排卵受精后体内孕激素不足,蜕膜发育不良,影响胚泡的植入与发育,而致流产;甲状腺功能低下的妇女,也可因胚胎发育不良而导致流产。

(2)生殖器官疾病:孕妇有子宫畸形(如双角子宫、纵隔子宫等)或子宫肌瘤,由于影响胎盘血供,可影响胚胎或胎儿生长发育而导致流产。孕妇有宫颈内口松弛或宫颈重度裂伤,易致胎膜破裂而发生流产。

(3)其他:精神心理因素如惊恐、抑郁;过度劳累、持重物、性交、行腹部手术、跌倒或其他外伤;妊娠营养缺乏、过量吸烟等,均可发生流产。

3. 免疫因素

(1)组织相容抗原(histocompatibility locus antigen,HLA):HLA 复合体定位于人的第 6 对染色体短臂的一个区段上,至少包括 4 个与移植有关的基因位点。正常妊娠时夫妇 HLA 不相容,可维持遗传的多样性,防止致死纯合子的产生。而习惯性流产夫妇间 HLA 抗原相容的频率较大,过多的共有抗原,阻止母体对妊娠作为异体抗原的辨认,不能刺激母体产生维持妊娠所需的抗体,从而缺乏抗体的调节作用,母体免疫系统易对胎儿产生免疫学攻击,而导致流产。

（2）抗磷脂抗体：是一组自身免疫性抗体，其中包括狼疮抗凝抗体（Ⅰa）及抗心磷脂抗体（acl）。近年来研究发现，在自身免疫性疾病、某些感染及一些不明原因的疾患中，如抗磷脂抗体阳性，习惯性流产发生率极高。抗磷脂抗体不是作用于妊娠早期导致流产，而是作用于妊娠中、晚期使胎儿死亡，因此，抗磷脂抗体可能是中晚期流产的因素。

（3）抗精子抗体：研究发现，在反复自然流产（recurrent spontaneous abortion，RSA）夫妇中，双方或男方血清中存在抗精子抗体。动物实验证明抗精子抗体有杀死胚胎的作用，提示该抗体的存在与 RSA 有关。抗精子抗体引起的流产，多发生在 3 个月以内的早期流产。

4. 其他　如血型不合，由于以往的妊娠或输血，致 Rh 因子不合的 ABO 血型因子在母体中产生抗体，此次妊娠由胎盘进入胎儿体内与红细胞凝集而产生溶血，以致流产；精神或神经因素：如惊吓、严重精神刺激等也都可致成流产。近年来通过研究认为，噪音与振动对人的生殖也有一定影响。

二、病理改变

流产过程是妊娠物逐渐从子宫壁剥离，然后排出子宫。孕 8 周以前的流产，胚胎多已死亡，胚胎绒毛与底蜕膜剥离，导致其剥离面出血，坏死胚胎犹如宫内异物，刺激子宫收缩及宫颈扩张。此时由于绒毛发育不全，着床还不牢固，妊娠物多可完全排出，出血不多。早期流产常见胚胎异常类型为：无胚胎、结节状胚、圆柱状胚、发育阻滞胚、肢体畸形及神经管缺陷。孕 8～12 周时绒毛发育茂盛，与底蜕膜联系较牢固，流产时妊娠常不易完整排出而部分滞留宫腔，影响子宫收缩，出血量多，且经久不止；孕 12 周后，胎盘已完全形成，流产时先有腹痛，继而排出胎儿和胎盘，如胎盘剥离不全，可引起剥离面大量出血。胎儿在宫腔内死亡过久，可被血块包围，形成血样胎块而引起出血不止。也可吸收血红蛋白而形成肉样胎块，或胎儿钙化后形成石胎。其他还可见压缩胎儿、纸样胎儿、浸软胎儿、脐带异常等病理表现。

三、临床类型

1. 先兆流产　指妊娠 28 周前，先出现少量阴道出血，量比月经量少，初为鲜红色、粉红色，渐为深褐色；早孕反应仍存在，有时伴有轻微下腹痛、腹坠。妇科检查：宫颈口未开，子宫大小与妊娠月份相符。尿妊娠试验阳性。如胚胎正常，病因去除后，出血停止，腹痛消失，妊娠可以继续。

2. 难免流产　由先兆流产发展而来，流产已不可避免。表现为阴道出血量增多，由于宫缩而致阵发性下腹痛加重，或出现阴道流液（胎毛早破），妇科检查：宫颈口已开，有时可见胚胎组织或胎囊堵于宫颈口；子宫与停经月份相符或稍小。

3. 不全流产　由难免流产发展而来，部分妊娠物已经排出子宫，尚有部分残留于子宫内。因残留妊娠物影响子宫收缩，有持续性阴道流血，严重者可发生休克。检查时可发现宫颈口扩张，有血液白宫颈口流出，有时可见妊娠物堵塞宫颈口或部分妊娠物已排出至阴道内，部分仍残留在宫腔内，子宫大小一般小于停经月份。

4. 完全流产　妊娠物已经完全排出子宫，阴道流血逐渐停止，腹痛逐渐消失。检查时发现宫颈口关闭，子宫大小基本接近正常。

以亡 4 种自然流产的发展过程，简示如下：

$$\text{先兆流产} \begin{cases} \nearrow \text{继续妊娠} \\ \searrow \text{难免流产} \begin{cases} \nearrow \text{完全流产} \\ \searrow \text{不全流产} \end{cases} \end{cases}$$

5. 稽留流产 旧称过期流产。系指胚胎或胎儿死亡而仍稽留于宫腔内者尚未自然排出者。至于滞留时间,有人主张规定胚胎停止发育后 2 个月尚未自然排出者为稽留流产。孕妇多有早期妊娠先兆流产经过,此后子宫不再长大,反渐缩小,且亦不像一般妊娠那样柔软。妊娠试验从阳性变为阴性,胎盘机化与子宫壁紧密粘连,不易分离。另一方面因性激素不足,子宫收缩力降低,不易排出而稽留宫腔。胚胎死亡后,胎盘溶解,产生溶血活酶进入母体血液循环,引起微血管内凝血,消耗大量凝血因子,稽留宫腔时间愈长,引起凝血功能障碍的可能性愈大。

6. 习惯性流产 连续 3 次以上自然流产称为习惯性流产,且流产往往发生于同一月份,而流产的过程可经历前述的临床分型。近来国际上常用复发性流产(recurrent abortion)取代习惯性流产,改为连续 2 次的自然流产。习惯性流产发生在早期者,多见于胚胎染色体异常,黄体功能不足,免疫因素异常或甲状腺功能低下;发生于晚期者,常见原因为子宫发育异常、子宫肌瘤或宫颈内口松弛等。

7. 流产感染 上述各型流产皆可合并感染,发生在不全流产者较多。感染常发生于手术时使用未经严密消毒的器械;器械损伤宫颈;或宫腔原有感染病灶,流产后引起感染扩散;流产后不注意卫生、过早性交等均可引起感染。感染的病原菌常为多种细菌,厌氧及需氧菌混合感染,近年来各家报道以厌氧菌占大多数,可达 60% ~ 80%。感染可局限于子宫腔内,亦可蔓延至子宫周围,形成输卵管炎、输卵管卵巢炎、盆腔结缔组织炎甚至超越生殖器官而形成腹膜炎、败血症及感染性休克等,称为流产感染。

四、临床表现

主要为停经后出现阴道流血和腹痛。孕 12 周前发生的流产,由于胚胎坏死,绒毛与蜕膜剥离,血窦开放,出现阴道流血;剥离的胚胎及血液刺激子宫收缩,排出胚胎,产生阵发性下腹疼痛。当胚胎完整排出后,子宫收缩,血窦关闭,出血停止。故早期流产的全过程有阴道流血,而腹痛常常出现在阴道流血之后;晚期流产的临床过程与早产及足月产相似,经过阵发性子宫收缩,排出胎儿及胎盘,同时出现阴道流血。晚期流产时胎盘与子宫壁附着牢固,如胎盘粘连仅部分剥离,残留组织影响子宫收缩,血窦开放,可导致大量出血、休克、甚至死亡。胎盘残留过久,可形成胎盘息肉,引起反复出血、贫血及继发感染。

五、实验室及其他检查

1. 妊娠试验 测定尿 HCG 定性,多采用酶联免疫法测定;为了进一步了解流产的预后,可以进行 HCG 的定量测定,多选用放射免疫法。

2. B 型超声显像 目前应用较广,对鉴别诊断中确定流产类型有实际价值。疑为先兆流产者,可根据有无妊娠囊,有无胎心反射及胎动,确定胎儿或胚胎是否存活,可协助选择适当治疗方法。不全流产,稽留流产等均可借助 B 超检查加以确定。

3. 其他激素测定 主要有人胎盘催乳素(HPL)、雌二醇(E_2)及孕二醇等的测定,可辅助判断妊娠是否尚能继续或需终止。

4. 病理检查 排出物的病理组织切片检查有助于鉴别是否妊娠产物,确定诊断。

5. **病原体检查**　近年来发现流产与早期宫内感染关系较为密切,宫腔拭子的细菌培养结果有助于确定感染病菌,有利于治疗。对反复流产且原因不明者,应常规行 TORCH 检查。

6. **免疫学检查**　对原因不明反复流产的夫妇双方须进行 ABO 血型及 Rh 血型测定,必要时可做 HLA 位点抗原检查。

六、诊断标准

1. **先兆流产**　生育年龄妇女妊娠后(28 周以前)阴道少量出血,下腹轻微疼痛;子宫大小与孕周相符;尿妊娠试验阳性;B 超显示胎动、胎心。

2. **难免流产**　妊娠后,阴道出血超过月经量,下腹痛加剧;子宫与孕周相符或稍小,子宫颈口已开大;尿妊娠试验阳性或阴性。

3. **不全流产**　阴道少量持续或大量出血,下腹痛减轻,有部分组织排出;子宫较孕周为小,子宫颈口扩张或有组织堵塞;妊娠试验阳性和阴性。

4. **完全流产**　阴道出血少或无,腹痛消失,组织全排出;子宫稍大或正常,子宫颈口闭;妊娠试验阴性。

5. **稽留流产**　有类似先兆流产史,胚胎已死 2 月以上未排出;子宫小于孕周,宫颈口未扩张;妊娠试验阴性;B 超无胎心胎动。

6. **习惯性流产**　有连续 3 次或 3 次以上自然流产史。

7. **流产感染**　流产与感染同时存在,即流产伴急性盆腔炎表现。

七、鉴别诊断

1. **各种类型流产的鉴别诊断**　见表 4 - 1。

表 4 - 1　各种类型流产的鉴别诊断

流产类型	病史			妇科检查	
	出血量	下腹痛	有无组织物排出	子宫大小	子宫颈口
先兆流产	少	轻或无	无	与孕周相符	未扩张
难免流产	增多	加剧	无	同上或稍小于孕周	扩张
不完全流产	少量持续或多量,甚至休克	减轻	部分排出	小于孕周	扩张,有组织物阻塞,有时关闭
完全流产	少或无	消失	全部排出	接近正常	关闭
稽留流产	少、常反复出血或无	轻或无	无	小于孕周	关闭

2. **异位妊娠**　腹痛多剧烈,而阴道流血量少,如有内失血则贫血或休克与阴道流血量不成正比。阴道出血常是点滴状,呈深褐色,偶然流血量增多或伴有子宫蜕膜管型,被误为流产。若将蜕膜管型置于水中漂浮时,见不到绒毛组织,不典型的复杂病例,还应借助 B 型超声、诊断性刮宫等排除宫内流产。

3. **葡萄胎**　停经后阴道反复流血呈暗红色,有时在流出的血中查见水泡样物,早孕反应较重,贫血、浮肿及妊娠高血压综合征出现较早,子宫常大于停经月份,血或尿 HCG 水平较高,借助 B 型超声可排除流产。

4. **子宫肌瘤**　子宫增大而硬是子宫肌瘤的特点,有时子宫凸凹不平,或月经量增多,经期延长,尿妊娠试验阴性,诊断性刮宫未见绒毛,B 型超声即可诊断。

5. 功能性子宫出血　发生于生育年龄的功能性子宫出血,多为黄体功能不全,无明显停经史,经期延长,阴道流血时多时少,可淋漓不断,多无腹痛,无早孕反应,妊娠试验阴性。妇科检查一般无异常发现,子宫内膜病理检查无蜕膜样改变。易与流产相鉴别。

八、治疗

一旦发生流产,应根据流产的不同类型,给予积极恰当的处理。流产的治疗,采用安胎或下胎两种截然不同的治则和处理。先兆流产以安胎为治;难免流产、不全流产、过期流产,宜尽快下胎,免生他疾;感染性流产和习惯性流产,则需作特殊处理。

1. 先兆流产

(1)早期先兆流产:治疗前做 B 型超声检查,血 β - HCG 水平测定,判断胚胎是否存活。

1)卧床休息,禁止性生活,尽量减少不必要的阴道检查。

2)适当给予对胎儿无害的镇静药物,如苯巴比妥 0.06g,3 次/d 口服。

3)孕激素水平低者,可用孕激素治疗。

①黄体酮 10 ~ 20mg,每日或隔日肌内注射 1 次;

②维生素 E 有类似黄体酮的作用,10 ~ 100mg 口服,3 次/d;

③绒促性素(HCG)1000U 肌内注射,1 次/d,流血停止后可改为每 2 ~ 3d 1 次,逐渐减量,或使用至停经 3 个月。

4)甲状腺功能减退者可口服甲状腺片 30 ~ 60mg,1 ~ 2 次/d。控制糖尿病。

5)给予心理治疗,使病人保持情绪稳定,增强信心。

6)进食营养丰富,易消化食物。

7)定期做 B 型超声检查及检测血 β - HCG 水平、做尿妊娠试验,监测胚胎是否继续发育,如发现胎儿死亡,及时刮宫以清除宫腔内妊娠物。

(2)晚期先兆流产

1)卧床休息。

2)抑制宫缩。

①25% 硫酸镁 10ml + 10% 葡萄糖液 20ml 静脉推注,继之以 25% 硫酸镁 40 ~ 60ml + 5% 葡萄糖液 1000ml,以约每小时 1g 硫酸镁的速度静脉滴注,维持血镁浓度。使用时注意监测膝反射、呼吸、尿量。

②使用 β 受体兴奋药:常用硫酸沙丁胺醇 2.4 ~ 4.8mg,4 次/d,口服。

3)治疗过程中应严密观察胎动、胎心、阴道流血或流液情况,定期做 B 型超声复查。

2. 难免流产　一旦确诊,早期流产应及时吸宫或刮宫。发生于 12 周之前出血不多者,可给催产素 10IU 肌内注射,随即行吸宫术;出血多者,可将催产素 10IU 加到 5% 葡萄糖液 500ml 中静脉滴注,同时行吸宫术。若发生在 12 周之后,可每半小时肌内注射催产素 5IU,共 4 次,引起规律宫缩后,胎儿及胎盘常可自行排出。如排出不全,须再行宫腔清理,否则仍会发生阴道出血。术后用抗生素预防感染。

3. 不全流产　肌内注射催产素并立即清理宫腔内容物以使子宫收缩,从而减少出血。该类患者常有反复的或大量的阴道出血,若进入休克状态,应视具体情况补液、输血并给宫缩剂及抗生素,与抗休克同时清除宫内残存组织。

4. 完全流产　胚胎组织排出后,流血停止,腹痛消失,除嘱患者休息,注意排除感染,无需特殊处理。但胚胎组织是否完全排出,必须正确判断。如经检查排出组织已见到完整胎囊、蜕膜或胎儿胎盘,结合症状及检查,必要时 B 超检查证实,可诊断为完全流产;如不能确定,应按不全流产处理,以再做一次刮宫为妥。

5. 稽留流产　处理意见不一,甚至有完全相反的意见。有人认为不必干扰,待其自然排出。但有人则认为确诊后即应行手术清除。目前常用的处理原则是:妊娠 3 个月内如已确诊为死胎,可立即清除宫腔。如孕期超过 3 个月,先用大量雌激素,然后再用缩宫素引产,如不成功,可考虑手术。在稽留流产中胚胎死亡时间愈久,由于组织机化,刮宫愈困难;且近年来临床上及文献报道孕 16 周以上之稽留性流产,可能引起凝血功能障碍,造成严重出血,故以确诊后积极处理为宜。术前给予雌激素,如炔雌醇 1mg,每日两次,共 3 ~ 5 天,以增加子宫对缩宫素的敏感性。术前检查血常规,出凝血时间,如有条件应查纤维蛋白原,并作好输血准备。3 个月以内者,可行刮宫术,术中肌内注射缩宫素,如果胎盘机化且与子宫壁致密粘连,术中应谨防子宫穿孔,如一次不能刮净,可待5 ~ 7 日后二次刮宫。月份较大者,先行 B 超检查了解胎儿死亡时大小,是否有羊水。如有羊水,可行羊膜腔穿刺,依沙吖啶 80 ~ 100mg 羊膜腔内注射引产或应用催产素引产,促使胎儿及胎盘排出。

6. 习惯性流产

(1)病因治疗:应针对不同病因采取恰当的治疗方法。

1)遗传因素:若流产多由于胚胎染色体异常所致,表明流产与配子的质量有关。男方精子畸形率过高者建议到男科治疗,久治不愈者可行供者人工授精。高龄女性胚胎的染色体异常多为三体,且多次治疗失败可考虑做赠卵体外授精 - 胚胎移植术。夫妇双方基因或染色体异常者可视具体情况选择种植前诊断、供者人工授精或赠卵体外授精 - 胚胎移植术。

2)母体生殖道解剖结构异常:对子宫纵隔者可行纵隔切除术。子宫黏膜下肌瘤可在宫腔镜下做肌瘤切除术,壁间肌瘤可做经腹肌瘤挖出术。宫腔粘连可在宫腔镜下做粘连分离术,术后放置宫内节育器 3 个月。

3)宫颈功能不全:施行宫颈环扎术。

(2)药物治疗

1)黄体酮:黄体功能不全者可给本品治疗。方法:20mg,肌注,每日 1 次。用至胎盘形成。

2)维生素%:有类似黄体酮作用,有利于胚胎发育。方法:100mg,口服。每日 3 次。

3)叶酸:5 ~ 10mg,口服,每日 3 次。有利于胚胎发育。

4)镇静剂:对情绪不稳定多次流产恐惧者,适当应用镇静药物,鲁米那 0.03g,每日 3 次,口服;或安定 2.5mg,每日 3 次,口服。以利保胎。

5)舒喘灵:对于孕晚期习惯性流产,不伴有心脏病、甲亢、糖尿病者,可用本品 2.4 ~ 72mg,每日 3 ~ 4 次口服。

6)硫酸镁:可松弛子宫平滑肌,降低子宫张力,改善子宫胎盘循环,以利保胎。方法:

25%硫酸镁40～60ml加5%葡萄糖500ml稀释后缓慢静滴(8～10小时)。

7. 感染性流产　治疗原则为在控制感染的基础上,尽早清除宫腔内容物。

(1)在致病菌未确定前,应选用广谱抗生素,尤其要加针对厌氧菌的药物。目前应用较多的是甲硝唑。可选用:①青霉素G480万～800万U＋甲硝唑2g,分别加入5%葡萄糖溶液静脉点滴,1次/日;或②氨苄西林4～6g＋甲硝唑2g分别稀释后静滴,1次/日;或③头孢类药物,如头孢拉定、头孢唑啉、头孢曲松(菌必治),4～6g＋甲硝唑2g,分别稀释后静滴,1次/日;④如青霉素过敏,可选用对类杆菌等厌氧菌亦有较好疗效的克林霉素。1.2～2.4g/日,稀释后静滴。

(2)如出血量少或出血已止,应先控制感染,3～5日后以卵圆钳轻轻夹取组织或以钝刮匙轻刮宫壁。

(3)如感染体征明显,出血量多,应在抗感染的同时清理宫腔。可在静脉滴注抗生素及使用缩宫剂的同时行钳刮术。

(4)术后仔细检查刮出组织,并将刮出物行细菌培养及药敏试验。

(5)术后应继续应用抗生素治疗至体温正常后3日。

(6)如子宫严重感染,药物不易控制,或出现中毒性休克者,应考虑切除子宫。

九、预后

在所有妊娠中约30%会出现阴道流血,流血患者中有一半会发生流产。多数流产的预后良好,一般不会危及生命。如果处理不当,可能会导致宫腔感染和输卵管阻塞,影响以后的生育。流产后6个月内怀孕再次流产几率较高。习惯性流产者建议避孕6～12个月。自然流产1～2次者,再次妊娠成功的几率是80%;流产3次,再次妊娠成功的几率是55%～75%。

十、预防

绝大多数流产是可以预防的,主要是预防和消除引起流产的病因,以利于胚胎的正常发育。婚前检查可避免流产的潜在因素。孕前应强健夫妇体质,孕后宜慎房事,并适当休息,避免劳累,增加营养。反复流产者,宜尽早安胎。

第二节　异位妊娠

正常妊娠时,受精卵着床于子宫体腔内膜。当受精卵在子宫体腔外着床发育时,称为异位妊娠,习称宫外孕。异位妊娠与宫外孕的含义稍有差别:异位妊娠依受精卵在子宫体腔外种植部位不同而分为输卵管妊娠、卵巢妊娠、腹腔妊娠、阔韧带妊娠、宫颈妊娠及子宫残角妊娠;宫外孕则仅指子宫以外的妊娠,不包括宫颈妊娠及子宫残角妊娠。

异位妊娠是妇产科常见急腹症之一,近年来其发病率有上升趋势。异位妊娠的发生部位较多,但以输卵管妊娠最为多见,占95%左右,故本节主要阐述输卵管妊娠。当输卵管妊娠破裂后,可造成急性腹腔内出血,发病急、病情重,若不及时诊治,可危及生命。

一、分类

根据孕囊着床的不同部位,对异位妊娠做如下分类。

1. 输卵管妊娠　指受精卵在输卵管腔中种植、发育,约占异位妊娠的90%,最多见部

位为壶腹部,其次为峡部。输卵管妊娠按受精卵种植于输卵管腔的部位又可分为:

(1)输卵管壶腹部妊娠;

(2)输卵管峡部妊娠;

(3)输卵管间质部妊娠;

(4)输卵管伞部妊娠等。

2. 宫腔外子宫妊娠　可分为:

(1)宫颈妊娠;

(2)残角子宫妊娠;

(3)子宫肌壁内妊娠;

(4)子宫憩室妊娠;

3. 子宫以外部位妊娠

(1)卵巢妊娠;

(2)腹腔妊娠;

(3)阔韧带内妊娠;

(4)腹膜后妊娠。

4. 宫内宫外复合妊娠　少见。

5. 阴道妊娠　分为两类,一类发生于子宫切除后的阴道残端;另一类发生于阴道壁憩室内或尿道阴道壁间隙内,临床极为罕见。

二、病因和发病机制

1. 输卵管炎症　是输卵管妊娠最主要的病因。可分为输卵管黏膜炎和输卵管周围炎。输卵管黏膜炎可引起输卵管腔内膜粘连,管腔变窄、阻塞,或使纤毛功能受损;输卵管周围炎病变主要累及输卵管浆膜层或浆肌层,与周围组织粘连,使输卵管扭曲、管腔狭窄,管壁肌层蠕动减弱,阻碍受精卵在输卵管内的正常运行。近年发现淋菌及沙眼衣原体感染可累及黏膜,引起输卵管黏膜炎,而流产或分娩后的感染往往导致输卵管周围炎。输卵管结核多造成不孕,偶尔妊娠,约1/3为输卵管妊娠,多为输卵管肌壁发生结节性增生,影响其蠕动功能所致。

2. 输卵管发育或功能异常　输卵管发育异常,如肌层发育不良、过长、弯曲、憩室,额外伞部,黏膜纤毛缺如等都是导致输卵管妊娠的因素。输卵管管壁肌肉无力或痉挛也可影响受精卵的运行而成为发病的原因。

3. 输卵管手术后　如输卵管吻合、造口、粘连分离等手术,均可由于手术仅部分恢复输卵管之通畅度而影响受精卵之运行。绝育术后则可能因结扎部位部分沟通或形成瘘管而导致输卵管妊娠。

4. 盆腔子宫内膜异位症　子宫内膜异位症引起的输卵管妊娠,主要由于机械因素所致。而异位在盆腔的子宫内膜,对孕卵有趋化作用,促使其在宫腔外着床。

5. 放置宫内节育器　宫内节育器与异位妊娠发病率的关系已引起国内外重视。随着节育器的广泛应用,异位妊娠的发生率相应增高,这可能是由于使用节育器后的输卵管炎所致。

6. 孕卵外游　移行时间过长,不能适时到达宫腔,或发育时日较长,孕卵已长大而无法通过相对狭窄的输卵管腔。

7. 其他　盆腔内肿瘤压迫或牵引,可使输卵管移位变形,阻碍孕卵通过而发生输卵管妊娠。

孕卵在输卵管内着床,由于输卵管管壁较薄,黏膜只有上皮缺少黏膜下组织,在孕卵种植后不能形成完整的蜕膜层,而且输卵管的血管系统亦不同于子宫,既不能抵御绒毛的侵蚀亦不能提供足够的营养,孕卵遂直接侵蚀输卵管肌层。绒毛侵及肌壁微血管,引起局部出血,进而由蜕膜细胞、肌纤维及结缔组织形成包膜。输卵管的管壁薄弱,管腔狭小,不能适应胎儿的生长发育,因此,妊娠发展到某一阶段,即被终止。如孕卵着床在靠近伞端的扩大部分——壶腹部,则发展到一定程度即以流产告终。当胚胎全部流入腹腔(完全流产)一般出血不多;如部分流出(不完全流产)则可反复多次出血。如孕卵着床在狭窄的输卵管峡部,则往往招致输卵管破裂而发生严重的腹腔内大出血。

三、病理

1. 输卵管妊娠的病理改变与结局　输卵管管壁很薄,肌层发育不良,妊娠时不能形成完整的蜕膜层,抵挡不住滋养层的侵蚀。受精卵种植时,绒毛溶解周围结缔组织和肌层,引起局部出血,血液进入绒毛间,使绒毛剥离,受精卵死亡,致流产、破裂或继发性腹腔妊娠。

(1)输卵管妊娠流产:多见于输卵管壶腹部妊娠,发病多在妊娠 8～12 周。由于输卵管妊娠时管壁形成的蜕膜不完整,发育中的囊胚常向管腔突出,最终突破包膜而出血。囊胚可与管壁分离,若整个囊胚剥离落入管腔并经输卵管逆蠕动排入腹腔,即形成输卵管妊娠完全流产。若囊胚剥离不完整,有一部分仍残留于管腔,则为输卵管妊娠不完全流产。此时滋养细胞继续侵蚀输卵管壁,导致反复出血,形成输卵管血肿或输卵管周围血肿。由于输卵管壁肌层薄,收缩力差,血管开放,持续反复出血,量较多,血液凝聚在子宫直肠陷凹,形成盆腔积血,量多时甚至流向腹腔。

(2)输卵管妊娠破裂:多见于输卵管峡部妊娠,发病多在妊娠 6 周左右。由于输卵管管腔狭窄,孕卵绒毛侵蚀肌层及浆膜,以至穿破浆膜而形成输卵管妊娠破裂。输卵管肌层血管丰富,因此输卵管妊娠破裂出血量较多,短期内可发生大量腹腔内出血引起病人失血性休克甚至危及生命,亦可反复出血,形成盆腔、腹腔血肿。

(3)继发性腹腔妊娠:是罕见的一种结局。输卵管妊娠流产或发生破裂后,随血液排至腹腔中的胚胎偶有存活者,存活的胚胎绒毛继续从原位或其他部位获得营养,则可在腹腔中继发生长,发展为继发性腹腔妊娠。

2. 子宫的变化　妊娠内分泌使子宫稍大变软,子宫内膜仍呈蜕膜反应,腺上皮低矮、染色淡、分泌旺盛,腺体增生呈锯齿状,间质细胞呈大多角形,紧密相连,未见滋养细胞。当胚胎死亡后,有 50% 的病例可由阴道排出三角形蜕膜管型,其余呈碎片排出,在排出组织中见不到绒毛。

四、临床表现

输卵管妊娠的主要临床表现为停经、流血、腹痛和盆腔包块。但临床表现与受精卵的着床部位、有无流产或破裂、出血量多少及时间长短等有关。

1. 病史　详细询问月经史、腹痛经过,了解有无不孕、生殖器官炎症与治疗史,阑尾炎或下腹部手术(尤其宫外孕)史,分娩、产褥经过、人工流产、输卵管绝育或宫内节育器情况,子宫内膜异位症,性传播疾病接触史等。有节育措施或未婚者,重在临床表现和警惕本病。

2. 临床表现　输卵管妊娠在未发生流产或破裂前,往往无明显症状,或可有早期妊娠表现。部分患者可有下腹一侧隐痛,双合诊宫稍大变软,或一侧附件处触及软性包块,轻微压痛。尿妊娠试验可为阳性或弱阳性。

输卵管妊娠破损后的临床表现以下腹痛和阴道异常流血为主要症状,病情缓急轻重与孕卵的着床部位、有无流产或破裂,内出血量多少及时间长短等有关。破损后的典型临床表现如下:

(1)症状

1)停经:多有6~8周的停经史,但有20%~30%的患者无明显停经。输卵管间质部妊娠停经时间可较长。

2)腹痛:为输卵管妊娠流产或破裂时的主要症状。输卵管妊娠未破裂时,患者下腹一侧出现隐痛或胀痛。输卵管妊娠破裂时,患者突感下腹一侧有撕裂样剧痛,常伴有恶心呕吐。疼痛范围与内出血量有关,可波及下腹或全腹,甚至可引起肩胛部放射性疼痛。当血液积聚在子宫直肠窝时,可引起肛门坠胀和排便感。

3)阴道流血:常为少量不规则流血,色暗红或深褐,一般不超过月经量。少数可见流血较多,可伴有子宫蜕膜管型或碎片排出。一般需在病灶去除(药物或手术)后阴道流血停止。

4)晕厥与休克:腹腔内大量出血及剧烈腹痛可导致晕厥与休克,其程度与内出血的速度及量有关,但与阴道流血量不成正比。

5)陈旧性宫外孕:由于输卵管破裂后囊胚被大网膜或周围组织立即包绕,未造成急性症状。其病情一般较稳定,血压平稳,腹痛亦轻,腹腔内游离血已初步形成包块,或部分被吸收,移动性浊音逐渐消失,腹部压痛及反跳痛已不明显。由于盆腔内有包块形成,可能对膀胱或直肠造成压迫,或可有尿频及里急后重感。

(2)体征

1)一般情况:与失血量有关,失血多者呈贫血貌,大量出血者可出现血压下降,面色苍白,脉搏细数等休克症状,体温一般正常。若腹腔内陈旧性出血形成包块,吸收时可有体温升高,但不超过38℃。

2)腹部检查:有较轻的腹肌紧张,若内出血多,则腹部膨隆,当盆腔积血≥500ml时,可听到移动性浊音。下腹部有明显压痛反跳痛,尤以患侧为剧。若有反复出血积聚,形成血块,可触及下腹部包块。

3)盆腔检查:宫颈口见少量暗红血流出,宫颈着色,呈紫蓝色,子宫稍大较软,但小于停经月数。无内出血时,仔细检查于宫体一侧可触及增粗的输卵管及压痛。若有内出血时,则后穹窿饱满触痛,并出现宫颈举痛,子宫有漂浮感,于患侧附件区偏子宫后方或在子宫直肠窝方向,可触及一不规则的边界不清,触痛明显之包块。若发病时间长,输卵管出血形成包裹,子宫一侧之包块为边界不清、不活动的、有触痛的包块。

另外,较少见的还有4种:

（1）宫颈妊娠:宫颈妊娠指胚泡在宫颈管内着床和发育的妊娠。罕见而危险。临床上易误诊为难免流产。患者停经后流血时间较早,阴道流血量逐渐增多或间歇性阴道大出血,探查、搔刮子宫时可出现难以控制的大出血。宫颈改变的特点为:宫颈膨大、着色、变软变薄,外口扩张,内口紧闭。B 型超声显示宫腔空虚,颈管内充满妊娠组织。宫颈妊娠的临床诊断标准为:①妇科检查发现膨大的宫颈上方子宫大小正常;②妊娠组织完全在宫颈管内;③分段诊刮宫腔内未发现妊娠产物。处理原则是在有效的止血措施的保障下终止妊娠。刮宫术的术前准备包括:手术医师应具有全子宫切除术经验,做好输血准备;预备填塞颈管止血纱布条;病情允许时术前给予 MTX 治疗可有效减少出血,MTX 每日肌注 20mg 共 5 日,或 MTX 单次肌注 50mg。刮宫术时常需使用纱布、纱条压迫填塞止血,必要时行双侧髂内动脉结扎,若出血不止则及时切除子宫。对已有孩子的患者为避免失血性休克和感染可行全子宫切除术。

（2）卵巢妊娠:卵巢妊娠极为少见,系胚泡在卵巢内着床和发育形成。卵巢妊娠的诊断标准必须包括以下几点:①双侧输卵管完整;②囊胚位于卵巢组织内;③卵巢与囊胚是以卵巢固有韧带与子宫相连;④囊胚壁上有卵巢组织。卵巢妊娠的临床表现与输卵管妊娠相似,术前很难明确诊断卵巢妊娠,手术探查时也有误诊为卵巢黄体破裂,常规病理检查才能确诊卵巢妊娠。多数卵巢妊娠有内出血和休克,手术时应根据病灶范围行卵巢部分切除术或患侧附件切除术,原则上尽量保留正常的卵巢组织和输卵管。

（3）残角子宫妊娠:残角子宫是在胚胎期副中肾管中段融合不良,一侧发育正常,另一侧仅残留一宫腔,无宫颈,不与阴道相通,通过一长短宽窄不等的纤维带或肌束和对侧正常子宫的侧壁相连接,其中间大多无孔道。在残角子宫的外侧角,附有圆韧带和附件。残角子宫妊娠的临床表现随残角子宫的发育程度不同而有较大差异。一般残角子宫发育较差,肌层组织薄弱,妊娠后多于孕 18 周左右发生破裂;或绒毛直接侵入子宫肌层,形成胎盘植入,甚至穿破宫壁,导致子宫破裂大量内出血,引起急性腹痛及腹膜刺激症状,与输卵管间质部妊娠破裂相似。残角子宫发育较好者,妊娠偶可持续到接近足月,但胎位常异常,临产时经过一段时间的规律宫缩,胎先露不下降。肛诊或阴道检查,宫颈无改变,宫口不开,触不到羊膜囊,扪及另一侧有非妊娠子宫,而明确诊断。残角子宫在妊娠期及分娩过程中首先发生子宫破裂,但胎儿不能娩出而致胎死宫内。日后宫缩缓解,胎儿浸软、钙化而可形成石胎。健侧子宫可出现流血并排出管型蜕膜。

由于临床罕见,易漏诊和误诊,但如能对其提高警惕,注意有关病史,如闭经、腹痛和包块等,并仔细进行妇科检查(如存在双阴道、阴道纵隔,宫颈僵硬,在相当于子宫内口处触到一个与妊娠月份相符的包块等)及 B 超扫描(发现胚囊或胚胎在子宫腔外的包块内),一般能正确诊断。如遇有下列情况则更易明确诊断。①行人流术时,探宫腔偏向一侧,仅能刮出蜕膜组织,无胚胎及绒毛。术后妊娠反应继续存在。②行中期妊娠引产时,经各种引产方法均告失败。③临产后,虽有规律宫缩,但宫口不开,先露不下降,高浮等。

一旦确诊残角子宫妊娠,为防止破裂,应尽早剖腹,切除残角子宫,同时连同该侧附件一并切除,以防日后在该侧附件发生妊娠。如对侧卵巢有病变需要切除时,则可保留该侧卵巢。如残角子宫妊娠已持续至后期,孕妇强烈要求获得活婴时,则应住院待产,卧床休息,严密监护。发现妊娠子宫有破裂先兆,须及时行剖宫产及残角子宫切除,否则可待胎儿发育基本成熟,在足月前(孕7~8月)行剖宫产并切除残角子宫及该侧附件。

(4)腹腔妊娠:腹腔妊娠为孕卵在腹腔内生长发育者,原发性极为少见,系指孕卵直接种植于腹膜、肠系膜、大网膜或盆腔内异位的子宫内膜上。继发性妊娠大部分发生于输卵管妊娠流产或破裂后,故稍多见,由于胎盘附着异常,血液供应不足,胎儿很难活至足月,约半数为畸形胎儿。多数有输卵管妊娠破裂史,即停经、腹痛、阴道流血等病史。此后腹部逐渐长大,胎动可加重腹痛,查体时胎儿肢体表浅,胎位不正,多见横位,胎心音异常清晰。妇科检查发现子宫颈甚高,子宫稍大于正常,并偏向一侧,如胎儿死于腹腔过久,可干尸化或形成石胎。亦有继发感染形成脓肿,穿通母体的直肠、阴道或腹壁,排出胎儿骨骼。

五、实验室及其他检查

1. B型超声检查 已成为诊断输卵管妊娠的重要方法之一。输卵管妊娠的典型声像图为:①子宫内不见妊娠囊,内膜增厚;②宫旁一侧见边界不清、回声不均的混合性包块,有时可见宫旁包块内有妊娠囊、胚芽及原始心管搏动,为输卵管妊娠的直接证据;③直肠子宫陷凹处有积液。文献报道超声检查的正确率为77%~92%,随着彩色超声、三维超声及经阴道超声的应用,诊断准确率将不断提高。

2. 妊娠试验 测定 β-HCG 为早期诊断异位妊娠的常用手段。胚胎存活或滋养细胞尚有活力时,β-HCG 呈阳性,但异位妊娠时往往低于正常宫内妊娠,血 β-HCG 的倍增在48小时内亦不足66%。β-HCG 阴性,也不能完全否定异位妊娠。妊娠 β-HCG 阳性时不能确定妊娠在宫内或宫外。疑难病例可用比较敏感的放射免疫法连续测定。

3. 阴道后穹隆穿刺 简单可靠。适用于疑有腹腔内出血的患者,若抽出黯红色不凝固血液,说明有血腹症存在。陈旧性宫外孕时,可抽出小血块或不凝固的陈旧血液。若抽出的血较红,放置10分钟后即凝固,应考虑针头刺入静脉的可能。无内出血或内出血量很少,血肿位置较高或直肠子宫陷凹有粘连时,可能抽不出血液,因而穿刺阴性不能否定输卵管妊娠存在。

4. 子宫内膜病理检查 诊断价值有限,仅适用于阴道流血量多的患者,目的在于排除宫内妊娠流产。切片中若见到绒毛可诊断宫内妊娠,仅见蜕膜而未见绒毛有助于诊断异位妊娠。

5. 腹腔镜检查 对于不典型的病例,尤其是早期未破裂的病例,应用腹腔镜检查价值大,并且可与原因不明的急腹症相鉴别。直视条件下观察宫外孕部位和周围脏器的关系及粘连情况,协助诊断,并可经腹腔镜切除未破裂的输卵管妊娠。近年来,腹腔镜检查已作为早期诊断异位妊娠的主要方法之一。

输卵管妊娠腹腔镜所见:早期输卵管妊娠可见输卵管节段性增粗;输卵管流产者可见输卵管、血块或胚囊粘连在一起;输卵管破裂者可见裂口;间质部妊娠者可见子宫角部膨大;若有出血,可见后陷凹有积血,不易观察,视野清晰,同时将腹腔内积血和血凝块吸净,便于观察。对于陈旧性异位妊娠或因腹膜炎,盆腔炎粘连者,则应分离粘连,暴露视野,多数可明确诊断。由于内出血过多时影响操作与观察,同时休克条件下行腹腔镜手术易致心血管并发症等原因,腹腔内出血多及休克患者禁忌行腹腔镜检查。

6. 陷凹镜检查 主要适用于输卵管妊娠中未破裂或流产者,镜下可见:输卵管节段性膨大,盆腔有积血等。该方法少用,若血腹症典型,可不用该检查。

7. 腹腔穿刺　经腹壁穿刺入腹腔抽出血液可协助诊断异位妊娠,适用于较多量腹腔内出血者,配合腹部 B 超,诊断效果更佳。该法简单,不经过阴道,减少感染机会,但内出血少时,则可致假阴性结果。

8. 诊断性刮宫　适用于阴道流血较多者。诊刮的刮除物应送病检,排除宫内妊娠。若刮除物是胚胎组织或绒毛,可排除异位妊娠;若刮除物仅是内膜组织,则异位妊娠的可能性大;若仅见蜕膜而未见绒毛,可排除宫内妊娠。文献报道,异位妊娠的子宫蜕膜发生率为 15.9% ~ 58.9%;异位妊娠时子宫内膜呈非典型增生改变者为 10% ~ 25%;腺体高度弯曲,呈锯齿状,胞浆泡沫状,核浓,参差不齐,如过度分泌型子宫内膜,即 A – S 反应,也有一定诊断意义。临床中,大部分患者由于有较长时间的子宫出血,内膜近乎恢复到非妊娠状态,因此,诊刮的病理报告为增生期、分泌期、月经期均不能排除异位妊娠的可能。

六、诊断

输卵管妊娠流产或破裂后,多数有典型的临床表现。根据停经、阴道流血、腹痛、休克等表现可以诊断。如临床表现不典型,则应密切监护病情变化,观察腹痛是否加剧、盆腔包块是否增大、血压及血红蛋白下降情况,从而做出诊断。诊断标准如下:

1. 多有急腹痛、短期停经后少量持续性阴道出血史,常伴肛门坠痛及便意,少数有蜕膜管型排出。

2. 腹部有压痛、反跳痛明显,腹软肌不紧张。内出血多时叩诊有移动性浊音,可并发休克。

3. 后穹隆穿刺抽出不凝血,镜下有陈旧红细胞。

4. 尿妊娠试验可能阳性,血 β – HCG 放免测定和单克隆抗体妊娠试验多呈阳性。

5. 需要和可能时做 B 超及腹腔镜检查。

七、鉴别诊断

输卵管妊娠应与宫内妊娠、流产、急性阑尾炎、黄体破裂、卵巢囊肿蒂扭转鉴别。

八、治疗

异位妊娠的治疗应根据异位妊娠的临床类型及病情的轻重缓急选择非手术治疗或手术治疗,非手术治疗包括期待疗法和药物治疗。一般而言,未破损期稳定型可酌情采用中西医药物治疗或期待疗法,但应严格掌握药物治疗的适应证,并一定要在严密观察和有输血、输液及手术准备的条件下进行。已破裂期(腹腔内大量出血、出现休克)或不稳定型、无生育要求者则宜首选手术治疗。

1. 药物治疗

(1)适应证:主要适用于早期输卵管妊娠、要求保留生育能力的年轻患者。必须符合下列条件:①输卵管妊娠未发生破裂或流产;②输卵管妊娠包块直径≤4cm;③血 β – hCG<2000U/L;④无明显内出血;⑤肝肾功能及血常规检查正常。

药物治疗期间应动态监测血 β – hCG、B 型超声、肝肾功能和血常规,并注意患者病情变化及药物的毒副作用。若用药后 14 日血 β – hCG 下降并连续 3 次阴性,腹痛缓解或消失,阴道流血减少或停止为显效。若药物治疗后病情无改善,甚至发生急腹痛或输卵管破裂,应改用手术治疗。

（2）药物治疗方法

1）一般药物：以支持对症治疗药物为主，输液，必要时输血以补充血容量，维持水、电解质平衡，抗生素预防与治疗感染，在诊断明确的前提下，可适当应用镇静止痛剂，补充维生素。

2）甲氨蝶呤（MTX）：是一种叶酸拮抗剂，可抑制双氢叶酸还原酶，因而可抑制快速增殖细胞如滋养细胞，骨髓细胞等。该药对以后妊娠无不良反应，并不增加流产率或畸形率，也不增加其他肿瘤的发生率，因而广泛应用于临床。MTX 的给药方法：分为全身给药及局部给药。

全身给药：可通过静脉或肌内注射给药，目前临床证明两者成功率无显著差异，且肌内注射简单方便，成为首选方法。

①MTX 每次 1.0mg/kg，肌注，隔天 1 次，共用 4 次。为了减少 MTX 毒性，在用 MTX 的第 2、4、6 和 8 日各用解毒剂 1 次，一般用 citrovorm factor（CF），每次 0.1mg/kg。治疗过程和治疗后每隔 2～3 天验血或尿 HCG、血象和肝肾功能，并做阴道 B 超检查，直至 HCG 恢复正常，HCG＜10mIU/ml 者即为治愈。

② MTX 个体化用法：为了减少 MTX 毒性，也可根据患者的具体情况采用 MTX 的个体化用法，MTX - CF 的每次剂量与上述相同，治疗过程中每天验血 β - HCG 以观察疗效，如果 HCG2 天下降 15% 即可停药。

③单剂量疗法：未破裂的异位妊娠，直径≤3.5cm，血液动力学稳定，可用单剂量 MTX50mg/m² 门诊治疗，无需用 CF，效果满意，也无明显副作用。

④口服法：如果生命体征稳定，包块较小，HCG 较低，可用 MTX 口服，门诊给药，剂量为每次 0.4mg/kg，每天 1 次，共用 4 次。

⑤如果 MTX 全身化疗作为配合局部用药时，剂量可酌减，或用于腹腔镜下保守性手术后绒毛组织残留者，剂量也可酌减，或可用口服法。

局部给药：优点：浓度高，作用强；剂量小，疗程短，不良反应轻；对再次妊娠和子代无影响，治疗安全。

腹腔镜下局部注射：可在腹腔镜直视下将药液 20～25mg 注入输卵管妊娠最扩张部位，使治疗与检查一次完成，损伤小，治疗效果确切。国外报道有效率达 88%。

阴道或腹部 B 超引导下局部注射：在高分辨率的 B 超或彩超帮助下，妊娠囊及妊娠部位周围的高血流可清楚识别，超声引导下羊膜囊内注射 MTX 可直接杀死胚胎组织。本法成功率略小于腹腔镜下局部注射。但对于宫颈妊娠本法效果较好。

3）5 - 氟尿嘧啶（5 - Fu）：500mg 加入 5% 葡萄糖中静滴，1 次/d，共 10 天，治疗前后监测血 β - HCG 水平的变化。

4）氯化钾（KCl）：20% KCl 对胚胎有毒性作用，但无抗滋养细胞活性的作用。可将 20% KCl 0.5ml 直接注入孕囊内，如失败需改用手术治疗。

5）高渗糖水：在腹腔镜下，将 50% 葡萄糖溶液 5～20ml 做局部注射，至输卵管明显肿胀或液体自伞端流出为止，成功率达 60%～98%。血清 HCG 水平恢复至正常的平均时间为 20～30 日。

6）米非司酮：是一种孕激素受体结构药（法国代号 RU486）。米非司酮为微黄色结晶粉末,无臭无味,光照敏感,在甲醇、二氯甲烷中易溶,在乙醇或乙酸乙酯中溶解,几乎不溶于水。1980 年法国首先合成米非司酮并应用于临床。临床研究表明,米非司酮是一种强有力的抗孕激素类药物,具有明显的抗早孕及中孕、抗着床、诱发月经等作用。米非司酮终止妊娠的原理:米非司酮是孕激素受体拮抗药,两者结合使蜕膜组织中孕激素受体(PR)含量下降,雌激素受体(ER)水平上升,改变了 PR 和 ER 之间的平衡,使孕酮失去活性,蜕膜化无法维持,致使胚胎停止发育。

国外报道治疗异位妊娠效果不明显,国内湖南医科大学报道 47 例病人中,29 例成功,18 例失败。他们提出:大剂量米非司酮治疗宫外孕简便、安全、无不良反应。适用于生命体征稳定、β – HCG <100U/L、异位妊娠包块直径小于 5cm、无急性腹痛、无胎心搏动及要求保守治疗者。Perdu 等发现米非司酮联合 MTX 治疗异位妊娠效果优于单用 MTX。

7)天花粉针剂:如患者一般情况良好,内出血量不多,尚未生育,也可在严密观察及随访血 β – HCG 的情况下选用天花粉针剂 2.4mg 肌注,应常规做天花粉皮肤试验,无反应者可以给药,一般于注射后 5 ~ 7 日内胚胎即能死亡,妊娠反应转阴性,继用中药活血化瘀,即能治愈。如 1 周后尿 HCG 定量无明显下降,再追加天花粉治疗 1 次。为减少天花粉针剂的副作用,可同时注射地塞米松 5mg,每日 2 次,连用 2 日。

8)中医辨证治疗

①气血虚脱:症见突然下腹剧痛,腹内出血较多,面色苍白,四肢厥冷,冷汗淋漓,恶心呕吐,烦躁不安,血压下降,甚则昏厥。苔薄质淡,脉细弱。治宜回阳救逆,活血化瘀。方药:参附汤合宫外孕Ⅰ号方(山西医学院附属第一医院验方)加减。人参 15g,附子(先煎)、赤芍、桃仁各 9g,丹参 12g,五味子 6g。

②血瘀阻滞:症见小腹阵痛或绵绵作痛,腹痛拒按,头晕肢软,神疲乏力。舌质黯红,脉细弦。治宜活血化瘀,杀胚止痛。方药:宫外孕Ⅱ号方(山西医学院附属第一医院验方)。三棱、莪术、桃仁各 9g,赤芍、丹参各 15g。杀死胚胎,肌注天花粉针剂;腹胀加枳实、厚朴各 9g;大便秘结加生大黄(后下)9g。

③癥瘕内结:症见宫外孕出血日久,瘀血内结腹内或癥瘕包块,小腹时感疼痛,妇科检查可触及包块,下腹坠胀,时有便意。苔薄微黯,脉细涩。治宜破瘀消癥。方药:宫外孕Ⅱ号方(山西医学院附属第一医院验方)加减。三棱、莪术、桃仁各 9g,赤芍、丹参各 15g,乳香、血竭粉(冲服)各 3g。配用外敷膏药(樟脑 6g,血竭、松香、银珠各 9g。共研细末,调成糊状加麝香少许),敷患处以增加消癥之功。

9)中医单方验方

①侧柏叶、大黄各 60g,黄柏、薄荷、泽兰各 30g。上药共末,纱布包裹,蒸 15 分钟,趁热外敷,每日 1 ~ 2 次,10 日为一疗程。治腹腔包块形成之包块型宫外孕。

②单味生大黄,用量从小到大(从 3 ~ 9g),分 2 次煎服;也可研细末,用黄酒送服,有很高疗效。

③千年健、追骨风、川椒、羌活、独活、血竭、乳香、没药各 60g,川续断、五加皮、白芷、桑寄生、赤芍、归尾各 120g,艾叶 500g,透骨草 150g。上药共末,每 250g 为 1 份,纱布包裹,蒸 15 分钟,趁热外敷,每日 1 ~ 2 次,10 日为一疗程。治宫外孕形成血肿包块者。

2. 手术治疗 输卵管妊娠已破裂,出血较多者或疑间质部妊娠,应立即手术。若有贫血及休克,输血抗休克治疗的同时,进行手术。麻醉宜行局部浸润麻醉,若无血源,可用腹腔内新鲜血液,自体血回输,经6层纱布过滤后,迅速回输给病人。用于自体输血的血液一般是刚破裂不久,无感染的血液,在血源困难、病情紧急的场合下,值得推广应用。输卵管妊娠未破裂者,也应积极做好术前准备。密切观察病情,尽早手术。

（1）保守性手术治疗

1）适应证:①无健康子女存活,要求保留患侧输卵管者;②一侧输卵管已切除;③病人出血症状不明显或休克已纠正,病情趋于稳定者;④输卵管破坏不严重或估计术后存留输卵管长度≥5cm者。

2）手术方法

①输卵管切开术:对于壶腹部或峡部妊娠者,可在腹腔镜下或开腹情况下将血管收缩剂注入输卵管病变部位的浆膜下,然后将输卵管病变部位纵行切开,取出妊娠物。如妊娠囊与输卵管紧密粘连,去除妊娠物后创面常有渗血,可应用电凝止血,不予缝合。电凝时不可过分用力,以免出血加重,损伤管壁。术后定期监测血 β - HCG 水平的变化。输卵管切开术的宫内受孕率与输卵管的切除术比较,前者为 45% ~64%,后者为 20% ~22%,故保留病人输卵管,可增加宫内受孕率。腹腔镜下手术与开腹手术相比,术后的受孕率方面无明显差异,但后者因粘连较重,术后再次异位妊娠率增高。因此,在条件允许的情况下,以腹腔镜下手术为宜。

②输卵管节段切除后端端吻合术:对于峡部妊娠,病变范围小者,可将病变部位彻底切除,再将端端吻合,但术后输卵管长度不应 <5cm,否则不能再孕。由于目前腹腔镜手术的广泛开展,此法已较少采用。

③伞部妊娠挤压术:对于伞部妊娠者可用手轻轻挤压或用小吸引器吸出伞部妊娠物,局部止血,不需做任何切除。

④子宫角楔切术:间质部妊娠原则上需行子宫角楔切术,但对于迫切要求保留生育功能者可在切除患处后将输卵管壶腹部移植于宫角处。

（2）根治手术:适应于生命体征不稳定,为尽量缩短手术时间;患侧输卵管破损、粘连严重,而对侧输卵管基本正常;无生育要求;双侧输卵管粘连、损害严重者。进行输卵管全切除时,需注意下列几个问题:①患者已无生育要求,或双侧输卵管粘连严重或管腔狭窄,估计异位妊娠复发危险性较大者,宜同时结扎对侧输卵管。②切除输卵管,必须将峡部全部切除,以免以后残端异位妊娠复发。③一般不切除同侧卵巢,除非同侧卵巢破坏、粘连严重,难以分离或估计不切除血液循环已受影响者,才可将患侧卵巢一并切除。④单纯切除输卵管时,需注意不损伤同侧卵巢的血液循环,以免引起卵巢功能紊乱。

（3）腹腔镜手术:下列情况,应施行腹腔镜检查:①血 β - HCG >2000IU/L,B 超未见宫腔内孕囊;②血 β - HCG <2000IU/L,诊刮未见绒毛,诊刮后血 β - HCG 不下降或继续升高者。

腹腔镜检查不仅可明确诊断,也可做治疗。一般腹腔镜手术器械均可用于妇科腹腔镜手术,特殊器械有:正负压冲洗器以吸出盆腔积血,清晰手术视野,暴露出血部位;双极电凝以止血,缝合器材有电针。

异位妊娠手术方式:①对无生育要求或有生育要求,但输卵管破坏严重,估计已丧失功能者,采用输卵管切除术。②对有生育要求而确认输卵管妊娠部位尚未破裂,病变直径小于3cm,采用输卵管开窗取胚术或伞端取胚术。③对卵巢妊娠者行电刀楔形切除部分卵巢,创面电凝止血。④腹腔妊娠可在腹腔镜下施行妊娠物及血凝块清除取出术。

值得注意的是,腹腔镜手术取出妊娠组织时,必须清理散落在盆腹腔的绒毛,否则残留的绒毛可能在局部生长,造成持续性异位妊娠,发生率为5%~20%。

腹腔镜手术中的并发症主要是出血。如因止血不全形成血肿或开窗术创面出血致手术失败,其发生不仅与操作技术有关,也与孕囊的部位、浸润程度、活跃程度有关。其他并发症与一般腹腔镜手术一样。如:腹壁、腹膜后大血管损伤等,也值得注意。

3. 期待疗法 输卵管妊娠部分可自然吸收,无需治疗。对于这部分患者,无疑期待疗法是合适的。期待疗法,并不是单纯的等待,而是在严密观察和监护下等待,直至HCG下降至正常。期待疗法须符合下列条件:①生命体征稳定;②输卵管妊娠未破裂;③无血腹;④2天内HCG下降15%,或血孕酮<1.0μg/ml。

但是,约18%左右的患者在期待过程中需要剖腹探查。

九、预防
(1)减少宫腔手术及人工流产术,避免产后及流产后的感染。
(2)积极治疗慢性盆腔炎、盆腔肿瘤等疾病。
(3)对曾有盆腔炎史、不孕史、放置宫内节育器而停经者,应注意异位妊娠的发生。

第三节 前置胎盘

正常胎盘附着于子宫体部的后壁、前壁或侧壁。孕28周后若胎盘附着于子宫下段,甚至胎盘下缘达到或覆盖宫颈内口处,其位置低于胎儿先露部时,称为前置胎盘(placenta previa)。前置胎盘是妊娠晚期出血的主要原因之一,是妊娠期的严重并发症,若处理不当可危及母儿生命。多见于经产妇及多产妇。前置胎盘的发病率,国外报道是0.3%~0.9%,国内报道为0.24%~1.57%。

一、病因
目前确切病因不清楚,可能与下列因素有关。

1. 子宫内膜病变与损伤 多产、产褥感染、子宫体部手术或多次刮宫使子宫内膜受损等,使子宫蜕膜生长不全,当孕卵植入后局部血液供应不足,为了得到足够的营养,促使胎盘面积扩大并延伸至子宫下段。

2. 受精卵滋养层发育迟缓 受精卵到达宫体部时尚未发育到植入阶段,受精卵继续下移而植入于子宫下段,在此处发育生长而形成前置胎盘。

3. 胎盘面积过大 如多胎、有核红细胞增多症及副胎盘等,胎盘面积过大,常伸展至子宫下段,形成前置胎盘。

二、发病机制
妊娠晚期、临产后子宫下段逐渐扩展、拉长,而附着于子宫下段或子宫颈内口的胎盘不能相应地伸展,以致胎盘的前置部分自其附着处剥离,血窦破裂而出血。若出血不多,剥离处血液凝固,出血可暂时停止。随着子宫下段不断伸展,出血常反复发生,且出血量也越来越多。

三、分类

按胎盘边缘与子宫颈口的关系,将前置胎盘分为3种类型:

1. **完全性前置胎盘**　或称中央性前置胎盘,子宫颈内口全部被胎盘组织所覆盖。

2. **部分性前置胎盘**　子宫颈内口有部分被胎盘组织所覆盖。

3. **边缘性前置胎盘**　又称低置胎盘,胎盘边缘附着于子宫下段,不超越子宫颈内口。

胎盘边缘与宫颈内口的关系,可随妊娠及产程的进展而发生变化。因此,目前均以处理前的最后一次检查为准来决定分类。

四、临床表现

1. **无痛性阴道流血**　妊娠晚期或临产时,突发性无诱因、无痛性阴道流血是前置胎盘的典型症状。妊娠晚期子宫峡部逐渐拉长形成子宫下段,而临产后的宫缩又使宫颈管消失而成为产道的一部分。但附着于子宫下段及宫颈内口的胎盘不能相应伸展,与其附着处错位而发生剥离,致血窦破裂而出血。初次出血一般不多,但也可初次即发生致命性大出血。随着子宫下段的逐渐拉长,可反复出血。

2. **贫血、休克**　由于反复多次或大量阴道流血,可致病人出现贫血,贫血程度与阴道流血量及流血持续时间成正比,出血严重者可发生休克。

3. **胎位异常**　常见胎头高浮,约1/3病人出现胎位异常,其中以臀先露较为多见。

4. **其他**　由于子宫下段肌肉组织薄,收缩力差,局部血窦不易闭合,又因胎盘附着处血运丰富、子宫颈组织脆弱,导致分娩时易撕裂等情况都会引发产后出血。产妇抵抗力降低,加上胎盘剥离面靠近子宫颈口,细菌容易经阴道上行发生感染。

5. **体征**

(1)腹部检查　子宫轮廓清楚,大小与孕周一致,临产时有正常宫缩;先露部高浮,部分有胎位异常;有时可在耻骨联合上方听到胎盘杂音。

(2)阴道检查　仅适用于终止妊娠前为明确诊断并决定分娩方式,必须在有输液、输血及手术的条件下方可进行。一般只作阴道窥诊及穹窿部扪诊,以明确出血来源。扪诊时若发现手指与胎先露部之间有较厚软组织,应考虑前置胎盘,但不应行颈管内指诊。若诊断已明确或流血过多不应再做阴道检查。前置胎盘禁作肛查。

五、实验室及其他检查

1. **超声波检查**　B型超声断层能清楚地看到子宫壁、胎头、宫颈和胎盘位置,胎盘定位准确率可达95%以上。可明确前置胎盘的类型,并可分辨是否合并胎盘植入等。妊娠中期超声检查如发现胎盘位低超过内口,不要过早做出前置胎盘诊断,因随着妊娠进展,子宫下段形成,宫体上升,胎盘将随之上移。

2. **阴道检查**　现采用B型超声检查,已很少做阴道检查。阴道检查主要用于终止妊娠前为了明确诊断决定分娩方式,且必须在有输液、输血及手术的条件下方可进行。如诊断已明确或流血过多即无必要做阴道检查。

3. **产后检查胎盘及胎膜**　对产前出血的病人,分娩时应仔细检查娩出的胎盘,以便核实诊断。前置部分的胎盘有陈旧血块附着呈黑紫色,如这些改变在胎盘的边缘,而且胎膜破口处距胎盘边缘小于7cm则为部分性前置胎盘。如行剖宫产术,术时可直接了解胎盘附着的部位,此时胎膜破口部位对诊断前置胎盘即无意义。

六、诊断

1. 妊娠晚期反复出现无痛性阴道流血(中央性者可在妊娠中期发生)。
2. 腹软,无宫缩,胎体清楚,胎头高浮或胎位异常,胎心多正常。
3. 阴道检查在宫颈内口处可触及海绵样胎盘组织。此项检查必需慎用。
4. B 型超声见胎盘位置低置。

七、鉴别诊断

由于阴道壁静脉曲张破裂;宫颈病变如息肉、糜烂、癌肿等引起的产前出血,通过阴道窥诊即可确诊。前置胎盘主要须与胎盘早期剥离、帆状胎盘前置血管破裂、胎盘边缘血窦破裂相鉴别。

八、对母儿的影响

1. 对母体的影响

(1)产后出血 由于前置胎盘附着的子宫下段肌肉菲薄、收缩力较差,胎盘剥离后血窦不易闭合,容易发生产后出血。

(2)产褥感染 由于反复多次阴道出血,产妇贫血,抵抗力下降,又因胎盘剥离面距阴道较近,容易发生产褥感染。

(3)羊水栓塞 前置胎盘是羊水栓塞的重要原因之一。

(4)植入性胎盘 因子宫蜕膜发育不良,胎盘绒毛可植入子宫肌层,使胎盘剥离不全而发生大出血,需切除子宫。

2. 对胎儿及新生儿的影响 前置胎盘引起母体失血甚至休克可直接造成胎儿窘迫或胎死宫内。又常因出血被迫提早终止妊娠,早产儿生存能力差,出生后不易存活,故早产及围生儿死亡率较高。

九、处理

处理原则是止血和补血。应根据阴道流血量多少、有无休克、妊娠周数、产次、胎位、胎儿是否存活、是否临产等情况做出决定。

1. 期待疗法 前置胎盘时围生儿死因主要是早产。对妊娠期小于 37 周,胎儿体重小于 2300g,阴道出血不多,孕妇一般情况好者,应住院治疗,使胎儿尽量接近足月,从而降低围生儿死亡率。

(1)绝对卧床休息,尤以左侧卧位为佳。

(2)应用镇静药。有腰酸、下腹痛时给苯巴比妥 0.03g,3 次/d;地西泮 2.5mg,3 次/d,口服。

(3)应用平滑肌松弛药

1)硫酸镁($MgSO_4$):25% 硫酸镁 20ml 溶于 5% 葡萄糖液 250ml 中,以每小时 1g 的速度静脉滴注,症状消失后改用沙丁胺醇(舒喘灵)口服。

2)β - 拟肾上腺素能药物:可松弛子宫平滑肌,抑制子宫收缩,达到止血目的。常用药物为硫酸舒喘灵,用量 2.4~4.8mg,每天 3 次口服。但有学者认为此药不宜长期服用,因其能促进肺表面活性物质的释放,但不能促其合成,故短期应用可促肺成熟,但长期应用则可造成肺表面活性物质的缺乏。

（4）促进胎儿发育和肺成熟：前置胎盘反复出血，常常影响胎儿的发育，而前置胎盘往往需提前终止妊娠，故促进胎儿发育和肺成熟非常必要，可给予输注多种氨基酸、葡萄糖和维生素 C。胎儿未足月，又未能确定何时终止妊娠的情况下，可静脉滴注地塞米松 10mg，每周 1~2 次。如为择期剖宫产，则术前 3 天，每天滴注地塞米松 10mg，以促进胎肺成熟。

（5）宫颈环扎术：近年来，国内外已有报道利用宫颈环扎术治疗中央性前置胎盘，术后平均孕周可达 37 周。手术的关键是要缝合至宫颈内口水平，用尼龙线编成辫子进行缝合，手术可在急诊情况下进行，术后用宫缩抑制剂。

（6）胎儿监护：包括胎儿安危状态监护和胎儿成熟度检查。

2. 终止妊娠

（1）终止妊娠指征：孕妇反复多量出血致贫血甚至休克者，无论胎儿成熟与否，为了母亲安全而终止妊娠；胎龄达 36 周以后，胎儿成熟度检查提示胎儿肺成熟者。

（2）剖宫产术：剖宫产术可以迅速结束分娩，于短时间内娩出胎儿，可以缩短胎儿宫内缺氧的时间，增加胎儿成活机会，对母子较为完全。该术为处理前置胎盘的主要手段。对完全性或部分性前置胎盘者，如阴道流血量多，估计短时间内不能经阴道分娩，必须以剖宫产结束分娩。已发生休克者同时输液、输血，补充血容量以纠正休克。

1）手术切口：前置胎盘剖宫产前，需做 B 超检查，了解前置胎盘类型、附着部位，决定切口类型。切口应避开胎盘附着处，减少术中出血。胎盘附着于后壁者，可用下段横切口；附着于前壁者，可用下段偏高处纵切口或体部切口；如附着于前壁偏左，则切口从右侧进入，反之而然。有时胎盘大而薄，附着于前壁大部分，则可直接从下段切入宫腔，迅速撕开胎盘进入羊膜腔，取出胎儿。

2）娩出胎盘：胎儿娩出后，即用宫缩剂，麦角新碱 0.2mg 和催产素 10IU 宫肌注射，不需等待胎盘剥离，迅速徒手剥离胎盘，如剥离困难，不宜强行剥离，注意植入胎盘，如为完全植入，以子宫切除为宜；部分植入者，则可行宫肌部分切除。

3）术中止血：子宫下段肌层菲薄，收缩力弱，胎盘娩出后，往往出血较多，先用组织钳或卵圆钳钳夹切口边缘，观察出血部位，采用适当的止血措施。

①纱布压迫：约 50% 左右采用宫缩剂和局部纱布压迫，可止血成功。压迫时间至少 10 分钟，如出血凶猛，压迫期间仍不能完全止血者，立即改用其他方法。

②局部缝扎：用 0 号肠线在出血部位 8 字缝扎，如仍有少量出血时，加用宽纱布条填塞宫腔，一端通过宫颈管置入阴道内，待 24 小时后从阴道拉出，填塞时注意不要留有空隙。

③局部宫肌切除：胎盘附着处出血经缝扎无效，或局部有胎盘植入者，可行局部宫肌切除，切口呈棱形，用肠线分两层缝合。此法尚不多用。

（3）阴道分娩：对低置胎盘（边缘性前置胎盘），宫口已部分开大，头先露，出血不多，估计短时间内即可结束分娩的经产妇，可经阴道分娩。先行人工破膜，以使羊水流出。先露部下降压迫胎盘前置部分止血，并促进宫缩，加速分娩，必要时可静滴催产素。破膜后如产程进展不顺利，仍须及时做剖宫产术。

（4）紧急情况转送时的处理：无手术条件的地方，碰到患者阴道大出血，可静脉输液或输血,并在消毒下进行填塞,暂时压迫止血,并及时护送转院治疗,严禁作肛门或阴道检查。

3. 预防并发症 产后应及时注射宫缩剂,以防产后出血,产褥期应注意纠正贫血,预防感染。

三、预防

护士应加强对孕妇的管理和宣教。指导围孕期妇女避免吸烟、酗酒等不良行为,避免多次刮宫、引产或宫内感染,防止多产,减少子宫内膜损伤或子宫内膜炎。对妊娠期出血,无论量多少均应就医,做到及时诊断,正确处理。

第四节 胎盘早期剥离

妊娠 20 周后或分娩期,正常位置的胎盘在胎儿娩出前,部分或全部从子宫壁剥离,称为胎盘早期剥离(placental abruption) ,简称胎盘早剥。胎盘早剥是妊娠晚期的一种严重并发症,往往起病急、进展快,若处理不及时,可危及母儿生命。胎盘早剥的发病率:国外报道 0.51% ~2.33%,国内报道为 0.46% ~2.1%,发病率的高低与分娩后是否仔细检查胎盘有关,轻型胎盘早剥者,于临产前无明显症状,此类病例易被忽略。

一、病因和发病机制

胎盘早剥的发生可能与以下几种因素有关,但其发病机制尚未能完全阐明。

1. 血管病变 孕妇患重度子痫前期、慢性高血压病和慢性肾疾病或全身血管病变时,胎盘早期剥离发生率高。其原因是底蜕膜层的螺旋小动脉痉挛或硬化,引起远端毛细血管缺血坏死,以致破裂而出血,血液流到底蜕膜层形成血肿,导致胎盘自子宫壁剥离。

2. 宫腔内压力改变 双胎第一胎娩出后,羊水过多破膜时羊水流出过快,均可使宫腔内压力骤减,子宫突然收缩,引起胎盘与子宫错位而剥离。

3. 机械因素 外伤如腹部受撞击、外转胎位术矫正胎位、脐带过短及脐带绕颈和缠绕肢体造成脐带相对过短,均可引起胎盘早剥。

4. 子宫静脉压突然升高 妊娠晚期或临产后,孕产妇长时间取仰卧位,巨大的子宫压迫下腔静脉,使回心血量减少,血压下降,而子宫静脉淤血,静脉压升高,导致蜕膜静脉床淤血或破裂,而发生胎盘剥离。

由于底蜕膜层血管破裂出血形成血肿,使胎盘自附着处剥离。如剥离面小,血浆很快凝固,临床可无症状,如果胎盘剥离面大,继续出血,则形成胎盘后血肿,使胎盘剥离部分不断扩大,出血逐渐增多;当血液冲开胎盘边缘,沿胎膜与子宫壁之间向子宫颈口外流出,即为显性剥离或外出血。如胎盘边缘仍附着于子宫壁上,或胎盘与子宫壁未分离或胎儿头部已固定于骨盆入口,都能使胎盘后血液不能外流,而积聚于胎盘与子宫壁之间,即隐性剥离或内出血。此时,由于血液不能外流,胎盘后积血增多,子宫底也随之升高,当内出血过多时,胎盘后血肿逐渐增大,胎盘剥离面也越来越广,血液逐渐将胎盘边缘与胎膜和宫壁分离,冲开胎盘边缘,向宫颈口外流,形成混合性出血。有时,出血穿破羊膜溢入羊水。隐性出血时,胎盘后血液增多,压力逐渐增大可,向胎盘后宫壁浸润引起肌纤维分离、断裂、变性。如血液浸润深达浆膜层,子宫表面出现紫色淤斑,称为子宫胎盘卒中。血液亦可经子宫肌层渗入阔韧带、后腹膜。严重的胎盘早剥常并发凝血功能障碍,剥离处的胎盘绒毛和蜕膜释放大量组织凝血活酶,进入母体循环,激活凝血系统而发生弥散性血管内凝血,造成肺、肾等重要脏器损害。

二、分类

根据出血的临床表现,分为 3 种类型。

三、临床表现

胎盘剥离的严重程度与剥离面的大小及剥离部位的位置有关,其中剥离面小于 1/3,以外出血为主者属于轻型;胎盘剥离面超过 1/3,伴有较大的胎盘后血肿,常为内出血或混合性出血者属于重型。临床主要表现:

1. 腹痛　胎盘早剥的临床特点是妊娠晚期突然发生的腹部持续性疼痛。轻型胎盘早剥病人疼痛较轻微或无腹痛。重型胎盘早剥病人主要症状为突然发生的持续性腹部疼痛和(或)腰酸、腰背痛,其程度与胎盘后积血多少呈正相关。严重时可出现恶心、呕吐,以及面色苍白、出汗、脉弱及血压下降等休克征象。

2. 阴道流血　与前置胎盘不同,胎盘早剥病人的阴道流血多为有痛性。轻型胎盘早剥病人阴道流血量一般较多,色暗红,贫血体征不显著。重型胎盘早剥者可无阴道流血或少量阴道流血及血性羊水,贫血程度与外出血量不相符。

3. 子宫强直性收缩　主要见于重型胎盘早剥者。轻型胎盘早剥者子宫软,宫缩有间歇期,腹部压痛不明显或仅局部有压痛。重型胎盘早剥者偶见宫缩,子宫多处于高张状态,硬如板状,压痛明显,胎位不正,子宫收缩间歇期不能放松,因此胎位触不清楚。

4. 皮肤、黏膜有出血倾向　重型胎盘早剥,特别是胎死宫内的病人可能发生弥散性血管内凝血与凝血功能障碍。临床上表现为皮下、黏膜或注射部位出血,子宫出血不凝或仅有较软的凝血块,有时尚可发生血尿、咯血及呕血等现象。

四、实验室及其他检查

1. 化验检查　主要了解病人的贫血程度及凝血功能。可行血常规、尿常规及肝、肾功能等检查。重症患者应做以下试验:①DIC 筛选试验(血小板计数、凝血酶原时间、血浆纤维蛋白原测定):血纤维蛋白原 <250mg/L 为异常,如果 150mg/L 对凝血功能障碍有诊断意义;②纤溶确诊试验(凝血酶时间、纤维蛋白溶解时间和血浆鱼精蛋白副凝试验);③情况紧急时,可抽取肘静脉血于试管中,轻叩管壁,7～10 分钟后观察是否有血块形成,若无血块或血块质量差,说明有凝血障碍。

2. B 超检查　典型声像图显示胎盘与子宫壁间出现边缘不清楚的液性低回声区,胎盘异常增厚或胎盘边缘"圆形"裂开。同时还可见胎儿的宫内情况及排除前置胎盘。Ⅰ度胎盘早剥血液若已流出未形成血肿,则见不到上述典型图像。

五、诊断

1. 多有腹部外伤史,突然腹痛,多伴有阴道流血。

2. 阴道流血呈暗红色,而出血量往往与孕妇一般情况不一致。

3. 子宫大小符合或超过妊娠周数。子宫呈强直收缩或放松不良,胎位不清,胎心多听不到,子宫有压痛处。

4. B 超检查准确、快速,并可判定胎盘早剥类型。

六、鉴别诊断

见表4-2。

表4-2　重型胎盘早期剥离的鉴别诊断

症　状	重型胎盘早期剥离	前置胎盘	子宫破裂
发病因素	有妊高征,外伤等	子宫内膜创伤、感染史、流血无诱因	有头盆不称,胎位不正或剖腹产史
腹　痛	突然发作剧烈腹痛	无	有强烈宫缩及破裂先兆,后剧烈腹痛。
阴道流血	以内出血为主,或先内出血后外出血。外出血量与全身症状不成正比	反复阴道流血,外出血量与全身症状成正比	少量阴道流血,可出现血尿
内 出 血	宫腔积血	无	腹腔积血,有移动性浊音
子　宫	宫体增大超过妊娠月份,硬如木板压痛明显	子宫大小与妊娠月份相符,软,无压痛	胎儿排入腹腔,子宫体收缩,偏在一侧
胎　位	不清	清楚	不清
胎　心	微弱或消失	正常	消失
阴道检查	宫口无胎盘组织	宫口全部或部分被胎盘覆盖	宫口无胎盘组织

七、并发症

1. 产后出血　产后宫缩乏力或凝血功能障碍,可引起产后出血。重症子宫胎盘卒中可导致子宫收缩严重减弱,引起大出血。

2. DIC 与凝血功能障碍　偶见于重型病例,表现为皮下、黏膜或注射部位出血,子宫出血不凝或有较软的凝血块,有时发生尿血、咳血、呕血等现象。对胎盘早剥的病人从入院到产后都应密切观察,结合化验结果,注意 DIC 的发生及凝血功能障碍的出现,而予以积极防治。

3. 急性肾功能衰竭　由于大量失血和休克时间过长,肾脏缺血坏死,出现尿少或尿闭。

4. 羊水栓塞　胎盘早剥时羊水可经剥离面开放的子宫血管,进入母血循环,羊水中的有形成分形成栓子栓塞肺血管致羊水栓塞。

八、对母儿的影响

胎盘早剥对母婴预后影响极大。剖宫产率、贫血、产后出血率、DIC 发生率均升高。由于胎盘早剥出血引起胎儿急性缺氧,新生儿窒息率、早产率明显升高,围生儿死亡率约为25% ,15 倍于无胎盘早剥者。

九、治疗

1. 期待疗法　适用于胎儿未成熟、流血不再加重、子宫敏感性消失或减轻,且无胎儿宫内窘迫者。轻型胎盘早剥可在严密监测血压、脉搏、宫高、腹围、胎心、子宫硬度与压痛、阴道出血等变化下,卧床静息。如病情稳定,胎龄 <36 周,又未自行临产者,可继续做期待疗法。并定期进行尿 E_3 和 B 超检查;如病情加重,则应尽快终止妊娠。做好输血及急救准备。

2. 纠正休克　病人入院时情况比较危重,对处于休克状态的病人应立即予以面罩吸氧、快速静滴平衡液及输血,在短时间内补足血容量,使血细胞比容达 0.30 或稍高,尿量至少 30ml/h,同时应争取输新鲜血,可补充凝血因子。

3. 及时终止妊娠　胎盘早剥危及母儿生命,其预后与处理的及时性密切相关。胎儿娩出前胎盘剥离可能继续加重,难以控制出血,时间越长,病情越重,因此一旦确诊重型胎盘早剥,必须及时终止妊娠。

(1)剖宫产:剖宫产的手术指征为:①重型胎盘早剥,估计短时间内不能结束分娩;②重型胎盘早剥,胎儿已死,产妇病情继续恶化者;③破膜后产程无进展者;④轻型胎盘早剥,有胎儿窘迫征象者。在剖宫产术中发现子宫胎盘卒中,子宫是否保留的问题,应当以子宫壁受损的程度为标准。仅表面颜色青紫,不能作为子宫切除指征,应视胎儿及其附属物娩出后,子宫收缩情况而定。如经按摩及注射子宫收缩剂后,仍松弛不收缩,血液不凝。出血不能控制,在输新鲜血液的同时行子宫切除术。

(2)经阴道分娩:适用于病情较轻者,特别是经产妇,出血不多,宫缩仍有间歇,局部压痛轻,无板状腹,或初产妇宫口开全,估计短时间内可经阴道分娩者:首先进行人工破膜,可加快产程进展;羊水流出后子宫腔容积缩小,子宫收缩压迫胎盘止血;子宫腔内压力降低同时可防止凝血活酶进入子宫血循环,以阻断或预防 DIC。破膜后以腹带扎紧腹部。如宫缩弱可同时静脉滴注缩宫素。并密切观察患者的血压、脉搏、出血情况及胎心等,必要时检查红细胞、血红蛋白及凝血功能。

4. 并发症的处理

(1)休克:重症早剥,出血量多,血压下降,处于休克状态者,应积极补充血容量,纠正休克,尽快改善病人状况。尽量输给新鲜血液,因为新鲜血除补充血容量外,还可以补充凝血因子。

(2)DIC:早剥并发 DIC 时,临床上除了原来早剥的症状外,还出现休克,多部位出血,阳性的凝血功能障碍的化验检查结果以及多发性微血管栓塞征象,此时,胎心多有改变或消失。病情危急,应立即大量输给新鲜血的同时行剖宫产术,尽快娩出胎儿和胎盘以去除诱发 DIC 的原因;如果病情严重,伤口出血不凝,难以止血者,宜行全宫切除术。同时还需作凝血功能的监测,根据情况补充血小板、纤维蛋白原等凝血物质,但应用后者宜小心,不能单纯以血纤维蛋白水平为依据。至于肝素,对于胎盘早剥引起的 DIC 应慎用,以免增加出血倾向。

(3)其他并发症:胎盘早剥容易出现产后出血,因此,产后仍需加强子宫收缩并密切观察出血情况。少数病人可出现肾功能衰竭,应记录液体出入量,当出现尿少或无尿时,可用甘露醇或呋塞米,必要时应使用人工肾,以挽救产妇生命。

十、预防

建立健全孕产妇三级保健制度,积极防治妊娠期高血压疾病,慢性高血压,肾脏疾病,行外转胎位术纠正胎位时,动作应轻柔,羊膜腔穿刺应在 B 型超声引导下进行,以免误穿胎盘,妊娠晚期或分娩期,应鼓励孕妇适量活动,避免长时间仰卧,避免腹部外伤等。

第五节　妊娠剧吐

妊娠早期孕妇出现择食、食欲不振、轻度恶心呕吐、头晕、倦怠等症状，称为早孕反应，多不需要特殊治疗，于妊娠12周前后逐渐减轻并消失。少数孕妇反应严重，恶心呕吐频繁，不能进食，导致体液、电解质代谢紊乱，甚至威胁孕妇生命，称妊娠剧吐（hyperemesis gravidarum）。发生率0.35%~0.47%。

一、病因和发病机制

本病的确切病因至今尚未探明，多数学者认为有以下几种因素：

1. 绒毛膜促性腺激素（HCG）的作用　由于绒毛膜促性腺激素的含量在受孕后9~13天开始急剧上升，到妊娠8~10周时达到高峰，恰与早孕反应出现的时间相符合。葡萄胎、多胎妊娠的孕妇，绒毛膜促性腺激素水平显著增高，妊娠反应亦较重，甚至发生妊娠剧吐，而且在妊娠终止后，症状立即消失。因此，目前多认为绒毛膜促性腺激素的水平增高与妊娠呕吐关系密切。但症状的轻重，个体差异很大，不一定和激素含量成正比。HCG刺激造成呕吐可能是间接的，有人认为HCG可使胃酸的分泌减少，正常胃液的酸度为0.5%，当盐酸浓度降低时，胃的蠕动减慢，肌壁张力降低，排空时间延长，胃内压力增高，引起迷走神经兴奋，以致呕吐。

2. 雌激素的作用　早孕阶段，卵巢的妊娠黄体及胚胎的合体细胞滋养层含有丰富的芳香酶，不断地增加雌激素的分泌量，以供胚胎生长之需，妊娠早期雌激素的分泌骤然增加，以致刺激了延髓的化学受体板机带（CTZ）或称化学感受器触发区，再将冲动传递至呕吐中枢，产生呕吐反射，妊娠呕吐是由雌激素过度分泌而诱发的。

3. 胃肠道的输入冲动　由于过夜的胃肠液积存过多，直接刺激呕吐中枢，诱发呕吐。晨吐就是这个原因，在睡醒后食用干粮或饼干胃液减少，可使呕吐暂时消失，便是佐证。

4. 精神神经因素　妊娠早期大脑皮质及皮质下中枢的兴奋和抑制过程平衡失调，大脑皮质的兴奋性降低而皮质下中枢的抑制过程减弱，即产生丘脑下部的各种自主神经功能紊乱而引起妊娠剧吐。

5. 肾上腺皮质功能低下　皮质激素分泌不足，从而使体内水及糖类代谢紊乱，出现恶心呕吐等消化道症状，而且应用促肾上腺皮质激素（ACTH）或皮质激素治疗时，症状可明显改善，故亦认为肾上腺皮质功能降低也与妊娠剧吐有一定关系。

6. 绒毛异物反应　孕早期胎盘绒毛碎屑持续进入母体血流，异物可导致母体发生剧烈变态反应，引起一系列植物神经系统功能紊乱症状。

7. 酮血症　呕吐严重，持久不能进食，代谢紊乱，产生酮体，酮体刺激延脑的CTZ，再将冲动传至呕吐中枢，诱发呕吐。酮血症常是妊娠呕吐的一个结果，而不是它的诱因，一旦出现酮症可加重病情及呕吐，成为恶性循环的一个环节。

8. 维生素 B_6 缺乏　也可能是发病的原因之一。

9. 其他　在早孕阶段，子宫感受器不断受到刺激，冲动传到大脑中枢，可引起各种不同反射性反应。当大脑皮质与皮质下中枢功能失调时，则产生病理反射性反应而引起妊娠剧吐。

由于严重呕吐和长期饥饿引起失水及电解质紊乱,出现低血钾症,低氯血症,代谢性碱中毒。由于热量摄入不足,发生负氮平衡,脂肪氧化不全,酮体积聚,出现代谢性酸中毒,严重者肝、肾功能受损。

二、临床表现

一般在停经40天左右,孕妇开始出现晨吐,逐渐加重,直至呕吐频繁,甚则恶闻食气,食入即吐,呕吐物中有胆汁或咖啡渣样物。严重者可出现全身乏力、精神萎靡、消瘦,甚至可见血压下降、体温升高、黄疸、嗜睡或昏迷。

妊娠剧吐可致两种严重的维生素缺乏症:①维生素 B_1 缺乏可致 Wernicke 综合征,临床表现为眼球震颤、视力障碍、共济失调、急性期言语增多,以后逐渐精神迟钝、嗜睡,个别发生木僵或昏迷。若不及时治疗,死亡率可达 50%。②维生素 K 缺乏可致凝血功能障碍,常伴有血浆蛋白及纤维蛋白原减少,孕妇出血倾向增加,可发生鼻出血、骨膜下出血,甚至视网膜出血。

三、实验室及其他检查

1. 尿液检查　测定尿量、尿比重、尿酮体、尿蛋白及管型。尿酮体是诊断妊娠剧吐引起的代谢性酸中毒的重要指标。

2. 血液检查　测定红细胞数、血红蛋白含量、血细胞比容、全血及血浆黏度,以了解有无血液浓缩。血清钾、钠、氯、二氧化碳结合力可判定有无电解质紊乱及酸碱失衡;肝肾功能化验以确定有无肝肾受损。

3. 心电图检查　可发现有无高血钾或低血钾所致心律变化及心肌损害。

4. 其他　必要时进行眼底检查及神经系统检查。

四、诊断和鉴别诊断

1. 诊断　根据病史和妇科检查,首先确诊为妊娠,排除因葡萄胎引起的呕吐,然后根据孕妇的临床表现和上述检查即可诊断为妊娠剧吐。

2. 鉴别诊断

(1)急性胃肠炎:本病无停经史,有饮食不洁史。与妊娠剧吐相似处也有恶心,呕吐,伴有上腹部或全腹部阵痛及腹泻,甚至脱水,但血压下降与妊娠无关。粪便检查有白细胞及脓细胞。经抗炎治疗后,症状多迅速消失。

(2)急性病毒性肝炎:严重妊娠剧吐可出现黄疸,肝功能损害,应与本病相鉴别。但此病与妊娠无关,有肝炎接触史。本病呕吐不如妊娠剧吐严重,除恶心、呕吐全身乏力外,常伴有肝区疼痛。除肝功能谷丙转氨酶明显升高,血清学抗体检查常呈阳性。

(3)葡萄胎:恶心呕吐较剧,阴道不规则出血,偶有水泡状胎块排出,子宫多数较停经月份大;B超显示宫腔内呈落雪样图像,而无胚囊或胎儿结构。

(4)急性阑尾炎:转移性右下腹痛,伴有恶心呕吐,麦氏点压痛、反跳痛及肌紧张;体温升高和白细胞增多。

五、治疗

1. 轻度妊娠呕吐　一般不需特殊治疗。医生需了解患者的精神状态并进行心理治疗。指导患者少吃多餐,吃易消化、低脂肪的食物。

2. 严重呕吐或伴有脱水、酮尿症　均应住院治疗,治疗方法重点应补足量葡萄糖及液体,纠正失水、代谢性酸中毒并补充营养。治疗最初 48h 患者应禁食,使胃肠得以休息,给予静脉输液或全胃肠外营养。

(1)补充液体:首先补充葡萄糖,纠正脂肪代谢不全导致的代谢性酸中毒。为更好利用输入的葡萄糖,可适量加用胰岛素。失水病人宜输入等渗液。除补充水外,还需同时补充电解质,以维持细胞内、外渗透压平衡。输入液量根据失水量而定。

1)轻度脱水者:临床表现不明显,稍有口渴,皮肤弹性略差,尿量尚正常,体液丢失量约占体重的 2% ~3%,输液量约为 30ml/(kg·d)。

2)中度脱水者:口渴明显,舌干燥,皮肤弹性差,尿量减少。体液丢失占体重的 4% ~8%,输液量约为 60ml/(kg·d)。

3)重度脱水者:除上述症状和体征更加明显外,可出现神志不清、嗜睡、昏迷、血压降低等症状,尿极少或无尿。体液丢失占体重的 10% ~13% 以上,输液量约 80ml/(kg·d)。失水纠正可依据尿量及尿比重判断,失水纠正良好者,24h 尿量不少于 600ml,尿比重不高于 1.018。

(2)纠正酸碱失衡及电解质紊乱:严重失代偿性代谢性酸中毒,pH≤7.20 者,可选择乳酸钠或碳酸氢钠静脉滴注。对于 pH 正常的混合性酸碱失衡,应以充分补充液体、热能(如脂肪乳、必需氨基酸)及纠正电解质紊乱作为治疗基础,无须补酸或补碱,以免加重另一种酸碱失衡。往往代谢性碱中毒比代谢性酸中毒对病人的危害更大,补充碳酸氢钠可使细胞外液中的钾离子进入细胞内,引起致命的低血钾。监测阴离子间隙(anion gap,AG),对判断有无三重酸碱失衡有重要意义,AG 升高提示可能有产酸代谢性酸中毒,故连续观察血气分析、电解质和 AG,判断有无酸碱失衡及其类型,对正确指导治疗起重要作用。值得注意的是,病程较长者,细胞内钾离子外移,使血钾在正常范围低值,造成血钾正常的假象,实际血钾总量及细胞内钾可能严重缺失,如能监测细胞内钾,可提高治疗质量。补钾,常用剂量 3 ~5g/d,一般用 10% 氯化钾 10 ~15ml,加入 500ml 液体中缓慢静脉滴注。治疗过程中必须动态观察血生化各指标及心电图(ECG)变化情况,及时调整治疗措施。

(3)镇静及止吐治疗:维生素 B_6 50mg,2 次/日,或 100 ~200mg 加入液体中静脉滴注;地西泮 2.5mg,3 次/日,或 10mg,1 次/日肌内注射,或苯巴比妥 0.03 ~0.06g,3 次/日;氯丙嗪 12.5 ~25mg,3 次/日;抗组胺药物,苯海拉明 25mg,3 次/日。

3. 终止妊娠的指征　本病发生下列情况时应终止妊娠。

(1)治疗 5 ~7 日后仍持续频繁呕吐,体温超过 38℃。

(2)黄疸加重。

(3)脉搏持续超过 130 次/min。

(4)谵妄或昏睡。

(5)视网膜出血。

(6)多发性神经炎。

4. 妊娠期 Wernicke 脑病治疗　妊娠期 Wernicke 脑病病死率较高,常死于肺水肿及呼吸肌麻痹。妊娠剧吐的孕妇在治疗过程中出现精神症状,提示并发 Wernicke 脑病,应考虑及时终止妊娠,同时继续补充大量维生素 B_1 及 B 族维生素。为预防 Wernicke 脑病的发生,及时合理治疗妊娠剧吐甚为重要,但目前尚无重大突破,主要是对症治疗。

六、预防

（1）正确认识妊娠早期出现的恶心呕吐为正常早孕反应，不久即会消失，不应有过重的思想负担。

（2）孕妇应饮食有节，宜食清淡食物，少食多餐，以流质、半流质饮食为主，勿食生冷、油腻及辛辣之品。同时保持大便通畅。

（3）保持室内空气新鲜，避免异味刺激。

（4）汤药应浓煎，少量频服。服药前可先含鲜生姜片、陈皮梅，有止吐功效。

第六节　妊娠期高血压疾病

妊娠期高血压疾病（hypertensive disorders in pregnancy）是妊娠期特有的疾病，包括妊娠期高血压、子痫前期、子痫、慢性高血压并发子痫前期以及妊娠合并慢性高血压。其中妊娠期高血压、子痫前期和子痫以往统称为妊娠高血压综合征。我国发病率为 9.4% ~ 10.4%，国外报道 7% ~12%。本病命名强调生育年龄妇女发生高血压、蛋白尿症状与妊娠之间的因果关系。多数病例在妊娠期出现一过性高血压、蛋白尿症状，分娩后随即消失。该病严重影响母婴健康，是孕产妇及围生儿病率及死亡率的主要原因之一。

一、病因

关于本病的发病原因，至今尚未阐明，其机制仍不清楚。

1. 高危因素　根据流行病学调查，其发病可能与以下因素有关：①初产妇、孕妇年龄小于 18 岁或大于 40 岁；②有妊娠期高血压病史及家族史、慢性高血压、慢性肾炎、糖尿病、抗磷脂综合征、血管紧张素基因 T_{235} 阳性、营养不良等；③子宫张力过高（多胎妊娠、羊水过多、巨大儿等）者；④低社会经济状况。

2. 病因学说　目前病因不明。近年来国内外学者对妊娠高血压疾病的病因进行了大量研究，提出了多种病因学说，诸如子宫胎盘缺血学说、神经内分泌学说、免疫学说和慢性播散性血管内凝血（DIC）学说等。

（1）胎盘缺血 - 缺氧学说：妊娠高血压疾病常见于子宫张力较大，滋养细胞沿螺旋小动脉逆行浸润，逐渐取代血管内皮细胞，并使血管平滑肌弹性层为纤维样物质所取代，使血管腔扩大、血流增加，以便更好地供给胎儿营养，这一过程称血管重铸，入侵深度可达子宫肌层内 1/3。妊娠期高血压疾病时，绒毛侵袭仅达蜕膜血管层，也不发生血管重铸，导致早期滋养层细胞缺氧，影响胎儿发育。

（2）免疫学说：胚胎对母体来说是一种同种半异体移植，妊娠被认为是成功的自然同种异体移植。正常妊娠的维持有赖于胎儿母体间免疫平衡的建立与稳定。这种免疫平衡一旦失调，即可导致一系列血管内皮细胞病变，从而发生妊娠期高血压疾病。故妊娠期高血压疾病的发病与免疫机制关系密切。某些学者认为其病因是母体对胎盘某些抗原物质的免疫反应，与移植免疫的观点很相似。本病所见到的胎盘血管床和蜕膜血管的动脉粥样硬化样病变，与移植脏器被排斥时的血管病变极其相似。但与免疫的复杂关系有待进一步证实。

（3）肾素、血管紧张素、醛固酮、前列腺素系统失常：本病发病时，子宫胎盘缺血，子宫、胎盘变性,肾素增加,血管紧张素Ⅱ增加,同时伴随血管对血管紧张素Ⅱ的敏感性增强,而血管紧张素降解酶的活力降低,导致子宫动脉收缩。另外子宫血流减少时,进入子宫的前列腺素的前身物质——花生四烯酸的量减少,小动脉亦易发生痉挛,外周阻力增加。肾血管痉挛以及肾小球中纤维素凝集引起肾小球损害,肾小球上皮通透性增加,蛋白随尿漏出,血管紧张素Ⅱ还刺激肾上腺皮质分泌醛固酮,增加钠的回吸收,使细胞外容量扩张而发生水肿。

(4)遗传因素:从回顾性调查发现本病妇女的女性后代,发病率高于无家族史者。从普查中发现,近亲婚配因有同一家庭中具有较近的组织相容性。其发病率低于随机婚配者。这种事实从正反两方面说明遗传基因与发病有一定关系。

(5)其他:近来研究发现本病与体内钙、锌代谢失调有关。与内皮素(ET)的增高、尿钙/肌酐比值的异常、血 HCG 的异常升高、甲状旁腺分泌异常以及血糖和胰岛素的异常密切相关,正在进一步地研究探讨。

二、病理

1. 本病的基本病理生理变化是全身小动脉痉挛。由于小动脉痉挛,造成管腔狭窄,周围阻力增大,内皮细胞损伤,通透性增加,体液和蛋白质渗漏,表现为血压上升、蛋白尿、水肿和血液浓缩等。全身各组织器官因缺血、缺氧而受到不同程度损害,严重时脑、心、肝、肾及胎盘等的病理生理变化可导致抽搐、昏迷、脑水肿、脑出血、心肾衰竭、肺水肿、肝细胞坏死及被膜下出血,胎盘绒毛退行性变、出血和梗死,胎盘早期剥离以及凝血功能障碍而导致 DIC 等。主要病理生理变化简示如下:

全身小动脉痉挛 ↗ 周围小血管阻力增加 → 血压增高
全身小动脉痉挛 ↘ 肾小动脉及毛细血管缺氧 ↗ 肾小球通透性增加 → 蛋白尿
肾小动脉及毛细血管缺氧 ↘ 肾小球滤过率下降,钠重吸收增多 → 水肿

2. 重要器官改变

(1)脑:因脑部小动脉暂时痉挛,可出现脑组织的点状或局限性斑状出血。若痉挛时间过长,可形成微血栓和局部脑实质软化。血管有明显破裂者,可有大面积脑出血改变。

(2)心脏:冠状小动脉痉挛,使心肌间质水肿或心内膜点状出血,甚至发生毛细血管内栓塞等。

(3)肝脏:在正常妊娠时,肝脏血流量相对减少。在妊娠高血压疾病时,尤其重症病人,由于周身血管痉挛、缺氧,肝细胞线粒体内所含的丙氨酸氨基转移酶被释放,表现为血清丙氨酸氨基转移酶升高,甚至血清总胆红素升高。如果出现黄疸,则提示预后不良。

(4)肾脏:重症病人发生肾小球血管内皮细胞肿胀,体积增大,血流阻滞,肾小球病灶中有大量胆固醇形成的葡萄状脂质,肾小球可发生梗死,肾小动脉极度狭窄。

(5)血液:由于全身小动脉痉挛,血管壁渗透性增加,血液浓缩,红细胞比容上升。当红细胞比容下降时,多合并贫血或红细胞受损或溶血。某些患者可伴有一定量的凝血因子缺乏或变异所致的高凝血状态,特别是重症患者可发生微血管病性溶血,主要表现血小板减少,血小板少于 100×10^9/L,肝酶升高、溶血(即 HELlP 综合征),反映了凝血功能的严重损害及疾病的严重程度。

(6)内分泌及代谢:由于血浆孕激素转换酶增加,妊娠晚期盐皮质激素、去氧皮质酮

升高致水钠潴留,以蛋白尿为特征的上皮受损降低了血浆胶体渗透压,患者细胞外液可超过正常妊娠,出现水肿,但与妊娠期高血压疾病的严重程度及预后关系不大。患者酸中毒的严重程度与乳酸产生的量及其代谢率以及呼出的二氧化碳有关。

（7）眼底:有视网膜小动脉痉挛、缺氧和水肿,严重时可有渗出和出血,甚至视网膜剥离。

（8）胎盘:胎盘及子宫血管痉挛,使胎盘供血不足,绒毛发生退行性变性、出血、坏死、梗死,使胎盘功能不全,影响胎儿营养物质的交换和氧气的供给。严重时可因胎盘后血管破裂,出现胎盘早期剥离。

三、分类

国内外尚未统一,为方便诊治,参照1999年世界卫生组织和国际高血压学会(WHO－ISH)公布的高血压判断标准,分类如下(表4－3)。

表4－3　妊娠高血压疾病分类

分 类	临 床 表 现
轻度	血压≥140/90mmHg,<150/100mmHg,或较基础血压升高30/15mmHg,可伴有轻微蛋白尿(<0.5g/24h)和(或)水肿
中度	血压≥150/100mmHg,<160/110mmHg,蛋白尿＋(≥0.5g/24h)和(或)水肿,无自觉症状或有轻度头晕等
重度	1. 先兆子痫:血压≥160/110mmHg,蛋白尿＋＋~＋＋＋(≥5g/24h)和(或)水肿,有头痛、眼花、胸闷等自觉症状 2. 子痫:出现抽搐或昏迷

注:血压如不符合以上标准时,则以收缩压或舒张压之高者为标准。如测定血压150/110mmHg或170/100mmHg,均应诊断为重症妊娠高血压疾病。

未分类:

（1）妊娠水肿　水肿,可延及大腿部及以上,无高血压及蛋白尿。

（2）妊娠蛋白尿　妊娠期出现蛋白尿,程度不等,无高血压及水肿。

（3）慢性高血压合并妊娠　孕前即有高血压,无水肿及蛋白尿。

四、临床表现

妊娠高血压疾病的临床表现主要是高血压、水肿、蛋白尿,随其程度的轻重不同可单独存在,亦可二或三种症状与体征同时存在。

1. 病史　患者有以上的高危因素及上述临床表现,特别应询问有无头痛、视力改变、上腹不适等。

2. 高血压　应注意血压升高的程度,是否持续升高至收缩压≥140mmHg或舒张压≥90mmHg,血压升高至少出现两次以上,间隔≥6小时。慢性高血压并发子痫前期常在妊娠20周后血压持续上升。其中特别注意舒张压的变化。

3. 尿蛋白　应取中段尿进行检查,每24小时内尿液中的蛋白含量≥300mg或在至少相隔6小时的两次随机尿液检查中尿蛋白浓度为0.1g/L(定性＋),其准确率达92%。应避免阴道分泌物污染尿液,造成误诊。蛋白尿反映肾小动脉痉挛引起肾小管细胞缺氧及其功能受损的程度,临床上出现迟于血压的升高。

4. 水肿　体重异常增加是许多患者的首发症状,体重突然增加≥0.9kg/周,或2.7kg/月是子痫前期的信号。孕妇出现水肿的特点是自踝部逐渐向上延伸的凹陷性水肿,休息后不缓解。水肿局限于膝以下为"＋",沿至大腿为"＋＋",涉及腹壁及外阴为"＋＋＋",全身水肿,有时伴腹水为"＋＋＋＋"。

5. 尿少 尿排出量减少表示肾脏排泄功能障碍,可＜500ml/24h。

6. 自觉症状 包括明显头痛、头晕、视物不清、恶心、呕吐、上腹疼痛等,表示病情的发展已进入子痫前期,应及时作出相应检查与处理。

7. 抽搐及昏迷(子痫) 是本病病情最严重的阶段。子痫发生前可有不断加重的重度子痫前期,但子痫可发生于血压升高不显著、无蛋白尿或水肿的病例。若无妊娠滋养细胞疾病,子痫很少发生在孕20周前,通常产前子痫占71%,产时子痫与产后子痫占29%。

典型的子痫发作过程可分为四期。

(1)侵入期:发作时开始于面部、眼睑及颈项肌肉强直,头扭向一侧,眼球固定,瞳孔散大,继而出现口角及颜面部肌肉颤动。此期持续仅10秒钟。

(2)强直期:上述病情很快发展至两臂及全身肌肉强直性收缩,出现两臂屈曲,双手紧握,眼球上翻,牙关紧闭,呼吸暂停,面色青紫。此期约持续20秒钟。

(3)抽搐期:全身肌肉强烈抽搐,头向一侧扭转,眼睑及颌部时开时闭,口吐白沫或血沫,面色青紫,四肢抽动,每次抽搐历时1~2分钟。此期易发生唇舌咬伤及坠地损伤等。

(4)昏迷期:抽搐逐渐停止,全身肌肉松弛,呼吸恢复,发出深而长的鼾声,继而进入昏迷状态。昏迷时间长短不一,病情轻者可以立即清醒。清醒后患者对发作前后情况记忆不清。重者抽搐反复发作,甚至昏迷呈持续状态直至死亡。

抽搐发作次数和间隔时间与病情程度及预后相关。抽搐愈频、时间愈长,病情愈重、预后愈差。

子痫患者除上述典型征象以外,抽搐时血压显著升高,少尿、无尿,偶然也有因平时血压不高,发病时也无特殊高血压现象,少数病例病情进展迅速,子痫前期的征象不显著,而突然发生抽搐、昏迷。

产前和产时子痫发作时,因全身肌肉强直性收缩可促使分娩发动和加速产程进展,故应注意产科情况。

五、并发症

本病的并发症主要发生于重度的患者,其并发症有:

1. 外伤 子痫抽搐时咬伤舌头或坠地摔伤。

2. 吸入性肺炎 进入昏迷期时,积聚喉间的分泌物或呕吐物不及时吸出,呼吸时被吸入肺部;在昏迷未清醒时即给进食,食物误入呼吸道,亦可发生吸入性肺炎。

3. 脑溢血 可因血压升高或抽搐,使脑血管破裂而发生脑溢血,虽然少见,但是为妊高征主要的死亡原因之一。

4. 急性心力衰竭和肺水肿 冠状动脉痉挛,致使心肌供血不足,间质水肿、出血、坏死,心肌受损。加之体内水钠潴留,周围循环阻力升高,血液黏稠度增高,致使心脏负荷加重,易导致心衰与肺水肿。

5. 胎盘早期剥离 本病的子宫血管痉挛,引起其远端毛细血管缺血、缺氧而发生损伤,当痉挛暂时松弛时,这些毛细血管又骤然充血、破裂,导致底蜕膜出血,继而形成胎盘后血肿,造成胎盘早期剥离。

6. 产后血循环衰竭 原因是多方面的。主要是由于妊娠期过多地限制食盐摄入或利尿剂使用不当;产时大量使用解痉、降压药使血管扩张;产后腹压骤降,内脏血管扩张血液涌向腹腔脏器,回心血量突然减少等。

六、实验室及其他检查

1. 尿液检查 测定尿蛋白量和有无管型,可了解肾功能受损情况。尿蛋白定量每24小时大于0.5g属异常,每24小时大于5g则为重症。

2. 血液检查 测定血红蛋白,红细胞压积,血浆黏度,全血黏度,以了解血液有无浓缩;重症患者测定血小板计数,凝血时间及凝血酶原时间,纤维蛋白原和鱼精蛋白副凝试验,以了解有无凝血功能异常。测定血电解质及二氧化碳结合力等,以便及时了解有无电解质紊乱及酸中毒。

3. 肝、肾功能测定 测定谷丙转氨酶、血尿素氮、肌酐及尿酸,必要时重复测定,以便判断肝、肾功能情况。

4. 眼底检查 眼底改变是反映妊娠高血压疾病严重程度的一项重要标志,对估计病情和决定处理均有重要意义。眼底的主要改变为视网膜小动脉痉挛,动静脉管径之比,可由正常的2:3变为1:2,甚至1:4。严重时可出现视网膜水肿,视网膜剥离,或有棉絮状渗出物及出血。

5. 其他检查 如母、儿心电图,超声,羊膜镜等检查,胎盘功能及胎儿成熟度检查等,可视病情而定。

七、诊断

妊娠高血压疾病的诊断一般不困难。在妊娠20周后出现高血压、水肿和蛋白尿等3种症状,严重者出现头痛、头晕、眼花、恶心和呕吐等自觉症状,甚至出现抽搐及昏迷。在诊断时注意病史、诱发因素、病情轻重、妊高征分类,有无并发症,对母婴的影响。并与相关的疾病鉴别。

八、鉴别诊断

本病应与原发性高血压、慢性肾炎相鉴别。子痫应与癫痫、脑溢血、癔病、糖尿病昏迷相鉴别。

九、对母儿的影响

1. 对母体的影响 重度患者可发生心力衰竭,肝、肾功能衰竭,肺水肿,DIC,胎盘早剥,产后出血及H%LLP综合征(溶血、肝酶增高、血小板减少)等并发症,其中妊高征并发的心力衰竭、脑出血是导致孕产妇死亡的主要原因。

2. 对胎儿的影响 主要有早产、羊水过少、胎儿宫内发育迟缓(IUGR)、胎儿宫内窘迫、死胎、死产、新生儿窒息及死亡等。

十、处理

本病因其病因不明,虽不复杂,但治疗有一定的难度。

1. 治疗原则

(1)加强围生期保健,定期产前检查,早诊断早治疗。

(2)必要时尽早收入院治疗,严密监护母胎变化及产后监护。

(3)治疗以左侧卧位、解痉、镇静、降压、合理扩容、利尿,适时终止妊娠。终止妊娠是迄今治本的最佳方法。

（4）注意监护心、脑、肺等重要器官,防止并发症。

2. 孕期治疗与保健

（1）严密观察孕妇,按时产前检查,对年龄≤25岁及>35岁,肥胖矮小,重度贫血、营养不良、双胎、羊水过多、精神过度紧张、有高血压病家族史等孕妇,更应重点监控。

（2）休息与侧卧位:①孕期应保证充分的休息,有学者主张轻度患者可以单纯休息不用药物,保证午休。②每天保证10~12h的侧卧位休息,最好采用左侧卧位,左侧卧位可纠正子宫右旋,并解除子宫对下腔静脉及右肾血管的压迫,改善子宫-胎盘的血循环。

（3）慎用利尿药物:妊娠高血压疾病时血容量减少,血液浓缩,无心、脑、肺、肾并发症时,不宜常规使用利尿剂,否则会降低胎盘功能,带来严重后果。

（4）饮食:注意高蛋白、高维生素的补充,不应控制盐的摄入。

3. 住院标准

（1）血压不能控制:经休息,适当使用降压药物,血压仍持续升高者。

（2）先兆子痫:自觉头痛、头晕、视力模糊或上腹痛。

（3）隐性水肿:体重1周上升2kg或水肿加重。

（4）胎盘过早老化,B超羊水池≤3cm,胎儿宫内生长迟缓,胎心电子监测示异常图形,血E_3、HPL值下降。

4. 妊娠高血压的治疗　加强产前检查,密切观察病情变化,防止发展为重症。

（1）休息及左侧卧位:保证足够睡眠,经常左侧卧位可纠正右旋子宫,解除其对腹主动脉及下腔静脉的压迫,增加肾血流量,并有利于改善子宫胎盘的血液循环。

（2）饮食:应注意摄入足够的蛋白质、维生素,补足铁和钙剂,食盐不必严格限制,但对水肿严重者应限制食盐的摄入。

（3）药物:一般不需药物治疗。精神紧张,睡眠欠佳者可给镇静剂苯巴比妥0.03g或地西泮2.5~5mg口服,一日3次。

5. 子痫前期的治疗　应住院治疗。治疗原则为:解痉、降压、镇静、合理扩容及利尿,适时终止妊娠。

（1）解痉药物

1）硫酸镁:首选解痉药,其药理作用机制:①抑制周围血管神经肌肉的运动神经纤维冲动,减少乙酰胆碱的释放,使血管扩张,尤其对脑、肾、子宫血管平滑肌的解痉作用更突出;②镁离子对中枢神经细胞有麻醉作用,可降低中枢神经细胞的兴奋性;③硫酸镁还可使血管内皮合成前列环素增高,使依赖镁的ATP酶恢复功能,有利于钠泵的转运,从而达到脑水肿消失、制止抽搐的目的。

用药途径及剂量:可以深部肌内注射亦可静脉滴注。深部肌内注射即25%硫酸镁20ml加2%普鲁卡因2ml(过敏试验阴性),6~8h1次,连续应用2d。肌内注射缺点是血中浓度不稳定,局部疼痛。静脉滴注,首次剂量为25%硫酸镁10ml加5%葡萄糖液250ml,于1h内静脉滴入。10g加入5%葡萄糖液500ml以1~1.5g/h速度静脉滴入,24h硫酸镁总量控制在15~20g,第一个24h不得超过30g。

注意事项:硫酸镁过量会引起呼吸和心率抑制甚至死亡,故每次用药前及持续静脉滴注期间应做有关检测：①膝反射必须存在；②呼吸不可少于 16 次/min；③尿量不少于 25ml/h；④必须备有解毒作用的钙剂如 10% 葡萄糖酸钙 10ml/支的针剂。

2）抗胆碱药物：主要有东莨菪碱和山莨菪碱（654－2），这些药物可抑制乙酰胆碱的释放，有明显解除血管痉挛的作用，且有抑制大脑皮质及兴奋呼吸中枢，以及改善微循环的作用。

方法：0.25% 东莨菪碱 5～8ml（0.08～0.3mg/kg），加入 5% 葡萄糖液 100ml 静脉滴注，10min 滴完，6h 可重复 1 次；山莨菪碱：口服 10～20mg/次，3 次/d 或 10mg 肌注，2 次/d。

3）安密妥钠（异戊巴比妥钠）：对中枢有抑制作用，且与硫酸镁有协同作用。常用每次 0.1～0.25g，肌注或静注，或每日 0.5～1.0g 静脉缓注（1ml/min）。

4）β_2 受体兴奋剂：最近用 β_2 受体兴奋剂治疗妊娠高血压疾病的文献日益增多，作用机制：①使子宫肌肉的张力减低（减压作用），改善子宫胎盘血流量，胎盘缺氧状态获得改善以求对因治疗。②由于动脉血管平滑肌松弛使血压下降。③β_2 受体兴奋剂可明显降低血小板机能，从而使妊娠高血压疾病的病理生理变化恢复正常和减少其并发症——DIC。④减少因子宫胎盘缺血所致的胎儿宫内生长迟缓。舒喘灵剂量为 2～4mg，每日 4 次。为防止宫缩乏力，宜在临产前早停药。

（2）镇静：应适当使用具有抗惊厥和有较强的镇静作用的镇静剂，对病情控制可起到良好的效果。

1）鲁米那：口服 0.03～0.06g/次，3 次/d，必要时鲁米那钠 0.1g 肌注 3 次/d，有一定的抗惊厥作用。

2）地西泮：口服 2.5～5mg，2 次/d，亦可 10mg 肌内注射。

3）哌替啶：肌内注射 10mg，用于头痛，临产时宫缩痛，亦可预防抽搐、止痛、镇静。若 4h 内将娩出胎儿，则不宜应用，以免引起胎儿呼吸抑制。

4）冬眠药物：冬眠药物可广泛抑制神经系统，有助于解痉降压，控制子痫抽搐。用法：①哌替啶 50mg，异丙嗪 25mg 肌内注射，间隔 12 小时可重复使用，若估计 6 小时内分娩者应禁用。②哌替啶 100mg，氯丙嗪 50mg，异丙嗪 50mg 加入 10% 葡萄糖 500ml 内静脉滴注；紧急情况下，可将 1/3 量加入 25% 葡萄糖液 20ml 缓慢静脉推注（>5 分钟），余 2/3 量加入 10% 葡萄糖 250ml 静脉滴注。由于氯丙嗪可使血压急骤下降，导致肾及子宫胎盘血供减少，导致胎儿缺氧，且对母儿肝脏有一定的损害作用，现仅应用于硫酸镁治疗效果不佳者。

（3）降压药物：降压的目的是为了延长孕周或改变围生期结局。对于血压 ≥160/110mmHg，或舒张压 ≥110mmHg 或平均动脉压 ≥140mmHg 者，以及原发性高血压、妊娠前高血压已用降压药者，须应用降压药物。降压药物选择的原则：对胎儿无毒副作用，不影响心每搏输出量、肾血浆流量及子宫胎盘灌注量，不致血压急剧下降或下降过低。

1）肼屈嗪：周围血管扩张剂，能扩张周围小动脉，使外周阻力降低，从而降低血压，并能增加心排血量、肾血浆流量及子宫胎盘血流量。降压作用快，舒张压下降较显著。用法：每 15～20 分钟给药 5～10mg，直至出现满意反应（舒张压控制在 90～100mmHg）；或 10～20mg，每日 2～3 次口服；或 40mg 加入 5% 葡萄糖 500ml 内静脉滴注。有妊娠期高血压性心脏病心力衰竭者,不宜应用此药。不良反应为头痛、心率加快、潮热等。

2）拉贝洛尔:α、β能肾上腺素受体阻断剂,降低血压但不影响肾及胎盘血流量,并可对抗血小板凝集,促进胎儿肺成熟。该药显效快,不引起血压过低或反射性心动过速。用法:首次剂量可给予20mg,若10分钟内无效,可再给予40mg,10分钟后仍无效可再给予80mg,总剂量不能超过240mg/d。不良反应为头皮刺痛及呕吐。

3）硝苯地平:钙离子通道阻滞剂,可解除外周血管痉挛,使全身血管扩张,血压下降,由于其降压作用迅速,目前不主张舌下含化。用法:10mg口服,每日3次,24小时总量不超过60mg,其不良反应为心悸、头痛,与硫酸镁有协同作用。

4）尼莫地平:亦为钙离子通道阻滞剂,其优点在于可选择性的扩张脑血管。用法:20~60mg口服,每日2~3次;或20~40mg加入5%葡萄糖250ml中静脉滴注,每日1次,每日总量不超过360mg,该药不良反应为头痛、恶心、心悸及颜面潮红。

5）甲基多巴:可兴奋血管运动中枢的α受体,抑制外周交感神经而降低血压,妊娠期使用效果较好。用法:250mg口服,每日3次。其副作用为嗜睡、便秘、口干、心动过缓。

6）硝普钠:强有力的速效血管扩张剂,扩张周围血管使血压下降。由于药物能迅速通过胎盘进入胎儿体内,并保持较高浓度,其代谢产物（氰化物）对胎儿有毒性作用,不宜在妊娠期使用。分娩期或产后血压过高,应用其他降压药效果不佳时,方考虑使用。用法为50mg加于5%葡萄糖液1000ml内,缓慢静脉滴注。用药不宜超过72小时,用药期间,应严密监测血压及心率。

7）肾素血管紧张素类药物:可导致胎儿生长受限、胎儿畸形、新生儿呼吸窘迫综合征、新生儿早发性高血压,妊娠期应禁用。

（4）利尿剂:应用于全身水肿、肺水肿、脑水肿、心衰或高血容量并发慢性肾炎、肾功能不良伴尿少者。

1）呋塞米:其利尿作用快且较强,对脑水肿、无尿或少尿患者效果显著,与洋地黄类药物合并应用,对控制妊高征引起的心力衰竭与肺水肿效果良好。常用剂量为20~40mg,静脉注射。该药有较强的排钠、钾作用,可导致电解质紊乱和缺氯性酸中毒,应加以注意。

2）甘露醇或山梨醇:为渗透性利尿剂。注入体内后由肾小球滤过,极少由肾小管再吸收,排出时带出大量水分,并同时丢失钠离子而出现低钠血症。重症患者,若有肾功能不全,出现少尿、无尿,或需降低颅内压时,应用甘露醇可取得一定效果。常用剂量为20%甘露醇250ml,快速静脉滴注,一般应在15~20分钟内滴注完。妊高征心力衰竭、肺水肿者忌用。

（5）扩容治疗:扩容应遵循在解痉的基础上扩容,在扩容的基础上脱水和胶体优于晶体的原则,方能调节血容量,改善组织灌注量,减轻心脏负担,减少肺水肿的发生。扩容指征:血球压积>0.35;尿比重>1.020,或全血黏稠度比值>3.6~3.7;血浆黏稠度比值>1.6~1.7者。扩容的禁忌证:有心血管负担过重者,脉率>100次/分,肺水肿,肾功能不全者,红细胞压积<0.35。

1）低分子右旋糖酐:可疏通微循环,减少血小板黏附,预防DIC,利尿。每克右旋糖酐可吸收组织间液15ml。常用量为每日500ml静滴,可加入5%葡萄糖液500ml,以延长扩容时间。

2)706 代血浆:在血中停留时间较长,但扩容不如低分子右旋糖酐。常用量为每日 500ml 静脉滴注。

3)平衡液:为晶体溶液,可促进排钠利尿,常用量为每日 500ml 静脉滴注。

4)白蛋白、血浆和全血:亦为理想的扩容剂。白蛋白 20g 加入 5% 葡萄糖液 500ml 稀释,静脉滴注。尤适合于低蛋白血症,尿蛋白定量 ≥0.5g/24h 之患者。贫血、血液稀释患者则适合于输入全血。

(6)适时终止妊娠:本病患者,一旦胎儿胎盘娩出,病情将会迅速好转,若继续妊娠对母、婴均有较高的危险时,应在适当时机,采用适宜的方法终止妊娠。

1)终止妊娠指征:①妊娠未足月、胎儿尚未成熟,但本病病情危重,经积极治疗48 ~ 72 小时不见明显好转者。②妊娠已足月的子痫前期。③子痫抽搐控制 6 ~ 12 小时后。④子痫虽经积极治疗,抽搐不能控制者。⑤本病患者合并胎盘功能不全,血和尿 E_3、HPL、SP_1 低值,胎动减少,胎监评分低,胎儿生物物理评分低值,胎儿宫内发育不良,继续妊娠对胎儿有危险者。

2)终止妊娠的方法:可进行引产或选择性剖宫产。当病情稳定、胎位正常、头盆比例相称,宫颈条件成熟,可行人工破膜加静脉滴注催产素引产。有下列情况者宜进行剖宫产术:①病情危重,不能在短期内经阴道分娩者。②妊娠高血压疾病合并羊水过少。③有终止妊娠的指征而不具备阴道分娩的条件时,如胎儿宫内窘迫而宫颈不成熟者。④子痫患者经积极治疗控制抽搐 2 ~ 4 小时者。⑤破膜引产失败者。⑥病情危重,MAP ≥18.6kPa(140mmHg),阴道分娩屏气用力可能导致脑溢血者。⑦其他产科指征如骨盆狭窄、胎盘早剥和 DIC 等。

6. 子痫的治疗

(1)严密监护:子痫发作时应使患者平卧,头侧向一边,保持呼吸道通畅,以纱布包裹压舌板,放入口内齿间舌上,或放入通气导管,防止抽搐时咬破唇舌,及时吸出喉头黏液及呕吐物,防止窒息,给氧气吸入,保持环境安静,避免一切刺激,如声、光及不必要的搬动及操作,以免诱发抽搐。昏迷或未清醒者,禁食水及口服药物,并给予抗生素预防肺部感染。床边置护栏架以防跌落。置保留尿管,并记尿量,设特别护理,记录体温、脉搏、呼吸、血压、出入量、病情变化及处理经过等。随时注意有无心衰、急性肺水肿、胎盘早剥、脑血管意外等并发症的出现。

(2)控制抽搐:首选药物为硫酸镁。用法 25% 硫酸镁 20ml(5.0g),肌注即刻。同时 25% 硫酸镁 20ml(5.0g)加 25% 葡萄糖 20ml 缓慢静脉推注,约需 10 分钟推完。同时给吗啡 10mg,皮下注射,或哌替啶 100mg,或冬眠合剂 1 号 2ml,肌内注射,一般抽搐可停止。

抽搐仍未能控制或仍烦躁不安,可加用阿米妥 0.25 ~ 0.5g 加 5% 葡萄糖 40 ~ 60ml 静脉慢推,注意呼吸如发现异常即刻停药。

抽搐停止后,在未能终止妊娠前必须继续给予药物治疗。如25% 硫酸镁 60ml 加入 5% 葡萄糖 1 000ml,静滴(8 ~ 10 小时滴完),以后每 4 ~ 6 小时给药 1 次。根据病情选择硫酸镁,冬眠合剂 I 号、III 号或鲁米那、安定肌注。

(3)适时终止妊娠:子痫已被控制 6 ~ 12 小时者,或经积极治疗仍控制不了抽搐时,为挽救母、胎生命,可终止妊娠。

1)阴道分娩:①病情好转,宫颈条件成熟,无急救指征与产科指征者可施行引产,多数能自然分娩。方法:人工破膜,安定10mg静注和缩宫素2.5~5U/500ml液体静滴,或低位水囊+低浓度缩宫素静滴。②如子痫病人抽搐时自然临产,宫缩多数强而频,产程进展较快,如头盆相称,胎位正常,胎儿体重在正常范围时,多能自然分娩。缩短第2产程,实施阴道助产。

2)剖宫产分娩指征:①子痫患者反复抽搐,经积极治疗病情控制2~4h,个别子痫经积极治疗仍不能控制抽搐者;②经破膜引产失败者;③病情严重,经阴道分娩时屏气用力可能导致脑血管意外。

3)注意事项:①持续硬膜外麻醉,可用微量镇痛泵控制维持术后镇痛;②全麻,术后加强镇静、镇痛、降压;③术后24~72h内仍需注意防止产后子痫的发作,直至恢复正常,若血压一时未能完全控制,应继续镇痛、镇静等治疗,产褥期及产后应加强随访,继续相应治疗。

(4)预防产后出血:产后24小时内仍给应给予硫酸镁及镇静治疗,每4~6小时给药1次。

(5)纠正水、电解质和酸碱平衡:根据化验结果随时纠正电解质紊乱或酸中毒。

(6)特殊情况处理:如为基层单位及农村医院,遇到子痫患者时,应先给予解痉和镇静药物后即刻转送上级医院,同时做好保护,护理病人勿受伤害。

(7)并发症的处理

1)妊娠合并心脏病:一旦出现应积极控制心力衰竭,适时终止妊娠。应用强心药西地兰0.4mg加5%葡萄糖液40ml静脉慢注,4小时后视病情可重复0.2mg加5%葡萄糖液40ml,总量可用至1mg。给予镇静药吗啡0.01g皮下注射,或哌替啶50~100mg皮下注射。心衰控制后24~48小时应终止妊娠,如宫颈条件好,胎儿不大,胎头位置低,估计产程进展顺利者,可采用引产经阴道分娩,大多数病例采用剖宫产结束分娩。

根据张振筠报道,凡妊高征合并心脏病心力衰竭控制后而行剖宫产者,应注意以下几个方面:①手术前及手术后可用西地兰0.2~0.4mg静脉注射,以防手术操作诱发心力衰竭。②术前加用呋塞米20~40mg静注利尿,以减轻心脏负担。③手术以硬膜外麻醉为妥,麻醉药以小剂量及有效的剂量为限,如按常规药量,可致血压突然下降,对母婴均不利。④手术后应用广谱抗生素预防感染。⑤术时及术后补液需缓慢,每天静脉补液可限制在1000ml之内。⑥手术操作必须由熟练而配合良好的术者执行。⑦术后定要按时应用镇静剂,并严防上呼吸道感染,以免再度诱发心力衰竭。

2)脑溢血:一经确诊为脑溢血,应立即抢救,首先保持安静,吸氧,忌用抑制呼吸的药物,快速应用脱水剂降低颅内压。对心、肾功能不全者忌用甘露醇,可选用呋塞米。脱水时应注意电解质平衡。使用降压药物,但血压不宜降得太低。止血药可用6-氨基己酸、对羧基苄胺、止血环酸等。对昏迷病人应加强全身支持疗法,使用抗生素预防感染和防治并发症。这类病人不宜阴道分娩,应先做剖宫术,而后再行开颅术。采用低温麻醉对母儿均较安全。产后禁用麦角及催产素制剂,以防出血加重。

3)凝血功能障碍:子痫患者由于胎盘缺血缺氧及血管梗塞,使破碎绒毛之滋养叶细胞进入血液循环而释放出凝血活酶,导致凝血功能障碍,发生 DIC。有出血倾向时血小板减少,凝血酶原时间延长和纤维蛋白原减少,以及血和尿的纤维蛋白降解物(FDP)含量明显升高;鱼精蛋白副凝固试验(3P 试验)常为阳性。处理:若患者处于慢性 DIC,临床上没有明显出血表现时,可用低分子右旋糖酐 500ml 加肝素 25mg 及 25% 硫酸镁 30ml,缓慢静脉滴注 6 小时,每日 1 次。若有出血表现,则用抗凝治疗,但输肝素应适当,并宜首选鲜血,同时积极终止妊娠,以去病因。

4)产后虚脱:妊高征患者在分娩结束后,有可能发生产后血循环衰竭,突然出现面色苍白、血压下降、脉搏微弱及汗多等虚脱症状。多在产后 30 分钟内出现,常常由于:①产前限盐,产生低钠血症。②大量应用解痉降压药物,使血管扩张。③产后腹压突降使内脏淤血,致有效血循环量减少。在排除了出血、感染、羊水栓塞及子宫破裂等外,应进行输液治疗,输注林格液、5% 葡萄糖盐水等,一般情况下经输液治疗病情将很快好转。如出现休克,病人情况差,除输液外,应输注中分子右旋糖酐、血浆或全血,迅速补充血容量,注意水、电解质平衡。

十一、预防

(1)健全妇幼保健网,加强孕妇健康教育,坚持定期产前检查,发现异常,及时处理。

(2)指导孕妇保持良好情绪及足够休息,选择富含蛋白质、维生素及微量元素的食物,不必限盐,但应避免摄盐过多。

(3)孕 20 周起常规补充钙剂(2g/d),有预防妊娠高血压疾病的作用。

第七节 羊水过多

妊娠期间羊水量超过 2000ml 称羊水过多(polyhydramnios)。羊水过多时羊水的外观、性状与正常者并无异样。多数孕妇羊水增多较慢,在长时期内形成,称为慢性羊水过多;少数孕妇在数日内羊水急剧增多,称为急性羊水过多。文献报道羊水过多的发病率为 0.5% ~1%,合并妊娠糖尿病时发生率高达 20%。双胎妊娠时也可能发生一胎羊水过多。

一、病因

1. 胎儿畸形　是羊水过多发生的首要原因。

(1)神经管缺陷:如无脑儿、脊柱裂。其脑脊膜裸露于羊膜腔内,大量液体渗出而导致羊水过多。

(2)消化、呼吸系统畸形:包括食管闭锁、幽门闭锁、肠高位闭锁、腭裂、膈疝、肺发育不全等畸形。如胎儿消化道畸形吞咽羊水量急剧下降;膈疝则因食管受压影响羊水吞咽入消化道均致羊水过多。

(3)多发畸形:如染色体异常:21 - 三体综合征,18 - 三体综合征,又例如颜面畸形发育。不能吞咽羊水,或有先天性醛固酮增多症则因胎尿增多而发生羊水过多。

2. 多胎妊娠　多胎妊娠羊水过多发生率约 10 倍于单胎妊娠,以单卵双胎最为常见,而双卵双胎则与单卵双胎的发生率相似。可能单卵双胎两个胎儿之间血循环互相交通。循环血量多的优势胎儿,因心、肾肥大,尿量增多而致羊水过多;另一个劣势胎儿则可能发生羊水过多。

3. **母亲并发症** 如糖尿病,可能与糖尿病孕妇导致胎儿高糖血症和多尿有关,加之羊水糖浓度增高,使羊水渗透压增高,水分经胎膜渗出量减少亦可能是其致病原因。此外,妊高征、Rh 血型不合或贫血等孕妇,并发羊水过多者较一般孕妇为多。

4. **脐带、胎盘病变** 如胎盘血管瘤较大或生长部位靠近脐带附近,压迫脐静脉,引起静脉回流梗阻,血液淤滞,增加渗出量可致羊水过多。胎盘过大、脐带帆状附着的羊水过多者,亦较一般孕妇为多。

5. **不明原因的羊水过多。**

二、发病机制

母儿间羊水交换以 500ml/h 速度进行,呈动态平衡,包括胎儿吞咽、呼吸、尿液排出及皮肤、胎膜的渗出和吸收。上述病因中一种或多种因素均可造成羊水循环的失衡,生成增多,输出减少,导致羊水过多。

羊水过多对母体的影响:易发生原发性宫缩乏力、产程延长、产后大出血、胎盘早剥及休克。对胎儿则有:围生儿死亡率是正常羊水量组的 2.1 倍,主要原因有胎儿畸形(20%～50%)、早产、胎盘早剥、脐带脱垂、宫内窘迫、新生儿窒息等。

三、临床表现

1. **急性羊水过多** 较少见。多发生在妊娠 20～24 周,由于羊水急速增多,数日内子宫急剧增大,似双胎妊娠或足月妊娠大小,并产生一系列压迫症状,腹腔脏器向上推移,横膈上举,孕妇出现呼吸困难,甚至发绀。腹壁皮肤因张力过大感到疼痛,严重者皮肤变薄,皮下静脉清晰可见。孕妇进食减少,发生便秘。巨大的子宫压迫下腔静脉,影响静脉回流,出现下肢及外阴部水肿及静脉曲张,孕妇行走不便,不能平卧仅能端坐,表情痛苦。

2. **慢性羊水过多** 较多见,多数发生在妊娠晚期,数周内羊水缓慢增多,多数孕妇无自觉不适,仅在产前检查时,见腹部膨隆,测量宫高及腹围大于同期孕妇,妊娠图宫高曲线超出正常百分位数,腹壁皮肤发亮、变薄,触诊时感到皮肤张力大,有液体震颤感,胎位不清,有时扪及胎儿部分有浮沉胎动感,胎心遥远或听不清。

四、实验室及其他检查

1. **B 型超声检查** 目前以 B 超探测意义尤大。一般 B 超显像图显示胎儿与子宫壁间距离在 7cm 以上者,可考虑羊水过多。

2. **X 线检查** 羊水明显增多时,X 线检查结果比较可靠。腹部平片见胎儿四肢伸展,不贴近躯干。侧位片可见围绕胎儿的子宫壁和羊水形成的阴影显著增宽。还可了解是否合并无脑儿、脑积水等胎儿畸形或多胎妊娠。

3. **羊水甲胎蛋白(αFP)含量测定** 胎儿有开放性神经管缺陷时,由于脑脊膜裸露,αFP 随脑脊液渗入羊膜腔,羊水 αFP 含量可比正常高 4～10 倍。

4. **羊膜囊造影及胎儿造影** 为了解胎儿有无消化道畸形,先将 76% 泛影葡胺 20～40ml 注入羊膜腔内;3 小时后摄片,羊水中造影剂减少,胎儿肠道内出现造影剂。接着再将 40% 碘化油 20～40ml(应视羊水多少而定)注入羊膜腔,左右翻身数次,因脂溶性造影剂与胎脂有高度亲和力,注药后半小时、1 小时、24 小时分别摄片,胎儿的体表包括头、躯干、四肢及外生殖器均可显影。羊膜囊造影可能引起早产、宫腔内感染,且造影剂、放射线对胎儿有一定损害,应慎用。

五、诊断和鉴别诊断

1. 诊断 根据孕妇妊娠 20～32 周左右,腹部胀大迅速,子宫明显大于妊娠月份,且伴有压迫症状,胎位不清,胎心音遥远等临床症状及体征,结合以上辅助检查即可诊断。

诊断标准如下:

(1)妊娠足月时羊水量达到或多于 2000ml。

(2)妊娠 5 个月后,子宫增大迅速,较妊娠月份大、张力高、有液波振动感。胎位不清,胎心音轻微或听不清,可有外阴、下肢水肿及静脉曲张。急性羊水过多可出现腹部胀痛、呼吸困难、心悸、不能平卧及行动不便等症状。

(3)X 线摄片及超声检查显示羊水过多的特征。常并发畸胎。

2. 鉴别诊断 须注意与多胎妊娠、葡萄胎、腹水及巨大卵巢囊肿相鉴别。

六、治疗

对于羊水过多的处理要根据胎儿有无畸形、孕周及症状严重程度来定。

1. 胎儿合并畸形 若胎儿合并畸形,原则应及时予以终止妊娠。

(1)孕妇一般情况下,无明显的心肺压迫症状,可用 15～18 号腰穿针经腹羊膜腔穿刺放出适量羊水后,注入依沙吖啶 50～100mg 引产。

(2)症状严重者,予人工高位破膜引产。高位破膜器自宫口沿胎膜上行送入 15cm,刺破胎膜,使羊水以 500ml/h 的速度缓慢流出。破膜后 12～24h 无宫缩,可静脉滴注缩宫素或用前列腺素等引产。也可先经腹羊膜腔穿刺放出部分羊水后,再人工破膜。破膜过程中注意脉搏、血压、阴道流血的情况。

2. 羊水过多合并正常胎儿 对孕周不足 37 周,胎肺不成熟者,应尽可能延长孕周。

(1)一般治疗:低盐饮食、减少孕妇饮水量。卧床休息,取左侧卧位,改善子宫胎盘循环,预防早产。每周复查羊水指数及胎儿生长情况。

(2)羊膜穿刺减压:对压迫症状严重,孕周小、胎肺不成熟者,可考虑经腹羊膜穿刺放液,以缓解症状,延长孕周三放液时注意:①避开胎盘部位穿刺;②放液速度应缓慢,每小时不超过 500ml,一次放液不超过 1500ml,以孕妇症状缓解为度,放出羊水过多可引起早产;③有条件应在 B 型超声监测下进行;④密切注意孕妇血压、心率、呼吸变化;⑤严格消毒,防止感染,酌情用镇静药预防早产;⑥放液后 3～4 周,如压迫症状重,可重复放液以减低宫腔内压力。

(3)前列腺素合成酶抑制剂:孕晚期羊水主要由胎尿形成,吲哚美辛有抗利尿作用,可抑制胎儿排尿使羊水量减少。用法:2.2～2.4mg/(kg·d),分 3 次口服,一周后胎尿明显减少,羊水亦可减少。每周一次 B 超检查测羊水量的变化,若羊水再增多可重复使用。有报道吲哚美辛可导致动脉导管提前闭合,不宜长期使用,且主张限于 32 周以前使用。

(4)病因治疗:若为妊娠期糖尿病或糖尿病合并妊娠,需控制孕妇过高的血糖;母儿血型不合溶血,胎儿尚未成熟,而 B 型超声检查发现胎儿水肿,或脐血显示 Hb<60g/L,应考虑胎儿宫内输血。

(5)分娩期处理:自然临产后,应尽早人工破膜,除前述注意事项外,还应注意防止脐带脱垂。若破膜后宫缩仍乏力,可给予低浓度缩宫素静脉滴注,增强宫缩,密切观察产程进展。胎儿娩出后应及时用宫缩剂,预防产后出血。

七、预后

围产儿的预后与有无畸形及羊水过多的严重程度有关。羊水过多特别是急性羊水过多往往合并胎儿畸形。神经管缺陷性疾病是最常见的畸形,约占 50%,其中又以无脑儿、脊柱裂所致的脑脊膜膨出多见。消化道畸形,特别是上消化道闭锁,约占 25%。对于外表正常的围产儿的预后仍应谨慎对待,因为 B 超检查难以发现所有畸形。高位破膜放羊水的过程中,脐带可随羊水滑出造成脐带脱垂,造成胎儿宫内窘迫甚至胎死宫内。

羊水过多使子宫张力变大,破膜后子宫骤然变小易引起胎盘早剥,产时宫缩不协调、乏力、胎位异常均使手术产的儿率增加,且易发生产后出血,治疗性放羊水加大感染儿率。羊水过多的孕妇易合并妊娠高血压疾病。

八、预防

羊水过多胎儿的畸形率、新生儿发病率及围产儿死亡率较正常儿增高,故应积极做好产前检查,尽早发现,正确诊断并及时处理。

第八节　羊水过少

妊娠足月时羊水量少于 300ml 者称为羊水过少(oligohydramnios)。据研究资料提示,随着目前 B 超的广泛应用,近年报告的发病率为 0.4%~4%。羊水过少者约 1/3 有胎儿畸形。羊水过少可发生于妊娠各期,但以妊娠晚期为常见。羊水过少严重影响围生儿的预后,若羊水量少于 50ml,胎儿窘迫的发生率达 50% 以上,围生儿的死亡率也高达 88%,同时增加剖宫产的概率,应当引起高度重视。

一、病因

主要与羊水产生减少或吸收、外漏增加有关。常见原因如下。

1. 胎儿泌尿道畸形　先天性肾缺如或尿路梗阻,因胎儿无尿液生成或生成的尿液不能排入羊膜腔致妊娠中期后严重羊水过少。

2. 胎盘功能不良　如过期妊娠、胎儿宫内生长受限、妊娠期高血压疾病等,由于胎盘功能不良、慢性胎儿宫内缺氧、血液重新分布,肾血管收缩,胎儿尿形成减少,致羊水过少。

3. 胎膜早破　羊水外漏速度大于再产生速度,常出现继发性羊水过少。

4. 母体因素　如孕妇脱水、血容量不足,血浆渗透压增高等,可使胎儿血浆渗透压相应增高,胎盘吸收羊水增加,同时胎儿肾小管重吸收水分增加,尿形成减少。此外孕妇应用某些药物(如吲哚美辛、利尿剂等)亦可引起羊水过少。

部分羊水过少原因不明。

二、对母儿的影响

1. 对母体的影响　由于胎儿先露部在临产后内回转受阻,容易发生胎位异常。羊水过少易致胎儿窘迫,为抢救胎儿行剖宫产率明显增高,术后感染率也相应增多。

2. 对胎儿、新生儿的影响

(1)对胎儿的影响:羊水过少发生在妊娠早期,可使胎体与羊膜粘连引起畸形,甚至导致胎儿截肢。羊水过少易发生胎儿宫内发育迟缓,与合并胎盘功能减退有关。临产后发生胎儿窘迫的机会明显增多,有资料表明,胎儿窘迫率达 60% ,严重者造成胎死宫内。羊水少不易润滑产道,不利于临产后胎先露部下降与内回转而致产程延长,使胎儿缺氧概率明显增大。

（2）对新生儿的影响：胎儿宫内缺氧,羊水过少使胎儿肺部受压,肺发育不全,妨碍呼吸运动,导致肺液潴留,使娩出的新生儿发生窒息、胎粪吸入综合征的概率明显增高。羊水过少的围生儿患病率及死亡率均明显增高。

三、临床表现

孕妇于胎动时感觉腹痛,检查时发现宫高、腹围小于同期正常妊娠孕妇,子宫的敏感度较高,轻微的刺激即可引起宫缩,临产后阵痛剧烈,宫缩不协调,宫口扩张缓慢,产程延长。羊水过少若发生在妊娠早期,可以导致胎膜与胎体相连;若发生妊娠中、晚期,子宫周围压力容易对胎儿产生影响,造成胎儿斜颈、曲背、手足畸形等异常。羊水过少者由于影响胎肺的膨胀发育,可导致肺发育不全,胎儿生长迟缓等。同时,羊水过少容易发生胎儿宫内窘迫与新生儿窒息,所以围生儿死亡率较高。

四、实验室及其他检查

1. B 超检查　妊娠 28 ~ 40 周期间,B 超测定最大羊水池径线稳定在 5.1 ± 2.1cm 范围,因此最大羊水池与子宫轮廓相垂直深度测量法（AFD）≤2cm 为羊水过少;≤1cm 为严重羊水过少。近年提倡应用羊水指数法（AFI）。此法比 AFD 更敏感,更准确。以 AFI≤8.0cm 作为诊断羊水过少的临界值;以 ≤5.0cm 作为诊断羊水过少的绝对值。除羊水池外,B 超还发现羊水和胎儿交界面不清,胎盘胎儿面与胎体明显接触以及胎儿肢体挤压卷曲等。

2. 羊水直接测量　破膜以羊水少于 300ml 为诊断羊水过少的标准,其性质黏稠、混浊、暗绿色。直接测量法最大缺点是不能早诊断。

3. 羊膜镜检查　如羊水过少可见羊膜紧贴胎头,同时可观察羊水性质有无污染,及早做出诊断。

五、诊断

1. 孕妇常于胎动时感到腹痛,检查发现腹围及子宫底均较同期妊娠者为小。

2. 临产后阵痛剧烈,宫缩多不协调,宫口开张缓慢,产程往往延长。

3. 人工破膜时发现无羊水或仅有少许黏稠液体流出。

六、鉴别诊断

应与足月小样儿及死胎相鉴别。

七、治疗

1. 终止妊娠　羊水过少是胎儿危险的重要信号。若妊娠已足月,应尽快行人工破膜观察羊水的情况,若羊水少且黏稠,有严重胎粪污染,同时出现其他胎儿窘迫的表现,估计短时间内不能结束分娩,在除外胎儿畸形后,应选择剖宫产结束分娩,可明显降低围生儿死亡率。

2. 保守期待　若妊娠未足月,且辅助检查未发现有胎儿畸形,可行保守期待。通过羊膜腔灌注解除脐带受压,可使胎心变异减速率、胎粪排出率以及剖宫产率降低,提高围生儿成活率。因此羊膜腔灌注是一种安全、经济、有效的治疗方法。妊娠中、晚期时防治妊娠羊水过少行羊膜腔灌注也有良好效果。具体方法:孕妇仰卧,头高位,在 B 超指引下,找出羊水池最深平面,在相应体表做好标记。用配套消毒好的 7 号带芯针(长约17cm),垂直进入腹壁各层及子宫壁达羊水池,拔出针芯,空针回抽见羊水溢出即接输液管。将预热(37℃)生理盐水以 15～30ml/min 速度输入羊膜腔,每次灌注量为 500～800ml。于羊膜腔灌注同时给予舒喘灵或硫酸镁保胎,抗生素预防感染,地塞米松 10mg羊膜腔注射,促胎儿成熟。

经宫颈羊膜腔输液常在产程中胎膜早破时使用。适合于羊水过少伴频繁胎心变异减速或羊水Ⅲ度粪染者。主要目的是缓解脐带受压,提高阴道安全分娩的可能性,以及稀释粪染的羊水,减少胎粪吸入综合征的发生。具体方法是:常规消毒外阴、阴道,经宫颈放置宫腔压力导管进羊膜腔,输入加温至 37℃的生理盐水 300ml,输液速度为 10ml/min,如羊水指数达 8cm,并解除胎心变异减速,则停止输液,否则再输 250ml。若输液后 AFI 已≥8cm,但胎心减速不能改善亦应停止输液,按胎儿窘迫处理。输液过程中 B 型超声监测AFI、间断宫内压力导管测宫内压,可同时胎心内监护,注意无菌操作。

八、预后

羊水过少合并胎儿畸形往往导致流产,胎儿缺氧致胎儿发育迟缓、宫内窘迫,严重者致胎死宫内,新生儿窒息是宫内缺氧的延续,故新生儿病死率明显增高,如缺氧缺血性脑病、胎粪吸入综合征、坏死性小肠结肠炎、肾功能损害等,慢性宫内缺氧儿常伴有低体重儿或小于胎龄儿,红细胞增多症,低血糖、低血钙、高胆红素血症等。部分孕妇由于胎膜早破,羊水持续外溢发生羊水过少,破膜时间过长可造成感染。

羊膜腔内输液易诱发宫缩且反复穿刺有造成羊膜炎、胎膜早破等并发症,还要注意羊水栓塞的潜在危险。产程中宫缩乏力、不协调、羊水粪染致手术产儿率增加。母体常合并低血容量。

九、预防

羊水过少胎的畸形率、新生儿发病率及围生儿死亡率较正常儿明显增高,故应积极做好产前检查,尽早诊断并及时处理。

第九节　多胎妊娠

多胎妊娠(multiple pregnancy)是指一次妊娠同时存在两个或两个以上的胎儿。多胎妊娠的孕妇并发症多,胎婴儿围产期死亡率高,属于高危妊娠范围。

多胎妊娠中以双胎最多见,胎次越多,发生率越低,按 Hellin 公式计算,发生率为 1:89^{n-1}(n 代表一次妊娠中的胎儿数),本方程式适用于自然发生的多胎,排卵诱导者不包括在内,各国的多胎妊娠发生率有很大差异。如双胎妊娠发生率在亚洲最低(3‰左右),黑人最高(57.2‰),白人居中(12.3‰),主要表现为双卵双胎,而单卵双胎发生率在世界范围内比较恒定,一般为 3%～5%。有综合文献报道,世界上最多的多胎妊娠为 9 胎妊娠,孕 25 周时阴道分娩 7 个活婴,均在新生儿期死亡,另两个为死胎,已成活的最多的多胎妊娠是 8 胎妊娠,孕 33 周行子宫下段剖宫产,出生 5 个活胎,2 个死胎和一个纸样儿。

本节主要讨论双胎妊娠(twin pregnancy)。

一、病因和分类

双胎妊娠有双卵双胎和单卵双胎两类。由两个卵子分别受精形成者,称为双卵双胎,其发生与种族、遗传、胎次及促排卵药物的应用有关。由单一受精卵分裂而成者,称为单卵双胎,原因不明,其发生与种族、遗传、年龄、胎次或促排卵药物的应用无关。

1. 双卵双胎 其发生率占双胎妊娠的52%~60%。2个卵子可来自同一卵巢的同一成熟卵泡或两个成熟卵泡;或分别从两侧卵巢的成熟卵泡排出。两个受精卵种植在子宫内的不同部位,各有各的胎盘和胎囊。有时2个胎盘可因紧靠而融合,甚至连绒毛膜亦合而为一,故两个胎囊间的中隔由2层羊膜和一层绒毛膜组成,但血液循环并不沟通。胎儿的性别可不同或相同,由于基因不尽相同,所以,容貌也不尽相同,仅如一个家庭中的兄弟姐妹。

2. 单卵双胎 即由一个卵子受精后分裂而形成的双胎妊娠,约占双胎妊娠的1/3。因此,两胎儿的基因相同,其性别、血型一致,容貌相似。单卵双胎的每个胎儿均有1根脐带,其胎盘和胎囊则根据受精卵分裂时间而有差异。①若分裂发生在桑葚期(早期囊胚),即在受精的72小时内分裂形成两个受精卵,两个羊膜囊和两个绒毛膜,则独立着床形成各自胎盘,与双卵双胎类似,约占单卵双胎的18%~36%。②若分裂发生在受精后第4~8天(晚期囊胚),则形成双羊膜囊、单绒毛膜的单卵双胎妊娠,共同拥有一个胎盘及绒毛膜,其中隔有两层羊膜。此类占单卵双胎的2/3。③若分裂发生在受精后9~13天,胚胎在羊膜囊形成后分裂则各自发育成胎儿,两个胎儿共用一个胎盘,共存于一个羊膜腔内,称单羊膜囊双胎妊娠,较罕见,所占比例不足1%,且围生儿死亡率甚高。④若分裂发生在受精13日以后,在原始胚胎形成之后,则可能导致不同程度、不同形式的联体儿(conjoined twins),极其罕见。

二、临床表现

1. 妊娠期 主要为早孕反应较重,从孕10周开始子宫增长快速,明显大于妊娠月份,孕24周尤为明显。妊娠晚期,因子宫过大可致腰酸背痛,呼吸困难,胃部饱满,行走不便,下肢静脉曲张,浮肿。痔疮发作等压迫症状,且易并发妊高征、羊水过多、胎儿畸形、前置胎盘、胎位异常等病证。其胎位多为纵产式,以头头或头臀多见,其他胎位较少见。据统计,双胎妊娠平均为260日,早产率30%;有42%~55%的胎儿体重小于2500g,10%~15%在1500g以下;围生儿死亡率高达10%~15%。单卵双胎的平均体重更低。

2. 分娩期 可发生产程延长;胎膜早破及脐带脱垂;胎位异常,特别是当第一个胎儿娩出后,第二个胎儿活动范围更大,而容易转为肩先露;胎盘早剥;胎头绞锁及胎头碰撞;产后出血及产褥感染等,并出现相应的临床表现。

三、实验室及其他检查

1. B超检查 孕7~8周时可见2个孕囊,孕3周后可见2个胎儿征象,B型超声检查对中、晚期双胎的诊断率可达100%。

2. 多普勒胎心检查 孕12周后听到2个频率不同的胎心音。

四、诊断

1. 病史 早孕反应重,腹部增大快,家族中(夫妇双方)有双胎妊娠史,或接受过促排卵药物治疗,就要想到双胎妊娠的可能。

2. 产前检查　腹围、宫高明显大于孕龄;腹部触诊可触及多个肢体和 2 个胎头;在腹部不同部位可听及 2 个节律不同的胎心,同时计数 2 个胎心率 1 分钟相差 10 次以上,或两胎心音之间隔有无音区;孕中晚期体重增加过快,不能用水肿及肥胖解释。

五、鉴别诊断

双胎妊娠需要与下列疾病相鉴别。

1. 单胎妊娠的巨大胎儿　胎儿可比闭经日期大,但仅能触到 1 个胎儿,听到 1 个胎儿胎心。

2. 羊水过多　任何单胎或多胎妊娠都可以伴有羊水过多,单纯的羊水过多发生在 28 孕周以后,子宫在短期内急剧增大。孕妇憋气,腹胀痛,不能平卧。检查时腹壁紧张,胎位不清,胎心遥远。可以利用超声波图像检查加以鉴别。

3. 妊娠合并子宫肌瘤　子宫肌瘤合并妊娠时,一般子宫较单胎妊娠大,但形状不规则且硬度不均匀。B 型超声波检查可以明确诊断。

4. 妊娠合并卵巢肿瘤　卵巢肿瘤通常是单发的,孤立的,软硬度不一,活动度不一。一般较难诊断,通过 B 型超声波可与多胎妊娠相鉴别。

5. 葡萄胎　多胎妊娠早期时,子宫增大明显;母血清 HCG 水平增高,易与葡萄胎混淆。多胎妊娠在第 12 孕周以后,母血清 HCG 明显减少,而葡萄胎反而升高。妊娠第 18 周以后,孕妇多可以自觉胎动,多普勒可闻胎心,但葡萄胎患者无胎动感,不能用多普勒听到胎心(除极少数葡萄胎合并正常胎儿外),超声图像能很快地将两者区分开。

6. 膀胱尿潴留　膀胱充盈或膀胱尿潴留均可以使单胎妊娠的子宫底升高,可以令孕妇大、小便后再检查,很容易与多胎妊娠区别。

六、治疗

近年来,由于围生医学的发展和产科技术的进步,围生儿病死率已明显下降,但多胎的围生儿病死率依然较高。对母儿的威胁主要来自孕期并发症和胎位异常。因此降低围生儿病死率,则主要是加强围生期监护、预防早产,实行计划分娩,恰当决定分娩方式,是处理多胎妊娠的关键。

1. 妊娠早期的管理　妊娠早期可对 3 胎及 3 胎以上妊娠行多胎妊娠减胎术(multifetal pregnancy reduction,MFPR),以便有效而安全地控制胚胎和分娩数目,提高存活儿的成熟和质量,减少多胎妊娠对母婴的损害。

早期进行 MFPR 起始于 20 世纪 80 年代,Farquharson 等在 1985 年成功的对 16 例孕8 ~ 11 周多胎妊娠进行了 MFPR。目前的 MFPR 主要是将 3 胎及 3 胎以上妊娠减为双胎妊娠。其方法有经腹和经阴道 2 种途径,后者又有经子宫壁穿刺与经宫颈抽吸 2 种方法。

(1)经腹穿刺减胎术:一般在孕 9 ~ 13 周时进行,尤以 10 ~ 11 孕周时进行更好。在 B 超介导下用 16 号带针芯的腰穿针对欲行终止妊娠的胚胎穿刺。刺入胚胎心管部位后注射 10% 氯化钾 1 ~ 2ml;或 5% 高渗盐水 5 ~ 10ml,以心管停搏 60s 为准。

(2)经阴道减胎术:此方法可在妊娠 6 ~ 8 周进行,较腹部途径早 2 ~ 4 周。

1)经阴道宫壁穿刺减胎术:此方法是在 B 超引导下经阴道侧后穹窿部进针,穿刺所灭胚胎,用药方法同经腹减胎术。

2)经宫颈管抽吸减胎术:用直径 3mm 的吸管经宫颈管插入子宫腔,利用负压抽吸所要消减的胎儿组织及妊娠囊内的羊水,达到减胎目的。

每次手术以消减 1~2 个胚胎为好,对于剩余胚胎或本次手术失败者,可间隔 1 周后再行减灭。

对于减灭胚胎的选择,目前有多种观点:有人认为选择靠近宫口的胚胎予以减灭,因位于这一位置的胚胎,日后发生宫内发育迟缓的机会增加,并有出现前置胎盘的可能。也有认为不该选择这一位置的胚胎,因其死亡数周后会出现破膜,继发羊膜炎,而上行感染其他胎儿。笔者认为原则上选择易于穿刺、对邻近孕囊干扰最少的胚胎或发育不良的胚胎。如经腹穿刺则消减距腹壁最近的胚囊;经阴道穿刺则选最靠近阴道壁的胚胎为消减对象。

在行 MFPR 之前必需在 B 超下仔细检查各孕囊及其膜隔组合情况。只有双卵双胎方可选择性减胎。如为单卵双胎,向一个胚胎所注射的药物可经胎盘循环进入另一胚胎,可致其在短期内死亡。

MFPR 可致完全流产,其发生率为 10.9%,多发生在中孕期,机制尚未完全清楚。但总的来说 MFPR 是一种比较安全有效地改善多胎妊娠预后的方法。

2. 妊娠中晚期的管理

(1)增加营养:进食含高热卡、高蛋白质、高维生素以及必需脂肪酸的食物,注意补充铁、叶酸及钙剂,预防贫血及妊高征。

(2)防治早产:是双胎产前监护的重点,应增加卧床休息时间,尽量左侧卧位,减少活动量,产兆若发生在 34 周以前,应给予宫缩抑制剂。一旦出现宫缩或阴道流水,应住院治疗。对可疑早产孕妇,可检测宫颈及阴道分泌物中的胎儿纤维连结蛋白,如阴性表明不需干预治疗,如阳性应考虑预防性使用宫缩抑制剂,并动态观察宫颈变化。

(3)及时防治妊娠期并发症:妊娠期应注意监测血压及尿蛋白的变化,如发现妊高征应及时治疗。妊娠 20 周开始每日口服元素钙 2g,可预防妊高征。妊娠期间,应注意孕妇瘙痒主诉,动态观察血胆酸及肝功能变化,发现妊娠肝内胆汁淤积症应及早治疗。

(4)监护胎儿生长发育情况及胎位变化:一旦发现胎儿畸形,应及早终止妊娠,尤其是联体双胎者;若无明显畸形,则定期 B 型超声监测胎儿生长情况(每 3~4 周一次),若发现 TTTS,可在胎儿镜下用激光凝固胎盘表面可见的血管吻合支,使胎儿存活率有所提高。B 型超声发现双胎胎位异常,一般不予纠正。妊娠末期确定胎位对于选择分娩方式有帮助。

3. 分娩期的处理　为减少多胎妊娠新生儿的死亡率,对分娩方式应慎重选择,多胎妊娠胎儿相对较小,产道性难产较少见。但胎位不正较常见,而且两个或多个胎儿互相影响,同样可影响阴道分娩的正常进行。目前人们对多胎分娩方式尚未达成一致意见,特别是对第一个胎儿头位第二个胎儿臀位或横位的双胎的分娩方式争论尤甚。许多学者认为应根据过去孕产史、孕龄、胎儿大小、胎位、胎儿宫内情况及孕妇有无并发症等综合考虑,其中以胎位及胎儿体重最重要。

(1)第一产程:严密观察产程及胎心、胎位变化。首先要明确两个胎儿的胎位,若第一个胎儿为纵位,可任其自然分娩,做好一切急救准备,如输液、输血等。若第一个胎儿为横位,宜行剖宫产术。

（2）第二产程：当第一胎儿娩出后，应立即断脐，胎盘端脐带应注意夹紧，以防第二个胎儿失血。助手应立即明确第二个胎儿的胎位和胎心，并用手在腹部固定第二个胎儿保持纵产式。若第二个胎儿为横位或斜位，立即行外倒转术尽可能纠正为头位或臀位，若外倒转术不成功，则立即破膜做内倒转术。若第二个胎儿为纵位，一般能在短时间内自然娩出，若等待15分钟，仍没有宫缩或宫缩不强，可行人工破膜，并酌情使用静脉点滴缩宫素加强宫缩，若胎心音异常应及时结束分娩，头位胎儿用胎头吸引器或产钳助产，臀位者可行臀位牵引术。

分娩若第一个胎儿为臀位，第二个胎儿为头位，为避免发生胎头交锁，助手用手在腹部上推第一个胎儿的胎头，使第一个胎儿顺利娩出。一旦发生胎头交锁，对第一个胎儿行断头术，以保第二个胎儿；当两个胎儿均为头位，第一个胎儿娩出时，助手应从腹部推开第二个胎儿，以免妨碍第一个胎儿肩娩出。

（3）第三产程：预防产后出血及休克，当第二个胎儿娩出时静脉推注麦角新碱0.2mg及缩宫素10U，同时腹部置沙袋或腹带紧裹腹部，以防腹压突然降低发生休克。

七、预防

加强孕期保健，争取及早确诊，增加营养，预防贫血和妊高征的发生。妊娠晚期避免过劳，多卧床休息，禁性生活。

第十节 早 产

早产是指妊娠满28周至不满37足周（196～258日）间分娩者。早产分为自发性早产和治疗性早产两种，前者包括未足月分娩和未足月胎膜早破，后者为妊娠并发症或合并症而需要提前终止妊娠者。早产时娩出的新生儿体重1000～2499g，各器官发育不成熟，因而呼吸窘迫综合征、坏死性小肠炎、高胆红素血症、脑室内出血、动脉导管持续开放、视网膜病变、脑瘫等发病率增高。分娩孕周越小，出生体重越低，围生儿预后越差。早产占分娩总数的5%～15%。近年，由于早产儿及低体重儿治疗学的进步，其生存率明显提高，伤残率下降，故国外不少学者提议，将早产定义的时间上限提前到妊娠20周。

一、病因

由于分娩动因迄今尚未阐明，故而引起早产的原因亦不完全清楚，约30%的早产无明显原因。早产常与以下情况有关：

1. 母体方面

（1）合并急性或慢性疾病如传染性肝炎、流行性感冒、急性泌尿道感染、高热；心脏病、慢性肾炎、严重贫血、糖尿病、甲状腺机能亢进等。

（2）妊娠并发症如妊娠高血压综合征。

（3）妊娠中晚期的性生活或其他原因所致的生殖道感染。

（4）合并子宫畸形如双子宫、双角子宫、纵隔子宫等；宫颈创伤、松弛；子宫肌瘤等。

（5）孕妇年龄过小（<18岁），过大（>40岁）。身材过于矮小，瘦弱，身长<145厘米，体重<45千克者，有吸烟、酗酒习惯者。

（6）社会经济状况不良或未婚先孕或有身心创伤者。

（7）以往曾有早产、流产史者。

2. 胎儿、胎盘方面

（1）多胎妊娠。

（2）羊水过多或过少。胎位不正。

（3）胎儿宫内发育不良、胎死宫内、胎儿畸形、遗传基因疾病。

（4）前置胎盘和胎盘早期剥离。

（5）胎膜早破,绒毛膜羊膜炎者。

3. 医源性　因高危妊娠而提前终止妊娠。

二、临床表现

孕妇可有晚期流产、早产及产伤史,此次妊娠满 28 周后至 37 周前出现较规则宫缩,间隔时间 5～6 分钟,持续时间达 30 秒以上,肛门检查或阴道检查发现宫颈管消失、宫口扩张。部分患者可伴有少量阴道流血或阴道流液。

三、实验室及其他检查

1. 血常规　检查是否贫血,发现贫血,及时纠正。

2. 尿常规　检查尿蛋白、尿糖、尿沉渣镜检,如有泌尿系感染史者,常规作尿培养,以便及时发现菌尿症。

3. 白带检查　注意有无霉菌、滴虫,如发现阴道炎应予以治疗。

4. 超声波检查　作 B 超及断层法,了解胎儿情况,是否多胎,胎位、胎儿是否存活或死亡。

近年,早产预测工作有明显进展。现常用两种方法:①阴道 B 型超声检查宫颈长度及宫颈内口漏斗形成情况,如宫颈内口漏斗长度大于宫颈总长度的 25%,或功能性宫颈内口长度 <30mm,提示早产的可能性大,应予治疗;②阴道后穹窿棉拭子检测胎儿纤维连接蛋白(fetal fibronectine, fFN),fFN 是一种细胞外基质蛋白,通常存在于胎膜及蜕膜中,在妊娠最初 20 周内,宫颈、阴道分泌物中可测出 fFN。若妊娠 20 周后,上述分泌物中 fFN >50ng/ml,则提示胎膜与蜕膜分离,有早产可能。其预测早产的敏感性可达 93%,特异性 82%。

5. 阴道窥器检查及阴道流液涂片　了解有无胎膜早破。

6. 宫颈及阴道分泌物培养　排除 B 族链球菌感染及沙眼衣原体感染。

7. 羊膜穿刺　胎膜早破者可抽取羊水送细菌培养,排除绒毛膜羊膜炎,以及检测卵磷脂鞘磷脂比值或磷脂酰甘油等,了解胎儿肺成熟度。

四、诊断

妊娠满 28 孕周至不足 37 周期间出现不规则子宫收缩,多伴有少量阴道血性分泌物,临床上可诊断为先兆早产。一旦有规律宫缩,即宫缩每次间隔 5～6 分钟,持续 30 秒以上,伴宫颈管缩短≥75%、宫口扩张达到 2cm 以上或胎膜已破,可诊断为早产临产。

五、鉴别诊断

1. 前置胎盘　为无痛性出血,不伴规律宫缩。

2. 胎盘早剥　出血常伴腹痛及压痛,宫缩间歇时亦存在,严重者胎位、胎心不清,如板样腹肌多伴内出血。

3. 宫颈局部病变出血　可通过窥器检查或指检发现。

4. 假临产及妊娠晚期子宫生理性收缩　一般子宫收缩不规则,无痛感,且宫口不开大,经休息或应用镇静剂治疗后消失。

六、治疗

早产的治疗原则:如胎儿存活、胎膜未破、无宫内感染、宫颈扩张在4cm以下者,尽量设法抑制宫缩,使妊娠继续,让胎儿在子宫内继续生长与发育。如胎膜已破,宫颈口进行性开张,妊娠已无法继续,应积极做好新生儿复苏准备;尽量提高早产儿的存活率。治疗方法如下。

1. 一般治疗　孕妇良好的身心状况可减少早产的发生,突然的精神创伤亦可诱发早产,因此,应做好孕期保健工作、指导孕妇加强营养,保持平静的心情。避免诱发宫缩的活动,如抬举重物、性生活等。高危孕妇必须多卧床休息,以左侧卧位为宜,以增加子宫血循环,改善胎儿供氧,慎做肛查和阴道检查等,积极治疗合并症,宫颈内口松弛者应于孕14～16周或更早些时间做子宫内口缝合术,防止早产的发生。

2. 病因治疗

(1)去除早产的明确病因是治疗早产的重要措施之一,对于妊娠合并症及并发症,积极治疗原发病可避免医源性(干预性)早产的发生;对于宫颈功能不全者,孕妇可于妊娠14～28周间行宫颈环扎术。

(2)对于先兆早产和早产患者,现建议使用抗生素(用药量及方法按具体情况而定)。既可防止下生殖道感染的扩散,也能延长破膜后的潜伏期(从破膜开始到有规律宫缩的一段时间)。因宫缩有负吸作用,能促进和加重感染,一旦出现宫缩,则应该应用抗生素。

抗生素多选用氨苄西林和(或)红霉素。用药方法:①对仅有胎膜早破者,用阿莫西林750mg,3次/d,口服,共7天;②有规律宫缩、宫口未开、无破膜者,口服氨苄西林2.0～3.0g/d;或红霉素1.0～1.2g/d,共7天;③有规律宫缩、宫口扩张<3cm、无破膜者,采用负荷量加维持量治疗:氨苄西林4.0～5.0g/d,静滴;或红霉素2.0g/d,静滴,共2d,然后口服氨苄西林0.75～2.0g/d或红霉素1.0g/d,共5d;④有规律宫缩合并胎膜早破者,采用氨苄西林6.0～8.0g/d,静滴共4d,继以口服1.5～2.0g/d至分娩;⑤进入活跃期,静滴氨苄西林5.0g,2～4小时后重复使用。随头孢类抗生素药物的发展,目前临床上经常用头孢二代和三代抗生素预防和治疗感染,且效果较好。因此,在经济条件允许的情况下,不妨选用头孢类抗生素药物。如a. 头孢噻吩(cefalotin):用法:0.5～1g,4次/日,肌注或静注);b. 头孢曲松(ceftriaxon,头孢三嗪、菌必治),用量:1g/d,1次肌注;严重感染1g,2次/日,溶于生理盐水或5%～10%葡萄糖液100ml中,静滴,于0.5～1小时滴完;c. 头孢唑啉(cefazolin)0.5～1.0g,2或3次/日,肌注或静注;d. 头孢拉定(cefradin)1～2g,分3或4次服用。头孢类药对青霉素过敏者均须慎用。

实验证明,使用抗生素平均延长孕期7～42d,以宫口未开、无破膜者最显著,胎膜早破者效果较差。

3. 药物抑制宫缩　抑制宫缩的药物主要有两类。一类属改变子宫肌对宫缩物质反应性的药物,如β_2肾上腺素受体激动剂(常用药物有沙丁胺醇及羟苄羟麻黄碱等)、硫酸镁等。另一类属阻断或抑制合成或释放宫缩物质的药物,如前列腺素合成抑制剂(常用药物有吲哚美辛、乙酰水杨酸、保泰松等)。

(1)β₂肾上腺素受体激动剂:这类药物能激动子宫平滑肌中的β₂受体,抑制子宫平滑肌的收缩,减少子宫的活动而延长妊娠期。目前常用药物介绍如下。

1)盐酸苯丙酚胺:为β肾上腺能兴奋剂。取80mg溶于5%葡萄糖液500ml中,静脉滴注,每分钟1.5~3ml(每分钟0.25~0.5mg),如无效可每15分钟增加1次滴速,直至有效地抑制宫缩为止,宫缩抑制后,继续滴注2小时,以后改为肌内注射,10mg每6小时1次,连续24小时,根据宫缩情况,肌内注射,或口服10~20mg,每日3次,持续1周,最大滴速每分钟不超过4.5~6ml(每分钟0.75~1mg)。不良反应:有呼吸困难、血压下降、心动过速、恶心等。使用时应先扩充血容量,采取左侧卧位,可减少该药对血压的影响。

2)羟苄麻黄碱(利妥特灵):适用于妊娠20周以上的孕妇抗早产治疗。方法:取本品150mg加入500ml静滴溶液中,于48小时内滴入。患者应保持左侧,以减少低血压危险。开始滴速每分钟0.1mg,逐渐增加至每分钟0.15~0.35mg,待宫缩停止后,至少持续输注12小时。静滴结束前30分钟,可以维持治疗。头24小时内口服剂量为每2小时10mg,此后每4~6小时10~20mg,每日总剂量不超过120mg。本品作用机制为β₂肾上腺素受体激动剂,可激动子宫平滑肌中的β₂受体,抑制子宫平滑肌收缩,减少子宫活动,从而延长妊娠期。不良反应:静脉注射时可发生心悸、胸闷、胸痛和心律失常等反应,严重者应中断治疗,还可有震颤、恶心、呕吐、头痛和红斑以及神经过敏、心烦意乱、焦虑不适等。本品通过胎盘屏障使新生儿心率改变和出现低血糖,应密切注意。糖尿病患者及使用排钾利尿剂的病人慎用。与糖皮质激素合用可出现肺水肿,极严重者可导致死亡。

3)舒喘灵:本品是肾上腺能β₂受体兴奋剂,具有抑制子宫收缩,使血管扩张,增加胎盘血流量的作用。据报道54例早产者应用本品抑制宫缩治疗的临床资料,并与同期47例早产未用宫缩抑制剂者作对照。结果显示:舒喘灵组抑制宫缩成功45例,成功率为83.33%,平均延长妊娠时间7.47天,最长达28天;对照组仅1例宫缩自行缓解,其余全部在48小时内分娩,硫酸舒喘灵组新生儿窒息率低于对照组,产后出血率及出血量两组无差异。仅2例服硫酸舒喘灵后出现心动过速,停药后自行缓解。故认为对早产应用本品抑制宫缩治疗安全,有效。用法:国产硫酸舒喘灵,每片2.4mg,每次4.8mg,每日3次口服。宫缩消失后继续服2~3天后停药。

(2)硫酸镁(magnesium sulfate):静滴硫酸镁提高细胞外液镁离子浓度,镁离子直接作用于子宫肌细胞,拮抗钙离子对子宫收缩的作用,从而抑制子宫收缩。常用方法为25%硫酸镁16ml加于25%葡萄糖液20ml内,5min缓慢静脉推注,再用25%硫酸镁60ml加于5%葡萄糖液1 000ml内,以每小时硫酸镁2g速度静脉滴注,直至宫缩停止。用药过程中注意膝腱反射(应存在)、呼吸(应每分钟不少于16次)和尿量(应每小时不少于25ml)。

(3)前列腺素抑制剂:减少前列腺素的合成或释放,以抑制子宫收缩。

1)消炎痛:本品可通过抑制PG的合成,减弱子宫收缩。其特点为:可使胎儿动脉导管提早关闭或狭窄,引起肺动脉高压甚至导致心衰死亡。此外尚能引起胃肠反应,出现恶心、呕吐、腹泻、黏膜溃疡、出血、少尿等。现已不提倡在妊娠期使用。

2)阿司匹林:0.5~1g,每日3次口服。

（4）其他

1）孕激素：对胎盘功能不全或孕妇血孕酮下降，雌二醇上升，或二者比例失调而引起的早产，给孕酮制剂效果较好。但对已临产的早产无效。可每周肌注 1 次羟孕酮己酸盐 250mg，根据情况及反应调整用药量，但不宜过多、过频使用。

2）乙醇：能抑制脑垂体生成和释放催产素及抗利尿激素，同时作用于子宫肌层使之松弛，阻止前列腺素 $F_2\alpha$ 的合成和释放，从而抑制子宫收缩。用法：95% 乙醇 50ml 加入 5% 葡萄糖 450ml 中静脉滴注，开始以每小时 7.5ml/kg 的速度滴入 1~2 小时后改为每小时 1.5ml/kg 静滴（维持量），可持续 6~10 小时。重复用药应间隔 10 小时以上。其副作用为恶心、呕吐、多尿、烦躁、头痛等酒精中毒症状。亦可通过胎盘进入胎体，故胎儿血浓度与孕妇浓度相同，胎儿出生后可能发生精神抑制、呼吸暂停等。由于有效量与中毒量接近，对药物的耐受性个体差异较大，国内很少应用。

3）硝苯吡啶：该药能有效地抑制妊娠子宫肌自发性收缩及中期妊娠流产时羊膜腔注射前列腺素 $F_2\alpha$（$PGF_2\alpha$）引起的宫缩与阵痛，因而可以治疗早产。Formun 报告在 10 例怀孕不足 33 周的早产病人中使用本品后，使分娩至少延期 3 天以上。

4）缩宫素受体拮抗药：是目前研究的热点，可分为肽类和非肽类。缩宫素受体拮抗药可妨碍缩宫发挥作用，减少前列腺素的合成，降低子宫平滑肌的收缩性并对缩宫素受体有下调作用。2000 年欧洲奥地利、丹麦、瑞典等国有第一个肽类缩宫素受体拮抗药（Atosiban（tractocile）上市。国内亦有多个单位在加紧方面的研究工作。

5）NO 供体：子宫平滑肌由少量含一氧化氮合酶（NOS）神经支配，胎盘合体滋养层细胞也可检测到 NOS。NO 供体药物硝普钠可抑制胎盘细胞分泌 CRH，因此，可利用 NO 供体药物对 CRH 合成分泌的调控来治疗早产。

国内学者采用使用方便的硝酸甘油贴膜（nitroglycerin patch），作为 NO 供体药物治疗有早产倾向的孕妇，结果表明，硝酸甘油贴膜延迟分娩 48h 有效率达 90%，且起效迅速，多数病人在 24h 内宫缩消失，不良反应轻微，仅少数病人因头痛、头晕症状明显改用常规治疗。硝酸甘油贴膜另一个显著优点就是使用非常方便，无创伤，可随时移去药源，且文献报道，硝酸甘油对母体贴膜可望作为临床有效、安全的抗早产药物使用。

4. 镇静剂　在孕妇精神紧张时，可用于辅助用药，但这类用药既不能有效抑制宫缩，又对新生儿呼吸有很大影响，故临产后忌用。

5. 促进胎肺成熟　早产儿最易发生呼吸窘迫综合征（RDS），又称肺透明膜病（HMD），是早产儿死亡的主要原因之一。在产前应用皮质激素可加速胎肺成熟，降低 RDS 的发生。当孕妇出现胎膜早破或先兆早产，在应用宫缩抑制剂的同时要应用皮质激素，并尽量利用宫缩抑制剂为皮质激素促胎肺成熟争取时间。

用法：培他米松 12mg，肌注，1 次/日，共 2 天；或地塞米松 5mg，肌注，1 次/12 小时，共 4 次。安普索（盐酸溴环己胺醇 Ambroxol Hydrochloride）30mg，3 次/日，口服，连用 3 天如未分娩，7 天后重复一疗程，直至检测胎肺成熟（羊水 L/S>2，或羊水泡沫试验阳性），考虑分娩。

6. 分娩期处理　密切观察产程进展，做好分娩监护及新生儿复苏准备，早产儿对缺氧耐受力差，产程中应给孕妇氧气吸入，第二产程给予会阴侧剪，减少胎头受压，防止早产儿颅内出血,适当应用产钳助产。如出现胎儿宫内窘迫,短期内又无法经阴道分娩者,估计胎儿有存活的可能性、可行选择剖宫产术。

七、预防

妊娠前积极治疗慢性疾病,进行遗传优生咨询,做好计划妊娠。加强孕期保健和产前检查,注意休息、营养,避免精神创伤,保持身心健康。左侧卧位休息可减少子宫自发性收缩,并增加子宫胎盘血流量,改善胎儿的氧气和营养供给。妊娠晚期节制性生活,预防感染。积极治疗妊娠合并症及并发症。宫颈内口松弛者在妊娠 14～18 周时作子宫颈内口缝合术。

第五章 妊娠合并症

妊娠期间,孕妇由于体质、特殊的生理变化及对环境适应能力的改变,可在多种致病因素的影响下,发生不同的并发症,如妊娠合并心脏病、急性病毒性肝炎、糖尿病、肾炎、甲状腺功能异常、肺结核、贫血、宫内感染等疾病。这些并发症与妊娠过程中孕妇特殊的生理病理变化交织,而形成了非妊娠期发病的不同病理机制。因此,临床的诊断与治疗即应针对妊娠合并症的特点来确定。

第一节 妊娠合并心脏病

妊娠合并心脏病是产科严重的合并症,目前仍是孕产妇死亡的主要原因之一,发病率为 0.5% ~1.5% 。据全国资料显示,心脏病在孕产妇死因中列第 3 位,在城市中居第 2 位。近年来,随着风湿热诊疗的进步,风湿性心脏病的发病率趋于下降,心脏手术的发展使先天性心脏病和心瓣膜病的预后得以改善,加之剖宫产技术应用于孕产期心力衰竭病人等,使妊娠合并心脏病救治的成功率提高,病死率下降,先进国家已达 1% 以下。作为产科临床医师,如果能及早识别孕产妇的心脏病和心力衰竭的临床表现,并能和内科医师紧密协作,预防和处理好心脏病孕妇的心力衰竭,即可较大幅度地降低孕产妇病死率,并有利于减少围生儿死亡。

妊娠合并心脏病按病因分类,以妊娠合并风湿性心脏病发病率最高,占 28.32%,妊娠合并先天性心脏病占 24.49%。尚有妊娠高血压性心脏病和甲状腺功能亢进性心脏病、贫血性心脏病。其他如肺源性心脏病、围生期心肌病、心肌炎、高血压性心脏病等,只占少数。

怀疑有心脏病者应立即做心电图和超声心动图等初步检查,并请内科医师会诊以明确或排除诊断。妊娠合并心脏病诊断一经确立,必须与内科医师共同监护和处理,直至产后心脏的功能完全恢复正常。

一、妊娠时心脏血管方面的变化

1. 妊娠期心脏搏出量 妊娠时心脏搏出量增加,且先于子宫血流量增加。在妊娠 4 ~6 个月时心脏搏出量增加最多,约增加 30% ~50% 。在妊娠 7 ~9 个月时,心脏搏出量则受孕妇体位的影响而有较大的变异(侧位时较卧位时大)。此时,由于静脉回流减少,造成循环易损期。因而,如原来已有血流限制性损害的二尖瓣狭窄,对静脉回流减少已很敏感的肥厚型心肌病患者,可能表现出明显的症状。另外,大约有 5% 的孕妇,可以由于体位的改变,使心脏搏出减少而出现不适,即仰卧位低血压综合征。

2. 心率 在整个妊娠期,孕妇的心率进行性增加,平均增加 20 次/分。由于心率增加而导致心搏出量增加。妊娠期增加心率的机制未明,可能由于妊娠期固有心率增加,迷走神经张力降低或肾上腺能张力增加。或者由于妊娠期某些不明的变时性作用物质影响所致。

3. 每搏容量 妊娠期心脏每搏容量增加。增加峰值在妊娠 4～6 个月时 (约增加 30%)，在妊娠 7～9 个月时有不同程度的下降。由于每搏容量增加，使心室重组，在妊娠期以超声心动图测量心脏重量约增加 10%～15%。

4. 血容量 妊娠期孕妇的血容量增加，持续至妊娠 7～9 个月中期。增加峰值约 40%～50%，此后略有减少。血容量增加 (血浆和红细胞同时增加)，其中血浆增加较多，约 50%～60%，而红细胞仅增加 10%～20%，从而使红细胞计数、红细胞容积及血红蛋白量均有下降，形成所谓妊娠期 "生理性贫血"。血容量增多的原因可能与雌激素分泌增多，肾素 – 醛固酮系统被激活，引起水钠潴留或垂体抗利尿激素与促肾上腺皮质激素分泌增加有关。

5. 血管压力 在妊娠的第 5 个月左右，动脉血压降低，平均降低 1.33kPa (10mmHg)，舒张压降低较收缩压明显，因而脉压差增加。下肢静脉压从妊娠第 3 个月起开始逐渐上升，直到足月时。在正常妊娠时孕妇的中心静脉压、右室压、肺动脉压和肺楔压均不增加。

6. 妊娠时的心脏改变 随着妊娠子宫增大，横膈上升，心脏移位，常使心脏浊音呈轻度增大，心尖搏动左移。并由于心率增快和心搏量增加，使心脏的工作量增加，从而心肌轻度肥大。心尖第一心音和肺动脉瓣第二音增强，并可有轻度的收缩期杂音。此外，妊娠期常易发生早搏及室上性心动过速，易与器质性心脏病相混淆，应注意鉴别。

妊娠期间，由于以上变化，尤其是外周阻力降低，孕妇对血流动力学急剧变化的调节能力降低，致使心脏病孕妇的心脏负担加重，甚至导致心力衰竭的发生。

二、分娩期心脏血管方面的变化

孕妇进入大产程后，每次子宫收缩约有 300～500ml 血液自子宫回流于母体循环系统，使其回心血容量增加，又伴有心率加快，可使心排量增加 15%～20%，动脉压上升 10% 左右，随后反射性心率回降。心排量及动脉压的升高均可显著增加心脏的负担。进入第二产程后，在子宫收缩加紧的同时，产妇的屏气与用力，腹压加大，使内脏血液涌向心脏，中心血容量增加，动静脉压同时升高，短时间内使心脏负荷骤然加重，可诱发心力衰竭及其他并发症，也可使患有左向右分流的先天性心脏病，发生右向左的分流，导致产妇动脉氧饱和度降低。胎儿娩出后的瞬间，腹压突然降低，腹腔内脏大量囤积血液，回心血量减少，加上分娩出血，可导致血流动力学的突然改变，严重者可发生低血容量性休克。随后由于下腔静脉受压解除，子宫缩小后，子宫血窦中的大量血液迅速进入腔静脉，心脏前负荷又会骤然加重，也是导致急性心衰的危险期。

三、产褥期心脏血管方面的变化

产后 24～48 小时内，由于胎盘循环停止后，大量血液自子宫回滞入体循环，加之组织间液的回吸收，血容量可增，加 15%～25%，使心脏负担增加，加上分娩过程的体力消耗，心脏病产妇此时容易诱发心力衰竭。度过 72 小时后，常见，相对性心动过缓，心输出量也逐渐回降至正常水平，妊娠期出现的血流动力学改变在数周内逐渐恢复正常。

四、妊娠妇女患心脏疾病的临床评价

妊娠时由于种种原因可引起类似心脏病的各种临床症状如心悸、气促、呼吸困难、疲乏和水肿等体征;如心脏位置的变化、心肌肥大、心音变化以及心脏杂音等,易与真正的器质性心脏病所引起的临床表现相混淆。

妊娠期是否合并有心脏病,通常可通过病史和体格检查确定。如需做心血管检查,必须保证母体和胎儿安全才可进行。心电图检查,一般对母体和胎儿均较安全。X线辐射对人体损伤客观存在,对无任何临床症状或体征的正常妊娠,没有必要常规胸透检查。对孕期有临床症状或体征需进行胸部X线检查者,应首先选择胸部平片(一次平片所受的射线量为一次胸透的1/15)。超声检查对人类,特别是对早期胚胎是否存在近期或远期的影响是临床医生所关注的问题,由于胚胎早期非常娇嫩,对内外环境的影响尤为敏感,为保安全妊娠早期以谨慎使用为佳。

五、妊娠与心脏病的相互影响

妊娠合并心脏病是孕产妇死亡的最重要原因,孕产妇死亡率可高达1%～4%,胎儿的死亡率则更高。因此,心脏病患者婚后首先面临的就是慎重考虑是否妊娠的问题。心脏病患者的妊娠问题应由心血管内、外科医生与妇产科医生共同做出判断。妊娠前首先应由心脏内科医生对心脏病做出诊断,并根据心功能状态全面衡量判断是否可以妊娠及何时妊娠合适,是否需要或可能先行外科手术矫治。妊娠后妇产科医生应了解妊娠过程中心脏疾患对全身各系统的影响,经常与心脏内外科医生保持联系,并给以适当治疗。必要时应在适当孕周,以最安全的方式及时结束妊娠,以保母婴安全。

1. 心脏病对妊娠的影响

(1)心脏病影响妊娠的因素

1)心脏功能状态:心脏病变较轻,心功能为Ⅰ、Ⅱ级,既往无心力衰竭历史,也无其他并发症,妊娠后经密切监护,适当治疗,多能耐受妊娠与分娩。反之,心脏病变较重,心功能为Ⅲ级甚或Ⅳ级,既往有心力衰竭历史,或有肺动脉高压、重症发绀型先天性心脏病,严重心律失常等,孕期极易发生心力衰竭,不宜妊娠。若已妊娠,应在早期行治疗性流产。

2)孕妇年龄:心脏病的病变多是进行性的,其代偿功能随年龄增长而逐渐减退。一般认为年龄超过35岁以上,心脏病史较长者,妊娠后发生心力衰竭的机会明显增加,预后差。

3)孕妇生活环境:妊娠后孕妇的生活环境及休养保健条件对孕期的安全性影响也应考虑,定期的医疗监护及健康指导得不到保障者,妊娠风险明显增加。

(2)心脏病对孕妇的影响:心血管病变对孕妇的潜在危险包括:

1)由于妊娠期一系列血流动力学的改变,可明显加重其心脏负荷,可导致孕妇丧失生活能力甚至死亡。妊娠期某些特殊的心脏病变,危险性更大,例如风湿性瓣膜病变合并肺动脉高压或心房纤颤、左向右分流的先天性心脏病继发肺动脉高压出现艾森曼格综合征,其他如重症艾伯斯坦畸形、原发性肺动脉高压及马方综合征等,妊娠后心力衰竭或死亡发生率显著升高。

2)妊娠可加重原有的心脏病病情,对感染性心内膜炎、风湿性心脏病等,妊娠可增加其复发的机会。

3）妊娠引起的心脏病,如围产期心肌病及妊高征性心脏病,可发生于原心脏无疾病的孕妇。

（3）心脏病对胎儿的影响:心脏病孕妇的胎儿预后,较正常孕妇的胎儿预后差。在妊娠期容易并发心力衰竭的各类心脏病,均可因孕妇心功能不全或心力衰竭而使胎儿缺氧或器官发育异常、流产、早产,围产儿死亡的发生率明显升高。严重心脏病孕妇的胎儿死亡率可高于 50%。

凡因心房颤动或置换心脏瓣膜需行抗凝治疗的孕妇,均有造成子宫与胎盘间出血的可能,一旦发生则胎儿难保。肝素的长期大剂量应用可导致骨质疏松,华法林的应用可导致胎儿畸形或中枢神经系统异常。

2. 妊娠对心脏病的影响 妊娠期、分娩与产褥期是一个较长的过程,对正常妇女也是一较重的负担,对患有心脏病者则负担更重,危险更大。

（1）心力衰竭:对妊娠加于心血管系统的额外负担,若心脏病患者心功能代偿良好,多可安然度过;若心功能较差,或既往已有心力衰竭发生者,则极易诱发心力衰竭。如处理不当或不及时,常可造成严重后果。对原有先天性心脏病并已行外科矫治者,应仔细分析判断其肺血管阻力、心室功能、瓣膜的反流程度等,以为正确处理提供必要参考数据。

（2）静脉栓塞和肺栓塞:妊娠期血循环中凝血因子增高,纤溶系统受抑制,当孕妇发生充血性心力衰竭时,静脉栓塞和肺栓塞的发生率增加。

（3）亚急性感染性心内膜炎:如发行泌尿系、生殖道感染,或牙科炎性病变等,未能及时完好控制,有心脏病的孕妇发生亚急性细菌性心内膜炎的几率将明显增加。

六、妊娠期心脏病的诊断

妊娠期血液动力学的改变可以引起一些新的体征,而使心脏病的诊断发生困难,如妊娠最后 3 个月,由于横膈的上升导致心脏上移及旋转,使心尖搏动位置左移;又由于孕期血液动力学方面的改变,出现功能性杂音;孕酮刺激呼吸中枢,使呼吸中枢对 CO_2 敏感,引起过度换气,孕妇常有呼吸困难等,都易引起误诊,应注意予以鉴别。还有一些体征难以辨别是否为器质性心脏病,对于这类诊断不明的病人仍应给予密切监护,等妊娠结束后再详细进行复查。

妊娠期妇女具有下列体征之一者可诊断为心脏病患者:①有舒张期、舒张前期或持续心脏杂音;②有明显的心脏扩大;③收缩期杂音响亮、粗糙、时限延长、传布范围较大、尤其有震颤并存者;④严重心律不齐,如心房颤动、房室传导阻滞。此外,出现舒张期奔马律则提示有心肌病变。如无上述情况,则很少为器质性心脏病。有风湿病史,仅有生理性改变的体征,不足以诊断为心脏瓣膜病。

心脏病孕妇的临床过程,与心脏代偿功能的情况有密切关系,一般以孕妇对日常体力活动的耐受能力为依据,将心脏功能分为四级:

Ⅰ级:体力活动不受限制,一般体力活动不引起过度的乏力、心悸、气促和心绞痛。

Ⅱ级:轻度体力活动稍有限制,静息时无不适,但低于日常活动量即感疲劳不适、心悸、呼吸困难及心前区憋闷,休息后症状消失。

Ⅲ级:一般体力活动受到严重限制,稍做一些轻微工作即感不适,出现上述症状。静息时无不适感觉。此外,孕妇以往有过心力衰竭(不包括急性风湿病期间的心力衰竭),

而心力衰竭原因未经手术矫正者,不论目前心功能情况如何,因其容易再发心力衰竭,均属于心功能Ⅲ级患者。

Ⅳ级:不能进行任何活动,休息时仍有心悸、呼吸困难等心力衰竭表现。心功能分级应动态进行,每月1次。它与决定可否妊娠、分娩时机、分娩方式及判断预后有关。

心脏病患者对妊娠耐受能力的判断:能否安全渡过妊娠期、分娩及产褥期,取决于心脏病的种类、病变程度、是否手术矫治、心功能级别及具体医疗条件等因素。

可以妊娠:心脏病变较轻,心功能Ⅰ级及Ⅱ级病人,一般可以妊娠,在适当的治疗后,估计能承受妊娠和分娩而很少发生心力衰竭。

不宜妊娠:心脏病变较重,心功能Ⅳ级或以上,风湿性心脏病有肺动脉高压,慢性心房颤动,高度房室传导阻滞,活动性风湿热,并发细菌性心内膜炎,先天性心脏病有明显发绀或肺动脉高压者,孕、产期心力衰竭或休克的发生率显著增高,皆不宜妊娠,应劝告避孕;如已妊娠,则应在孕早期人工终止。

七、妊娠期常见的心脏病

1. 先天性心血管病　是由于胎儿心脏在母体内发育有缺陷或部分发育停滞所造成的畸形。一些先天畸形其血流动力学障碍可自我调节和代偿,以至于能自然存活达成年。由于心胸外科手术的发展及心血管内科介入治疗技术的崛起,为先天性心血管病矫治提供了更为有效的措施,给先天性心血管病的女性获得妊娠和分娩带来了福音。在妊娠合并心脏病中,目前先天性心血管病已占到35%～50%,超过了以往排名第一的风湿性心脏病而跃为榜首。

(1)肺动脉高压:无论肺动脉高压是原发的或是继发于左向右分流型的先天性心脏病,又对孕妇及胎儿均非常危险,为妊娠的禁忌证。原发性的肺动脉高压死亡率为30%～70%。孕妇死亡可发生在妊娠期、分娩期或产褥期。即使母体存活,胎儿死亡率也高达40%。合并肺动脉高压者应早期中止妊娠。

(2)心房间隔缺损:是最多见的先心病类型。在孕前症状轻微的病人,妊娠后一般不会出现严重问题,比较严重的病例则常可发生肺动脉高压。如发生细菌性心内膜炎,多可发生特异的栓塞病。

(3)动脉导管未闭:占先心病孕妇发生率的第2位。对临床产科的重要性已渐渐下降,因诊断容易,手术较简单,患者多半在早期已进行手术纠正。未行手术的孕妇,孕产期过程一般正常,但并发细菌性心内膜炎的危险性较大,产妇常因此而致死。此外,如分娩时进行传导阻滞麻醉或第3产程失血过多,引起低血压时,肺动脉血液可倒流入主动脉而发生严重发绀,甚至致死性休克。因此,对这类病人应尽量避免发生全身性低血压,如有早期发生趋势,应积极治疗,提高血压。

(4)心室间隔缺损:孕产期过程与心室间隔缺损的位置、大小及肺血管情况有关。因为只有轻症病人能存活到生育年龄。因此孕妇在孕产期间只要自左向右的血液分流不发生倒流,一般不会引起并发症。缺损较大的病例常会有肺动脉高压症状,妊娠期这一症状会加重,产妇的危险性加大,尤其在分娩或胎儿娩出片刻,由于血流动力学的急遽改变可引起原来自左向右的血液分流、倒流,从而发生严重的心功能减退,心衰出现。该病心内膜炎发生率较高,在临产开始应注射抗生素防治。

（5）肺动脉口狭窄：单纯肺动脉口狭窄合并妊娠轻症者，常无并发症发生。妊娠期由于心排出量增大，右心室压力增高更明显，与肺动脉压力差超过50mmHg（6.67kPa），则将发生右心衰竭，妊娠期也可进行瓣膜手术。妊娠期间应注意防治心内膜炎及心衰。

（6）主动脉缩窄：妊娠者合并主动脉缩窄较少见。此病预后较差，合并妊娠时20%会发生各种并发症，死亡率为3.5%～9%。围生儿预后也较差，胎儿死亡率为10%～20%。轻度主动脉缩窄，心脏代偿功能良好，患者可在严密观察下继续妊娠。中、重度狭窄者即使经手术矫治，也应劝告避孕或在孕早期终止妊娠。

（7）马方（Marfan）综合征：表现为主动脉中层囊性蜕变。一旦妊娠，死亡率为4%～50%，多因血管破裂。胎儿死亡率超过10%。患本病的妇女应劝其避孕，已妊娠者若超声心动图见主动脉根部直径＞40mm时，应劝其终止妊娠。本病于妊娠期间应严格限制活动，控制血压，必要时使用β受体阻滞剂以降低心肌收缩力。

（8）法洛四联症（自右向左分流型先心病）：是包括四种畸形的先天性心脏血管病，主要是心室间隔缺损和肺动脉口缺损，此外还有主动脉右位和右心室肥大。由于这类病人身体发育及生育能力受到严重阻碍，很少能存活到生育年龄，故合并妊娠者极少。偶有妊娠则对母婴双方均有极大的危害，如红细胞比容太高，常在早孕期发生自发性流产。即使轻度红细胞增多（polycythemia），也可增高流产及低体重儿发生率。Shime（1987）报道23例病人中有13例在妊娠期中出现心功能衰退及7例发生心衰，围生期死亡率13%（3/23）。出生低体重儿现象极为普遍。因此，未经心脏手术矫正的病人不宜妊娠。妊娠期间进行手术也较安全，术后胎儿的生存环境可得到显著改善，孕妇的危险性也可显著下降。

（9）艾森曼格综合征：本病与法洛四联症不同之处在于无肺动脉口狭窄，其主要特征是心室间隔多为大的高位缺损，原来自左向右的分流量大，及至肺动脉压力渐渐增高，使左至右分流转变为自右向左分流后，即出现本病的临床特征：肺动脉显著高压及自右向左的血液分流。合并这类综合征的孕妇预后不好，常可发生严重的心功能不全、细菌性心内膜炎及栓塞病。由于长期的缺氧，很少可达足月分娩，胎儿死亡率也高。

2. 风湿性心脏病（rheumatic heart disease） 是风湿性炎症过程所致瓣膜损害。主要累及40以下人群。我国风心病的人群患病率20世纪70年代成人为1.9‰～2.9‰，80年代下降至0.25‰，但它仍为我国常见的心脏病之一。由于青霉素在预防链球菌感染中的广泛应用，人们居住条件的改善，风湿性瓣膜病的发病率有所下降，但风湿性二尖瓣狭窄仍是我国主要的瓣膜病，且2/3的患者为女性。单纯二尖瓣狭窄占风心病的25%，二尖瓣狭窄伴有二尖瓣关闭不全占40%，主动脉瓣常同时受累。

（1）二尖瓣狭窄：妊娠期心源动力学的改变，对二尖瓣狭窄病人具有潜在的危险性，血容量和心排出量的增加，需有更多的血液量通过狭窄阻塞的瓣膜口，同时由于脉搏加快、舒张期缩短，对心脏充盈更为不利，结果左心房压力增加及一系列严重的血流动力学改变，最后出现：①左心房注入血液量大于排出血量，致压力增高；肺静脉、肺毛细血管压力增高，超过血浆渗透压，大量血清渗出至肺间质；②或由于左心房负荷增加，导致心律不齐发生率增高，尤其是心房颤动，左心房房颤致舒张期充盈时间缩短。两者均可引起严重并发症：肺水肿、肺及其他部位动脉栓塞和冠状动脉供血不足而发生心绞痛或心力衰竭。

在临产过程中,由于子宫收缩及屏气用力增加了胸腔内压力,使心脏工作量更为加重。因此,轻症病人虽在非孕状态可无症状,但在妊娠期、临产或产后片刻都可突发危及生命的肺水肿。医生必须密切注意充血性心力衰竭的早期症状,并加强防治那些可促进发生心力衰竭的因素,如感染等,以使病人能安全度过产期。

(2)二尖瓣关闭不全:单纯二尖瓣关闭不全者,一般能较好地适应妊娠期心脏负荷的增加,很少发生肺水肿或心力衰竭。在妊娠期及分娩过程中应给予抗生素以预防感染性心内膜炎。

二尖瓣关闭不全者,妊娠期发生心力衰竭的危险取决于反流量和心脏扩大程度。左心明显扩大的严重病例,有发生心房颤动、心房内血栓形成及心力衰竭的危险。宜择期中止妊娠或行手术治疗。

(3)二尖瓣脱垂综合征:本病发病率为5%~10%;是一种最常见的瓣膜病变。其主要并发症为感染性心内膜炎、心律失常、脑栓塞、二尖瓣关闭不全、体循环栓塞和猝死。妊娠期可轻微增加上述并发症的发生率。一般病例无需特殊治疗。对伴有明显收缩期杂音、心脏明显扩大的孕妇,也应择期中止妊娠或行手术治疗。

(4)主动脉瓣狭窄:由于这类病人多半长期无明显症状,只在左心室心肌严重受损后才出现心衰。大多数这类孕妇年龄较轻,未到这一严重程度,故多无严重不适。如有心衰情况,则在早孕期应进行疗病流产,晚期则应做瓣膜手术,但危险性较二尖瓣手术大得多。

(5)主动脉闭锁不全:常与二尖瓣狭窄并存,故病程经过及预后判断都以后者为主。单纯主动脉闭锁不全孕妇常无并发症,如有心衰存在,则与主动脉瓣狭窄一样,预后严重,不宜妊娠。

3. 心律失常　妊娠期心律变化较常见,心脏功能正常的孕妇,均能较好地适应这些变化。妊娠前未被发现的心脏疾病,妊娠后心律失常是较早的症状之一。对危及生命的心律失常必须及时地、恰当地治疗。而对正常心脏在妊娠期的心律变化,一般无须处理。

(1)窦性心动过速:是妊娠期常见的症状。妊娠期心率均较快,双胎妊娠者更甚。妊娠期合并其他疾病如发热、甲状腺功、能亢进、贫血以及运动、焦虑不安等均可使心率加快。

(2)窦性心动过缓:通常无须治疗,除非出现症状或影响母体血流动力学。

(3)早搏:房性、室性或两者均有。除非有器质性心脏病变,否则不必治疗。

(4)房性快速心律失常:在年轻孕妇中较多见。可表现为室上性心动过速,心房扑动或心房颤动。处理时应尽可能避免应用药物,首先应去除外界因素的影响(如吸烟、喝咖啡等)以及疲劳、焦虑。如果需要治疗,应尽量选用常规药物。

(5)室性心动过速:较少见。如有发生应及时请心脏专家会诊治疗。电除颤一般对母儿无特殊不良影响。

(6)心脏传导阻滞:可根据传导阻滞的类型及程度决定是否需要特殊治疗。人工起搏器安装的指征与非妊娠期相同。

4. 围生期心肌病(peripartum cardiomyopathy)　本病是扩张型(充血型)心肌病的特殊类型,约占特发性心肌病的5%~10%,在妊娠前半期从无心脏病病史及体征,在晚期妊娠(孕 38 周)或在产褥期(甚至最迟可在产后 6 个月)发病,由于发展阶段不同,临床表现差异很大。起病突然或隐袭,症状以充血性心衰为主,最初可有浮肿,病人感到乏力、倦怠,以后出现劳累后气急,逐渐发展成休息时也有气急或夜间有阵发性气急、咳嗽,部分病人由于肺栓塞(来源于右心室肌壁血栓形成)而有咳血、胸痛,有一半病人因右心衰竭并有外周水肿及肝充血增大而引起上腹部不适。由于心排出量下降而四肢发凉、发绀,脉细弱,颈外静脉压高而怒张,常有心率加速;心尖搏动向左下移位,有抬举性冲动;常存在室性奔马律。由于心腔扩大、乳头肌松弛,有相对性二尖瓣及三尖瓣闭锁不全而出现吹风样收缩期杂音,向左腋部传导,吸气时增强,病情好转后上述杂音减轻或消失。各种心律失常均可发生。心衰时常有轻度舒张期血压升高。水肿多从下肢开始,晚期可出现胸水、腹水,可并发脑、心、肾或肺栓塞等症状而死亡。

X 线检查心影普遍增大,呈球形,累及所有心腔,但以左室为主,有时难以与心包渗出鉴别;在透视下心搏无力,肺淤血,上叶肺动、静脉高度扩张而下叶血管狭窄,有的病例可见到间质性肺水肿及肺梗死阴影。

心电图主要改变为心律失常,常见的是期前收缩、左束支传导阻滞及心房颤动;心房负荷增加,P 波改变,几乎全部病例均有围生期心肌病第一次心衰发作,对常规治疗反应很快,但不能预测以后恢复情况,保持心脏增大状态的病人预后不良,心衰反复发作,最后在几年内日益恶化而死亡。死亡最常见的原因是再次妊娠,复发充血性心衰、肺栓塞或室上性心律不齐。因此,这类心脏持续增大的病人应避免再次妊娠。约有 50% 病人治疗后增大的心脏很快缩小,并恢复至接近正常状态,可是其中有些病人心脏大小虽恢复正常,但仍有一些其他心脏病体征,如心电图不正常,有心律不齐倾向,活动后血流动力学有异常反应。

5. 原发性心肌病　合并妊娠虽不多见,可是与上述围生期心肌病的鉴别极为重要,本病病人在非孕期已出现心脏肥大及心衰,死亡率可达 75%,而围生期心肌病病人虽在围生期出现心衰,一旦应用呋塞米等利尿剂及一般抗心衰治疗和处理伴随的产科并发症后,可迅速把逆势扭转过来,几天内扩大的心脏即可恢复至正常大小。

(1)肥厚型(肥大梗阻型)心肌病:多为常染色体显性遗传病,特点是特发性左心室肌壁肥大,通过超声心动描记术(echocardiography)才能确诊。轻症者多无症状,但活动后可出现呼吸困难,心绞痛或非典型胸痛及心律不齐,偶可发生复杂心律不齐而致猝死。出现症状可用 β 阻滞剂普萘洛尔以减弱心肌收缩,减轻流出道受阻;严重者则室间隔及左心室壁肌肉明显肥厚增生,影响主动脉瓣开启,导致左心室流出道狭窄,故称特发性肥大性主动脉下狭窄,安静时可感心悸、胸闷、气短;轻度活动后可出现头晕、四肢无力、眼前发黑,甚至晕厥。妊娠后心脏负担加重,症状越到妊娠晚期越明显,有时可因交感神经兴奋,心肌收缩加强,心室流出道狭窄加重,梗阻加剧,导致心排出量骤减而引起重要器官缺血,出现晕厥,甚至猝死。一般根据临床症状、心电图检查(左室肥厚,出现病理性 Q 波,ST 段压低,T 波平坦或倒置等心肌损害表现)及超声心动检查即可诊断。易发性心衰,在按一般心衰原则处理同时,不宜应用洋地黄、毒毛旋花素等正性心力药物,避免加重血液流出道梗阻。

(2)扩张型心肌病:由于心肌病变导致进行性心肌变性、萎缩、纤维化,心室的心肌收缩力减弱。体力活动时，心率不能随代谢增加而加快，因此也可发生头晕、无力等缺血、缺氧症状，甚至晕厥和猝死。且常并发各种心律失常、房室传导阻滞。严重三度房室传导阻滞、结性心律者必须安装起搏器，使心率维持在能从事日常活动的水平，以保证病人安全度过妊娠及分娩期。由于心脏扩大，可出现二、三尖瓣闭锁不全及充血性心衰。处理心衰时，因心肌损害广泛，对洋地黄的耐受力差，易出现中毒反应，需掌握好用量，加强监测。并要注意附壁血栓及栓子脱落的危险。

分娩方式与一般心脏病孕妇的处理原则相同，以选择剖宫产为宜。对肥厚型者在采用硬膜外麻醉时，必须采取防止麻醉中血压骤降措施，否则左室心搏量减少有发生猝死的可能。产后也禁用麦角胺等子宫收缩药物，以免引起选择性血管强烈收缩，导致心搏量减少而发生意外。

6. 心肌炎（myocarditis） 近年病毒性心肌炎呈增多趋势，急慢性心肌炎合并妊娠的比率也在增加。妊娠期合并心肌炎的诊断较困难。主要表现为既往无心瓣膜病、冠心病或先心病，在病毒感染后 1～3 周内出现乏力、心悸、呼吸困难和心前区不适。检查可见心脏扩大，持续性心动过速、心律失常和心电图 ST 段及 T 波异常改变等。急性心肌炎病情控制良好者，可在密切监护下继续妊娠。

7. 妊娠高血压性心脏病 指以往无心脏病的病史，在妊娠期高血压疾病的基础上，突然发生以左心衰竭为主的全心衰竭者。这是由于冠状动脉痉挛，心肌缺血，周围小动脉阻力增加，水、钠潴留及血黏度增加等，加重了心脏负担而诱发急性心力衰竭。妊娠期高血压疾病合并中、重度贫血时更易引起心肌受累。这类心脏病在发生心衰之前，常有干咳，夜间更明显，易被误诊为上呼吸道感染或支气管炎而延误诊疗时机。产后病因消除，病情会逐渐缓解，多不遗留器质性心脏病变。

8. 冠心病 妊娠合并冠心病死亡率高达 30%～44%，年轻的生育年龄妇女很少有冠心病。年龄较大的患有冠心病的妇女，妊娠期可能发生心肌梗死。对有吸烟习惯或有过心绞痛史者，必须限制其活动量。因为冠状动脉的储量有限，妊娠期心肌耗氧量增加，心率加快，心输出量及总血容量都增加，患者多不能耐受，尤其是妊娠晚期易发生心肌缺血，临产后及分娩时缺血容易加重。若发生心肌梗死，对母婴极为危险。有心衰先兆及心功能 II 级以上者禁忌妊娠。

妊娠期发现冠心病或出现心绞痛，其处理原则与非孕期相同。限制活动，注意卧床休息，避免精神紧张，给以治疗心绞痛的药物。若发生急性心肌梗死，则应绝对卧床休息、吸氧、静脉注射硝酸甘油等药物，妊娠前或妊娠期曾有过心肌梗死者，应在硬膜外麻醉下行选择性剖宫产术，避免宫缩负荷对心脏的冲击，诱发心衰。产后可选用不含加压素的合成催产素，预防产后流血。分娩过程中须监护心脏情况。

9. 感染性心内膜炎 非孕妇患心内膜炎者，待治愈后半年心脏情况稳定后方可妊娠。孕妇与非孕妇女一样，均有发生本病的危险。因此，当孕妇发生口腔、呼吸道、胃肠道、泌尿系统感染时，或手术检查时，均须注意预防感染，已有感染应积极治疗。妊娠早期发病应在内科治疗同时中止妊娠。妊娠晚期发病者，应避免临产后宫缩所致血流动力学冲击，以剖宫产为宜。

10. 肺源性心脏病 肺源性心脏病是由肺组织、肺动脉或其分支病变引起肺循环阻力增加、肺动脉高压,致右心增大,甚至发生充血性心衰。引起肺心病的常见原因有支气管病变,如慢性支气管炎(占80%以上)、支气管哮喘、支气管扩张等。肺纤维变性亦是引起肺心病的重要原因。肺结核、尘肺、结节病、胸廓畸形等,均与肺心病发生有关。由于通气和换气功能异常,患者表现为低氧血症及高碳酸血症,动脉血二氧化碳分压升高,日久可致中枢神经功能紊乱及脑水肿。酸中毒时,钾离子由细胞内转至细胞外,钠离子由细胞外转至细胞内,引起血钾升高和血钠降低。缺氧和高血钾均可引起胎儿死亡。孕妇亦可因心、肺代偿失调、电解质紊乱、心律紊乱及心衰等而危及生命。因此,肺动脉高压及肺心病患者,未经控制和治疗前不宜妊娠。

11. 驼背性心脏病　严重的驼背(脊柱后凸)常可引起严重的心肺功能障碍,即所谓驼背性心脏病。由于胸廓的严重畸形,以致肺的某些部位形成气肿,而在另一些部位发生肺不张,致使通气量不足,往往形成肺心病。妊娠及分娩促使氧需要量及心工作量加重。因此,对这类孕妇必须及早明确是否可以继续妊娠,或必须进行流产。

这类孕妇分娩时取仰卧位常可引起严重低血压;临产过程中,镇痛剂如哌替啶(度冷丁)等麻醉剂应慎用,因可抑制呼吸而使孕妇不能耐受。由于骨盆可能有严重畸变而需剖宫产者,术中更需要密切注意心脏功能情况。分娩时及分娩后要重视预防肺不张的进一步发展,因可由此发生严重缺氧导致迅速死亡。间断性、含适量氧浓度的正压呼吸及溶黏液剂的应用,有助于避免上述并发症的发生。顺利通过孕产期后,应建议病人做节育手术,不宜再次妊娠。

八、妊娠合并心脏病的主要并发症

1. 心力衰竭　原有心功能受损的心脏病患者,妊娠后可因不能耐受妊娠各期的血流动力学变化而发生心力衰竭。风湿性心脏病二尖瓣狭窄的孕产妇,由于心排血量增加,心率加快或生理性贫血,增加了左房的负担而使心房纤颤的发生率增加,心房纤颤伴心率明显加快使左室舒张期充盈时间缩短,引起肺血容量及肺动脉压增加,而发生急性肺水肿和心力衰竭。先天性心脏病心力衰竭多见于较严重的病例,随先天畸形种类的不同,心力衰竭的发生机制及表现也不同。

2. 亚急性感染性心内膜炎　妊娠各时期发生菌血症的危险性增加,如泌尿道或生殖道感染,此时已有缺损的心脏则易发生亚急性感染性心内膜炎。是心脏病诱发心力衰竭的原因之一。

3. 缺氧和发绀　发绀型先心病平时已有缺氧和发绀,妊娠期周围循环阻力下降,可使发绀加重。左至右分流的无发绀型先心病,如合并肺动脉高压,分娩时失血等原因引起血压下降,可发生暂时性右至左分流,引起缺氧和发绀。

4. 静脉栓塞和肺栓塞　妊娠时血液呈高凝状态,心脏病患者静脉压增高及静脉血液淤积,易引起栓塞。静脉血栓形成和肺栓塞发生几率较非孕妇女高5倍。是孕产妇死亡的主要原因之一

九、妊娠合并心脏病的治疗

心脏病孕妇的处理与非孕妇无区别,但妊娠加重了心脏负担,致使心脏病病情有恶化趋势,为此需在整个孕产阶段加强宣传教育工作,取得病人的密切配合,接受医疗监护,这对预后有重要影响。

治疗措施根据心脏功能状态而不同,首先必须明确是否能继续妊娠,这一决定越早越好,一般应在孕 12 周前根据病史、体检及其他具体情况决定处理方案。

1. 未妊娠时　对有器质性心脏病的育龄妇女,做好宣教工作,使其了解妊娠和分娩对心脏病的影响。并根据心脏病的种类、心脏病代偿功能和病情等,决定是否可以妊娠。

2. 妊娠期的处理

(1)治疗性人工流产:不宜妊娠而已妊娠者则应于妊娠 12 周以前做人工流产。

(2)加强产前检查:继续妊娠者必须按时做产前检查,适当增加检查次数,密切观察心脏功能。

(3)心力衰竭的处理:妊娠期心力衰竭发生的诱因有心房颤动、上呼吸道感染、妊娠高血压综合征、重度贫血、产后发热或过度劳累等。心脏病孕妇随时可以突然发生心力衰竭,也可逐渐发展。因此,要积极防止并及早纠正各种妨碍心脏功能的因素如贫血、维生素 B 缺乏、蛋白质缺乏及感染等。遇有各种感染,须及早治疗。如并发妊娠高血压疾病时,更应及早治疗,并控制病情发展。

1)休息:避免过劳及情绪激动,保证充分休息,每日至少睡眠 10 小时。

2)饮食:孕期应适当控制体重,整个孕期体重增加不宜超过 10kg,以免加重心脏负担,进食不宜过饱,以少量多次为宜。低盐饮食,在心衰急性期,必须严格限盐。

3)改善缺氧:对呼吸困难及发绀者,应给予吸氧,一般采用鼻导管法,每分钟氧流量为 4～6L,血氧饱和度维持在 92%～94% 以上。有条件的医院用氧帐较好,氧流量为 8～10L/min,维持帐内氧浓度为 40%～45%。

4)强心剂的应用:洋地黄类药物是主要的和最常用的强心药,它能加强心肌收缩,减慢心室率,减低心肌耗氧量,增加心排血量。根据病情缓急,可口服地高辛或静脉注射西地兰等。

适应证和注意事项:①洋地黄类药物治疗心力衰竭最主要的适应证为:心肌收缩功能不全(心肌收缩力减退),心脏明显扩大伴有室性奔马律、窦性心动过速或室上性快速性心律失常(如快速心房颤动)的慢性心力衰竭。②对心脏无明显扩大的窦性心律轻度心力衰竭的病人是否有效,尚不能肯定。③对高排出量心力衰竭,如甲亢性心脏病的治疗效果较差。④对急性心肌梗死早期出现的心力衰竭、肺心病伴急性呼吸功能不全者和严重的二尖瓣狭窄伴窦性心律而有右心衰竭者应慎用。⑤有下列情况者应禁忌使用洋地黄:洋地黄过量或中毒、肥厚型梗阻性心肌病、房室传导阻滞而未用人工心脏起搏器者。

洋地黄制剂:作用时间和用法见表 5-1。

洋地黄的给药方法:以往的给药方法强调"洋地黄化"或"饱和"量,即必须在短期内给予较大剂量,以达到最大疗效而不出现毒性反应。这种剂量约为中毒剂量的 60%,以这种剂量给药,洋地黄中毒的发生率可达 20%。目前认为,洋地黄的疗效与剂量呈线性关系,每日给予维持量,经过 5 个半衰期(毒毛旋花子苷 1 月)其血浆浓度与先给负荷量继以维持量所达到的浓度相同。因此除急性严重心力衰竭外,一般心力衰竭的病人每日给予维持量即可,这样可以避免洋地黄的毒性反应。两周内用过洋地黄毒苷、洋地黄叶或 3 日内用地地高辛者,一般不用负荷量。但如病情需要,可小剂量分次给药。急性左心衰竭伴,快速性房性心律失常者,宜将负荷量一次给予。对急性心肌炎、贫血及黏液性水肿等引起的心力衰竭,负荷量不宜过大,肾功能不全者禁用负荷量。一般宜选用作用快的洋地黄制剂。

表 5 - 1　洋地黄制剂的临床应用方法

制剂	给药途径	作用时间(天)				剂量	用药量治疗法	平均每日维持量
		开始	高峰	持续	消失			
洋地黄叶	口服	2 ~ 4	8 ~ 12	4 ~ 7	2 ~ 3 周	0.7g	每日 3 次,每次 0.1g,共 2 天	0.05g
洋地黄毒苷	口服	2 ~ 4	2 ~ 4	4 ~ 7	2 ~ 3 周	0.7mg	每日 3 次,每次 0.1g,共 2 天	0.05mg
地高辛	口服	1 ~ 2	4 ~ 2	1 ~ 2	3 ~ 6 周	1.5mg	每日 3 次,每次 0.25mg,共 2 天	0.25mg 0.05mg
	静脉	10 分钟	第一峰 30 ~ 60 分钟 第二峰 4 ~ 6 小时			0.75mg	首剂 0.25 ~ 0.5mg,4 ~ 6 小时后可再注射 0.25mg	
西地兰	静脉	10 分钟	1 ~ 2	1 ~ 2	3 ~ 6 天	0.8mg	首剂 0.8mg,开始 0.4mg2 ~ 4 小时后再注射 0.2mg	
毒毛旋花子苷 K	静脉	5 分钟	1 小时	1 ~ 2	2 ~ 3	0.25 ~ 0.5mg	首剂 0.25mg,必要时在 2 小时后再注射 0.125mg	

负荷量维持量后可给以维持血浆药物浓度,或一开始即以维持量逐步建立血浆洋地黄治疗浓度。维持时间随病情而异。若心衰的病因或诱因如感染、分娩或大量输液等可除去者,待病情稳定后,不必继续给予维持。在慢性心力衰竭患者,病因不能去除,伴有慢性心房颤动且心室率增快者,应长期用洋地黄维持。休息时心室率 60 ~ 70 次/分,运动后不超过 90 次/分者,常表示维持量适当。若房颤的心室率超过 100 次/分者,大多表示洋地黄量不足。窦性心律时有时心率不能很好地反映洋地黄的用量,如急性心肌炎、甲亢及贫血等本身可引起窦性心动过速,不能作为洋地黄不足的依据。在服用洋地黄过程中,心律突然改变,是洋地黄中毒的重要依据。维持量的个体差异很大,不同患者,甚至在同一患者,在不同的条件下可有不同,其剂量应结合心功能改善情况和有无洋地黄中毒反应而随时进行调整,若患者病情危重,而一时难以判断用量不足或过量时,可在严密观察下试用西地兰 0.2mg 静脉注射,在 1 ~ 2 小时后,用量不足的患者可见疗效,而在已经足量或过量患者则出现中毒表现。

在孕妇妊娠期中,由于血容量增加,体液重新分布,影响洋地黄的吸收和排泄。如妊娠期口服一个剂量地高辛后,其血清浓度仅为通常口服剂量的 50%。为了要达到临床治疗水平的血清浓度,必须适当地增加剂量。在治疗剂量的洋地黄血浆浓度,通常对孕妇和胎儿均较为安全。该药可通过胎盘进入胎儿体内,若剂量过大,在母体出现洋地黄中毒时,也必然会使胎儿受害,应加注意。

洋地黄的毒性反应:①胃肠道反应:纳差、恶心和呕吐,在心力衰竭好转时或增加洋地黄过程中出现胃肠道反应,排除其他药物影响后,应考虑为洋地黄毒性反应。②心律失常:洋地黄中毒可引起各种心律失常。在服用洋地黄过程中心律突然转变,如心率突然显著减慢或加速、由不规律转为规律或由规则转为特殊的不规则等,是诊断洋地黄中毒的重要根据。但心脏病和心力衰竭本身也能引起多种心律失常,应仔细鉴别。③神经系统表现:视觉改变,较为少见。

测定血清洋地黄含量,可作为判断洋地黄用量和毒性反应的参考。

毒性反应的处理:一旦做出毒性反应的诊断,应立即停用洋地黄,并仔细寻找并去除中毒的诱因,如低血钾,并应同时停用排钾利尿药。药物治疗包括钾盐、苯妥英钠及利多卡因等。①钾盐:对治疗由洋地黄毒性反应引起的各种房性快速心律失常和室性早搏有效。口服多用于治疗偶发性室性早搏,常用剂量为每日 3 ~ 4g,分 3 ~ 4 次服用。静脉滴注常用于治疗频发性室性早搏,尤其是多源性室早呈二联律时和各种房性快速性心律失常,一般以 1g 氯化钾用 5% 葡萄糖液 500ml 稀释,静脉缓慢滴注。同时以心电图监测,注意心律失常或出现高血钾心电图表现时立即停药,多数患者在滴完 1g 左右时可转复为窦性心律,此时可改为口服氯化钾维持。若有房室传导阻滞者不宜用钾盐治疗。②苯妥英钠:是治疗洋地黄中毒所引起的各种过早搏动和快速性心律失常最安全有效的药物,作用快,不良反应较少。首剂量 125 ~ 250mg 加注射用水 20ml 稀释,以 2 ~ 3 分钟静脉注射。无效时,可每 5 ~ 10 分钟静脉注射 100mg。共 2 ~ 3 次。大多数患者用药后 5 分钟内心律失常缓解。疗效可维持 5 分钟至 6 小时不等。心律失常转复后,可每小时口服 50 ~ 100mg,维持 2 ~ 3 日。该药有抑制呼吸,引起短暂低血压和嗜睡等不良反应,应密切观察。③利多卡因:对洋地黄中毒引起的室性,心律失常有一定疗效。用法首剂 50 ~ 100mg 静脉注射,1 ~ 2 分钟注完。必要时 5 ~ 10 分钟再给 50mg,共 2 ~ 3 次,有效后以 1 ~ 4mg/min 速度继续点滴。④阿托品:每 4 ~ 6 小时 0.5mg 肌肉或静注,常用来治疗洋地黄中毒引起的二度以上的房室阻滞或窦房阻滞。异丙肾上腺素因可导致室性心律失常而禁用。

5)利尿治疗:利尿是消除体内钠水潴留的主要手段,是在减少整个体液容量的基础上,减轻心脏前负荷及组织水肿。利尿治疗配合以洋地黄、限盐及休息,方能取得较理想的效果。常用的利尿剂有:

①呋塞米:呋塞米是一种强利尿剂,适用于急性心衰患者,常用剂量为 20 ~ 40mg 加 25% ~ 50% 葡萄糖 20ml,缓慢静注,用药后 5 分钟发挥作用,30 分钟达高峰,药物持续作用时间为 2 小时。必要时,2 ~ 4 小时后可重复用药。

②双氢克尿噻:适用于慢性心衰患者,常用剂量为 25mg,3 次/d,服药后 2 小时开始发挥作用,4 小时达高峰,药物持续时间为 12 小时。

③氨苯喋啶:抑制肾小管对钠离子的重吸收,通过增加对钠和氯的排泄而利尿,不排钾离子。每次口服 50 ~ 100mg,3 次/d。服药后 2 小时发挥作用,4 ~ 8 小时达高峰,持续时间为 12 ~ 16 小时。

应用利尿剂尿量增多者应注意补钾,常选用口服 10% 氯化钾 10ml,3 次/d。长时间应用氨苯喋啶应注意低血钠症发生。

6)血管扩张剂的应用:应用血管扩张剂,可有效地降低外周血管阻力,减轻心脏前、后负荷,减少心肌耗氧量,适用于妊高征性心脏病,围产期心肌病及急性心衰肺水肿等。

①肼苯哒嗪:直接作用于小动脉平滑肌,解除动脉平滑肌痉挛,降低外周阻力,减轻心

脏后负荷,同时改善肺静脉回流,缓解肺淤血,治疗肺水肿。用药方法为肼苯哒嗪 12.5 ~ 25mg 加入 5% ~ 10% 葡萄糖 200 ~ 300ml 中,静脉点滴。或每次 25mg 口服,每 6 小时 1 次,服药后 30 分钟发挥作用,持续时间约 6 小时。用药期间注意观察血压、心率。个别人用药后可感头痛。

②酚妥拉明(苄胺唑啉):能直接松弛血管平滑肌,对动、静脉均有扩张作用,但以扩张小动脉为主,治疗左心衰竭,既能增加心排血量,同时也减轻肺淤血。用药方法为酚妥拉明 10 ~ 20mg 加入 5% ~ 10% 葡萄糖 200 ~ 300ml,静滴,用药期间注意低血压及心动过速。

③硝苯吡啶(心痛定):为钙离子拮抗剂,可阻止细胞外钙离子进入细胞内,降低细胞内钙离子水平,降低血管平滑肌兴奋性。用药方法为每次心痛定 10 ~ 20mg,舌下含化,3 ~ 4 次/d,含化后 1 ~ 5 分钟发挥作用,可持续数小时。或每次口服 10mg,每 6 小时 1 次,口服后 10 ~ 20 分钟发挥作用,持续 2 ~ 3 小时。

④硝酸甘油:扩张容量血管(静脉),减少回心血量,减轻心脏前负荷,是一种作用快、半衰期短,且容易调节的降压药,对心绞痛为特效药。用药方法为硝酸甘油 0.3 ~ 0.6mg 舌下含化,2 分钟内发挥作用,8 分钟达高峰,持续 15 ~ 20 分钟。或 5 ~ 10mg 加入 5% 葡萄糖 100 ~ 200ml,以每分钟 6 ~ 10 滴的速度静滴。

⑤硝普钠:强力血管平滑肌扩张剂,其作用机制与兴奋环磷酸鸟嘌呤(cGMP)有关,可同时扩张动、静脉。在严重的左心衰竭时,既减低心脏后负荷及增加左心排血量,又能减低心脏前负荷及缓解肺淤血。因效果确实,常为紧急病情的首选药。本药作用时间很短且须静滴。用药方法为硝普钠 50mg 加入 5% 葡萄糖 500ml 中,避光缓慢静滴,用药期间应密切观察血压变化。该药可通过胎盘,其代谢产物(氰化物)可致死胎。

⑥哌唑嗪:为口服的 α_1 受体阻滞剂,但不阻滞交感神经末梢泡囊上的 α_2 受体,因为保存了去甲肾上腺素通过 α_2 的反馈作用,从而抑制泡囊对去甲肾上腺素的释放,所以不引起反射性心动过速。哌唑嗪还能通过抑制磷酸二酯酶而对血管平滑肌有直接舒张作用,对动、静脉都有扩张作用,可视为口服的硝普钠。用药方法为每次派唑嗪 0.5 ~ 2mg,3 次/d,首次剂量宜小,避免首次剂量综合征。

⑦巯甲丙脯酸:血管紧张素Ⅱ转化酶抑制剂,用药后血管紧张素Ⅱ、醛固酮减少,钠水潴留减轻,体循环血管阻力减低,心排血量增加,还可增加肾血流量。用药方法为每次口服巯甲丙脯酸 12.5 ~ 25mg,3 次/d。若舌下含化,5 分钟发挥作用,30 分钟达高峰,作用可持续 2 小时。

(4)肺水肿的处理

1)速效洋地黄制剂:可用西地兰 0.4 ~ 0.8mg 或毒毛旋花子苷 K 0.25mg 加 50% 葡萄糖 40ml,静脉缓慢推注。

2)利尿剂:利尿酸 50mg 或呋塞米 40mg 加 50% 葡萄糖 40ml,静脉推注。争取在 15 ~ 20 分钟内大量利尿而减轻心脏负担。注意水、电解质及酸碱平衡紊乱。

3)镇静剂:症见烦躁不安,气促过度者,可皮下或肌内注射吗啡 10 ~ 15mg。但昏迷、休克、严重肺病或痰液过多者忌用,以免呼吸过度抑制。

4)激素:地塞米松 10mg 加 50% 葡萄糖 40ml,静脉推注。

5）血管扩张剂：硝普钠50g，加入10%葡萄糖500ml，静脉滴注，每分钟15~30滴为宜，并应严密进行血压监测。在上述药物治疗的同时，患者应取半卧位或坐位，两腿下垂。给氧，最好面罩加压给氧，氧气输入时通过50%~70%的酒精，目的在于减低肺泡表面张力，达到去泡沫作用，改善呼吸。四肢结扎止血带，以减少回心血量，但每隔5~10分钟交替放松1次，对孕妇需要安慰鼓励，消除恐慌心理。

（5）心律失常的处理

1）常用的抗心律失常药对妊娠期母体及胎儿的影响：某些抗心律失常药不仅对孕妇可产生明显不良反应，而且可以通过胎盘或母乳分泌对胎儿或新生儿产生不良影响。

①β受体阻滞剂：心得安等非选择性β受体阻滞剂。主要用于治疗妊娠高血压、各种心律失常、子宫活动障碍和胎儿心动过速等，但有严重的不良反应，如宫内胎儿发育迟缓、母体或胎儿心动过缓、早产、新生儿呼吸窘迫、低血糖及高胆红素血症。其中以宫腔内胎儿发育迟缓更为常见。选择性β$_1$受体阻滞剂和具有内在交感活性的β受体阻滞剂对母体和胎儿方面的不良反应均较少。因而，在妊娠期使用β受体阻滞剂应遵循以下原则：a. 避免在妊娠头3个月内使用。b. 使用最小的有效剂量。c. 最好在分娩前2~3天内停用，以减少β受体阻滞剂对子宫收缩的影响，并预防新生儿并发症。d. 选用β$_1$选择性、内在交感活性或具有α受体阻滞活性的制剂可能更好。因为不会影响β$_2$受体对周围血管扩张和子宫张力的调节。

②奎尼丁：具有奎宁相似的药理特性，包括催产作用。治疗剂量的奎尼丁很少引起早产，中毒剂量时可引起流产。该药在妊娠期妇女已使用多年，未发现致胎儿畸形，对子宫肌的影响很少，故在妊娠期心律失常时可安全使用。

③普鲁卡因胺：对母体及胎儿均无明显副作用，但如长期使用，可引起母体和胎儿的狼疮样综合征的发生率较高。

④双异丙吡胺：用于妊娠期妇女的资料，但证实可通过胎盘。脐血中药物浓度未达到有效水平，对母体和胎儿无不良影响。

⑤苯妥英钠：胎儿可发生各种先天性畸形，即"乙酰脲胎儿综合征"，胎儿的出血发生率高。故孕妇若患心律失常时，不应选择苯妥英钠。

⑥利多卡因：可通过胎盘，使子宫张力增加，子宫胎盘血流减少。在有效浓度时，不致胎儿畸形，但可发生心动过缓，高浓度时Apgar评分降低，但可迅速转为正常。因而本药是一种可用于孕妇心律失常较为安全的药物。

⑦慢心律：能通过胎盘，母体和胎儿中血浓度相等，产后数小时新生儿心率可能减慢，以后恢复正常。孕妇使用本药需慎重。

⑧乙胺碘呋酮：可影响胎儿，引起胎儿脑积水，在孕妇心律失常时应避免使用。

⑨普鲁帕酮（心律平）：具有膜抑制作用，能轻度延长动作电位时间和有效不应期。适用于预防和治疗室上性或室性异位搏动，对妊娠期应用的资料不多，在妊娠期3个月内最好不用。

⑩异搏定：为钙通道阻滞剂，对母体和胎儿均无副作用。

2）常见心律失常的治疗

①窦性心动过速：在妊娠期中，窦性心动过速非常常见，其临床意义决定于基本病因。

由生理或心外因素引起者,主要治疗病因。

②室上性过早搏动:包括房性和房室交界处性过早搏动,该心律失常多无症状,故无需治疗。如房早诱发阵发性室上性心动过速,则需治疗。可试用温和的镇静药或β受体阻滞剂。如无效时可选用普鲁卡因胺,口服 0.25~0.5g,每 4~6 小时 1 次;双异丙吡胺,口服 100~200mg,每 6~8 小时 1 次。

③阵发性室上性心动过速

发作期的处理:

A. 刺激迷走神经:对无低血压的病人可采用此法。a. 用压舌板刺激悬雍垂,诱发恶心呕吐。b. Valsalva 法:深吸气后屏气,用力作呼气动作。c. 颈动脉窦按摩:病人取仰卧位,先按摩右侧约 5~10 秒,如无效则按左侧。切忌两侧同时按摩,以免引起脑缺血。d. 压迫眼球,病人平卧位闭眼并向下看,用拇指在一侧眶下适度压迫眼球上部,每次 10 秒。压迫眼球有时可引起视网膜剥离,青光眼或高度近视者禁用。使用新斯的明或升压药兴奋迷走神经等方法,目前已较少使用。

B. 使用抗心律失常药:如上述方法无效时,患者无心功能障碍,首选抗心律失常药物为异搏定,一般用 2.5~10mg(常用 5mg)静注。β受体阻滞剂也可使用。有器质性心脏病者的室上性心动过速,首选洋地黄制剂。2 周内未使用过这类药物者,可用西地兰 0.6~0.8mg,用葡萄糖稀释后静脉缓注,但起效较慢。2 小时后如无效可再静注 0.2~0.4mg,总量不超过 1.2mg。其他可选用的药物尚有乙胺碘呋酮、普罗帕酮、奎尼丁和普鲁卡因胺等。但乙胺碘呋酮可影响甲状腺代谢和脑积水,妊娠时尽可能避免使用。

C. 电复律:药物治疗无效或室上速伴有严重血流动力学障碍时,可用同步直流电复律。

预防复发:对症状不严重,且无器质性心脏病患者无需长期服药预防。有器质性心脏病,症状严重,发作频繁者,可选用下列药物口服维持,预防复发。洋地黄维持量;奎尼丁 0.2g,3~4 次/日;普鲁卡因胺 0.5g,3~4 次/日;异搏定 80mg,3 次/日。β受体阻滞剂也可选用,必要时可二药合用,如奎尼丁加β受体阻滞剂,洋地黄加奎尼丁,但β受体阻滞剂不宜与异搏定合用。

④心房扑动和心房颤动:除病因及诱因治疗外,治疗措施还包括心室率的控制,心律失常的转复等。控制心室率:发作时心室率不快且无症状的房扑和房颤,可以不予治疗。根据发作时心率增快和影响循环功能等情况,可选用β受体阻滞剂、异搏定或洋地黄制剂。有器质性心脏病,尤其是伴有心功能不全,首选洋地黄制剂静脉给药,使心室率控制在 100 次/分以下。以后改为口服维持,并调整用量,使休息时心室率在 60~70 次/分,轻度活动时不超过 90 次/分。预激综合征的房颤,尤其是 QRS 波增宽畸形者,禁用洋地黄类药物。复律:房颤患者有下列情况者,可考虑复律:a. 基本病因去除后如甲亢、二尖瓣病术后,房颤持续存在;b. 由于房颤使心衰加重,而用洋地黄制剂疗效欠佳者;c. 有动脉栓塞史者;d. 房颤持续 1 年以内,心脏扩大不显著且无严重心肌受损者;e. 房颤伴肥厚型心肌病者。药物复律常采用奎尼丁,乙胺碘呋酮对胎儿可致脑积水。也可采用同步直流电复律。预防复发:房扑、房颤反复发作,药物转复后,常需长期口服奎尼丁等药物维持。

此外,持续房颤伴心功能不全者、二尖瓣病及心肌病者宜长期用华法林等抗凝,预防血栓形成,但此类药物对胎儿有严重副作用。

⑤频发室性早搏及短阵室速:利多卡因 50 ~ 75mg,加入 25% 葡萄糖 20 ~ 40ml,静脉推注,必要时 5 ~ 10 分钟后重复 1 次。病情稳定后,用利多卡因 400mg,加 10% 葡萄糖 500ml 静脉滴注,维持 1 ~ 3 天。适当选用营养心肌和改善心肌代谢的药物。

⑥房室传导阻滞:阿托品 0.03g 或莨菪类 10mg,每日 3 次,肌内注射或静脉滴注。视病情变化,决定增减数量。维生素 C 200mg 每日 3 次口服;肌苷片 0.4g,每日 3 次口服;地塞米松 0.75 ~ 1.5mg,每日 3 次口服,3 日后逐渐减量至停药。如属三度房室传导阻滞,可在内科医生指导下抢救,有条件可安装心脏起搏器。

3. 分娩期的处理　妊娠晚期应提前选择适宜的分娩方式。

(1)阴式分娩及分娩期处理　心功能 Ⅰ ~ Ⅱ 级,胎儿不大,胎位正常,宫颈条件良好者,可考虑在严密监护下经阴道分娩。

1)第一产程:安慰及鼓励产妇,消除紧张情绪。适当应用地西泮、哌替啶等镇静剂。密切注意观察血压、脉搏、呼吸、心率。一旦发现心力衰竭征象,应取半卧位,高浓度面罩吸氧,并给毛花苷丙 0.4mg 加 25% 葡萄糖 20ml 缓慢静脉注射,必要时 4 ~ 6 小时重复给药 0.2mg。产程开始后即应给予抗生素预防感染。

2)第二产程:要避免屏气加腹压,应行会阴后 – 侧切手术、胎头吸引或产钳助产术,尽可能缩短第二产程。

3)第三产程:胎儿娩出后,产妇腹部放置沙袋,以防腹压骤降而诱发心力衰竭。要防止产后出血过多而加重心肌缺血,诱发先心病出现发绀,加重心力衰竭。可静注或肌注缩宫素 10 ~ 20U,禁用麦角新碱,以防静脉压增高。产后出血过多者,应适当输血、输液,注意输液速度不可过快。

(2)剖宫产:近年来越来越多的心脏病产妇以剖宫产结束分娩。由于手术技术提高及术中监护手段进展,使得心功能 Ⅲ 级以上的心脏病产妇能安全度过手术,主要改用全麻,避免产妇血压波动大,术中操作快,5min 内将胎儿娩出,术中尽量不用宫缩剂,术中内科医生在场监测心脏。

4. 临产及产褥期处理　临产前应对孕妇做细致的思想解释工作,消除顾虑,增加信心,求得密切配合,共同完成这一任务。孕妇精神紧张,顾虑重重,不能很好合作,则必然增加耗氧量,加重心脏负担。在临产处理中,重点是尽量减少孕妇的心脏工作量及避免血流动力学方面发生剧烈变动。心脏病孕妇的产程比较短,可能是因水肿,宫颈软而容易扩张之故。

临产过程中取半坐位,第 1 产程时,每小时测脉搏、呼吸 3 或 4 次,在第 2 产程每 10min 测 1 次。每 1 ~ 2h 进行胸部听诊,有无啰音及心律紊乱;每小时测尿量。出现上述体征及尿量减少,均为心衰先兆。也应经常听取胎心音。心脏病孕妇如无发绀,心脏代偿功能良好,对胎儿影响不大。可适当应用吗啡、镇静剂或各种止痛剂以减轻产痛,保证产妇休息,减轻心脏负荷;但又不能过度,否则对心脏病孕妇不利。具体使用详见后文。临产开始即给病人输液,应用 5% 葡萄糖液,禁用含盐液体,严格控制输液量,每小时维持 50ml,便于随时给予药物。

宫颈开全后,尽可能避免产妇用力,等胎头下降至骨盆出口时,可通过低位产钳或胎头负压吸引术结束分娩。如胎头 30min 无进展,则应根据胎头高低、产妇、胎儿情况,决定施行产钳手术或剖宫产。整个产程及分娩阶段均予以面罩吸氧。

第 3 产程血流动力学发生突然变动,腹压降低,横膈下移,心脏轴突然改变是发生心衰的原因。因而心脏病孕妇的第 3 产程处理就显得更为重要。为了防止心脏轴的突然改变和腹压降低,胎儿正将娩出时,可于产妇腹部放置几只沙袋加压,并用多头腹带包扎,防止大量血液向腹腔内脏血管倾注;同时可置下肢于略低位置,以防下肢静脉血大量回到右心。应避免静注未稀释的缩宫素(催产素),尤其对二尖瓣狭窄及血液自左向右分流的先心病孕妇,因缩宫素快速静滴 5~10U,可使子宫血液突然涌入右心,使心排出量增加 > 50%,而使心脏负担过重;未稀释缩宫素又可直接作用于心肌,引起明显的低血压或心律失常。由于麦角新碱有升压作用不宜使用。需用缩宫素时,应稀释后静滴,≤5mU/min(5~10U 溶于 500ml 液体),未见不良影响。心功能 > Ⅱ级,产后不可快速、大量静滴缩宫素,以免发生危险。

产后出血虽可减轻静脉系统的过度负担,但仍应与健康产妇一样重视产后出血并积极治疗之,对有些先天性心脏病产妇,产后出血可能较正常产妇还要危险,原因已于前述。

产褥期处理:在孕产期未发生心功能障碍者,产褥期(产后 1~3d)仍有可能出现心衰。刘陶等(1996)报道 62 例妊娠合并心脏病病人中,有 6 例发生充血性心力衰竭,其中仅 2 例发生于产前,其余 4 例均发生在产后 24h 之内,因此不能只注意病人分娩前易发生心衰,而忽略了产后病人(2~3d 内)仍然有巨大血流动力学方面的改变,尤其在 24h 之内,必须同样地予以严密监护。此外还需要重视产褥感染及产褥期血栓形成。一般对心功能 Ⅰ 级产妇,产褥期除应用抗生素预防感染外,与正常产褥妇无大区别;心功能 Ⅱ 级则应卧床 5~10d,但须经常活动下肢,注意下肢静脉回流,以后在监护下逐渐增加运动量,出院后加强随访及给予必要的生活指导。如孕产妇最近无心衰出现,仍可哺乳。回奶一般可用维生素 B₆ 200mg/d,局部可用皮硝贴附。

5. 胎婴儿的处理　由于胎儿与新生儿属高危儿,产程中应注意缺氧导致的宫内窘迫及出生后窒息,做好抢救准备实属必要。

6. 心脏手术　指征:妊娠期血流动力学的改变使心脏储备能力下降,影响心脏手术后的恢复,加之术中用药及体外循环对胎儿的影响,一般不主张在孕期手术,尽可能在幼年、孕前或延至分娩后再行心脏手术。如果妊娠早期出现循环障碍症状,孕妇不愿做人工流产,内科治疗效果又不佳且手术操作不复杂,可考虑手术治疗。手术时期宜在妊娠 12 周以前进行,手术前注意保胎及预防感染。

(1)二尖瓣球囊扩张术(PTMC):风湿性心脏病二尖瓣狭窄孕妇常难以承受孕期高动力循环的超负荷改变,多在妊娠晚期和分娩前后出现严重左心功能不全。早在 1952 年国外已有人在孕期进行二尖瓣狭窄分离术,近年又提供了一项经皮二尖瓣球囊扩张术,方法简单,经皮做股动脉穿刺,插入猪尾型导管至左心室,通过球囊扩张狭窄的二尖瓣口。这一介入性疗法无需全身麻醉,不需体外循环,手术简便安全,手术中出血量极少,对病人及胎儿没有像心脏手术那样有血流动力学波动或不稳定的干扰;放射线对胎儿的致畸作用仅发生于妊娠 20 周之内胎儿器官形成阶段,且多发生于接受较大放射线剂量者(>

0.1Gy)。手术理想时间为孕 20～26 周。手术过程中,在孕妇的横膈至耻骨间并无采用铅衣遮挡,尽量减少透视时间。国内曾有 5 例手术报道,手术时间在 22～32 周之间,术前心功能均在Ⅲ～Ⅳ级,术后均改善为Ⅰ～Ⅱ级(其中 4 例Ⅲ级改善为Ⅰ级),安全度过分娩期,随访婴儿,生长发育良好,未发现任何因接触放射线而引起的异常病症。

(2)心脏瓣膜置换术(cardiovaive replacement,CVR):尽管为挽救孕妇生命有人建议在妊娠后仍可进行心脏直视手术或心脏瓣膜置换手术,可是 Bernal(1986)回顾分析自1965 年开始,对 21 例孕妇应用心肺分流体外循环进行心脏直视手术,其中有一半为二尖瓣或主动脉瓣置换人工瓣膜,孕妇均能耐受这一复杂手术,但发生一例早产及一例死产;胎儿受心肺分流术影响,常发生心动过缓,有建议应用高流速常温灌注,可避免发生胎儿缺氧的任何危险。由于手术后胎儿死亡率仍然较高,故大多数受术者愿选择在非孕期间进行手术。我国尚无在孕期进行这类手术的报道。

7. 妊娠合并心脏病的疗病流产及计划生育　心脏病育龄妇女有下列情况之一者不宜妊娠:心功能Ⅲ级以上、有心衰史、伴有房颤者、心脏明显扩大者、严重先天性心脏病而又不能手术者、高血压心脏病病人、年龄 >35 岁初产。

如已妊娠,具有下列情况之一者应终止妊娠进行疗病流产:上次妊娠曾有严重心衰史再次妊娠、急性风湿活动、二尖瓣狭窄合并主动脉瓣膜病、先心病(法洛四联症、艾森曼格综合征)而又不能手术者、风心病有心衰和(或)房颤者、高血压 >200mmHg(26.7kPa)、心脏扩大者。孕早期即出现心衰,心衰控制后终止妊娠。孕 3 个月以内人工流产,孕 12～20 周中期妊娠引产,以羊膜腔注射雷夫奴尔引产较为安全,可避免感染。引产过程中应与足月分娩同样处理。

经阴道分娩者的输卵管绝育手术最好延迟至孕妇肯定无感染、无其他症状及能稍活动后进行,一般在产后 1 周为妥。也有人提出推迟到产后 2 个月进行,因手术可加重产褥妇一系列负担。

口服避孕片有可能引起血栓栓塞、高血压、液体潴留及血清脂类增加等危险,故心脏病病人不宜选用;最好采用宫腔节育器避孕。

十、预防

对妊娠合并心脏病者,应从早孕期开始定期检查,注意心功能的变化,必要时进行家庭随访。保证患者休息,避风寒,预防感冒。积极防止和及早纠正各种妨碍心脏功能的因素,如贫血、维生素 B 族缺乏、心律失常、妊娠高血压综合征、各种感染尤其是上呼吸道感染等。

第二节　妊娠合并病毒性肝炎

病毒性肝炎是严重危害人类健康的传染病,病原主要包括甲型(HAV)、乙型(HBV)、丙型(HCV)、丁型(HDV)、戊型(HEV)5 种病毒,以乙型肝炎常见,可发生在妊娠任何时期。孕妇肝炎的发生率约为非孕妇的 6 倍,而暴发性肝炎为非孕妇的 66 倍。据全国监测资料报道,本病占孕产妇间接死因的第 2 位,仅次于妊娠合并心脏病。

一、妊娠时肝脏的生理变化

妊娠期肝大小形态不变,组织学正常。肝糖原稍增加。部分正常孕妇的肝功能,于妊娠晚期轻度超过正常值,于分娩后多能迅速恢复正常。

1. 血清蛋白　血清总蛋白值因血液稀释,约半数低于60g/L,主要是白蛋白降低。

2. 血清酶活性　谷 – 丙转氨酶(ALT)和谷 – 草转氨酶(AST)多在正常范围内,少数在妊娠晚期稍升高。碱性磷酸酶(AKP)在妊娠前半期轻度升高,妊娠7个月后可达非孕时2倍,其升高主要来自胎盘。

3. 凝血功能检查　妊娠晚期时,血浆纤维蛋白原较非孕时增加50%,凝血因子Ⅱ、Ⅴ、Ⅶ、Ⅷ、Ⅸ、Ⅹ均增加0.2 ~ 0.8倍,凝血酶原时间正常。

二、妊娠对病毒性肝炎的影响

1. 妊娠加重肝脏负担,易使原有肝炎病情加重。

(1)妊娠期新陈代谢明显增强,营养物质的需要量增多,肝内代谢增强,若肝糖原储备不足,不利于疾病恢复。

(2)妊娠期多量的雌激素需在肝内灭活。

(3)胎儿代谢产物需在母体肝内代谢解毒。

2. 分娩加重肝脏损害　分娩时体力消耗、疲劳、手术、麻醉、产时出血等更加重肝脏损害。

三、妊娠对病毒性肝炎的影响

妊娠期母体各种营养消耗多,营养不足时常以肝糖原补充,且新陈代谢增高,肝负荷加重。容易感染病毒性肝炎,或促使原来存在的肝病恶化。此外,分娩时疲劳、出血、手术和麻醉均可加重肝脏损害,尤当合并妊高征时,由于全身小动脉痉挛,肝脏可出现缺血性损害,在此基础上如再合并病毒性肝炎,易致病情急剧恶化。

四、病毒性肝炎对妊娠的影响

1. 对母体的影响　妊娠早期合并病毒性肝炎,可使妊娠反应加重,妊娠中、晚期合并病毒性肝炎者,易发展为重症肝炎,病死率高;同时易并发妊娠高血压综合征。患者肝功能受损,凝血因子合成功能减退,易导致产后出血,重者分娩时常并发DIC,出现全身出血倾向,威胁母儿生命。

2. 对胎儿影响　妊娠早期患肝炎时胎儿畸形发生率较正常孕妇高2倍,流产、早产、死胎、死产和新生儿死亡率明显升高。上海资料报道,肝功能异常孕妇的围生儿死亡率高达46%。

3. 母婴传播　病毒的种类不同,传播的方式也不同。

(1)甲型病毒性肝炎:由甲型肝炎病毒(HAV)引起,经粪 – 口途经传播,不能通过胎盘感染胎儿,妊娠期妇女患病不必终止妊娠。但妊娠期患甲型肝炎者,分娩时可经接触母血或经粪口途径感染新生儿。

(2)乙型病毒性肝炎:由乙型肝炎病毒(HBV)引起,可经消化道、输血或血液制品、注射用品等多途径感染,而母婴传播是其主要的传播途径。

1)垂直传播:HBV通过胎盘引起宫内传播。

2)产时传播:是母婴传播的主要途径,占40% ~ 60%。胎儿通过产道接触母血、羊水、阴道分泌物或子宫收缩使胎盘绒毛破裂,母血漏入胎儿血循环引起,10^{-8}ml 母血进入胎儿体内即可使胎儿感染 HBV。

3)产后传播:产后母乳喂养及接触母亲唾液传播。

(3)丙型病毒性肝炎:存在母婴传播,约 1/3 受感染者将来发展为慢性肝病。

(4)丁型病毒性肝炎:因丁型肝炎病毒(HDV)是一种缺陷性 RNA 病毒,必须依赖 HBV 重叠感染引起肝炎,因此母婴传播较少见。

(5)戊型病毒性肝炎:目前已有母婴间传播的报道,传播途径及临床表现与甲型病毒性肝炎相似,易急性发作,且多为重症,妊娠晚期感染母亲死亡率高达 15% ~ 25%。

五、临床表现

1. 病史　有肝炎病史或肝炎接触史或输血、注射史。

2. 临床表现　常出现消化系统症状,如食欲减退、恶心、呕吐、腹胀、肝区疼痛等,不能用妊娠反应或其他原因来解释。继而出现乏力、畏寒、发热,部分患者有皮肤、巩膜黄染,尿色加深、肝肿大、肝区叩痛等。

六、实验室及其他检查

1. 超声检查　了解肝脏大小。

2. 肝脏穿刺　肝活检对诊断及鉴别诊断有较大意义。

3. 血清学检查　是诊断的重要手段。血清 ALT 增高。病原学检查,相应肝炎病毒血清学抗原、抗体检测出现阳性。

4. 肝功能的测定　对肝炎的诊断及了解病变程度意义较大。

5. 胆红素测定　可以反应肝内胆汁淤积及肝细胞受损情况。血清总胆红素在 17μmol/L(1mg/dl)以上,尿胆红素阳性。

6. 血清蛋白电泳　A/G 多数用来了解慢性肝炎情况。

七、诊断

妊娠合并肝炎的诊断比非孕期困难,尤其在妊娠晚期,因可伴有其他因素引起的肝功能异常,不能仅凭转氨酶升高做出肝炎诊断,应根据临床症状、体征、实验室检查,综合诊断。

1. 有较明确的流行病学史(如肝炎接触史或输血史等)。

2. 孕妇出现不明原因乏力,纳呆,黄疸,恶心,呕吐,上腹胀满,肝区疼痛,伴肝肿大。

3. 肝炎病原学诊断

(1)甲型肝炎:血清抗 HAVIgM 阳性或恢复期血清抗 HAVIgM 效价比急性期增高4倍以上。

(2)乙型肝炎:急性早期 HBsAg 阳性或 HBeAg 阳性;急性期抗 HBeIgG 阳性;急性期 HBsAg 阴性,病后 2~9 月抗 HBs 或 HBe 转阳性;急性期后 6 个月 HBsAg 持续阳性,抗 HBe 效价不下降,诊断为慢性肝炎。

(3)丙型肝炎:血清抗 HCV 阳性。

(4)丁型肝炎:血清测到 HDAg 或 HDV - mA、HBsAg 阳性。血清抗 HDIgM(或)抗 HDIgG 阳性。

(5)戊型肝炎:HEAg 及抗 HEIgM 阳性。

4. 急性肝炎症出现血清 ALT 上升,达 100IU/L 以上或更高。

5. 重症肝炎的诊断要点

(1)消化道症状严重,表现食欲极度减退,频繁呕吐,腹胀,出现腹水。

(2)黄疸迅速加深,血总胆红素高于 $171\mu mol/L$($10mg/dl$)。

(3)肝进行性缩小,有肝臭气味,肝功能严重损害,酶胆分离,白/球蛋白倒置。

(4)凝血酶原时间延长,全身有出血倾向。

(5)迅速出现精神、神经症状(嗜睡、烦躁不安、神志不清、昏迷),即肝性脑病表现。

(6)出现急性肾功能衰竭,即所谓肝肾综合征。

八、鉴别诊断

1. 妊娠期肝内胆汁淤积症　其发生率仅次于病毒性肝炎,临床主要特点是孕中晚期出现不同程度的皮肤瘙痒,随后出现皮肤黄染,而症状于产后数小时至数日迅速消退。此病具有明显的家族性倾向及复发性。实验室检查可见约 1/3 患者血清胆红素(直接和总胆红素)、谷丙转氨酶升高,几乎全部患者血清胆酸明显升高,常为正常值的 10～100 倍。

2. 妊娠急性脂肪肝　本病少见,多发生于妊娠晚期,初孕妇及妊高征患者的发病率高。临床上病情急骤发展,症状极似急性肝坏死,但尿胆红素多呈阴性。B 型超声可见到典型的脂肪肝声像图。

3. 妊高征引起的肝损害　常见于重度妊高征患者,肝功能各项指标检查显示轻、中度升高。胃肠道症状不明显,妊娠结束后迅速恢复。但值得注意的是妊娠期肝炎常合并妊高征,少数先兆子痫、子痫患者可并发 H%LLP 综合征。

九、治疗

妊娠期病毒性肝炎与非孕期的病毒性肝炎处理原则是相同的。

1. 妊娠合并普通型肝炎的处理

(1)严格隔离,及时治疗,妊娠期间应住传染病房,临产后转入产科隔离病房或隔离分娩室。必须卧床休息,进低脂肪饮食,保证足够营养,给予大量、多种维生素和葡萄糖,进行中西医结合治疗。

(2)积极护肝治疗

1)维生素类

①维生素 C:可促进机体抗氧化,促进肝细胞再生,改善肝功能。用法:口服 0.1g,3 次/日,饭后服;静脉用药,1～2g,1 次/日。注意事项:过量可引起反酸,大剂量长期应用可引起婴儿维生素 C 缺乏病;大量长期口服可引起维生素 B_{12} 及铜、锌离子吸收,易导致泌尿系统结石。属妊娠期 C 类用药。

②维生素 E:对脂代谢起促进作用,能抗氧化,改善肝功能。用法:口服 20mg,3 次/日。注意事项:过量可出现恶心、头痛、眩晕等症状,增加血栓形成,长期大量应用可降低性功能及出现肌酸尿;其代谢产物可拮抗维生素 K 作用,使凝血时间延长;属妊娠期 A 类用药,超量为妊娠期 C 类用药。

③维生素 K_1:作为羧化酶的辅酶参与肝内凝血酶原,凝血因子Ⅱ、Ⅶ、Ⅸ、Ⅹ的合成,对于肝功能受损导致凝血因子缺乏有效。用法:肌内注射或静脉注射 10mg,1～2 次/日。注意事项:静脉注射过快可出现面部潮红、出汗、胸闷、低血压等。

④维生素 B_1、维生素 B_6、维生素 B_{12}（参见相关章节）。

2）三磷腺苷（ATP）、辅酶 A 和细胞色素 C 等，有促进肝细胞代谢的作用。

3）血制品如新鲜血、血浆和人体清蛋白等，可以纠正血内低蛋白，改善凝血功能，起到保肝作用。

4）近来有人报道，干扰素（interferon）和干扰素诱导剂（interferon inducer）能抑制肝炎病毒在体内的复制，对减少或消除体内病毒抗原有一定作用。剂量 1～2mg/次，肌内注射，2 次/周，2～3 个月为一疗程。

（3）避免应用可能损害肝脏的药物　如禁用四环素，因其对母儿均有严重危害，可引起急性脂肪肝及死胎。尽量不用可能损害肝脏的镇静药及麻醉药，尤在合并妊高征时更应谨慎。

（4）预防感染：产时严格消毒外，可并用广谱抗生素预防产道及肠道中细菌扩散，一旦发生内源性感染，可诱发肝昏迷甚至直接致死。

（5）防止产后出血：当有血小板下降或凝血因子减少时，宜及早补充。

2. 妊娠合并急性重症肝炎的处理

（1）一般治疗：在昏迷前期应禁食蛋白，保持大便通畅，以减少氨及毒素的吸收。

（2）药物治疗

1）维生素：给予多种维生素同时给予大量葡萄糖，每日 200～300g。

2）高血糖素-胰岛素联合疗法：高血糖素 1～2mg 加胰岛素 4～8U，溶于 5% 葡萄糖 250ml，静脉滴注，每日 1 次。可减少肝细胞坏死，促进肝细胞再生。

3）降氨药物：重症肝炎时蛋白质代谢异常，出现高血氨、高血胺及高芳香类氨基酸。控制血氨的传统办法除限制蛋白质摄入，每日 <0.5g/kg，增加碳水化合物，保持大便通畅，减少氨及毒素的吸收之外，可口服新霉素抑制大肠杆菌，减少游离氨及其毒性物质的形成。如出现肝昏迷前驱症状或发生肝昏迷时，每日静脉滴注谷氨酸钠或钾盐 23～46g，精氨酸 25～50g，或 γ-氨酪酸 2～6g。左旋多巴开始以 0.1g，静脉滴注，以后每 12 小时增加 0.05g，直至神志明显好转再逐渐减量。近年来主张用支链氨基酸，将此注射液 250ml 加于等量葡萄糖液中，缓慢静脉滴注，每日 1 次，10～15 天为一疗程。因其能调整血清氨基酸比值，使昏迷清醒。

4）脱水剂：可选用 20% 甘露醇 200ml，快速静脉滴注，每 6～8 小时 1 次。并酌情应用皮质激素，如地塞米松等。

5）肝素：DIC 是重症肝炎的致死原因之一，应积极处理肝炎，防止 DIC 的发生。若合并 DIC，需用肝素治疗，量宜小而不宜大，还应补充新鲜血。但临产期和产后 12 小时内不宜应用肝素，以免发生创面大出血。

3. 产科处理　上述药物治疗同时，应及时进行产科处理。

（1）妊娠期：妊娠早期应积极治疗，待病情好转后行人工流产。中、晚期妊娠给维生素 C 和 K，并防治妊高征。经治疗，病情仍继续发展者，终止妊娠。

（2）分娩期：做好分娩出血的预防工作，可提前用止血芳酸、止血敏、维生素 K_1、纤维蛋白原等。分娩方式可根据产科情况而决定。乙肝产妇，新生儿娩出 24 小时后，应肌内注射高效价乙肝免疫球蛋白或乙肝疫苗，母婴应隔离，不用母乳喂养。

（3）产褥期及对新生儿的处理：选用对肝脏损害较少的抗生素预防感染，如氨基苄青霉素、先锋霉素，避免用四环素及红霉素。乙肝病人不宜给新生儿哺乳，一是耗损体力不利恢复，再者可经乳汁垂直传递给新生儿。回乳时可用皮硝包敷乳房，或服用炒麦芽，避免使用雌激素。新生儿于24小时内接受乙肝疫苗，肌内注射30μg，一月时注20μg，半岁时注10μg。

十、预防

（1）妊娠期应注意预防病毒性肝炎：妊娠期患病毒性肝炎会加重病情，而且会影响胎儿及新生儿，故在妊娠期应注意预防病毒性肝炎。

预防方法：①注意营养，讲究卫生，特别是个人卫生和饮食卫生，避免与肝炎患者及病毒携带者接触。②预防甲型肝炎，可注射甲型肝炎疫苗或丙种球蛋白。③预防乙型肝炎，可注射乙型肝炎免疫球蛋白（HBIG）及乙型肝炎疫苗。

（2）肝炎未完全恢复前应避孕：对肝炎患者未完全恢复前应避孕，以免因妊娠而加重病情。

（3）母婴传播的预防：由于新生儿免疫功能未完善，感染乙型肝炎病毒后绝大多数成为慢性携带者。这是我国人群中慢性携带者的主要来源。因此，预防母婴传播非常重要。

预防方法：以HBIG及乙型肝炎疫苗联合应用效果最好。HBsAg阳性，特别是HBeAg也阳性的母亲，其婴儿出生后立即注射HBIG，以后注射乙型肝炎疫苗，每月1次，共注射3次。

有报道，HBsAg及HBeAg均为阳性的母亲，其婴儿HBsAg阳性率：单用疫苗组23.7%；HBIG及疫苗联合应用组5.3%；对照组90%。说明HBIG及乙型肝炎疫苗联合应用效果最好。

第三节　妊娠合并糖尿病

糖尿病（diabetes mellitus）是一组以慢性血糖水平增高为特征的代谢疾病群。由于胰岛素分泌缺陷和（或）胰岛素作用缺陷而引起的糖、蛋白质、脂肪代谢异常。久病可引起眼、肾、神经、血管、心脏等组织的慢性进行性病变，导致功能缺陷及衰竭。

妊娠合并糖尿病包括下列两种类型：

1. 妊娠前已被确诊的糖尿病妇女合并妊娠或妊娠前糖耐量异常，妊娠后发展为糖尿病，分娩后仍为糖尿病的患者，该类型者不足20%。

2. 妊娠期糖尿病（gestational diabetes mellitus，GDM）指妊娠过程中初次发生的任何程度的糖耐量异常，不论是否需用胰岛素治疗，不论分娩后这一情况是否持续，均可诊断为GDM，占妊娠合并糖尿病总数中的80%以上。一部分GDM妇女分娩后血糖恢复正常，而有些患者在产后5～10年有发生糖尿病的危险，故应定期随诊。

妊娠合并糖尿病属高危妊娠，可增加与之有关的围生期疾病的患病率和病死率。由于胰岛素药物的应用，糖尿病得到了有效的控制，围生儿死亡率下降至3%，但糖尿病孕妇的临床经过复杂，母婴并发症仍较高，必须予以重视。

一、妊娠对糖尿病的影响

1. 易出现低血糖和酮症酸中毒　妊娠是一种加速的饥饿状态,母体除本身消耗葡萄糖外,尚须供应胎儿所需葡萄糖,若摄入不足则脂肪分解增加,因而妊娠早期呕吐、进食减少时易出现低血糖和饥饿性酮症酸中毒。妊娠中、晚期胰岛素拮抗激素分泌增多及胰岛素降解加速,使糖尿病人胰岛素需要量增多,若胰岛素用量不足、血糖控制不好,易出现糖尿病酮症酸中毒。分娩后胎盘排出,多种胰岛素拮抗因素迅速消失,孕妇对胰岛素敏感性突然增加,若胰岛素用量未及时减少,则易发生低血糖症。

2. 对糖尿病肾病的影响　目前尚未明确妊娠是否会使隐匿性肾病加速变为显性肾病,但认为如能严格控制血糖及适当处理妊娠,并不会使显性肾病加速进展为终末期肾病。显性肾病患者由于有血管病变,子宫胎盘灌注减少,胎儿宫内生长迟缓,胎儿窘迫及母体妊娠高血压综合征发生率均增高,并常由于母体或胎儿原因而需要提前分娩。糖尿病肾病伴肾功能减退者不宜妊娠。

3. 对糖尿病视网膜病变的影响　目前认为糖尿病妇女妊娠期间出现的非增殖性或增殖性视网膜病变一般是可逆的,可能于产后消退,但仍应按常规指征进行光凝治疗。良好的预后与血糖控制及密切随访有关。糖尿病视网膜病变患者如果血糖不迅速得到严格控制,往往会出现视网膜病变恶化,因而主张于 6～8 个月内使血糖慢慢正常化,然后才受孕。但是,如果糖尿病视网膜病变患者已合并妊娠,仍主张尽快使血糖正常化,同时密切观察视网膜状态,必要时积极治疗。

4. 合并缺血性心脏病的糖尿病妇女　有报道母亲围产期死亡率高达 50%～67%,因而不主张妊娠,一旦受孕,应终止妊娠。

5. 合并高血压的糖尿病妇女　随着妊娠进展,血压增高,不利于糖尿病肾病及视网膜病变的治疗,先兆子痫发生率增高,胎儿死亡率也增高。尽管目前母婴预后已明显改善,但对于有高血压的糖尿病妇女是否适宜妊娠仍需事先作全面考虑。

二、糖尿病对围产儿的影响

1. 巨大儿的发生率增高　糖尿病孕妇血中的葡萄糖值高,葡萄糖容易通过胎盘进入胎儿血循环,而胰岛素不能通过胎盘,致使胎儿长期处于高血糖状态,刺激胎儿胰岛 β 细胞数目增多,产生较多量的胰岛素,活化氨基酸转移系统,促进蛋白质和脂肪合成,抑制脂解作用,使胎儿全身脂肪聚集增多,脏器增大,导致胎儿巨大。

2. 畸形胎儿的发生率增高　糖尿病合并妊娠时的畸胎率为正常孕妇的 2～3 倍。发生原因尚不清楚,可能与妊娠早期(特别是妊娠 7 周以前)的高血糖有关,也可能与治疗糖尿病的药物(如 D_{860}、格列甲嗪、格列秦特、优降糖等)有关,但至今尚缺乏足够的证据。畸形胎儿包括心血管、中枢神经、骨骼、胃肠道等系统的畸形。

3. 死胎的发生率增高　糖尿病孕妇若伴有严重血管性病变或产科并发症(如重度妊娠高血压综合征等),影响胎盘血供可致死胎。预防死胎需加强在妊娠期间对糖尿病的治疗,以及对胎儿健康状况的系统监测。由于死胎多数发生在妊娠 36 周以后。故应在妊娠 35 周时住院,在严密监护下待产。根据胎儿肺成熟度、胎盘功能等综合分析,通常以妊娠 37 周时终止妊娠为宜。若在待产过程中出现胎儿宫内窘迫征象,则应立即终止妊娠。

4. 新生儿低血糖的发生率增高　新生儿脱离母体高血糖环境,而胎儿胰岛 β 细胞增生,引起胰岛素分泌过多,使新生儿发生低血糖。低血糖可使新生儿脑神经组织受到损伤,甚至死亡。

5. 新生儿呼吸窘迫综合征的发生率增高糖尿病孕妇娩出的新生儿患呼吸窘迫综合征比正常孕妇娩出的新生儿高 5 ～ 10 倍,是新生儿死亡的主要原因。孕妇血糖增高,可以导致胎儿高胰岛素血征。高胰岛素有拮抗肾上腺皮质激素及促胎儿肺成熟的作用,高胰岛素血征影响胎儿肺泡表面活性物质的形成,而致表面活性物质减少,加之常在妊娠 37 周左右引产或剖宫产,均是导致新生儿发生呼吸窘迫综合征的重要因素。

三、临床表现和诊断

孕前即患有糖尿病者或糖尿病症状典型者,诊断比较容易。但 GDM 常无典型的症状,空腹血糖有时可能正常,容易漏诊、误诊和延误治疗,更具危害性,诊断时应予重视。

1. 病史　有糖尿病家族史、患病史,特别是不明原因的死胎、死产、巨大儿、畸形儿、新生儿死亡等分娩史。

2. 临床表现　妊娠期有"三多"症状,即多饮、多食、多尿或反复发作的外阴阴道念珠菌感染体征。孕妇体重 >90kg,本次妊娠伴有羊水过多或巨大胎儿者应警惕糖尿病。

3. 实验室及其他检查

(1)血糖测定:两次或两次以上空腹血糖 >5.8mmol/L 者。

(2)糖筛查试验:用于 GDM 筛查,建议孕妇于妊娠 24 ～ 28 周进行。

方法:葡萄糖 50g,溶于 200ml 水中,5 分钟内口服完,服后 1 小时测血糖 ≥7.8mmol/L(140mg/dl)为糖筛查异常;如血糖 ≥11.2mmol/L 的孕妇,则 GDM 可能性大。对糖筛查异常的孕妇需进一步查空腹血糖,如异常即可确诊,如正常需进行葡萄糖耐量试验(oral glucose tolerance test,OGTT)。

(3)OGTT(75g 糖耐量试验):禁食 12 小时后。口服葡萄糖 75g。血糖值诊断标准为:空腹 5.6mmol/L,1 小时 10.3mmol/L,2 小时 8.6mmol/L,3 小时 6.7mmol/L 若其中有 2 项或 2 项以上达到或超过正常值者,即可诊断为 GDM;如 1 项高于正常值,则诊断为糖耐量异常。

(4)肝肾功能检查,24 小时尿蛋白定量,尿酮体及眼底等相关检查。

四、妊娠合并糖尿病分期

糖尿病的严重程度按 White 分级

A 级:妊娠前已有糖耐量异常,仅需饮食控制,年龄及病程不限。

B 级:妊娠前已用胰岛素治疗,发病年龄 ≥20 岁,病程 <10 年。

C 级:发病年龄 10 ～ 20 岁,或病程 10 ～ 20 年。

D 级:发病年龄 <10 岁,或病程 >20 年,或伴慢性高血压,或良性背景性视网膜病变,有微血管瘤或小出血点。

% 级:有盆腔血管钙化症。

F 级:糖尿病性肾病,有蛋白尿。

H 级:有冠状动脉病变。

R 级:有增生性视网膜病变。

RF 级:肾病合并视网膜病变。

五、鉴别诊断

孕期生理性糖尿其发生率为 10%~20%，多因暂时性肾糖阈降低而有糖尿，但血糖正常，可疑时测定空腹血糖和糖耐量试验确诊。

六、治疗

1. 治疗原则

（1）糖尿病妇女于下列情况禁忌妊娠，一旦受孕，应及时终止：①严重糖尿病肾病伴肾功能减退；②晚期缺血性心脏病；③增生性视网膜病治疗效果不好；④年龄较大的妇女；⑤年龄小于 20 岁的妇女；⑥血糖控制极差，即糖化血红蛋白（HbA_1）>12%，或 HbA_{1c}>10%；⑦妊娠早期患酮症酸中毒。

（2）要求生育的糖尿病妇女应接受孕前咨询：①了解糖尿病对妊娠的影响、妊娠对糖尿病及其并发症的影响、妊娠禁忌证等；②全面检查，对血压、心、肾、视网膜等情况进行评价，以决定是否适宜妊娠；③尽可能严格控制血糖至正常或接近正常，同时避免低血糖，要求空腹血糖 <5.6mmol/L（100mg/dl），餐后 2 小时血糖 <8.0mmol/L（145mg/dl），HbA_{1c} 接近正常上限，即 <6%；④指导采取避孕措施至达到上述控制要求 2 个月后才可受孕；⑤对存在的糖尿病并发症进行相应治疗。

（3）妊娠期间应在医生指导下，严格控制血糖，达到上述要求。为此，孕妇须密切配合，自我监测，每日查 4 次尿糖及酮体，尽可能自备血糖计，自己监测血糖，按需要测定三餐前及餐后 2 小时血糖。

（4）产前首次就诊应做全面检查，包括了解心、肾、眼科情况等。妊娠早、中期每 2 周 1 次，28 周后每周 1 次复诊，进行常规产前检查，尽可能至妊娠足月（40 周）才分娩。近年来仅通过门诊处理也可得到良好母婴预后。产前住院指征包括先兆子痫、羊膜早破及早产等，妊娠期任何时候若血糖控制不佳均应住院治疗。

2. 妊娠合并糖尿病的母、儿监护　病人应在有经验的产科、内分泌科和儿科医师共同监护下度过妊娠及分娩期。

（1）母体监护

1）妊娠前

①血糖控制：受孕后最初几周是胚胎发育的关键时期，该阶段孕妇高血糖可致胎儿发生严重结构畸形。孕前已确诊糖尿病的妇女在计划妊娠前应进行血糖控制，确保孕前及孕早期血糖正常。

②检测血压、眼底及心肾功能，血压 ≥20/13kPa（150/100mmHg）、眼底检查有增生性视网膜病变、心电图示冠状动脉硬化、肾功能减退等病人均不宜妊娠，如已妊娠应早日终止妊娠并落实绝育措施为妥。

2）早孕反应：呕吐严重者容易产生低血糖及尿酮症，可影响胎儿脑发育和智力，应每日空腹测尿酮体以调节热能摄入。

3）对允许继续妊娠的糖尿病病人应在高危妊娠门诊检查与随访，孕 28 周前每月检查 1 次，孕 28 周以后每 2 周检查 1 次，每次均应做尿糖、尿酮体、尿蛋白及血压、体重的测定。

4. 孕期严格的血糖控制

①健康教育:其目的是提高孕妇及其家属对于妊娠糖尿病的认识,提高孕妇自我护理能力并建立良好的家庭和社会支持系统。宣教的对象包括孕妇及其家属,内容包括:有关糖尿病的一般知识,妊娠与糖尿病的关系;饮食指导和运动指导;血糖控制的目标和意义,如何做好血糖自我监测;胰岛素的使用方法、注意事项和皮肤护理;自我心理调节技巧,建立良好的家庭和社会支持系统;远期糖尿病的预防等。

②定期产前检查:加强对糖尿病孕妇及其胎儿的监护。初诊时应全面评估既往妊娠分娩史,根据 White 分级确定病情严重程度,并做血糖、尿常规、眼底、肾功能及 B 型超声检查等。A1 级糖尿病孕妇产前检查次数同非糖尿病孕妇,A2 级以上的糖尿病孕妇则 28 周前每 2 周一次,28 周以后每周 1 次,如有特殊情况,须增加检查的次数,必要时住院检查和治疗。

③饮食控制:是糖尿病治疗的基础。由于孕妇对营养的特殊需要,要保证充足热量和蛋白质的摄入,避免营养不良或发生酮症而危害胎儿。每日控制总热量为每日每千克体重(标准体重)146 ~ 159kJ(35 ~ 38kcal),并根据血糖和酮体情况适当调整。其中碳水化合物占 40% ~ 50%,蛋白质占 12% ~ 20%,脂肪占 30% ~ 35%,并给予维生素、叶酸 0.5mg、铁剂 15mg 和钙剂 1.0 ~ 1.2g。提倡少量多餐,适当限制食盐的摄入,勿食糖果,建议多食富含粗纤维的食物。如饮食控制得当,孕妇体重正常增长,血糖在正常范围且无饥饿感,则无须药物治疗。

④运动治疗:适当的运动可降低血糖,提高对胰岛素的敏感性,并保持体重增加不至过高,有利于糖尿病的控制和正常分娩。运动方式可选择极轻度运动(如散步)和轻度运动(如中速步行),而不提倡过量运动,每次持续 20 ~ 40 分钟,每日至少 1 次,于餐后 1 小时左右进行。一般散步 30 分钟,可消耗热量约 377kJ(90kcal);中速步行 30 分钟可消耗热量 628kJ(150kcal)。通过饮食治疗和运动治疗,最好使病人在整个妊娠期体重增加保持在 10 ~ 12kg 的范围内。

⑤药物治疗:不用磺脲类降糖药,因其可通过胎盘导致胎儿胰岛素分泌过多,致使胎儿低血糖死亡,亦有致畸报道。故多采用胰岛素治疗,剂量应根据血糖值确定。血糖控制标准为:0 点和三餐前血糖值 ≤5.6mmol/L(100mg/dl),三餐后 1 小时 ≤7.8mmol/L(140mg/dl),2 小时 ≤6.7mmol/L(120mg/dl)。药物治疗时应注意防止低血糖或酮症酸中毒。若发生酮症酸中毒,现主张应用小剂量治疗法,胰岛素首次剂量 0.1U/kg 静脉滴注,直至酸中毒纠正(血 pH > 7.34),尿酮体转阴。如小剂量治疗 2 小时血糖仍无变化,可增大剂量。

⑥胎儿监护

A. 早孕时孕妇糖化血红蛋白测定:大于 8% ~ 10% 者,则胎儿畸形率增加,经 B 超等检查确定为畸胎者,终止妊娠。

B. B 超检查:孕 18 ~ 20 周常规检查,以后密切随访胎儿生长发育,及时发现异常情况。

C. 胎儿情况监护:胎动计数,胎儿心率数,生物生理监测。36 周前发现有胎儿宫内窘迫时测羊水卵磷脂/鞘磷脂(L/S)比值,以适时计划分娩。

3. 分娩期管理

（1）分娩时间选择：应根据胎儿大小、成熟程度、胎盘功能和孕妇血糖控制及并发症情况综合考虑终止妊娠时间，力求使胎儿达到最大成熟度而又避免胎死宫内。妊娠35周前早产儿死亡率较高，而妊娠36周后胎死宫内的发生率又逐渐增加，故主张选择36～38周终止妊娠。出现以下情况考虑随时终止妊娠：①严重妊高征，特别是发生子痫者；②酮症酸中毒治疗效果不佳时；③严重肝肾损害、增生性视网膜病变、动脉硬化性心脏病；④严重感染；⑤孕妇重度营养不良；⑥重度胎儿发育迟缓；⑦严重胎儿畸形或重度羊水过多；⑧胎盘功能不良或胎儿处境危险时。

（2）分娩方式的选择：妊娠合并糖尿病本身不是剖宫产指征，如有胎位异常、巨大儿、病情严重需终止妊娠时，常选择剖宫产。若胎儿发育正常，宫颈条件较好，则适宜经阴道分娩。

（3）分娩时的护理：分娩时，应严密监测血糖、尿糖和尿酮体，为使血糖不低于5.6mmol/L（100mg/dl），可按每4g糖加1IU胰岛素比例给予静脉输液，提供热量，预防低血糖。阴道分娩者，鼓励产妇左侧卧位，改善胎盘血液供应。密切监护胎儿状况，产程时间不超过12小时，如产程大于16小时易发生酮症酸中毒。糖尿病孕妇在分娩过程中，仍需维持身心舒适，给予支持以减缓分娩压力。

4. 终止妊娠过程中注意事项

（1）促胎肺成熟：引产或剖宫产前遵医嘱应用地塞米松，以减少新生儿呼吸窘迫综合征的发生。

（2）防止低血糖：产程中遵医嘱应用葡萄糖与胰岛素，防止低血糖的发生。

（3）密切观察产程：阴道分娩时严密观察宫缩与胎心，避免产程过长导致胎儿缺氧与产妇发生酮症酸中毒。

（4）预防产后出血：遵医嘱于胎肩娩出时肌注缩宫素。

（5）预防感染：保持腹部及会阴部伤口清洁干燥。遵医嘱继续应用抗生素，适当推迟伤口拆线时间。

（6）遵医嘱及时调整胰岛素用量：胎盘娩出后抗胰岛素物质急剧下降，产后24小时内胰岛素用原量的1/2，第二天用原量的2/3，并根据空腹血糖值调整用量。胰岛素的用量一般在产后1～2周逐渐恢复至孕前水平。

（7）新生儿的处理：糖尿病孕妇所生的婴儿，抵抗力较弱，均应按早产儿处理。密切观察新生儿有无低血糖、呼吸窘迫综合征、高胆红素血症及其他并发症的发生。为防止新生儿低血糖，出生后30分钟开始定时滴服25%葡萄糖溶液，多数新生儿在生后6小时内血糖可恢复至正常值，必要时静脉缓慢滴注10%葡萄糖液30～40ml（每分钟10～15滴）。

5. 产褥期

（1）产后由于胎盘的娩出，抗胰岛素激素迅速下降。因此，分娩后24小时内胰岛素减至原用量的1/2，48小时减少到原用量的1/3，产后需重新评估胰岛素的需要量。

（2）预防产褥感染，鼓励母乳喂养。

（3）建立亲子关系，提供避孕指导。及时提供新生儿各种信息，积极为母亲创造各种亲子互动机会，促进家庭和谐关系的建立与发展。糖尿病患者产后应长期避孕，建议使用安全套或手术结扎，不宜使用避孕药及宫内避孕器具。

（4）指导产妇定期接受产科和内科复查,尤其 GDM 患者应重新确诊,如产后正常也需每 3 年复查血糖 1 次。

七、糖尿病妇女的避孕问题

糖尿病妇女避孕具有特殊重要意义。血糖控制不好时,卵母细胞成熟和胚胎发育前的损伤可能与自发性流产发生率增高有关,而妊娠 2～8 周(器官形成期)的损伤则与胎儿先天畸形之间存在着密切关系。因此,糖尿病妇女必须在达到良好代谢控制以后才能受孕。

糖尿病人避孕方法与一般人群相同。屏障方法(阴道隔膜或避孕套)不影响糖代谢,但失败率较高。糖尿病妇女常常有排卵和月经紊乱,采用安全期避孕比较困难。一般认为宫内避孕装置有效,但也有报道糖尿病妇女宫内避孕装置效果降低,而且由于糖尿病妇女易于发生感染和盆腔炎症,因而未怀孕过的妇女不宜采用。口服避孕药对年青、不吸烟的妇女仍较安全有效,其绝对禁忌证与非糖尿病人相同,包括雌激素依赖的肿瘤、血栓栓塞性疾病或血栓性静脉炎、冠心病、脑血管疾病、严重肝病、原因不明的阴道流血、年龄超过 35 岁的吸烟妇女及先天性高脂血症等。口服避孕药有可能使糖、脂代谢情况恶化,需密切观察,必要时调整胰岛素剂量及/或用药方案。

八、预后

妊娠合并糖尿病属高危妊娠。自胰岛素问世,围生儿死亡率已由 60% 左右下降至 3%。但由于孕妇糖尿病的临床过程较复杂,至今母婴死亡率仍较高。本病预后与 White 分级有一定联系:H 级孕妇及胎儿危险均大,故不应妊娠;R 级孕期可有致盲危险;F 级胎儿死亡率高,婴儿存活者智力较低及有运动障碍者较多,产妇分娩后糖尿病性肾病可能恶化加速;A～R 级可选择适当的时机妊娠。此外分娩时间与预后也有一定的关系。

第四节　妊娠合并甲状腺功能亢进

弥漫性甲状腺肿伴甲状腺功能亢进症,即 Graves 病(以下简称甲亢)好发于育龄期妇女,故妊娠合并甲亢并不罕见,发病率为 0.2%。妊娠合并甲亢较非孕妇难以诊断。治疗上亦应全面顾及母体和胎儿的特殊情况,保证孕妇和胎儿的安全和发育,以及婴儿的正常成长。

一、妊娠对甲亢的影响

多数学者认为妊娠可加重心脏负担,能使甲亢患者原有的心血管系统症状加重,甚至出现心力衰竭和甲亢危象。若能对妊娠期的甲亢及早确诊;并给以相应治疗,妊娠对甲亢并无严重威胁,有时还能观察到服用小剂量抗甲状腺药物,即能有效地控制病情,甚至停药之后也能维持病情的稳定。

二、甲亢对妊娠的影响

轻症或经治疗能控制的甲亢病例,通常对妊娠影响不大。重症或经治疗不能控制的甲亢病例,由于甲状腺激素分泌过多,产生多方面的影响,使神经、肌肉的兴奋性刺激增加,抑制垂体促性腺激素的作用,以及影响三羧酸循环的氧化磷酸化过程,能量不能以ATP 的形式予以贮存而消耗殆尽,故可引起流产、早产和死胎,妊高征、产时子宫收缩乏力、产后感染等的发生率也都相应增高。

三、临床表现

轻症甲亢及妊娠后首次发生的甲亢有时与正常妊娠时代谢亢进、易激动、脉搏快、生理性甲状腺肿大不易区别。妊娠早期恶心呕吐、体重下降也有类似甲亢之处。当孕妇反复出现心悸、休息时心率超过 100 次/分、食欲旺盛但体重不能按孕周增加、脉压 > 50mmHg、怕热多汗、皮肤潮红、腹泻等，应警惕本病的可能。查体可见皮温升高、突眼、手震颤、心律不齐、心界扩大、血 T_3、T_4 增高。

甲状腺危象是本病恶化时的严重症状，多发生于手术、妊娠分娩、感染以及各种应激时，孕产妇死亡率较高，必须紧急处理。表现为焦虑、烦躁、大汗淋漓、恶心、厌食、呕吐、腹泻、大量失水引起虚脱、休克甚至昏迷；体温 > 39℃、脉速 > 140 次/分、甚至 > 160 次/分、脉压增大；常因房颤或房扑而病情危重；有时伴有心衰或肺水肿；偶有黄疸；血白细胞及游离 T_3、T_4 增高。

四、诊断

1. 病史　妊娠前有甲亢病史。

2. 临床表现　除有消瘦、疲乏、情绪激动、心悸、失眠、甲状腺肿大、突眼症等临床表现外，主要是根据实验室检查结果确诊。

3. 实验室及其他检查　对诊断很有价值。

（1）基础代谢率（BMR）在 +30% 以上。

（2）血清 TT_4 在 130mg/L 以上，TT_3 在2.3g/L以上。

（3）血清游离 FT 在 7.4ng/L 以上。FT_4 为 20 ~ 40ng/L。

（4）甲状腺素结合球蛋白（TBG）在 250μg/L 以上。

五、鉴别诊断

妊娠期甲亢的鉴别诊断须考虑：正常妊娠妇女的高代谢综合征；神经官能症；单纯性甲状腺肿；自主性高功能性甲状腺结节等。

六、治疗

原则是既要控制甲亢发展，又要确保胎儿正常发育，安渡妊娠及分娩。甲亢不是终止妊娠的适应证，病情轻者给予适量镇静剂，卧床休息，尽量少用抗甲状腺药物。除非伴甲亢性心脏病及高血压等重症病例，才考虑终止妊娠。

1. 支持疗法　同一般甲亢病人，但应更注意足够热量的摄取，尤其是蛋白质、维生素和矿物质的给予，以补充甲亢孕妇的消耗和胎儿发育的需要。

2. 抗甲状腺药物治疗　硫脲类药物阻断甲状腺激素合成，但不阻止激素分泌，用药后 1 周临床症状开始改善，4 ~ 6 周甲状腺功能接近正常。

（1）丙硫氧嘧啶（PTU）：主要抑制甲状腺过氧化物酶所中介的酪氨酸的碘化及偶联，从而抑制甲状腺激素的生物合成。又可抑制外围组织中 T_4 向 T_3 转化，且通过胎盘的能力相对较小，故应作为首选。开始可用中等剂量，即 PTU200 ~ 300mg/d，分次口服，每月复查 FT_4、FT_3 和 TSH 水平，逐渐调整至最低剂量。妊娠中期可停药数周观察，然后酌情继续观察或恢复治疗。晚期用较低剂量，过量会使胎儿甲状腺肿大或功能低下，并影响脑和骨骼发育。出现甲低时即停药，改服甲状腺素。

（2）咪唑类药物如甲巯咪唑（他巴唑）：亦有较好疗效，剂量为 $10 \sim 15mg/d$，顿服。曾有过出现胎儿头皮发育异常的报道，但近年未再发现。卡比马唑（甲亢平）在体内水解游离甲巯咪唑而发挥作用，药效慢而持久，据临床观察，在疗效和不良反应方面均优于其他，但在甲状腺危象时不适用。

各种抗甲状腺药物（ATD）的药物反应大致相同，主要有：①白细胞减少，严重时出现粒细胞缺乏症，以甲巯氧嘧啶最多，丙硫氧嘧啶最少，故应定期检查周围血象和白细胞分类；②药疹，多为轻型，剥脱性皮炎少见；③血清 ALT 升高，可加保肝药。

3. 放射性同位素碘治疗　列为绝对禁忌，因损伤胎儿甲状腺。

4. β 受体阻滞剂　多数主张心得安不作为治疗孕妇甲亢的基本药，因 β 肾上腺素能使子宫舒张，长期服用心得安将持续增加子宫肌张力，可引起胎盘过小及子宫内生长迟缓，对缺氧反应差，出生时抑郁及心动过缓和低血糖等。β 受体阻滞剂只宜用于严重病例如甲亢危象，或抗甲状腺药物未发挥效应前短期使用，但使用时间不应超过 $2 \sim 7$ 天。

5. 分娩方式　应尽量争取阴道分娩，产程中适当应用镇静镇痛药物，并缩短第二产程，产后积极防治感染。有产科剖宫产指征应行剖宫产。手术时及术后应用麻醉剂，出血时应防止发生甲亢危象。

6. 孕妇合并甲状腺危象的抢救措施

（1）支持治疗：临床高度怀疑甲状腺危象时，应立即给予支持治疗。给患者吸氧，静脉补充液体及电解质。物理降温、镇静。可给予异丙嗪 $25 \sim 50mg$ + 哌替啶 $25 \sim 50mg$，肌注，1 次/$4 \sim 6h$。持续心电监护，记出入量。

（2）心血管异常的处理：心动过速应用普萘洛尔（心得安）1mg，静脉缓注，1 次/5min 或稀释于 5% 葡萄糖液中静滴，1mg/min；或 $40 \sim 60mg/6h$，口服。该药能阻断周围 T_4 转化为 T_3，并阻碍儿茶酚胺释放，改善高热、震颤和躁动等。但能穿越胎盘，影响胎儿发育及对缺氧应激的耐受性，可能发生 IUGR、低血糖和胎心缓慢等不良作用；故只宜在危象期间短时间应用，分娩期禁用。

对心力衰竭者治疗时要注意输液速度和血钾浓度，应用快速洋地黄要进行心电监护。在心衰控制后才能应用普萘洛尔，警惕该药有增加洋地黄毒性的作用。

（3）ATD 治疗：首选 PTU（抑制 T_4 于外周转化为 T_3，先用负荷量 $300 \sim 600mg$，口服或经鼻饲管注入或直肠灌注。以后 $150 \sim 300mg$，1 次/6h。对 PTU 过敏者可应用相应剂量的 MML。

（4）碘剂：具有立即抑制甲状腺素释放的作用，可在 ATD 给药后 $1 \sim 3h$ 给药，以避免合成的激素储存于腺体内。复方碘溶液，$30 \sim 60$ 滴/日，分次滴服，或静滴碘化钠液 0.5g 加入 10% 葡萄糖液，1 次/12h。碘能通过胎盘，引起胎儿甲状腺肿大和功能减退，甚至新生儿死亡，故须在危象初步控制后停注。

（5）糖皮质激素：可阻断 T_4 向 T_3 转化，并可防止发生急性肾上腺皮质功能不全。在以上治疗不满意时可加用。氢化可的松 100mg，静滴，1/8h；或地塞米松 8mg 或泼尼松 60mg/日，分次给药。在病情控制后减量直至停药。

（6）诱因及并发症的治疗：及早应用广谱抗生素。难产或胎盘早期剥离等情况时，快速结束分娩，必要时行剖宫产。

（7）监护：已达 24～28 周，须持续做胎儿心电监护。危象纠正后，仍需留院直至分娩或等心血管及代谢功能完全恢复正常后，才能出院。如胎儿持续心动过速并甲状腺肿大提示胎儿甲亢，此时可改用能穿越胎盘的 MMI 治疗。

（8）手术：病人分娩后应积极建议行次全甲状腺切除手术或先行 ^{131}I 放射治疗。个别病例在孕 24 周前甲状腺功能已恢复正常，则建议继续妊娠并做手术治疗。

7. 新生儿甲亢的诊治　母亲有甲亢病史的新生儿，均应警惕母体甲状腺刺激性抗体穿过胎盘致新生儿甲亢。其发病率为 1%。婴儿在出生时可没有甲亢，而是数天后才出现，其原因可能是刚出生时，对甲状腺刺激性抗体不敏感，或是来自母体抗甲状腺药物穿越胎盘阻断新生儿甲亢的表现。

新生儿甲亢表现为躁动不安、皮肤潮红、心动过速、体重增加缓慢或体重下降、食欲亢进、甲状腺肿大等。处理：①轻症无需特殊处理，因该病多为自限性，3～10 周内自行消退；②中度至重度者用碘化物或抗甲状腺药物治疗，可用 10% NaI 溶液，每日 3 次，每次 1 滴；他巴唑每日 0.5～1mg/kg 或 PTU 每日 5～10mg/kg；③必要时用心得安每日 2mg/kg，分 3～4 次口服。

胎儿甲亢，直接给孕妇抗甲状腺药物。

七、预后

甲亢不是终止妊娠的适应证，除非伴甲亢性心脏病以及高血压等重症病例，考虑终止妊娠。轻症和治疗后能较好控制的甲亢一般不影响妊娠；重症不易控制的甲亢患者，可引起流产、早产和死胎。伴妊高征或子宫收缩乏力时，能加重心血管系统症状，甚至出现心衰和甲亢危象。部分甲亢孕妇的新生儿有暂时性甲亢，出生后 3～4 周，新生儿甲亢消退。

八、预防

（1）保持精神愉快，情绪稳定。

（2）产时缩短产程，注意血压、脉搏变化，使之精神放松。

（3）产后突眼加重者除增加药量外，必要时用放射治疗，保护角膜，防止损伤。

（4）对有甲状腺疾患家族史孕妇，妊娠期注意甲亢发生。

第五节　肺结核

全球结核病死亡率于 20 世纪初平均高达 2.02‰，1968 年降至 0.033‰。我国上海结核病死亡率于解放初期为 2.08‰，1982 年 0.0701‰。全国结核病的患病率 1979 年为 7.17‰，至 1985 年降至 5.5‰。1955 年有报道妊娠期活动性肺结核发病率为 5.77‰。随着有效的抗结核防治广泛应用，使结核病的死亡率、患病率以及妊娠期活动性肺结核明显降低，严重进展的肺结核已属少见。但由于我国肺结核（pulmonary tuberculosis）的死亡率、患病率比发达国家高，肺结核对孕妇及其子女均有不利影响，故应加以重视。

一、肺结核对妊娠的影响

妇女患肺结核，除非合并有生殖器结核，通常不影响受孕。非活动性肺结核或病变范围不大、健康肺组织尚能代偿，肺功能无改变者，对妊娠经过和胎儿发育无大影响。而活动性肺结核妇女妊娠，可致流产、胎儿感染、胎死宫内，尤其是已有肺功能不全者，妊娠分娩会加重其病情,甚至引起孕产妇死亡。围生儿死亡率高达30%~40%。结核病孕产妇在产前及产时均可将结核菌传染给胎儿,引起围生期感染。

二、妊娠对肺结核的影响

有关妊娠对结核新的看法已有过数次改变。

1. 妊娠有利于肺结核的观点　最初认为妊娠有利于肺结核,因为子宫增大,横膈上升,压迫胸腔有利于空洞愈合,结核预后改善。有学者认为妊娠期新陈代谢增加,胎盘产生大量激素,同时随着宫体的增大,宫底随着妊娠月份的增加而增高,使膈肌升高,均有利于肺结核病的稳定和恢复。

2. 妊娠对肺结核无明显影响　19世纪认为妊娠对肺结核有不利的影响。直至1953年,通过对妊娠与未孕妇女的对照研究,看到妊娠及分娩对结核无不利的影响;Maccato等(1989)也报道妊娠不改变结核病的性质。

3. 妊娠不利于肺结核的观点　我国毕瑶等(重995)报道分娩诱发了7例急性粟粒型肺结核,这与妊娠期肺结核的严重程度及诊断是否及时,是否有足够的治疗有关。过去多报道产后一年结核常易复发或病情可有恶化,可能与产后急剧的激素变化、细胞免疫的改变、横膈下降、营养消耗及睡眠不足有关。目前由于有效的化疗药物使结核预后明显改进,孕期、产后其预后基本与未孕同龄妇女相同。Hawadeh等(1992)提出没有任何母儿指征因为患有结核需终止妊娠。有学者认为,早期妊娠合并肺结核出现恶心、呕吐和食欲不振影响孕妇营养,肺结核患者妊娠时能量消耗增加,分娩时体力消耗亦增加,产后腹压骤然降低,膈肌下降,可使活动肺结核发生的危险性增加。

三、临床表现

1. 病史　常有孕前肺结核病史或孕前肺结核密切接触史。

2. 症状　大多有低热,全身不适,疲倦乏力,消瘦,盗汗,食欲减退等全身症状,及明显的呼吸道症状,如咳嗽、咯血、胸痛等。

3. 体征　肺部听诊可闻及湿性啰音。

四、实验室及其他检查

1. 痰涂片或培养检查结核菌　痰中找到结核菌是确诊肺结核的主要依据,无痰或儿童不会咳痰,可采用清晨的胃洗涤液查找结核菌,成人可用纤支镜刷检或在冲洗液中查找,痰涂片找到结核菌或培养有结核菌生长是诊断结核菌感染的精确指标。痰菌量较少(<1万/ml),可用集菌法,培养法更精确,除能了解结核菌有无生长繁殖能力,并可能做药敏感试验和菌型鉴定,且可进一步做药敏试验指导治疗。

2. X线检查　若有症状且结核菌素试验由阴性变为阳性,应拍胸片。肺部X线检查不但可早期发现肺结核,而且可对病灶部位、范围、性质、发展情况和治疗效果做出判断,对决定治疗方案很有帮助。检查时注意遮挡腹部。肺结核常见的X线表现为如下。

(1)纤维钙化的硬结病灶;

(2)浸润性病灶;

(3)干酪性病灶;

(4)空洞。

病变有进展或好转、或有浸润、干酪样变和空洞形成,痰菌阳性均属于活动性病变。

条索状、结节状病变经一定时期观察稳定不变,或已形成纤维硬结,痰菌阴性,属于非活动性病灶。

3. 结核菌素试验

(1)方法:旧结核菌素(old tuberculin,OT)是从生长过结核菌的液体培养基中提炼出来的结核菌代谢产物,主要含有结核蛋白。结核菌素的纯蛋白衍生物(purified protein derivative,PPD)更为精纯,不产生非特异性反应。

(2)结果判断:在健康人群中做普查时,常用0.1ml 1:2 000的OT稀释液(5TU),在左前臂屈侧作皮内注射。经48~72小时测量皮肤硬结直径:<5mm为阴性反应(-);5~9mm为弱阳性反应(±);10~19mm为阳性反应(+);>20mm或局部皮肤发生水疱与坏死者为强阳性(++)。使用WHO统一供应的PPD-RT23.2TU,硬结直径>6mm为弱阳性(±);>10mm为阳性(+)。

结核菌素试验阳性反应仅表示结核感染,并不一定患病,故用5TU结核菌素进行检查,其一般阳性结果意义不大,但若用高稀释度(1TU,即1:10 000 OT)作皮试呈强阳性者,常提示体内有活动性结核灶,结核菌素试验对婴幼儿诊断价值比成年人大,因为年龄越小,感染率越低。

五、诊断

主要依靠病史、症状、体征等诊断。孕妇有低热、消瘦、乏力、盗汗等症状,应做结核菌素试验、胸部X线摄片、胸部CT检查和痰抗酸杆菌的培养以明确诊断。

六、鉴别诊断

本病应注意与慢性支气管炎、支气管扩张、肺脓肿、肺癌及某些肺炎相鉴别,鉴别依据为胸部X线检查和痰液检查。

七、治疗

1. 一般治疗　加强卫生宣教,对曾患肺结核或有与肺结核患者密切接触史的妇女应在孕前详细检查。活动性肺结核应避免妊娠,若已妊娠,应在妊娠8周内行人工流产,1~2年后再考虑妊娠。

加强产前检查,以便及时了解结核病的变化和及时发现妊娠期并发症。

2. 药物治疗　活动性肺结核应尽早联合用药,但应注意药物对胎儿有毒性和致畸作用。给药原则是及早、适量、联用、规律和全程使用,以减少抗药性,从而增强疗效。

(1)方案选择:可疑病例用异烟肼100mg,3次/d,口服。确诊肺结核者用异烟肼加乙胺丁醇或利福平,乙胺丁醇用25mg/kg,2次/周,利福平10mg/kg,1次/d。用药前查肝、肾功能。妊娠期一般不用链霉素,必须用时,可间歇用药,2~3次/周,1.0g/次,或0.75g/d,肌内注射,防止耳毒性。产后继续抗结核治疗。活动性肺结核者的婴儿不哺母乳,并应予隔离。

(2)药物种类

1)异烟肼:对结核菌有很强的抑制及杀灭作用,对静止期结核菌有抑制作用,对繁殖期结核菌有杀灭作用,对细胞内外结核菌都有作用。单用易产生耐药性,多和其他抗结核药合用。用法:餐后口服,0.1g/次,3次/d。通常3个月后病情稳定,改冲击疗法,0.3~0.4g/d顿服,共9个月。注意事项:属妊娠期C类用药,常见周围神经炎,可拮抗维生素

B_6 作用,精神病病人及癫痫病人禁用,肝功能异常者慎用,严重者可导致死亡。维生素 B_6 可预防神经系统损害,大剂量 B_6 可解毒。

2)利福平:具有广谱抗菌作用,对结核菌作用强,低浓度抑菌,高浓度杀菌,对静止期及繁殖期结核菌均有效,与异烟肼等合用可降低结核菌耐药性。用法:0.45~0.6g/d,空腹顿服,共9个月。注意事项:属妊娠期C类用药,肝功能不全者禁用,孕12周以前禁用,孕中、晚期慎用,与乙胺丁醇合用增加视力损害,有药酶诱导作用,偶见"流感综合征"。

3)乙胺丁醇:选择性对结核菌有效,对利福平及异烟肼耐药的菌也有效,可与利福平及异烟肼等联合治疗各型活动性结核病。用法:25mg/(kg·d),分2~3次,口服,8周后改15mg/kg,顿服。注意事项:属妊娠期B类用药,易发生球后神经炎,痛风及视神经炎、肾功不良者慎用,安全域窄,剂量应严格控制。

4)链霉素:穿透力较弱,结核病二线药物。用法:2~3次/周,1.0g/d 或 0.75g/d,肌内注射。注意事项:属妊娠期D类用药,一般妊娠期禁用,有明确的耳毒性,易致胎儿第8对脑神经损害,可能引起新生儿耳聋。

利福平、异烟肼和乙胺丁醇对抗结核感染有协同作用,疗效较好,其主要副作用是影响肝功能,使谷丙转氨酶升高,甚至发生黄疸。由于利福平对动物有致畸胎作用,故有提出妊娠12周以前禁用。但近年来有认为异烟肼、利福平和乙胺丁醇等在正常剂量下,对人类胚胎均无致畸作用。一般建议对肺结核病变不广泛者每日用异烟肼0.3g加乙胺丁醇0.75g治疗,妊娠后期(12周以后)酌情加用利福平0.45g/日,疗程9个月左右。对重症肺结核如粟粒性肺结核则需异烟肼、利福平、乙胺丁醇三药并用,疗程1年左右。但不宜用对胎儿听神经有毒性的药物如链霉素。

对于耐药的结核杆菌感染,常见是耐异烟肼和利福平,对单种药耐药治疗不困难,可加其他抗结核药和适当延长疗程。对2种以上药物耐药则治疗困难,须加用二线药物,疗程2年。且二线药物如氟喹诺酮类(氧氟沙星,环丙沙星)对孕妇及哺乳期妇女不宜应用;氨基糖苷类(如丁胺卡那和卡那霉素)对胎儿有耳、肾毒性;吡嗪酰胺可致肝毒性,对致畸胎作用未明。故必须正规用药及消除外界传染源以防止耐药性的产生。

3. 手术治疗　妊娠期间一般不宜作肺结核的外科治疗。若肺部空洞久治不闭,药物治疗无效,且伴有其他肺部疾患,如支气管扩张反复大量咯血或结核性脓胸等,可根据病情需要而进行必要的手术,以免病情恶化而增加治疗困难,但手术宜在妊娠前半期进行。

4. 产科处理　除非有产科指征,尽量不用剖宫手术而从阴道分娩。如需剖宫产,麻醉应选用硬脊膜外持续阻滞麻醉,术中酌情行输卵管结扎术。分娩后6周及3个月,应做肺部X线复查,以了解肺部病灶的变化。肺结核产妇娩出的新生儿,应及时接种卡介苗,预防感染。活动性肺结核产妇应禁止哺乳,并严格与新生儿隔离。

5. 关于终止妊娠和绝育问题　患肺结核的孕妇并非须常规终止妊娠,若有下述情况,则须终止妊娠。

(1)严重肺结核或伴有其他部位结核而不宜妊娠的患者,或早孕并发剧吐而经积极治疗无效者以及避孕失败的肺结核患者,则应在妊娠3个月内终止妊娠。

(2)肺结核患者虽经积极治疗而病情仍不稳定,或妊娠使肺结核有显著恶化者,则应终止妊娠及考虑作绝育手术。

6. 其他 活动性肺结核产妇应立即与婴儿隔离,禁止哺乳及照顾婴儿,以减少母体的消耗和新生儿的接触感染,其新生儿应及时接种卡介苗以预防感染。

八、预防

(1)加强卫生宣教:做好卡介苗的接种工作。在肺结核活动期应避免妊娠;若已妊娠,应在妊娠 8 周内行人流产,1~2 年后再根据治疗情况考虑妊娠。既往有肺结核史或与结核患者有密切接触史,均应在妊娠前行胸部 X 线检查,以便早期发现及处理。

(2)加强产前检查:因妊娠合并肺结核患者属于高危妊娠,应增加产前检查次数,以便在治疗期间及时了解病情变化,及时发现妊娠期并发症,使之得到及时治疗。

第六节 贫 血

贫血(anemia)是妊娠期最常见的一种合并症,由于妊娠期血容量增加,其中血浆的增加多于红细胞的增加,致使血液稀释。所以,孕妇贫血的诊断标准应相对降低,即红细胞计数 $< 3.5 \times 10^{12}$/L 或血红蛋白值 < 100g/L,或红细胞压积 < 0.30,才诊断为妊娠期贫血。国内统计妊娠合并贫血的发生率为 10%~20%,而国外的发生率则高达 56%,均以缺铁性贫血为主,约占 90% 以上,巨幼红细胞性贫血较少见,约为 7%~8%,再生障碍性贫血及其他血液病则更少见,占 2%~3%。

缺铁性贫血

缺铁性贫血(iron deficiency anemia)是指体内用于制造血红蛋白的贮存铁已耗尽,造成血红蛋白合成障碍所致的贫血。正常成年非孕期女性体内铁总量为 35~40mg/kg,每日需消耗 20~25mg 用于造血,为维持体内铁平衡,每日需从食物中摄取铁 1~15mg。妊娠期妇女由于血容量增加需铁 650~750mg,胎儿生长发育需铁 250~350mg,仅妊娠期约需铁 1000mg 左右。虽然,孕妇从每日饮食中可摄取铁 10~15mg,但机体吸收利用率仅为 10%,即 1~1.5mg。因此,每日需从食物中摄取至少 4mg。妊娠晚期,机体对铁的最大吸收率虽已达 40%,但仍不能满足母儿需求,如不及时给予补充铁剂,则易造成贫血。

一、发病率

缺铁性贫血在妊娠妇女中普遍存在。国外报道,85%~100% 的孕妇体内有铁的不足,尤其是在妊娠后期。但并不是所有缺铁的孕妇都发生贫血。在非生理性贫血中,80%以上的贫血是缺铁性贫血。

缺铁性贫血的发生率随各国、各民族饮食习惯及经济状态的不同而有差异。例如在某些地区缺铁十分严重,可能因当地肠道寄生虫(如钩虫)感染率甚高,铁的丢失比一般人群为多。而我国人民习惯喜用生铁锅作炊具,缺铁的发生率相对低些。

二、铁的代谢

1. 铁的分布 铁在体内分布很广,几乎遍及人体所有组织。正常成年人含铁总量男性为 50mg/kg,女性为 35mg/kg。体内铁的分布主要是在血红蛋白中,一小部分在肌红蛋白中,血浆中与转铁蛋白结合的运输中铁仅约 3mg。细胞内酶所含铁仅占全身铁的 0.2%。

2. 铁的来源 ①内源性:红细胞在体内破坏后,从血红蛋白分解出的铁几乎全部被利用作新生红细胞中血红蛋白合成或其他组织所需的铁。②外源性:每日普通饮食中所供给的铁量为 15～20mg,含铁量较高的食物有海带、紫菜、黑木耳、各种动物的肝、血,其次为豆类、肉类、绿叶蔬菜、谷类。乳类及乳制品铁的含量很低。

3. 铁的吸收 普通食物中每日含铁量约 10～15mg,其中约 10% 被吸收。铁的吸收决定于体内贮存铁及红细胞生成速度。60 岁以上的老人吸收铁的能力明显减退。食物中的铁大多是胶状氢氧化高铁,需在消化道内还原为二价氢氧化亚铁才能被吸收。胃酸可将食物中的铁游离化,使铁盐溶解度增加;维生素 C 等还原物质将高铁变成无机亚铁,使易于吸收。铁的吸收部位主要在十二指肠及空肠上段,一小部分在各段小肠吸收。小肠对铁吸收速度有调节作用。当体内铁的贮存消失,红细胞生成加速时以及一些病理状态如血色病、肝硬变等,铁的吸收量增多;相反,当体内储存铁过多时(血色病例外),红细胞生成减少时,或感染及胃酸缺乏等,铁的吸收减少。

4. 铁的转运 铁被吸收后与血浆中运铁蛋白(属 β_1 球蛋白)结合成运铁蛋白复合体,被输送至各组织,主要是骨髓内的幼红细胞,参与血红蛋白的合成。

5. 铁的储存 铁进入人体后,除部分为机体利用外,主要以铁蛋白和含铁血黄素存在于肝、脾和骨髓等组织。当体内铁丧失或身体对铁的需要量增加时,可用贮存铁补充。

6. 铁的排泄 铁的排泄极微,正常成人男性每天排泄 0.5～1.5mg,女性每天排泄约 1～2mg,主要是通过肠黏膜及皮肤脱落的细胞;妇女主要通过月经、妊娠和哺乳失去较多的铁。铁的排泄量与体内铁储存有关。当铁缺乏时,每天排泄量减低,体内铁过多时,排泄量可增加。

三、妊娠期缺铁的发生机制

正常非孕妇女,铁的微量排泄和代偿摄取量保持着动态平衡。但在妊娠 4 个月以后,铁的需要量逐渐增加,如果饮食中含铁量不足,胃酸分泌减少造成吸收不全,或者铁排泄增多,都容易发生缺铁性贫血。

四、缺铁性贫血对孕妇的影响

妊娠可使原有贫血病情加重,而贫血则使孕妇妊娠风险增加。由于贫血母体耐受力差,孕妇易产生疲倦感,而长期倦怠感会影响孕妇在妊娠期的心理适应,将妊娠视为一种负担而易影响亲子间的感情及产后心理康复。重度贫血可导致贫血性心脏病、妊娠期高血压疾病性心脏病、产后出血、失血性休克、产褥感染等并发症的发生,危及孕产妇生命。

五、缺铁性贫血对胎儿的影响

孕妇骨髓和胎儿是铁的主要受体组织,在竞争摄取孕妇血清铁的过程中,胎儿组织占优势,而铁通过胎盘又是单向运输,不能由胎儿向孕妇方向逆转转运。因此,一般情况下,胎儿缺铁程度不会太严重。但当孕妇患重症贫血(Hb<60g/L)时,才会对子宫内的胎儿产生影响,引起胎儿发育迟缓、胎儿窘迫、早产或死胎。重度贫血孕妇娩出的新生儿,尽管出生时血红蛋白含量接近正常值,实际上铁蛋白含量降低,提示影响了铁的贮存,常在 1～2 岁生长发育增快需铁量增加时出现贫血。

六、临床表现

1. 病史 评估既往有无月经过多或消化道疾病引起的慢性失血性病史,有无因不良饮食习惯或胃肠道功能紊乱导致的营养不良病史。

2. 身心状况

(1)症状:轻度贫血者多无明显症状,严重贫血者可表现为头晕、乏力、耳鸣、心悸、气短、面色苍白、倦怠、食欲不振、腹胀、腹泻等症状,甚至出现贫血性心脏病、妊娠期高血压疾病性心肌病、胎儿生长受限、胎儿窘迫、早产、死胎、死产等并发症的相应的症状。同时,由于贫血,孕产妇机体抵抗力低下容易导致各种感染性疾病的发生。

(2)体征:皮肤黏膜苍白、毛发干燥无光泽易脱落、指(趾)甲扁干、脆薄易裂或反甲(指甲呈勺状),并可伴发口腔炎、舌炎等,部分孕妇出现脾脏轻度肿大。

(3)心理社会评估:重点评估孕妇因长期疲倦或知识缺乏而引起的倦怠心理。同时评估孕妇及家人对缺铁性贫血疾病的认知情况,以及家庭、社会支持系统是否完善等。

七、实验室及其他检查

1. 血常规　显示小细胞低色素性贫血。

2. 血清铁测定　铁量下降,总铁结合力增高,运铁蛋白饱和度下降。

3. 血清铁蛋白测定　血清铁蛋白下降。

4. 游离红细胞原卟啉(FEP)测定　增高。

八、诊断

缺铁性贫血诊断标准:一般认为正常妊娠期血细胞比容的下限为0.30~0.33,血红蛋白为100~119g/L(10~11.9g/dl)。如血细胞比容<0.33、血红蛋白<100g/L(10g/dl)常提示为真性贫血。

典型缺铁性贫血的血象为:①血片上应是低血红蛋白、小红细胞,血红蛋白之降低较红细胞减少更明显,还应参考红细胞指数;②血清铁降低<10.7μmol/L(60μg/dl),铁结合力增高,要显示红细胞系统增生,细胞分类见中幼红增多,晚幼红相对减少,说明骨髓储备铁下降,因此,含铁血黄素及铁颗粒减少或消失。

上述诊断指标还宜同时参考血象对铁剂治疗的反应。

九、鉴别诊断

妊娠期铁需求量增加,在诊断妊娠期贫血时应注意有无其他贫血原因存在或仅单纯由于铁供应不足所致。下列情况可加重缺铁:慢性失血(阴道、直肠失血,鼻出血或寄生虫病引起失血);妊娠呕吐或慢性腹泻;双胎;铁质吸收不良;偏食或生活困难。

国内较常见的贫血为珠蛋白生成障碍性贫血(地中海贫血);许多因慢性病或感染所致贫血可通过询问病史协助诊断。对用药史必须详细询问,因为多种药物会引起溶血性或再生障碍性贫血,或阻碍食物的吸收,有些药物(如阿司匹林、皮质激素等)则可引起上消化道出血。如上次就诊后已给予铁剂,复诊时须问明是否按时服用。

体格检查除贫血一般体征外,重点应放在排除可能导致贫血的其他一些较少见的原因上,如溶血、慢性肾病、肝病、感染和肿瘤等。

十、治疗

孕妇一旦出现缺铁性贫血,即予以治疗量的铁剂,每天补充铁元素180mg,相当于硫酸亚铁0.3g,每天分3次口服。5~10天后网织红细胞开始上升,2周后血红蛋白开始升高,血象恢复至正常约需2个月。但对妊娠妇女,由于胎儿不断摄取铁,铁剂治疗达到血红蛋白正常水平的时间比常规治疗要慢。即使血红蛋白已完全正常,小剂量铁剂治疗仍需继续 3～6 个月,以补充体内的铁贮存量。

铁在酸性环境下容易吸收,与维生素 C 同服可增加胃肠道对铁的吸收,浓茶或咖啡可影响铁的吸收,服药前后 1 小时应避免饮用。若孕妇同时患有溃疡病需服抗酸剂者,抗酸剂与硫酸亚铁应错开时间服用,如餐前服抗酸剂,餐后服硫酸亚铁,以减少硫酸亚铁对胃肠道的刺激。目前,国外已有铁的缓释剂——力蜚能(niferex)投入临床使用。力蜚能是低分子量多糖和铁的复合物,所含的铁,以正铁血红素形式存在,不产生游离的铁离子,与硫酸亚铁一样易被肠黏膜吸收,而没有硫酸亚铁引起的便秘、腹泻及恶心等胃肠道症状,有利于完成疗程,是目前较理想的口服铁剂。常用剂量 150mg,每天 1～2 次,用至血红蛋白达正常值,约需 2 个月。

血宝,是国产纯中药制剂,含当归、熟地、丹参和芦荟等,有养血补血功效,对缺铁性贫血有一定的辅助治疗作用。

如口服疗效差,不能口服或病情较重须迅速纠正者,可考虑给予注射铁剂,其优点是利用率较高,可达 90%～100%。常用制剂为:右旋糖酐铁,首次量 50mg,肌内注射,如无反应,可增量至 100mg,肌内注射,每日 1～2 次。山梨醇铁,剂量每日 50～70mg,肌内注射,注射后吸收迅速,局部反应小。右旋糖酐铁与山梨醇铁注射时,个别病例会出现类似过敏性休克的副作用,须严密观察。铁剂的静脉注射反应多且严重,一般不主张用。

对于血红蛋白在 60g/L 以下,且近预产期或在短期内需进行手术者,可采用输血迅速纠正贫血,但应少量多次输血,滴速应慢,以防心力衰竭。

临产时可适当给予止血剂,如维生素 K、维生素 C、安络血等。为防止产后出血,当胎儿娩出前肩后立即肌内注射催产素 20U。

十一、预防

1. 孕前积极治疗失血性疾病,如月经过多,以增加铁的储备。

2. 加强孕期营养指导,多吃蔬菜、水果、瓜豆类、肉类、动物肝、肾等含铁、叶酸、维生素丰富的食物。

3. 定期进行产前检查,发现贫血及时纠正。

4. 孕期避免服用影响造血系统的药物,避免接触放射线等影响造血系统的有害物质。

巨幼红细胞性贫血

巨幼红细胞性贫血(megaloblastic anemia)主要是缺乏叶酸和(或)维生素 B_{12} 引起 DNA 合成障碍所致的贫血。其特点是大红细胞性正色素贫血,骨髓内出现巨幼红细胞系列。

巨幼红细胞性贫血的发生率,远远低于妊娠合并缺铁性贫血,两者之比为 1:240,与地区、人群及饮食习惯等因素有密切关系,多见于经济不发达的地区,尤以营养不良者多见。国外报道,其发生率为 0.5%～2.6%。绿叶蔬菜含有丰富的叶酸盐,故常年有新鲜蔬菜供应的地区发病率较低,我国的饮食习惯以蔬菜为主,尤其在南方,常年均有绿叶蔬菜供应,国内报道发生率仅为 0.7%。

叶酸及维生素 B_{12} 在人体内不能自行合成,必须从食物中摄取。叶酸在体内的贮存量较少,仅能供应 1~4 个月,而维生素 B_{12} 在体内的贮存量足以维持 2 年以上,因此临床上以叶酸缺乏引起的巨幼红细胞性贫血多见,据国外报道,妊娠合并巨幼红细胞性贫血,99% 为叶酸缺乏所引起。妊娠期间的妇女有 95% 存在不同程度的叶酸缺乏,其中半数发生在妊娠后期或产褥期,但发展到巨幼红细胞性贫血者只有少部分。

一、病因

叶酸与维生素 B_{12} 都是 DNA 合成过程中的重要辅酶。当叶酸和(或)维生素 B_{12} 缺乏,可使 DNA 合成障碍,全身多种组织或细胞均可受累,以造血组织最为明显,特别是红细胞系统。由于细胞核成熟延缓,核分裂受阻,细胞浆中 mA 大量聚集,RNA 与 DNA 比例失调,使红细胞体积增大,而红细胞核发育处于幼稚状态,形成的巨幼红细胞寿命短而发生贫血。妊娠期本病 95% 是由于叶酸缺乏所致。人体需要维生素 B_{12} 量很少,贮存量较多,单纯因维生素 B_{12} 缺乏而发病者很少。引起叶酸与维生素 B_{12} 缺乏的原因有:

1. 来源缺乏或吸收不良 叶酸和维生素 B_{12} 存在于植物或动物性食物中,如果长期偏食、挑食、营养不良则可引起本病。另外,不当的烹调方法也可损失大量叶酸。孕妇有慢性消化道疾病影响吸收,加重叶酸和维生素 B_{12} 缺乏。

2. 妊娠期需要量增加 正常成年妇女每日需叶酸 50~100μg,而孕妇每日需 300~400μg,多胎孕妇需要量更多。若摄入量不足可造成孕期发病或病情明显加重。

3. 排泄增加 孕妇肾血流量增加,叶酸在肾内廓清加速。肾小管再吸收减少,尿中排泄增多。

二、巨幼红细胞性贫血对孕妇及胎儿的影响

严重贫血时,贫血性心脏病、妊高征、胎盘早剥、早产、产褥感染等的发病率明显增多。对胎儿影响主要有畸形胎儿(以神经管缺损最常见)、胎儿宫内发育迟缓、死胎等。

值得指出的是,孕妇缺乏叶酸时,胎儿体内叶酸仍呈高值并不缺乏,是因能按需要从孕妇血液中摄取的结果。

三、临床表现

除一般贫血症状外可有以下特点。

1. 多发生在妊娠晚期,约 50% 发生于孕 31 周后,其余发生在产褥期;孕 20 周以前发生者多系双胎妊娠、感染、呼吸不良、服用苯妥英或因各种原因而致不正常的红细胞破坏(非溶血),造成叶酸缺乏;极个别发生于孕早期,可促发流产。

2. 起病急,消化道症状多明显,有恶心、呕吐及腹泻,伴有舌唇疼痛,急性发作时舌尖、周边及舌体部发红,伴剧痛,可出现血性小疱或浅小溃疡,进一步发展成光舌。

3. 皮肤可有干燥、脱屑,或有晒斑状皮炎及色素沉着,有时皮肤呈鱼鳞状变化。

4. 孕妇年龄大者易发本病,经产妇多于初产妇,多胎多于单胎,25% 病人于下次孕期易再发。

5. 妊娠后期发病时,如及时处理,早产率并不明显增加,预后较好;如不及时处理则可有早产、胎盘早期剥离等并发症,且常伴有呕吐、水肿、高血压、蛋白尿等发病前期症状(20% ±)。症状发生在产褥期或者多发生于产后第一周,在原有缺乏叶酸的基础上给婴儿哺乳又丢失一部分(60μg/d),如不及时补充则诱发症状。

四、实验室检查

外周血象为大细胞正常血红蛋白性贫血，MCV >94fl，平均红细胞血红蛋白（MCH）> 32pg，有中性粒细胞分叶过多现象，网织红细胞正常。骨髓血片呈巨幼红细胞增多，红细胞体积较大，核染色质疏松。血清叶酸值 <6.8mmol/L、红细胞叶酸值 <227mmol/L 提示叶酸缺乏。若叶酸值正常应测孕妇血清维生素 B_{12} 值，若 <90pg/ml，提示维生素 B_{12} 缺乏。

五、诊断标准

妊娠期间出现病理性贫血的患者，应该考虑到叶酸或维生素 B_{12} 缺乏而导致的巨幼细胞性贫血的可能性。其实验室检查的特点：①外周血象呈大细胞正色素性贫血，红细胞压积降低，平均红细胞体积（MCV）大于 $100\mu m^3$，平均红细胞血红蛋白浓度（MCHC）常在正常范围（32%～35%），血片中红细胞大小不均、异形明显，以卵圆形的大红细胞较多，中性粒细胞核分叶过多。②骨髓造血细胞成熟障碍，核浆发育不平衡，胞核发育晚于胞浆，呈巨幼样变，出现巨型及分叶过多的细胞。③血清叶酸及维生素 B_{12} 浓度测定，这是诊断叶酸或维生素 B_{12} 缺乏最直接最可靠的方法。但测定方法技术复杂，难以普及。

六、鉴别诊断

1. 慢性肠道感染及再生障碍性贫血　叶酸缺乏引起的巨幼细胞性贫血易与上述疾病相混淆。通过周围血象、骨髓象、血清叶酸测定以资鉴别。

2. 骨髓巨幼样变的红血病、红白血病、骨髓增生异常综合征　维生素 B_{12} 缺乏引起的巨幼细胞性贫血在骨髓穿刺诊断时需注意与上述疾病相鉴别。

七、治疗

本病一旦诊断明确，应用叶酸和维生素 B_{12} 治疗能迅速获效。配合中药治疗将会起协同作用，在较短时间内改善虚弱状态。

1. 一般治疗　积极治疗原发病，预防和控制感染，特别是肠道感染。嘱孕妇注意营养，合理安排饮食，补充缺失的维生素 B_{12}、叶酸。禁烟及酒。

2. 药物治疗

（1）叶酸：体内代谢成 5-甲基四氢叶酸，提供甲基使维生素 B_{12} 转变为甲基 B_{12} 参与核酸代谢。

一般常用量为 10～20mg/d，肠胃道不能吸收者，可肌内注射叶酸 10～30mg，效果明显，3～6d 内网织红细胞计数即显著增加，同时，白细胞及血小板减少的现象也可迅速矫正。属妊娠期 A 类用药。

（2）维生素 B_{12}：为细胞分裂和维持神经组织髓鞘完整所必需。有神经系统症状者必须用维生素 B_{12}。

用法：0.1mg，1 次/d，肌内注射。属妊娠期 A 类用药。

（3）同时给予铁剂

（4）维生素 C　300mg，3 次/d，口服。

3. 产时处理　分娩时应避免产程延长，预防产后出血，预防感染。

八、预防

加强孕期指导，注意营养，多吃新鲜蔬菜、水果、瓜豆类、肉类、动物肝及肾等食物。妊娠晚期每日口服叶酸 5mg。

再生障碍性贫血

再生障碍性贫血(aplastic anemia,简称再障)是因骨髓造血组织明显减少导致造血功能衰竭,外周血象全血细胞(红细胞、白细胞、血小板)减少所发生的贫血。国内报道,妊娠合并再障占分娩总数的 0.03% ~ 0.08% 。

一、病因

引起再障的常见原因有以下几方面。

1. 药物及化学物质　常见药物有氯霉素、磺胺类、多种抗肿瘤药（如阿霉素、马利兰等）、消炎痛及他巴唑等;化学物质包括苯和有机磷等,尤其是苯广泛存在于人们的日常用品中,如塑料、油漆、染料、杀虫剂和皮革等,长期或大量与这类物质接触,再障的发生机会明显增加。此外,敏感患者对某物质只要接触到一般剂量甚至很小剂量后即可发病,这类物质常见的有氯霉素、消炎痛及他巴唑等。

2. 电离辐射　X 射线、γ 射线及中子等可干扰 DNA 的复制,阻碍造血干细胞的增殖和分化;同时可损害骨髓造血的微环境,进一步抑制造血干细胞的再生。

3. 感染　最常见的是病毒感染,尤其是肝炎病毒,其次是呼吸道病毒感染。

4. 妊娠　妊娠对再障的发生是否有直接或间接关系,目前尚不清楚。临床上观察到,部分再障是在妊娠后才出现,而部分则可在妊娠时复发或病情加重。

以上是引起继发性再障的常见原因,但临床上有 50% 以上的病例找不到明显的病因,称原发性再障,其中可能部分病例的原因比较隐蔽而误认为原发性。

再障的发病理机制目前尚不清楚,多数学者认为有以下三种机制。

1. 造血干细胞的缺乏。

2. 骨髓微环境的缺陷。

3. 免疫机制的异常。

二、妊娠对再障的影响

再障合并妊娠在临床上并不罕见,而再障继发于妊娠也有可能。国内外有报道,有些孕妇妊娠后才出现初发再障,其中有些于分娩后 1 ~ 5 个月再障自然缓解,再次妊娠又发生再障,分娩后又可缓解。某些再障合并妊娠的孕妇,妊娠后多数使再障复发或进一步恶化。贫血加重、出血及感染的机会增大,一旦出现,病情较难控制,往往因颅内出血或严重感染而死亡。即使能足月妊娠,贫血性心脏病和心力衰竭的发生率亦增高。此外,因妊娠对一般治疗再障的药物有禁忌,以致病情难以控制。

三、再障对妊娠的影响

再障对妊娠的影响亦表现为贫血、出血和感染症状加重,导致自然流产或早产、产褥期感染及败血症的机会增加,孕妇及胎儿的死亡率明显增高,但致畸胎较少。到目前为止,尚未见再障孕妇娩出患有再障新生儿的报道。

四、临床表现

1. 症状

(1)出血:最多见。分布极为广泛,轻者见于皮肤及黏膜,重者可遍及所有脏器,可因颅内出血、蛛网膜下腔出血而昏迷死亡。出血与血小板减少有关,但出血的程度与血小板数目不一定成比例,因血小板中有功能异常者。

(2)感染:其途径可通过呼吸道、泌尿道、皮肤、消化道(如口腔炎)、扁桃体等,周围血中粒细胞、γ-球蛋白减少是机体防御机能低下的原因。

(3)重度贫血:血色素可降至 10~20g/L,因而有心衰、肺水肿。患者常显苍白,无力。

2. 体征　皮肤紫癜,重度贫血时出现心衰、肺水肿的相应体征。

五、实验室检查

血液化验全血细胞减少,红细胞、白细胞及血小板减少,网织红细胞减少,骨髓造血机能明显减低。

六、诊断

根据临床表现及上述外周血象和骨髓象即可诊断。

七、治疗

应由产科医生及血液科医生共同管理。

1. 妊娠期

(1)治疗性人工流产:再障患者在病情未缓解之前应避孕,若已妊娠,在妊娠早期应做好输血准备的同时行人工流产。妊娠中、晚期患者,因终止妊娠有较大危险,应加强支持治疗,在严密监护下继续妊娠直至足月分娩。

(2)支持疗法:注意休息,左侧卧位,加强营养,间断吸氧,少量、间断、多次输入新鲜血,提高全血细胞。或间断成分输血,可输入白细胞、血小板及浓缩红细胞。

(3)有明显出血倾向者,给予肾上腺皮质激素治疗,如泼尼松 10mg ,每日 3 次口服,但皮质激素抑制免疫功能,易致感染,不宜久用。也可用蛋白合成激素,如羟甲烯龙 5mg,每日 2 次口服,有刺激红细胞生成的作用。

(4)预防感染:选用对胎儿无影响的广谱抗生素。

2. 分娩期

(1)纠正贫血:临产时中、重度贫血的孕妇,首先要纠正贫血,输注浓缩红细胞或新鲜血,使孕妇的血红蛋白浓度维持在 90g/L、血小板计数达到 $30 \times 10^9 \sim 50 \times 10^9$/L 以上,顺利度过分娩期,防止心力衰竭的出现。再障孕妇,血小板数一般较低,但由于妊娠期凝血系统的变化及分娩后子宫的强烈收缩,分娩时过量出血较少见。然而,应配备浓缩的血小板悬液以备应用;若分娩前血小板数少于 20×10^9/L,主张分娩时输注浓缩血小板悬液以预防出血。

(2)预防产后出血:当胎头娩出后立即用催产素 20 单位稀释后静脉推注,随后用 20 单位催产素加入 5% 葡萄糖液 500ml 中静脉滴注,以加强子宫收缩,减少产后出血。

(3)加强抗感染:临产时做好输血准备,给予广谱抗生素预防感染,加强产力。

(4)加强新生儿护理:妊娠合并再生障碍性贫血时,宫内多缺氧,胎儿体重偏低,分娩前做好复苏准备;处理好出生后第 1 次呼吸,防止窒息及吸入性肺炎;早喂糖水,注意保温。

3. 产褥期　再障孕妇往往因贫血、白细胞低、抵抗力弱,恶露长期不净,容易发生产褥期感染,严重者引起死亡,所以产后常规应用抗生素。另一方面,产后子宫收缩力减弱,可发生子宫延迟出血。必须重视,密切观察,予以及时处理。

第六章 分娩并发症

第一节 子宫破裂

子宫破裂是指子宫体部或子宫下段于妊娠期或分娩期发生的破裂。是产科最严重的并发症,威胁母儿生命。多发生于经产妇,特别是多产妇。近年来,由于大力推行计划生育并加强妇女保健工作,使我国子宫破裂的病例显著减少。

根据子宫破裂发生的时间、部位、程度分为:妊娠期破裂和分娩期破裂;子宫体部破裂和子宫下段破裂;完全性破裂和不完全性破裂(完全性破裂指宫壁全层破裂,使宫腔与腹腔相通;不完全性破裂指子宫肌层全部或部分破裂,浆膜层尚未穿破,宫腔与腹腔未相通)。

一、病因

子宫破裂的原因是多方面的,有时是综合性的。

1. **自发性破裂** 多见于子宫纤维的病理改变,分为先天性与后天性。

(1)先天性因素:指子宫发育不良,如双子宫妊娠、单角子宫妊娠、纵隔子宫等,由于子宫形态异常或子宫肌壁薄弱,不能承受逐渐升高的宫腔压力而发生破裂。

(2)后天性因素:过去有多次分娩及刮宫史,特别是有过子宫穿孔史,感染性流产史,严重宫腔感染史,子宫肌壁曾有绒毛侵蚀史(如葡萄胎、绒癌及胎盘粘连史等)及胎盘异常史等。上述病因可致宫壁纤维组织增生,子宫壁的弹性及扩张性减弱。因子宫血管有过栓塞所引起的子宫壁变薄或坏死也可造成子宫破裂。此外,子宫平滑肌纤维变性所引起的子宫自发性破裂,可形成羊膜腔腹腔瘘,但极少见。

2. **损伤性破裂** 有以下几种原因:

(1)梗阻性破裂:凡梗阻性难产,如骨盆狭窄、头盆不称、胎位异常(忽略性横位,持续性枕后位、枕横位、额先露等)、胎儿畸形(脑积水、联体双胎)、盆腔肿瘤嵌顿于盆腔内而阻塞产道等,未能及时恰当处理,使胎儿先露部下降受阻,为了克服阻力,子宫上段强烈收缩,子宫下段继续被牵拉而伸长变薄,终使子宫破裂。

(2)创伤性破裂:分娩时遇到不同程度的困难,不适当或粗暴的阴道手术促进或直接损伤了子宫而致子宫破裂。如宫口未开全面实行臀牵引或产钳术,常可导致严重的宫颈裂伤直至子宫下段破裂。忽略性横位羊水流尽时,强行做内倒转术、穿颅术或毁胎术时,因操作不慎,使器械伤及宫壁,或做困难的人工剥离胎盘术,均可引起子宫破裂。

妊娠子宫受到各种外伤,如意外事故(车祸、刀伤、弹伤、碰伤、跌伤等)以及非法堕胎均有引起子宫破裂或子宫穿孔的可能。

(3)子宫瘢痕破裂:凡子宫曾行过各种手术(包括剖宫产术、妊娠子宫破裂后或子宫穿孔后的子宫修补术、子宫纵隔切除术等)的孕妇,此次在妊娠晚期或分娩期子宫旧瘢痕可自发破裂。这是最常见的病因,约占子宫破裂的50%。

(4)子宫收缩剂使用不当:催产素可促使子宫平滑肌收缩,用于引产及催产,但使用时需有一定的适应证,一般采用其稀释溶液做静脉点滴,如能严格遵守用药规程,则效果良好且安全可靠。但若使用不当,例如有明显的头盆不称,或梗阻性分娩因素存在,或静脉快速、超量滴注催产素,则可使子宫强烈收缩,胎儿下降受阻,发生子宫破裂。麦角新碱可引起子宫强直性收缩,分娩前禁用。前列腺素阴道栓做引产亦可引起子宫强烈收缩而致子宫破裂。因此,使用子宫收缩剂时应严格掌握指征,切忌滥用。

上述病因中,以剖宫产的瘢痕破裂最为常见,其次为催产素过度刺激宫缩与梗阻性分娩所引起的子宫破裂。

二、临床表现

子宫破裂可发生在妊娠晚期和分娩期,多见于分娩过程中。根据破裂程度分为完全性破裂和不完全性破裂;根据发生原因分为自发性破裂和损伤性破裂;根据发生部位分为子宫体部破裂和子宫下段破裂。通常子宫破裂是一个渐进的过程,多数可分为先兆子宫破裂和子宫破裂两个阶段。

先兆子宫破裂:先兆子宫破裂的四大主要临床表现是:子宫形成病理性缩复环、下腹部压痛、胎心率改变及血尿出现。

1. 症状　常见于有梗阻性难产因素的产妇。在临产过程中,当子宫收缩加强、胎儿下降受阻时,产妇烦躁不安疼痛难忍,下腹部拒按,表情极其痛苦,呼吸急促,脉搏加快。由于胎先露部紧压膀胱使之充血,出现排尿困难,甚至形成血尿。

2. 体征　先兆子宫破裂阶段,子宫呈强直性收缩,胎心表现先加快后减慢或听不清,胎动频繁。由于子宫收缩过频,胎儿供血受阻、表现胎儿宫内窘迫。强有力的宫缩使子宫下段拉长变薄,而宫体更加增厚变短,两者间形成明显的环状凹陷,此凹陷逐渐上升达脐部或脐部以上,称为病理性缩复环子宫下段压痛明显,甚至出现血尿。这种情况若不及时排除,子宫将很快在病理性缩复环处及其下方发生破裂。

子宫破裂:经上述过程后,患者突感下腹剧痛,然后宫缩停止,由于腹膜受血液、羊水及胎儿的刺激而出现全腹痛。产妇血压下降,脉搏细而快。腹部检查,全腹压痛、反跳痛,经腹壁可扪及部分或全部排入腹腔的胎体,胎心音消失。不完全破裂时,胎儿仍在子宫内,但在破裂处周围有明显压痛。有时可摸到血肿及因气体存在而发出的捻发音。阴道检查可发现先露部消失,宫颈缩小,并可有阴道流血。检查手可通过破裂口触到肠管及大网膜,但若其他症状、体征已典型,可不必进行此步骤,因有可能增加感染、出血和破口扩大。

子宫瘢痕破裂时,患者亦有疼痛及破裂处压痛,但一般出血较少,症状与休克亦较轻。

困难的产科阴道手术后应常规探查宫腔以排除子宫破裂。前次剖宫产而今次阴道分娩者,亦应常规探查宫腔,但动作要轻柔,避免引起薄弱之旧瘢痕破裂。

三、诊断和鉴别诊断

根据病史、分娩经过、临床表现,典型的子宫破裂诊断并不困难。但若破裂口被胎盘覆盖,或在子宫后壁破裂,或无明显症状的不完全性子宫破裂,诊断比较困难。此时阴道检查不可少,能发现宫口缩小,胎先露部上移,甚至有时能触到破裂口。B 型超声检查可协助诊断。

个别难产病例多次阴道检查,可能感染,出现腹膜炎而表现为类似子宫破裂征象。阴道检查时由于胎先露部仍高,子宫下段菲薄,双合诊时双手指相触犹如只隔腹壁,有时容易误诊为子宫破裂,但这种情况胎体不会进入腹腔,而妊娠子宫也不会缩小而位于胎体旁侧。

重视分娩受阻史,通过产妇全身及产科情况的典型症状和体征,即可做出诊断。对于症状和体征不典型的子宫破裂应与以下疾病相鉴别:

1. 前置胎盘　妊娠晚期无痛性阴道出血,为其主要特点,且全身症状与出血量多少成正比,腹部检查,子宫无收缩,软,无压痛,胎位清楚,胎心正常(详见前置胎盘章节)。

2. 卵巢肿瘤蒂扭转或破裂　常有附件包块史。痛区多不在宫体前方,而在附件一侧,如肿瘤破裂,腹膜体征为主,内出血症状不明显。

3. 产时宫内感染　多以胎膜早破为多见,子宫除有压痛外,阴道分泌物常为脓性,有臭味,伴有发热,白细胞及中性粒细胞升高。

4. 继发性腹腔妊娠　子宫破裂需与晚期腹腔妊娠鉴别。后者多有输卵管妊娠破裂史,由于胎动患者常感腹部不适及腹痛,腹部检查子宫轮廓不清,胎体表浅,胎心音清晰或无,胎位常不正常,先露高,B 超可协助诊断。

5. 胎盘早剥　鉴别要点见表 6 - 1。

表 6 - 1　胎盘早剥与先兆子宫破裂的鉴别

鉴　别	胎盘早剥	先兆子宫破裂
与发病有关因素	常伴有妊高征或有外伤史	有头盆不称,梗阻性难产史或剖宫产史
腹痛	发病急,剧烈腹痛	强烈子宫收缩伴烦躁不安
阴道出血	有内、外出血,以内出血为主,阴道出血量与全身症状不成正比	少量阴道流血,但可见血尿
子宫	子宫呈板状,有压痛,胎位不清	可见病理缩复环,下段有压痛,胎位尚清
B 超	可见胎盘后血肿	尚无特殊变化
胎盘检查	早剥部分有凝血块,压痛	无特殊变化

子宫破裂除与以上疾病相鉴别外,如症状不典型时,需与妊娠合并肠梗阻、胆绞痛、肾结石等鉴别。

四、治疗

1. 治疗原则

(1)先兆子宫破裂:应用镇静剂抑制宫缩后尽快剖宫产。

(2)子宫破裂:在纠正休克、防治感染的同时尽快行剖腹探查,手术力求简单,以达到迅速止血为目的。手术方式可根据子宫破裂的程度与部位,子宫破裂的时间长短以及有无感染等情况的不同来决定。

2. 治疗方法

(1)先兆子宫破裂

1）因催产素使用不当引起者,应立即停止使用催产素,改用大剂量硫酸镁等抑制宫缩的药物静脉滴注,严密观察。

2）催产素使用不当引起者或上述处理无效者,诊断明确后应立即行剖宫产术。术前积极输液、吸氧、备血。

2. 子宫破裂的处理 一旦发现子宫破裂,立即全力抢救,包括立即剖腹探查与大量输血补液以防休克,大量抗生素防治感染。若休克已发生,应就地抢救,减少搬动,以避免加重出血与休克。条件太差确需转院时,也应在大量输液、输血及腹部包扎后再转运。

手术方式,应根据年龄、胎次、一般情况、破裂时间长短、破裂程度与部位、有无感染而决定。

（1）如破口整齐,破裂时间短,无感染可做子宫裂口修补术,保留子宫。如已有子女,同时行绝育术。

（2）如破口不整齐,受累范围广并发感染,可做子宫次全切除术,如破裂及宫颈可做子宫全切除术。

（3）阔韧带内有巨大血肿,应打开阔韧带,游离输尿管及膀胱,以免误伤,然后清除血块止血。

（4）术时应详细检查输尿管、膀胱、宫颈、阴道有无损伤,若有应及时修补。

（5）关腹前放置引流,子宫破裂手术后的感染亦为引起死亡原因之一,国内外学者均主张放置引流,因为引流通畅可减少感染机会,可用腹部或阴道引流。阴道引流的有利因素为:位置较低,引流通畅;不影响腹部伤口愈合;阴道引流处伤口可自然愈合。引流时间为 24～48 小时,应避免引流时间过长而增加感染机会。

（6）术后继续使用大剂量广谱抗生素,术后留置尿管 7 天以上,预防尿瘘形成。

五、预防

加强计划生育工作,减少多产妇或经产妇。加强产前检查,凡有过剖宫产史、多次刮宫史、难产史,或产前检查发现骨盆、胎儿、胎位异常者,均应在预产期前 1～2 周住院待产,严密观察,必要时提前行剖宫产术。

第二节 产后出血

胎儿娩出后 24 小时内出血量超过 500ml 者为产后出血(postpartum hemorrhage)。产后出血是分娩期的严重并发症,是产妇死亡的重要原因之一,在我国居产妇死亡原因的首位。其发生率约占分娩总数的 2%～3%,其中 80% 以上发生在产后 2 小时之内。产后出血的预后随失血量、失血速度及孕产妇的体质不同而异。短时间内大量失血可迅速发生失血性休克,严重者危及产妇生命,休克时间过长可引起脑垂体缺血坏死,继发严重的腺垂体功能减退——席汉综合征(Sheehan syndrome)。由于临床中测量和收集分娩时失血量确实存在一定困难,估计的失血量往往较实际出血量偏少,而实际产后出血发病率比估计的要高,因此应特别重视产后出血的防治与护理工作,以降低产后出血的发生率及孕产妇的死亡率。

一、病因和发病机制

引起产后出血的原因主要有子宫收缩乏力、胎盘因素、软产道裂伤和凝血功能障碍。其中以子宫收缩乏力所致者最常见,占产后出血总数的 70%~80%。

1. 子宫收缩乏力　影响产后子宫肌收缩和缩复功能的因素均可引起产后出血。常见因素有:

(1)全身性因素:产妇精神过度紧张、阻塞性难产使产程延长、滞产,致产妇疲劳;产程中使用过量镇静剂;合并全身急慢性疾病等。

(2)局部因素:子宫过度膨胀,肌纤维过度伸展,如羊水过多、双胎、巨大胎儿致子宫肌失去弹性;子宫肌纤维发育不良如先天性子宫畸形或子宫肌瘤;子宫有感染、子宫肌组织水肿、严重贫血、妊娠期高血压疾病、子宫胎盘卒中及前置胎盘附着的子宫下段血窦不易关闭等均可影响产后子宫收缩,引起产后出血。

2. 胎盘滞留　胎儿娩出后半小时,胎盘尚未娩出者,称胎盘滞留。其发生原因有:

(1)胎盘剥离不全:胎盘仅部分与子宫壁剥离,影响子宫全面收缩与缩复,剥离部分的血窦开放而出血不止。多见于子宫收缩乏力、第三产程处理不当(过早、过度揉挤子宫或牵拉脐带)等。

(2)胎盘剥离后滞留:由于子宫收缩乏力或膀胱充盈,影响已全部剥离的胎盘及时排出,子宫收缩不良而出血。

(3)胎盘嵌顿:由于使用子宫收缩剂不当或粗暴按摩子宫,致使子宫收缩不协调,子宫内口附近形成痉挛性狭窄环,使已经全部剥离的胎盘嵌顿于子宫腔内而发生隐性出血或大量外出血。

(4)胎盘粘连:胎盘全部或部分粘连于子宫壁上,不能自行剥离,称为胎盘粘连。常见于多次人工流产、引产等子宫内膜受机械性损伤和发生子宫内膜炎,而子宫内膜炎可引起胎盘全部粘连。全部粘连的胎盘不出血,部分粘连者由于剥离部分的血窦不能充分闭合,引起出血。

(5)胎盘植入:因子宫蜕膜发育不良,胎盘绒毛直接植入子宫肌层,称为胎盘植入。根据植入面积分为完全性和部分性胎盘植入两类。完全植入者不出血,部分植入者可发生严重出血。多见于反复多次刮宫,特别是搔刮子宫腔过度或发生子宫内膜炎等,使子宫内膜基底层受损或瘢痕形成,使胎盘绒毛种植肌层所致。

3. 软产道损伤　为产后出血的主要原因之一,它不仅可以发生严重的出血,而且会引起各种并发症,最多见的是感染。分娩所致的软产道裂伤包括子宫下段、子宫颈、阴道、会阴裂伤。常见为宫颈、阴道、会阴裂伤。根据裂伤程度分为三度:Ⅰ度:指会阴皮肤及阴道入口黏膜撕裂,未达肌层;Ⅱ度:指裂伤已达会阴体肌层,累及阴道后壁黏膜;Ⅲ度:指裂伤累及肛门外括约肌或直肠前壁者。宫颈裂伤多在两侧,个别可裂至子宫下段,引起严重出血。

常见原因有胎儿与产道软组织间不相适应,如胎儿过大或产道过小;过期产儿颅骨较硬,不易变形;胎头位置异常,如枕后位等,急产时软产道未充分扩张,手术产如臀牵引术及产钳术和负压吸引术助产时易使宫颈和阴道壁裂伤;会阴过厚过长,高龄初产妇组织坚硬而不易扩张,或上次分娩的瘢痕;滞产引起的局部水肿;产妇营养不良或其他疾病而使会阴组织脆弱或水肿,都是诱发撕裂的原因。

4. 凝血功能障碍　比较少见,但后果严重。多为在孕前或妊娠期已有易于出血倾向,胎盘剥离或软产道有裂伤时,由于凝血功能障碍,表现为全身不同部位的出血,最多见为子宫大量出血或少量持续不断出血,血液不凝,不易止血。根据病史、出血特点及血小板计数、凝血酶原时间、纤维蛋白原等有关凝血功能的实验室检查可做出诊断。

二、临床表现及诊断

产后出血的主要临床表现为阴道流血过多,继发失血性休克、贫血及易于发生感染。临床表现随不同病因而异,诊断时应明确病因以利及时处理,并注意有多种病因并存引起产后出血的可能。

1. 子宫收缩乏力　多在分娩过程中已有宫缩乏力。出血的特点是:胎盘剥离延缓,胎盘剥离后间歇性阴道多量出血,血色暗红,有血凝块。有时虽阴道流血不多,但按压宫底有大量血液或血块流出。检查宫底较高,子宫软,轮廓不清。

2. 胎盘因素　胎盘娩出前阴道多量流血时,应首先考虑胎盘滞留所致。胎盘剥离不全或剥离后滞留,常表现为胎盘娩出前多量阴道流血伴宫缩乏力或尿潴留;胎盘嵌顿时在子宫下段可发现狭窄环;胎盘部分粘连和植入易混淆,当徒手剥离胎盘时,发现胎盘与宫壁连成一体,剥离极困难,牵拉胎盘时,宫壁随之活动,应想到是植入性胎盘,不可强行剥离。当胎盘、胎膜娩出后,检查有缺损或胎膜边缘有断裂血管,表示有胎盘小叶、胎膜或副胎盘残留。

3. 软产道损伤　胎儿娩出后即可见有活动性持续性出血,色鲜红,能自凝。当胎盘娩出后,子宫收缩良好,胎盘胎膜完整,阴道仍有活动性出血,仔细检查软产道可明确裂伤及出血的部位。

宫颈裂伤多发生在宫颈两侧,严重者延及子宫下段。阴道裂伤多发生在侧壁、后壁,多呈不规则裂伤。会阴裂伤按程度分三度。Ⅰ度系指会阴皮肤及阴道口黏膜撕裂,未达肌层,一般出血不多。Ⅱ度系指裂伤已达会阴体肌层,累及阴道后壁黏膜,甚至沿阴道后壁两侧沟向上撕裂,裂伤多不规则,出血较多。Ⅲ度系指肛门外括约肌已断裂,甚至直肠阴道隔及部分直肠壁有裂伤,此种情况虽严重,但出血量不一定多。

4. 凝血功能障碍　在孕前或妊娠期已有易于出血倾向,胎盘剥离或软产道有裂伤时,由于凝血功能障碍,表现为全身不同部位的出血,最多见为子宫大量出血或少量持续不断出血,血液不凝,不易止血。根据病史、出血特点及血小板计数、凝血酶原时间、纤维蛋白原等有关凝血功能的实验室检查可做出诊断。

三、诊断标准

诊断标准如下:

1. 子宫收缩乏力性出血

(1)胎盘娩出后,突然发生大量阴道出血或持续性少量或中等量出血。

(2)子宫松弛或轮廓不清。

2. 胎盘滞留

(1)胎儿娩出后半小时以上胎盘尚未娩出。

(2)阴道出血(多因胎盘部分剥离引起,完全剥离者不出血)。

3. 胎盘胎膜残留

（1）胎盘娩出后,阴道持续流血。

（2）胎盘母体面或胎膜有缺损。

（3）刮宫可得残留之胎盘组织或胎膜。

4. 软产道裂伤

（1）胎儿娩出后即见阴道出血,胎盘娩出后宫缩良好而阴道仍出血不止。

（2）阴道检查,发现宫颈或阴道壁有裂伤出血。

四、鉴别诊断

产后出血应与急性子宫翻出、产后血循环衰竭、子宫颈癌合并妊娠、妊娠合并阴道静脉曲张破裂等相鉴别。

五、治疗

产后出血,严重威胁产妇安全,必须全力以赴地进行抢救。治疗原则是:根据原因制止出血,补偿失血,抢救休克。

1. 防治休克

（1）遇有产后出血患者,应严密观察血压、脉搏及一般情况,产后出血量。

（2）给予吸氧、输液,必要时输血以补充血容量。在输液、输血过程应严密观察血压、脉搏、心率、尿量,以调整输液量。

（3）纠正酸中毒。轻度酸中毒除输入平衡液外,不需补充其他碱性溶液。重度休克应输入 5% 碳酸氢钠 200ml。

（4）在补足血容量、纠酸后,仍不能维持血压时,可选用血管活性药,一般选用多巴胺为宜,常用量 20～40mg 加入 500ml 液体中静滴,20 滴/分。

2. 胎盘娩出前出血的处理　胎盘排出前发生大出血,首先考虑胎盘滞留或胎盘部分剥离所致,应尽快排出胎盘。如属已剥离而嵌顿于宫腔内者,可先导尿排空膀胱,再压迫宫底和牵拉脐带以助胎盘娩出。若胎盘与宫壁粘连,应徒手剥离胎盘并清查宫腔,这是拯救产妇生命的关键措施。用手难以取出的胎盘残留部分可用大号刮匙进行刮宫。对于用手及刮匙均难以剥离者,应考虑为植入性胎盘,需行子宫全切除,不宜手剥胎盘,以免引起严重出血及子宫穿孔。

3. 胎盘娩出后出血的处理

（1）宫缩乏力　加强宫缩是治疗宫缩乏力最迅速有效的止血方法。

1）按摩子宫

①腹部按摩法:按摩子宫必须将宫腔内积血压出,一手从耻骨联合上方将子宫向上托起,另一手置于子宫底部,拇指在前,其余四指在后,有节律地进行按摩,有时不易握持,可于耻骨联合上方按压下腹中部,使子宫向上升高,另一手在腹部按摩子宫,按摩过程中要及时按压宫底使积血排出。

②阴道按摩法:腹部按摩无效时及时改用此法。术者一手握拳置于阴道前穹窿,顶住子宫前壁,另一手自腹部按压子宫后壁使子宫前屈,两手相对紧紧压迫子宫并做按摩,此法能刺激子宫收缩,并能压迫子宫血窦,持续 15min 多能奏效。手术前须先挤出子宫腔内凝血块,注意无菌操作及阴道内的手压力不可过大。

2)宫缩剂的应用:按摩同时加用子宫收缩剂,临床常用药物如下:

①缩宫素(oxytocin):选择性兴奋子宫平滑肌,加强收缩力和收缩频率,对宫颈作用弱。10~20U,静推,或加入5%葡萄糖500ml中静滴。

②麦角新碱:0.2mg肌注或子宫肌壁内注入及静脉推注均可。

③前列腺素:前列腺素对妊娠各期子宫均有收缩作用,产后子宫收缩乏力性出血应用前列腺素 E_2(PGE₂)和前列腺素 F_{2a}(PGF₂ₐ)效果好,但副作用大,用药后可出现恶心、呕吐、腹泻、头痛、心悸等症状,注射部位出现红斑或静脉刺激反应。用法:一般用 PGF₂ₐ0.5~1ml(500~1000μg)肌内注射或加入5%葡萄糖液500ml中(生理盐水亦可)静脉滴注。PGE₂阴道栓剂20mg置于后穹窿能有效地促进宫缩,而副反应较轻。但药源靠进口,近年来国产前列腺素 F_{2a} 衍生物卡前列甲酯栓问世,肛门给药1枚(1mg),就可收到防治产后出血的效果。

3)宫纱填塞止血:经过上述处理产后出血多可控制,如仍继续出血,可宫纱填塞止血。特制的长纱布条,可有不同型号,消毒后备用。填纱时助手固定宫底,术者在严格无菌操作下用长弯钳或卵圆钳将宫纱顺序填入子宫腔,必须从子宫底部开始,坚实填紧,不能留有空隙。剩余的纱布应填满阴道。止血的原因是由于刺激子宫体感受器,通过大脑皮质刺激子宫收缩,以及纱布直接压迫止血。宫纱填塞后,注意病人血压、脉搏,注意有无继续阴道出血,宫底是否升高,有无宫腔积血而未外流,填塞是否起作用,填塞同时进行抗休克治疗,并继续应用宫缩剂及广谱抗生素预防感染。一般在1h内止血,24h后取出。取时慢慢抽出,抽出一段停几分钟,待子宫逐渐缩小收缩,然后再抽出部分,再等待,直至全部取出。取出纱条时,有可能再次出血,故需在输液及缩宫素点滴下进行,有条件者配血备用。剖宫产时遇有子宫收缩乏力性出血,有作者认为也可填塞宫纱,但要确实有效时再缝合子宫切口,应尽力避免术后出血仍不能控制,再次开腹手术,给患者带来更大痛苦,甚至危及生命。

4)结扎盆腔血管:如上述方法未见显效,出血不止,可开腹结扎子宫动脉上行支与卵巢动脉,或结扎髂内动脉,结扎后一般可见子宫收缩良好。此法可保留子宫,主要用于子宫收缩乏力、前置胎盘及 DIC 等所致的严重产后出血而又迫切希望保留生育功能的产妇。

5)髂内动脉栓塞术:难以控制的产后出血可经股动脉穿刺,将介入导管直接导入髂内动脉或子宫动脉,有选择性地栓塞子宫的供血动脉。常选用明胶海绵颗粒作栓塞剂,在栓塞2~3周后明胶海绵颗粒可被吸收,血管复通。若病人处于休克状态应先积极抗休克,待一般情况改善后才行栓塞术,且应行双侧髂内动脉栓塞以确保疗效。

6)子宫切除:应用于难以控制并危及产妇生命的产后出血。在积极补充血容量的同时施行子宫次全切除术,若合并中央性或部分性前置胎盘应施行子宫全切术。

(2)胎盘滞留

1)胎盘嵌顿:应先进行乙醚麻醉,松解子宫内口的痉挛狭窄环,尔后,以手进入宫腔取出已剥离的胎盘。若因膀胱充盈导致胎盘滞留时,先导尿排空膀胱,再用手挤压子宫底部,迫使胎盘娩出。

2)胎盘粘连或部分残留:徒手剥离胎盘,取出胎盘或残留的胎盘组织。必要时清宫。

3)植入性前置胎盘:行子宫切除术,决不可用手强行挖取。

(3)软产道裂伤:迅速查清裂伤部位,如系阴道壁裂伤,迅速按解剖位缝合肌层及黏膜下层,最后缝合皮层。注意缝线不可穿透直肠壁。如系宫颈裂伤,可用两把卵圆钳钳夹宫颈,检查裂伤部位及深度,从裂伤最深部开始用肠线间断缝合,注意最后一针应距宫颈外口 0.5cm,以防日后宫颈狭窄。

(4)凝血功能障碍性出血的处理:如患者所患的全身出血性疾病为妊娠禁忌证,在妊娠早期,应在内科医师协助下,尽早行人工流产术终止妊娠。于妊娠中、晚期发现者,应积极治疗,争取去除病因,尽量减少产后出血的发生。对分娩期已有出血的产妇除积极止血外,还应注意对病因治疗,如血小板减少症、再生障碍性贫血等患者应输新鲜血或成分输血等。如发生弥散性血管内凝血应尽力抢救,其处理见有关章节。

4. 预防感染　产后出血直接导致失血性贫血,使产妇抵抗力降低;手取胎盘等宫腔内操作及产道裂伤增加了逆行感染的机会;此外,产褥期宫颈内口及胎盘、胎膜剥离创面开放,而恶露利于阴道细菌的生长,若恶露贮留阴道过久,同样增加逆行感染的机会。故产后在加强宫缩止血、纠正贫血的前提下,应鼓励产妇尽早活动,通过体位引流促恶露排出、净化阴道环境,减少逆行感染机会。一切产科操作应严格遵循无菌原则,必要时可预防性应用抗需氧菌与抗厌氧菌相配伍的广谱抗生素,尤其有宫腔内操作时。

六、预防

1. 产前预防

(1)加强孕期保健,进行系统产前检查,积极治疗各种妊娠合并症,尤其应重视妊高征、肝炎、血液病等合并妊娠的防治工作。

(2)加强对各级保健人员培训,以提高各级保健人员对危险因素识别及技术和处理能力。

2. 产时预防

(1)正确测定产后出血量是防治产后出血的关键。我国测量失血量的方法有:目测估计法、面积换算法、称重法、容积法及比色法等。采用容积法加面积法测定比较实用。面积法的折算方法为 10cm×10cm 纱布约 5ml,15cm×15cm 约 10ml。

(2)掌握会阴侧切术的适应证及时机,提高缝合技术,避免产道撕裂及血肿发生。

(3)严密观察及处理产程,对多产、多胎妊娠、既往产后出血史、既往剖宫产史、妊娠高血压、胎膜早破、羊膜炎、产程延长、巨大胎儿等高危因素的产妇,产时应建立输液通道,并配血备用。

(4)正确处理第三产程,胎儿娩出后肌注或静注催产素,及时娩出胎盘。

(5)掌握手术适应证及时机,减少产后出血。

3. 产后预防:严密观察产后子宫收缩情况,防止产后尿潴留,认真检查软产道有无撕裂,有撕裂者应及时缝合止血。

第三节　胎膜早破

胎膜破裂发生于产程正式开始前称为胎膜早破(premature rupture of membranes,

PROM），此时孕妇阴道内有一定量羊水流出。胎膜早破如果发生在孕 37 周前，又特称为早产胎膜早破（preterm premature rupture of membrane，PPROM）。

胎膜早破约占妊娠总数的 10%，其中 20% 为早产胎膜早破。早产胎膜早破是早产的主要原因之一，约 1/3 的早产是由于早产胎膜早破所致，且出现早产胎膜早破的孕妇约 75% 将在 1 周内分娩。

一、病因和发病机制

1. 胎位异常或头盆不称　是胎膜早破最常见的危险因素。臀位尤其是足先露、横位、枕横位或枕后位、胎头高直位等，以及头盆不称、胎头高浮时，胎儿先露部不能与骨盆入口很好衔接，使宫颈内口处的胎膜承受局部宫腔压力，易使胎膜在临产前破裂。

2. 胎膜的生物物理性状改变　由于羊膜组织缺少弹性蛋白，故其韧性主要依赖羊膜中的胶原蛋白来维持。如果体内颗粒性弹性蛋白酶及胰蛋白酶增加，此两种酶对羊膜中胶原蛋白的分解作用增强，使之弹性下降，脆而易破。已有证据显示胎粪污染可使这两种酶活性增加。另外，孕妇体内微量元素缺乏，如铜与锌的缺乏可致使赖氨酸酰化酶活性受限，羊膜内胶原蛋白合成障碍，脆性增加而易破。

3. 宫内感染　可由阴道上行感染，或全身感染所致。约有 66% 的胎膜早破都有绒毛膜羊膜炎存在。宫内感染除了能使胎膜合成、释放前列腺素增加刺激产生宫缩外，炎症本身使羊膜水肿、质脆易破。

4. 羊膜腔内压力过高　羊水过多、多胎妊娠、子宫肌张力过高均可导致压力过高而引起胎膜早破；腹部外伤、剧烈持续的咳嗽、体位的突然改变等均可使宫内压力一过性增高而致胎膜破裂。

5. 羊膜腔内压力不均　包括胎位异常，如臀位，横位，头盆不称，先露高浮不能衔接，使宫内压力不均，前羊膜囊承受力过大而引起胎膜破裂。

6. 性生活、阴道检查　妊娠晚期性生活，除了宫颈受冲压外，精液中前列腺素的刺激，感染的诱发均是性生活引起胎膜早破的原因。不规范的阴道检查亦可引起胎膜破裂。

7. 宫颈管松弛　可能是先天性宫颈管发育不良，也可能为前次妊娠分娩或流产导致的创伤，使宫颈功能不全，在妊娠晚期子宫下段形成时宫颈管不能支托先露及羊膜囊，而引发胎膜破裂。

二、对母儿影响

1. 对母体影响

（1）感染：破膜后，阴道病原微生物上行性感染更容易、更迅速。随着胎膜早破潜伏期（指破膜到产程开始的间隔时间）延长，羊水细菌培养阳性率增高，且原来无明显临床症状的隐匿性绒毛膜羊膜炎常变成显性。除造成孕妇产前、产时感染外，胎膜早破还是产褥感染的常见原因。

（2）胎盘早剥：足月前胎膜早破可引起胎盘早剥，确切机制尚不清楚，可能与羊水减少有关。据报道最大羊水池深度 <1cm，胎盘早剥发生率 12.3%、而最大池深度 >2cm，发生率仅 3.5%。

2. 对胎儿影响

（1）诱发早产：胎膜早破是发生早产的重要原因。30%~40% 早产与胎膜早破有关，早产儿易发生新生儿呼吸窘迫综合征、胎儿及新生儿颅内出血、坏死性小肠炎等并发症，围生儿死亡率增加。

（2）感染：孕妇发生羊膜腔感染，直接威胁子宫内的胎儿，常引起胎儿及新生儿感染，表现为肺炎、败血症、颅内感染。

（3）脐带并发症：胎先露未衔接者，破膜后脐带脱垂的危险性增加，因破膜继发性羊水减少，使脐带受压，亦可致胎儿窘迫，对胎婴儿威胁极大。

（4）胎肺发育不良及胎儿受压综合征：妊娠28周前胎膜早破保守治疗的患者中，新生儿尸解发现，肺/体重比值减少、肺泡数目减少。活体X线摄片显示小而充气良好的肺、钟型胸、横膈上抬到第7肋间。胎肺发育不良常引起气胸、持续肺高压，预后不良。破膜时孕龄越小、引发羊水过少越早，胎肺发育不良的发生率越高。如破膜潜伏期长于4周，羊水过少程度重，可出现明显胎儿宫内受压，表现为铲形手、弓形腿、扁平鼻等。

三、临床表现

1. 症状　主要症状是阴道流液，其特点为第一次流液较多，以后呈间断性时多时少，当腹压增加时流液明显增多。如第一次流液较多孕妇自觉腹部轻松，子宫缩小。流液中如见到胎脂乳白块状物有助于诊断。

2. 体征　肛诊或阴道检查先露部时触不到前羊水囊，推动先露部时阴道流液增多。用窥器检查时可见到羊水自宫颈口流出。腹部检查时羊水量少，胎儿肢体清晰，加压宫体时羊水流出增多。

四、并发症

1. 早产　是常见并发症，在妊娠未足月前，胎膜早破将引起早产，致围产儿死亡率升高。

2. 羊膜炎　为重要并发症，破膜后细菌容易侵入宫腔，特别是胎膜早破超过24小时者，当出现发热及脉搏增快，伴不明原因的胎心音加速，应首先考虑有羊膜炎的存在。胎儿如吸入感染的羊水，可发生胎儿肺炎，宫内窘迫。

3. 脐带脱垂　当胎位不正或骨盆狭窄时，破膜后，脐带随羊水从胎先露部与骨盆出口的空隙处脱出，严重威胁胎儿生命。

4. 其他　羊水流出后，宫口扩张缓慢产程延长；羊水流尽后宫体紧裹胎儿，可引起子宫收缩不协调，胎盘受压导致胎儿宫内窘迫。

五、实验室及其他检查

1. 阴道液酸碱度检查　平时阴道液pH为4.5～5，羊水pH值为7.0～7.5，以石蕊试纸或硝嗪试纸测试阴道液，pH值≥6.5时视为阳性，胎膜早破可能性极大。血液、宫颈黏液、尿液、精液等可使测试出现假阳性。破膜时间延长，假阴性率增高。

2. 阴道液涂片检查　阴道液涂片自然干燥后检查见羊齿植物叶状结晶为羊水。涂片用0.5%亚甲蓝染色可见淡蓝色或不着色胎儿皮肤上皮及毳毛或用苏丹Ⅲ染色见橘黄色脂肪小粒可确定为羊水。精液与玻片上指纹污染可出现假阳性。用吸管吸取阴道液涂于玻片上，酒精灯加热10min，变成白色为羊水，变成褐色为宫颈黏液。

3. 胎儿纤维连接蛋白（fetal fibronectin，fFN）、胎甲球蛋白（AFP）　在羊水中浓度远比母血、母尿及阴道分泌物高，故可作为羊水标记物用于胎膜早破的诊断。

4. 棉球吸羊水法　用纱布将棉球裹成4cm左右的球形,置于后穹窿,3小时后取出,若挤出液体大于2ml,pH>7,涂片镜检有羊水结晶。三项均阳性时诊断符合率100%。

5. 羊膜镜检查　可见羊膜囊张力降低、退缩,看不到前羊水囊,直接看到胎先露部,或可见羊水缓缓流出即可确诊。

六、诊断

1. 分娩开始前,阴道突然流出液体。

2. 液体多无色、透明,有时含有胎脂,若混有胎粪,则混浊呈黄绿色。

3. 肛指或阴道检查扪不到羊水囊,而直接触到先露部。检查时可有羊水从阴道流出。

4. 阴道流液的pH>7,流液涂片干燥后,镜检可见"＋"字形或金鱼草样透明结晶。

5. 取阴道后穹窿液体,沉渣涂片、染色,可见羊水膜及胎儿皮肤上皮细胞,以及胎脂及毳毛等。

七、鉴别诊断

羊水应与尿失禁、阴道炎的溢液鉴别。此外,孕晚期间,阴道分泌物量常增多而变稀,有时可与胎膜早破相混淆。通过硝嗪纸试验或尼罗蓝染色等不难区别。

八、治疗

立即住院,根据孕周和胎儿情况可以采取以下方法:

1. 期待疗法　适用于妊娠28～35周、胎膜早破不伴感染、羊水池深度≥3cm者。避免不必要的肛诊与阴道检查,密切观察产妇的体温、心率、宫缩及白细胞计数;破膜12小时以上者应预防性应用抗生素;使用药物抑制宫缩;用地塞米松促胎肺成熟。

2. 终止妊娠　依据孕周和是否有临产先兆选择不同的分娩方式。

(1)经阴道分娩　孕龄>35周者,胎肺成熟,宫颈成熟,又无头盆不称、胎位异常和脐带脱垂等可等待自然临产;如观察24小时无宫缩应给予引产;如有感染,无论胎龄大小,均应引产。

(2)剖宫产　胎头高浮,胎位异常,宫颈不成熟,胎肺成熟,有明显羊膜腔感染,胎儿宫内窘迫或脐带脱垂,胎儿存活者,可采用剖宫产术。

九、预防

加强围生期保健,妇科检查是必要的,了解有无生殖道炎症并予以治疗,避免外伤,妊娠后期禁性交。宫颈口松弛者,应卧床休息,于妊娠14周左右施行宫颈环扎术。破膜后是否预防性用抗生素,目前多数学者认为没有必要,主张产后积极进行治疗优于预防性使用抗生素。注意营养平衡,避免腹压突然增加。

第四节　羊水栓塞

羊水栓塞是指在分娩过程中羊水突然进入母体血液循环引起的急性肺栓塞、过敏性休克、弥散性血管内凝血(DIC)、肾功能衰竭或猝死等一系列极严重的综合征。其发病急、病情凶险,是造成孕产妇死亡的重要原因之一。发生在足月分娩者,产妇死亡率可高达80%以上。也可发生在妊娠早、中期的流产、引产或钳刮术中,但情况较缓和,极少造成产妇死亡。近年研究认为,羊水栓塞主要是过敏反应,建议命名为"妊娠过敏反应综合征"。

一、病因

羊水栓塞的主要病因就是羊水中的有形物质进入母循环而引起的一系列病理生理变化。

1. 胎膜破裂或人工破膜后 羊水由羊膜腔内进入母体血循环,必须有胎膜破裂,临床所见羊水栓塞大多数发生在胎膜破裂之后,偶尔见于未破膜者,可能由于宫缩很强迫使胎儿娩出,未破的前羊水囊被向下挤压,牵拉胎膜使胎膜高位破裂,或胎盘边缘的胎膜撕裂,羊水得以进入子宫内膜或子宫颈破损的小血管而发病。另外困难的羊膜腔穿刺时,如发生胎膜后血肿,分娩时此处胎膜撕裂也增加发生羊水栓塞的机会。

2. 羊膜腔内压力过高 宫缩过程或强直性子宫收缩包括催产素应用不当使羊膜腔内压力过高。正常情况下子宫内肌层、绒毛间隙、羊膜腔内压力相似,宫缩间歇时羊膜腔内基础压力为 $0.5 \sim 1.3\text{kPa}(4 \sim 10\text{mmHg})$,临产后第一产程时,子宫收缩羊膜腔内压力上升为 $5.3 \sim 9.3\text{kPa}(40 \sim 70\text{mmHg})$,第二产程时可达 $13.3 \sim 22.7\text{kPa}(100 \sim 175\text{mmHg})$ 。若产妇用力屏气则羊膜腔内压更高,而宫腔静脉系统压力为 $2.7\text{kPa}(20\text{mmHg})$,羊膜腔内压力超过静脉压,羊水易被挤入已破损的小静脉及微血管内。此外,宫缩时,由于子宫韧带的牵引使子宫底部举起,减轻了子宫对下腔静脉的压力,回心血量增加,有利于羊水进入母血循环,羊水进入母体循环的量与宫缩强度成正相关。

3. 子宫体或子宫颈有病理性开放的血窦经产妇多次分娩,使宫颈及宫体弹力纤维受到损伤,又由于子宫肌纤维明显地由结缔组织所代替,动脉硬化,修复后再次分娩时易引起裂伤。人工流产或分娩时曾有宫颈裂伤的瘢痕易损处,在强烈的宫缩下先露下降引起宫颈裂伤,小静脉开放,成为羊水进入母体循环的门户之一。高龄初产妇宫颈坚硬不易扩张,如宫缩过强,则胎头压迫宫颈易引起宫颈裂伤,甚至子宫下段破裂。另外胎盘早剥,胎盘边缘血窦破裂,前置胎盘等均有利于羊水通过损伤的血管或胎盘后血窦进入母体血循环,增加羊水栓塞的机会。剖宫产时,子宫切口静脉血窦大量开放,如羊水不及时吸净,娩出胎儿后子宫收缩,则羊水易挤进开放的血窦而发生羊水栓塞。

近年来有些日本学者认为羊水进入母体肺动脉不是羊水栓塞发生的原因,故羊水栓塞发病机制仍然不明确,他们认为羊水栓塞可发生在早期流产、行走中、分娩 24 小时后、产褥期等,这与进入母体肺动脉的羊水无关,而与占胎粪中胎脂 20% 的花生四烯酸衍变的"白三烯"有关。动物实验对注入羊水的兔子给予抑制白三烯产生的 5 - 脂氧合酶可阻止其死亡,故认为白三烯是引起羊水栓塞的原因,有人认为羊水栓塞与前列腺素、血栓素有关。故羊水栓塞又称为由于白三烯、前列腺素、血栓素等物质进入母血循环引起的"妊娠过敏样综合征"。也有人认为羊水栓塞是由于羊水进入母血后引起一些血管活性物质的释放所致,而不是羊水有形成分引起机械性的栓塞。Clark 认为男性胎儿与羊水栓塞发生有显著关系。

二、临床表现

羊水栓塞起病急骤,来势凶险,多发生于分娩过程中,尤其是胎儿娩出前后的短时间内。临床表现分为三个阶段:

1. 休克期　主要发生于产程中或分娩前后一段时间内,尤其是刚破膜不久,产妇突然寒战,出现呛咳、气急、烦躁不安、恶心、呕吐,继而出现呼吸困难、发绀、昏迷、脉搏细数、血压急剧下降,短时间内进入休克状态,约1/3病人可在数分钟内死亡,少数出现右心衰竭症状。病情严重者,产妇仅在惊叫一声或打一个哈欠后,血压迅速下降,于数分钟内死亡。

2. 出血期　经历休克期幸存者便进入凝血功能障碍阶段,表现为难以控制的大量阴道流血、切口渗血、全身皮肤黏膜出血、血尿及消化道大出血。产妇可死于出血性休克。

3. 肾功能衰竭期　病人出现少尿(或无尿)和尿毒症表现,主要由休克时间长、肾脏微血管栓塞缺血而引起肾组织损害所致。部分病人在休克出血控制后亦可因肾功能衰竭死亡。

上述三个阶段的临床表现通常按顺序出现,有时也可不完全出现,或出现的症状不典型。分娩期常以肺动脉高压、心功能衰竭和中枢神经系统严重损害为主要表现,而产后则以出血和凝血功能障碍为主要特征。

三、实验室及其他检查

1. 血液沉淀试验　测定中心静脉压,插管后可抽近心脏的血液,放置后即沉淀为3层:底层为细胞,中层为棕黄色血块,上层为羊水碎屑。取上层物质做涂片、染色、镜检可见鳞状上皮细胞、胎毛、黏液等,诊断即可明确。

2. 痰液涂片　可查到羊水内容物(用尼罗蓝硫酸盐染色)。

3. 凝血障碍检查　血小板计数、出凝血时间、纤维蛋白原及凝血酶原时间测定、凝血块观察试验、血浆鱼精蛋白副凝试验(3P试验)等。

4. X线床边摄片　肺部双侧弥漫性点状浸润影,沿肺门周围分布,伴右心扩大及轻度肺不张。

5. 心电图　提示右心扩大。

四、诊断和鉴别诊断

根据分娩及钳刮时出现的上述临床表现,可初步诊断,并立即进行抢救。在抢救同时应抽取下腔静脉血,镜检有无羊水成分。同时可做如下检查,以帮助诊断及观察病情的进展情况:①床边胸部X线平片见双肺有弥散性点片状浸润影,沿肺门周围分布,伴有右心扩大。②床边心电图提示右心房、右心室扩大。③与DIC有关的实验室检查。

本病需与子痫、血栓性肺栓塞、空气栓塞、脂肪栓塞、心脏合并心力衰竭等鉴别。

五、治疗

羊水栓塞一旦确诊,应立即抢救产妇,主要原则为:改善低氧血症;抗过敏和抗休克;防治DIC和肾功能衰竭;预防感染。

1. 纠正呼吸循环衰竭　是抢救羊水栓塞的首要措施。

(1)纠正缺氧:抬高头肩部卧式,立即加压给氧,必要时行气管插管或气管切开,以保证供氧,减轻肺水肿,改善脑缺氧。

(2)解除支气管痉挛,纠正肺动脉高压:盐酸罂粟碱30～90mg溶于10%～25%葡萄糖液20ml中静脉滴注,以后根据病情可重复静脉或肌内注射。心率慢时可静注阿托品0.5～1mg或者654-2 20mg,每10～15分钟1次,直至患者面部潮红或呼吸困难好转为止。心率变快时,则改用氨茶碱0.25g加入10%葡萄糖液20ml中缓慢静注。

（3）纠正心衰：西地兰 0.4mg 溶于 10% 葡萄糖 20ml 内缓慢静推，必要时 0.5～2 小时后可再注射 0.2～0.4mg，6 小时后可再酌用 0.2～0.4mg，以达饱和量。用呋塞米或利尿酸钠 25～50mg 稀释后静注，有利于消除肺水肿。为减轻右心负荷可用测血压袖带分别缚于四肢加压至收缩压与舒张压之间，以阻断部分静脉血液回流。

（4）抗休克

1）扩充血容量：积极补充血容量，恢复组织灌注，阻止低血容量休克，避免肾衰竭，一般首选低分子右旋糖酐，24 小时内输入 500～1000ml，该药除具有扩容作用外，还能降低血液黏稠度，解除红细胞凝集，起疏通和改善微循环的作用。对于失血者应补充新鲜血和平衡液。并根据中心静脉压指导输液。

2）升压药（血管活性药物）的使用：可调整血管紧张度，适用于休克症状严重或血容量已补足，但血压仍不稳定者或血压过低者。常用有以下两种：

①多巴胺（三羟酪酸）：为治疗低血压休克特别伴有肾功能不全，心排血量降低而血容量已补足患者之首选药。一般 30～100mg＋5% 葡萄糖溶液 500ml 静脉滴注。根据血压情况调整剂量。此药在体内为合成肾上腺素的前身物质，有 β 受体兴奋作用，低浓度时亦有 α 受体兴奋作用，可增加心肌收缩力，增加心排血量，如有血压上升，还有扩张血管的功能，增加血流量，特别是肾血流量的功能。

②阿拉明：是一种 β 受体兴奋剂，可增加心肌收缩，心率及心排血量而起升压作用，常与多巴胺合用，一般用 20～80mg 加入葡萄糖溶液中静脉滴注。

③酚妥拉明：扩张小动脉及毛细血管，改善肺及全身微循环，一般 20～40mg＋5% 葡萄糖溶液静脉滴注。

3）纠正酸中毒：休克患者常伴有酸中毒。羊水栓塞后，由于肺通气和交换功能减弱，全身循环衰竭，造成低氧血症，从而发生呼吸性及代谢性酸中毒，故及早应用碱性药物有助于及时纠正休克和代谢紊乱。首次一般可给 5% 碳酸氢钠 100～200ml 静脉滴注，隔 2～4 小时后可酌情再补，且应根据血气分析和血清电解质检查情况给药。

4）纠正心衰、解除肺水肿：羊水栓塞度过急性期后数小时，仍有发生急性左心衰竭、肺水肿的危险，这可能与深度低氧血症有关。为了保护心肌及预防心力衰竭，有脉速者，除用冠状动脉扩张剂外，应及早使用强心剂，常用毛花丙糖苷 C（西地兰）0.2～0.4mg 加入 5% 葡萄糖液 20ml 中静脉注射，或加入输液小壶内滴注，有利于加强心肌收缩；另外还可用呋塞米 20～40mg 及辅酶 A，ATP 和细胞色素 C 以保护心肌。心率增快者可用利多卡因静脉滴注。

2. 抗过敏　在改善缺氧的同时，应迅速抗过敏。肾上腺皮质激素可改善、稳定溶酶体，保护细胞以对抗过敏反应。首选氢化可的松：剂量 500～1000mg，先以 200mg 行静脉缓注，随后 300～800mg 加入 5% 葡萄糖液 500ml 静脉滴注。也可用地塞米松 20mg 加于 25% 葡萄糖液中静脉推注后，再将 20mg 加于 5%～10% 葡萄糖液中静脉滴注。

3. DIC 的处理　采取适当措施，纠正凝血功能障碍、输新鲜血，早期可用肝素，酌情用抗纤溶药。

（1）肝素的临床使用：肝素有强大的抗凝作用，能阻断血小板和纤维蛋白原继续消耗，而羊水物质有高度的促凝活性，一旦进入血液循环，迅速触发外源性凝血系统，造成弥漫性血管内凝血,继发纤溶亢进。原则上,这是使用肝素的最强适应证,在肝素化的基础上补充凝血物质或使用抗纤溶药物,凝血功能很快得到改善。要用在 DIC 的高凝期及低凝期或有促凝物质继续进入母血时,症状发生 1 小时内应用肝素效果最佳。试管法凝血时间测定常作为肝素用量的监测指标。按每千克体重 1mg 计算,首次剂量 25 ~ 50mg 置 10% 葡萄糖液 100 ~ 250ml 中,静脉滴注在 30 ~ 60 分钟内滴完,继以 50mg 溶于 5% 葡萄糖 500ml 中静脉滴注。用药量及滴注速度根据病情及化验结果而定。以控制试管法凝血时间在 20 ~ 30 分钟为宜。若肝素过量可予以和肝素等量 1% 硫酸鱼精蛋白中和(即 1mg 鱼精蛋白可中和 1mg 肝素)。如临床情况好转,出血停止,血压稳定,发绀消失,即停用肝素。停用肝素后 6 ~ 8 小时复查凝血时间,以后每日检查 1 次,连续 3 ~ 5 天。

(2)补充凝血因子:在应用肝素的同时,必须补充凝血因子。首先输入新鲜血或血浆,尔后按需输入纤维蛋白原(至少 4 ~ 6g)、血小板、凝血酶原复合物(400 ~ 800U)。

(3)纤溶抑制剂的应用:妊娠晚期纤维蛋白原增多,血沉加快。DIC 继发纤溶是机体的一种生理保护措施,目的是防止和去除微循环的纤维蛋白栓塞,改善微循环保护脏器功能。但是纤溶亢进又是出血的重要原因。应在肝素化的基础上应用纤溶抑制剂。DIC 高凝期禁忌抗纤溶治疗,当继发性纤溶亢进时可加用抗纤溶治疗。常用药物:6 - 氨基己酸(% ACA)、抗血纤溶芳酸(PAMBA)、止血敏等。

(4)改善微循环障碍

1)右旋糖酐:低分子右旋糖酐能降低红细胞和血小板黏附性,降低血液黏稠性,疏通微循环,有利于受损血管内皮的修复,用量一般为 500 ~ 1000ml/d。临床也可将肝素、潘生丁加入低分子右旋糖酐静脉滴注。

2)扩血管药物:促进毛细血管血流量,解除动脉痉挛,改善微循环,可用酚妥拉明 20mg 加葡萄糖液 20ml 静滴。

4. 防治肾衰 控制液体出入量,当出现肾功能衰竭时,在补充血容量之后,加用甘露醇,如仍尿少,可加用呋塞米 20 ~ 60mg 静脉注射。在抢救过程中注意尿量。

5. 给予抗生素 以选用广谱抗生素大剂量为宜,因常有潜在感染,尤其是肺部和宫腔感染。需重视的是应选择对肾功能影响最小的抗生素。

6. 产科处理

(1)产科处理原则上应在母体呼吸循环功能得到明显改善,并已纠正凝血功能障碍之后进行。若在第一产程发病,应行剖宫产术结束妊娠;若在第二产程发病,应尽快经阴道协助娩出胎儿。

(2)除有产科指征或紧急终止妊娠外,经阴道分娩比剖宫产或子宫切除为好。

(3)子宫切除适用于用无法控制阴道流血者,即使处于休克状态也应切除子宫。手术应行子宫全切除术,术后放置引流管。

(4)产后尽早应用子宫收缩剂以减少出血量。

六、预防

(1)避免宫缩过强和产妇屏气时破膜,如子宫收缩过强可用镇静剂。

(2)合理使用缩宫素,注意其适应证、禁忌证、给药浓度、速度,防止引起过强宫缩。

(3)钳刮术中注意操作规程,先破膜缓慢放出羊水后再钳刮;先取胎儿再取胎盘;钳刮术中尽量不用缩宫素,术中尽可能减少子宫壁损伤。

(4)剖宫产术中,切开子宫后,最好先将胎膜切小口,吸出羊水后再扩大切口。

第五节　胎儿窘迫

胎儿窘迫是指胎儿在宫内因急、慢性缺氧引起的一种应激反应。如未及时处理,可危及胎儿健康及生命,多发生在临产后。

一、病因和发病机制

胎儿窘迫多见于以下情况:

1. **母体血循环中含氧量不足**　如产妇有严重心血管疾患、贫血、呼吸控制、休克、低血压等。

2. **胎盘病变**　如过期妊娠、高血压、慢性肾炎、妊娠高血压综合征,有胎盘梗塞、纤维化,降低了子宫胎盘血流量;子宫收缩过频,甚至痉挛性子宫收缩,胎盘血流受阻,发生胎儿缺氧。

3. **脐带血管受压**　如脐带绕颈或肢体、打结、脱垂等引起母儿间循环受阻。

孕期胎儿宫内轻度缺氧及营养供应不良,可致发育迟缓,如胎儿血氧显著降低即出现呼吸性酸中毒。通过植物性神经反射,兴奋交感神经、肾上腺儿茶酚胺及皮质醇分泌增多,使血压上升、心率加快。如继续缺氧,则转为兴奋迷走神经,胎心率因而减慢。为补偿能量消耗,无氧糖酵解增加,故而丙酮酸、葡萄糖、乳酸等有机酸增加,血 pH 下降,细胞膜通透性增加,胎儿血中及尿素氮增加。随即胎儿呼吸运动加强,肠道蠕动加强,肛门括约肌松弛,胎粪排出,易于发生吸入性肺炎。倘若临产、子宫阵缩将加剧胎儿缺氧状态。

二、临床表现

1. **病史**　孕妇患有妊娠并发症,如妊高征、糖尿病、贫血或过期妊娠、前置胎盘等。

2. **症状和体征**

(1)急性胎儿窘迫

1)胎心率变化:胎心率的变化是胎儿窘迫最明显的临床征象。根据我国目前情况,多以临床听诊诊断胎儿窘迫,如能仔细听诊,仍可及时较准确地进行诊断。听取胎心音应在宫缩结束 30 秒钟内,否则会失去检出异常胎心率的机会。听诊必须持续至少 1 分钟,如有可疑时,应延长持续听诊时间。胎儿窘迫时,初起胎心加快,超过每分钟 160 次,严重者减慢,降至每分钟 120 ~ 100 次以下。

2)胎动计数:急性胎儿窘迫往往胎动突然频繁剧烈,慢性胎儿窘迫胎动则逐渐减少到消失。后者发生率高于前者。孕妇可每日上下午及晚上各计数 1 小时,凡每小时胎动小于 3 次,或 3 次胎动次数相加乘 4 即 12 小时小于 10 次者或胎动突然频繁剧烈时,象征胎儿宫内窘迫。

3)羊水胎粪污染:正常晚期妊娠的羊水为白色半透明的液体,质薄,内含有胎儿上皮细胞、毳毛及胎脂等,当胎儿宫内缺氧、胎血中氧含量降低至 30% 时,由于缺氧导致胎儿肠蠕动增加及肛门括约肌松弛,使胎粪排入羊水中。根据胎粪污染羊水的程度可分为三度。

Ⅰ度:羊水呈淡绿色,稀薄,往往表现胎儿呈慢性缺氧,但胎儿仍有一定的代偿功能。

Ⅱ度:羊水呈深绿色,质较厚,可污染胎儿皮肤,胎膜及脐带,多为急性胎儿缺氧所致。

Ⅲ度:羊水呈黄褐色,质厚,呈糊状,可污染胎膜、胎盘及脐带呈褐绿色。提示胎儿缺氧已超过6小时,如伴有羊水量的减少,表示严重的胎儿缺氧。

若胎膜未破,可用羊膜镜协助诊断,根据羊水的颜色及黏稠度判定胎儿窘迫的程度。头先露有诊断意义。

4)脐带异常:当临产过程发现有胎儿宫内窘迫时,应做阴道检查,排除隐性或显性脐带脱垂。脐带缠绕也是胎儿窘迫原因之一。

(2)慢性胎儿窘迫:可能表现为胎儿生长发育缓慢,常发生于高危妊娠者。可根据孕周、宫底高度和胎儿成熟度估计胎儿发育是否迟缓。具有妊娠合并症或并发症的孕妇,妊娠晚期应作胎盘功能检查,测定胎动数。慢性胎儿窘迫表现之一为胎动减慢。必要时用羊水膜镜检查羊水颜色,以便尽早发现胎儿有无宫内缺氧。

三、实验室及其他检查

1. 胎盘功能检查　24 小时尿 %₃ 测定并动态连续观察。若急骤减少 30% ~40%,或于妊娠末期连续多次测定 24 小时尿 %₃ 值在 10mg 以下;或测定血浆胎盘生乳素(HPL)<4μg/ml,表示胎儿胎盘功能减退,胎儿可能存在慢性缺氧。

2. 胎儿电子监护　进行无负何(NST)试验,胎儿窘迫者表现为无反应型及正弦波。无反应型是指胎心率基线为每分钟 120 ~160 次,胎动每 10 分钟 <2 次,与胎动相应出现的心率加速不明显,加速幅度每分钟 <15 次,时间不足 15 秒。正弦波是指胎心率基线为每分钟 120 ~160 次,无胎动出现,无加速反应。

3. 羊膜镜检查　见羊水混浊,呈黄色或浓绿色。

4. 胎儿头皮血 pH 值测定　是产时胎儿宫内状况监测的一种可靠手段,对胎儿宫内窘迫判断的准确率达 80% ~90%。头皮血气测定应在电子胎心监护异常的基础上进行。胎儿头皮血 pH =7.20 ~7.24 为病理前期,可能存在胎儿窘迫,应立即进行宫内复苏。间隔 15 分钟复查,pH =7.15 ~7.19 提示胎儿酸中毒及窘迫,应立即复查。如 pH≤7.19,除外母体酸中毒后,应在 1 小时内结束分娩;pH <7.15 是严重胎儿窘迫的危险信号,须迅速结束分娩。

5. 五项生物物理指标监护　1980 年 Manning 报道,胎儿生物物理指标[NST、胎儿呼吸运动(FBM)、胎动(FM)、胎儿肌张力(FT)、羊水容量(AFV)]用于妊娠期诊断胎儿低氧,已被较广泛的应用于临床监测高危妊娠的胎儿是否处于低氧状态。在分析监护结果时,除考虑总分外,还应特别注意其单项指标。

6. 胎儿心电图　本法有助于诊断胎儿窘迫。当胎儿在宫内缺氧时,其心电图中 ST 段抬高或压低,QRS 时限延长 >0.10s。

7. B 型超声检查　可观察胎动、胎儿呼吸(出现喘息型呼吸表示胎儿缺氧,应予处理,脐带情况(位置、打结、缠绕、搏动等)、羊水量、胎盘有无老化等,观察胎儿及其附属物诊断胎儿有无缺氧。

四、诊断

1. 产前或临产过程中,在宫缩间歇时胎心率≥160 次/min 或≤120 次/min,或心律不齐,心音减弱。听诊时间宜稍长。

2. 胎动少于 3~5 次/h,早期可有躁动。

3. 头先露时羊水内混有胎粪。

4. 辅助检查(适用于慢性胎儿窘迫)

(1)尿雌三醇持续低值或突然大幅度下降(参阅过期妊娠节)。

(2)经腹壁抽取羊水,可见含有胎粪,其中雌三醇小于 0.6mg/L 者为危险值,0.6~1.0mg/L 为警戒值,大于 1.5mg/L 为安全值。

(3)羊水镜检查见羊水混浊,呈黄绿色。

(4)有条件时,用电子监护仪监护。

五、治疗

1. 急性胎儿窘迫　一旦发生胎儿窘迫立即分析产生缺氧的原因,积极处理。

(1)左侧卧位:可缓解子宫右旋,减少子宫对下腔静脉的压迫,改善子宫及全身的血液循环。改变体位也是对松解脐带受压的有效措施。在第一产程侧卧位时可减少子宫收缩的频度,加子宫收缩的强度,有利于子宫胎盘的循环。

(2)吸氧:提高母体血氧含量,改善胎儿血氧供应,可用面罩吸高浓度氧。为了避免长期连续供氧使子宫血管发生收缩,导致胎盘血循环量减少,妨碍胎儿的氧气供应,一般主张间歇吸氧,第一产程需给氧 30 分钟,间歇 5 分钟。

(3)积极处理低血压:因失血或产妇衰竭所致低血压,可输血或输液以纠正低血压的状况,麻醉引起的低血压可通过加快输液速度,给麻黄素等药物来纠正。

(4)抑制宫缩:如因子宫收缩过强引起胎儿缺氧,可静脉滴注 β 受体兴奋药物以抑制宫缩,改善胎盘的血液供应。

(5)纠正酸中毒:必要时静脉滴注 5% 碳酸氢钠 100~200ml。此时产妇往往有衰竭现象,故应给予足够的水分和营养,并让其适当休息。

(6)一般支持:50% 葡萄糖溶液 100ml 加维生素 C 500mg 及尼可刹米 0.375g 静注,2 小时重复 1 次。葡萄糖能迅速增加胎儿组织主要是心肌及脑组织糖储备量,以提高对缺氧的耐受性;尼可刹米或咖啡因可兴奋血管收缩中枢,改善胎儿-胎盘血循环,减轻主要脏器的淤血程度,促进新陈代谢的正常进行;维生素 C 能大大提高脑组织对氧的利用能力,并延长与氧的结合过程,增强对严重缺氧的耐受力。

(7)积极寻找缺氧原因,分别处理:如通过肛查或阴道检查排除脐带先露或脱垂。如系宫缩过强者,可采用 β 受体兴奋剂、硫酸镁及钙离子通道拮抗剂以抑制宫缩。

(8)重症胎儿窘迫:除采用上述措施外,有下列情况应立即分娩:①胎心率持续增速或过缓合并或羊水 Ⅱ~Ⅲ 度污染者,尤其伴羊水量减少者。②NST 无反应型,CST(+)AFV 下降(最大羊水池深度≤2cm)。③FBSpH <7.20 者。④应缩短第二产程者。第二产程是胎儿处于酸中毒最危险阶段。可酌情经阴道助产。施术前均应作好对新生儿窒息的抢救准备。

2. 慢性胎儿窘迫　应根据妊娠合并症或并发症特点及其严重程度,结合孕周、胎儿成熟度及胎儿窘迫的严重程度综合判断,拟定处理方案。

(1)一般处理:卧床休息,常取左侧卧位。间歇吸氧,每日 2~3 次,每次 30 分钟。积极治疗妊娠合并症及并发症。

（2）终止妊娠：妊娠的足月者胎动减少或 OCT 出现晚期减速、重度变异减速，或胎儿生物物理评分≤3 分时，以剖宫产终止妊娠为宜。

（3）期待疗法：孕周小、估计胎儿娩出后存活可能性小，应根据当地医疗条件，尽量采取保守治疗，以期延长孕周，同时促胎肺成熟，争取胎儿成熟后终止妊娠。并向家属说明，期待过程中，胎儿可能随时胎死宫内；胎盘功能低下可影响胎儿发育，预后不良。

六、预防

（1）做好围产期保健和产前胎儿监测，积极防治妊娠合并症和围产期疾病。

（2）临产后密切观察产程，早发现、早处理。

（3）临产后避免滥用宫缩剂和镇静剂，必须应用时，要密切注意胎心音的变化。

（4）对胎头浮动或胎位异常，尤其是臀位和横位，应避免发生胎膜早破和脐带脱垂。

（5）产科手术应严格操作规程，减少胎儿损伤。

第六节　脐带异常

脐带是连接胎儿与胎盘的带状器官。脐带一端连于胎儿腹壁脐轮，另一端附着于胎盘胎儿面。胎儿在子宫内依靠脐带血循环生存，胎儿出生之前若脐带血流受阻，可使胎儿因缺氧出现窘迫征象，甚至窒息死亡。脐带异常包括脐带先露与脐带脱垂、脐带过短、脐带过长、脐带打结和脐带帆状附着。

脐带先露与脐带脱垂

脐带先露（presentation of umbilical cord）又称隐性脐带，指胎膜未破时脐带位于胎先露部前方或一侧。当胎膜破裂，脐带进一步脱出胎先露部的下方，经官颈进入阴道内，甚至经阴道显露于外阴部，称脐带脱垂（prolapse of umbilical cord）。其发生率为 0.4%～10%。

一、病因

胎儿先露部未能与骨盆上口密切衔接时，均有可能发生脐带先露及脐带脱垂。

1. 胎先露异常　臀先露、肩先露、面先露等，使胎儿先露部与骨盆上口之间有空隙，可发生脐带先露及脐带脱垂。

2. 头盆不称、胎儿先露部高浮　均因胎儿先露部不易衔接，使其与骨盆上口之间空隙增大，易发生脐带先露或脐带脱垂。

3. 羊水过多　宫腔内压大，一旦破膜，羊水流出的冲力大，促使脐带脱垂。

4. 胎盘、脐带异常　胎盘低置时，脐带附着部位接近宫口，容易发生脐带先露，一旦破膜，容易发生脐带脱垂。脐带过长常折叠于胎儿先露部旁侧，发生脐带先露。

5. 其他　早产、多胎妊娠、胎膜早破、胎儿先露部高浮行人工破膜时，均可发生脐带脱垂。

二、对母儿的影响

1. 对产妇的影响不大，主要是增加手术产率和感染率。

2. 脐带先露和脐带脱垂对胎儿危害较大。脐带先露或脱垂时,脐带直接受压,如先露尚未入骨盆,仅在宫缩、胎先露下降时引起胎心率异常,造成胎儿宫内轻度缺血、缺氧;如先露部已入骨盆,胎膜已破者,脐带受压较重,可引起胎儿宫内血循环阻断,加之脱垂的脐带受外界环境影响致脐血管反射性痉挛性收缩加重血管阻力。脐血流完全阻断时间超过 7~8 分钟,可造成胎死宫内。存活的新生儿常因缺氧、宫内深呼吸吸入羊水而致先天性肺炎。

三、临床表现

脐带脱垂多发生在第一或第二产程,临产之前而有脐带脱垂者少于 5%。

1. 临床直接观察到脐带脱出至阴道外口者。

2. 阴道、肛诊检查时可触及脐带。

3. 胎心监护仪持续观察胎心率有无变化或减速,当产妇体位改变时,胎心率有好转,提示脐带受压,多疑隐性脐带脱垂、脐先露。

4. 按压先露向盆腔方向时,如伴有胎心率变慢则示脐带受压。

5. 脐带受压致胎儿缺氧,胎动可在短期增强,孕妇自觉活动频繁。

四、诊断

有脐带脱垂危险因素存在时,应警惕脐带脱垂的发生。若胎膜未破,于胎动、宫缩后胎心率突然变慢,改变体位、上推胎先露部及抬高臀部后迅速恢复者,应考虑有脐带先露的可能,临产后应行胎心监护。监护手段包括胎儿监护仪、超声多普勒或听诊器监测胎心率以及行胎儿生物物理监测,并可用 B 型超声判定脐带位置,用阴道探头显示会更清晰。脐血流图及彩色多普勒等也有助于诊断。已破膜者一旦胎心率出现异常,即应行阴道检查,了解有无脐带脱垂和脐带血管有无搏动。不能用力去触摸,以免延误处理时间及加重脐血管受压。在胎先露部旁或胎先露部下方以及阴道内触及脐带者,或脐带脱出于外阴者,即可确诊。

五、治疗

一旦发现脐带先露或脱垂,胎心尚存在,需紧急处理。立即改变产妇体位,不见好转时立即置产妇头低脚高位,给氧,并行阴道检查。若阴道检查宫口已开全,胎心音尚好者可根据不同胎位做臀牵引术或行产钳术结束分娩。若宫口未开全,但已超过 5cm,应使产妇在极度头低臀高位下,还纳脐带,如还纳有困难或宫口开大不足 5cm,且在短时间内不能结束分娩时,应即行剖宫产术。在准备手术的同时,必须用手在阴道内将先露部往上抵住,使脐带不致受压。

若胎儿已死,则待其自然娩出或等宫口开大后做穿颅术。

六、预防

做好孕期保健工作,纠正异常胎位。胎先露尚未入盆或胎位异常的产妇,应提高警惕、尽量少做肛查、不灌肠,以防胎膜早破。产程中应勤听胎心音,破膜后应立即听胎心音,发现异常,应立即行阴道检查,争取早发现、早处理。

脐带过长

正常足月妊娠时,脐带长度≥70cm 者称为脐带过长。脐带过长时易发生脐带缠绕、打结、先露、脱垂及脐带受压,使妊娠期及分娩期并发症增高。

经阴道分娩时,在胎头娩出后,遇有脐带绕颈1周且较松者,可用手指将脐带顺胎肩推下或从胎头滑下。若脐带绕颈过紧或绕颈2周或2周以上。可先用两把止血钳将其一段夹住从中剪断脐带,松解脐带后再协助胎肩娩出。

脐带过短

正常足月妊娠时,脐带长度≤30cm者称为脐带过短。有时脐带长度虽在正常范围内,但因缠绕胎儿肢体或颈部造成相对脐带过短。脐带过短分娩前往往无临床症状,进入产程后可出现胎心音异常、胎儿宫内缺氧,可使胎儿窒息死亡。也可引起胎儿先露部高浮不易衔接,还可引起脐带断裂、出血以及胎盘早剥和子宫外翻。由于上述原因增加手术产机会,对母儿均易产生不良后果。

脐带打结

脐带打结有真结和假结两种。真结发生率较低,系因脐带较长胎儿身体穿越脐带套环1次以上而成。真结形成后未拉紧者,无症状出现;如拉紧后胎儿血液循环受阻,可致胎儿发育不良或死亡。所幸,多数脐带真结往往较松,并不影响胎儿生命。脐带假结较多见,形成原因有两种:一种是脐静脉较脐动脉长,静脉迂曲形似结;另一种是脐血管较脐带长,血管卷曲形成结,临床上可致脐血流缓慢影响胎儿发育,若出现血管破裂出血者,可致胎儿死亡。

其他脐带异常

脐带静脉曲张较常见;脐带血肿较少见。脐带单脐动脉为脐带发育异常,常需详细检查胎儿有无心血管等系统畸形存在。脐带附着于胎膜上,称为脐带帆状附着。脐带血管通过羊膜和绒毛膜之间进入胎盘,属于脐带附着位置异常;当胎膜破裂时,附着的血管随之破裂,可引起大出血和胎儿死亡。

第七章　外阴上皮内非瘤样病变及外阴瘙痒

第一节　外阴上皮内非瘤样病变

外阴硬化性苔癣

外阴硬化性苔癣(lichen sclerosus of vulva)是一种外阴皮肤病,主要以外阴及肛周皮肤萎缩变薄为特征。病因未明,有学者认为可能与自身免疫功能低下有关。另外,该病好发于成年女性,患者血中二氢睾酮水平明显低于正常妇女,临床证实,患处进行睾酮局部治疗效果良好,因而提示患者血中睾酮水平低下可能为发病因素之一。

一、病理

病变早期为真皮乳头层水肿、血管扩张。进一步发展为表皮层角化,毛囊角质栓塞,基底细胞液化变性,黑素细胞减少,真皮层有淋巴细胞和浆细胞浸润带。

二、临床表现

此病可发生于任何年龄的妇女,但以绝经后妇女和青春期少女最多见。主要症状为病损区皮肤发痒,但其程度远较鳞状上皮增生患者为轻,甚至有个别患者无瘙痒不适。病损常位于大阴唇、小阴唇、阴蒂包皮、阴唇后联合及肛周,多呈对称性。早期皮肤发红肿胀,出现粉红、象牙白色或有光泽的多角形平顶小丘疹,中心有角质栓,丘疹融合成片后呈紫癜状,但在其边缘仍可见散在丘疹。进一步发展时,皮肤和黏膜变白、变薄,失去弹性,干燥易皲裂,阴蒂萎缩且与其包皮粘连,小阴唇萎缩变薄,逐渐与大阴唇内侧融合以至完全消失。晚期皮肤菲薄皱缩似卷烟纸,阴道口挛缩狭窄,性交困难,但患者仍有受孕可能。幼女患者瘙痒症状多不明显,可能仅在排尿或大便后感外阴及肛周不适,检查时在外阴及肛周区可见锁孔状珠黄色花斑或白色病损。但至青春期时,多数患者的病变可能自行消失。

三、诊断和鉴别诊断

一般根据临床表现做出诊断,病理检查是唯一最后诊断方法,病检方法参照外阴鳞状上皮细胞增生的检查方法。

硬化性苔癣应与老年生理性萎缩相区别,后者仅见于老年妇女,其外阴部皮肤的萎缩情况与身体其他部位皮肤相同,表现为外阴组织包括皮肤各层及皮下脂肪层均萎缩,因而大阴唇变平、小阴唇退化,但患者无任何自觉症状。

四、治疗

1. 一般治疗　与外阴鳞状上皮细胞增生治疗相同。

2. 药物治疗

（1）内服药物：同外阴鳞状上皮细胞增生。

（2）外用药物：用 1% ~2% 丙酸睾丸素油膏（以丙睾 100mg 加 20% 鱼肝油软膏 10g 混匀），每日涂擦皮肤 3~4 次，直到硬化组织变软、粘连松解、痒消为止。

外阴鳞状上皮细胞增生

鳞状上皮细胞增生（squamous cell hyperplasia）是以外阴瘙痒为主要症状的外阴疾病，最常见，既往称为增生性营养不良，原因未明，可能与阴道分泌物刺激、皮肤长期处于潮湿状态等因素有关。

一、病理

主要组织病理学改变为表皮层角化过度和角化不全、棘细胞层不规则增厚、上皮脚向下延伸、末端钝圆或较尖、上皮脚之间真皮层乳头明显，并伴有轻度水肿、淋巴细胞和浆细胞浸润，但上皮层细胞排列整齐，保持正常极性，细胞大小、核形态、染色均无异常。

二、临床表现

多见于 50 岁以前的中年妇女，也可见于绝经后老年妇女。主要症状为外阴瘙痒，其瘙痒程度远较硬化性苔癣严重，患者多难耐受而搔抓，搔抓又可加重皮损使瘙痒加剧，结果越抓越痒，越痒越抓，形成恶性循环。病损主要累及大阴唇、阴唇间沟、阴蒂包皮及阴唇后联合等处。病变可呈孤立、局灶性或多发、对称性。病变早期皮肤呈暗红或粉红色，角化过渡部位呈白色。病变晚期则皮肤增厚、色素增加、皮肤纹理明显突出，出现苔癣样变，并可见搔抓痕迹。本病可与外阴浸润癌并存。

三、诊断和鉴别诊断

除临床症状及体征外，本病主要依靠病理检查方能确诊。特别是确定有无不典型增生和癌变，病理检查更是唯一的确诊手段。如出现溃疡长期不愈，特别是有结节隆起时，应警惕局部癌变的可能应及早活检确诊。

四、治疗

治疗原则是控制瘙痒，恢复病变皮肤的正常形态。目前多主张非手术治疗，但治疗后仍应继续随访，对增生型营养不良而有溃破、硬结者应提高警惕，以防发生癌变。

1. 一般治疗　减少和治疗诱发因素，如阴道炎、过敏、维生素缺乏、糖尿病、慢性皮肤念珠菌感染等。裤子以宽松的棉织品为好。保持外阴清洁，忌用肥皂或刺激性药物擦洗外阴，避免用手搔抓。

2. 药物治疗　治疗主要在于控制局部瘙痒。一般均主张采用皮质激素局部治疗。临床常用药物有 0.025% 氟轻松（fiuocinolone acetonide）软膏，0.01% 曲安奈德（triamcinolone acetonide）软膏或 1% ~2% 氢化可的松（hydrocortisone）软膏或霜剂等制剂，每日涂搽局部 3~4 次以缓解瘙痒症状。若长期连续使用高效皮质激素类药物，可导致局部皮肤萎缩，故当瘙痒基本控制后，即应停用高效皮质激素类制剂，改以作用较轻微的氢化可的松软膏每日 1~2 次继续治疗，连用 6 周；在局部涂药前可先用温水坐浴，每日 2~3 次，每次 10~15min，以暂时缓解瘙痒症状，并有利于药物的吸收。坐浴时切忌用毛巾揩擦患处，以免因机械性摩擦而加剧病损。即使瘙痒消失，患者不再搔抓，也仍需经过较长时期后，增生变厚的皮肤才逐渐恢复正常，少数患者有完全恢复正常的可能。恢复后镜下检查可见原有的组织病理变化消失。

3.手术治疗　由于外阴鳞状上皮增生发生癌变的机会仅 5% 左右，且手术治疗后约 50% 的患者发生远期复发，故目前主张对此病应以药物治疗为主。手术治疗仅适用于：①已有恶变或恶变可能者。②长期药物治疗无效者。

如病灶极局限，可考虑行单纯病灶切除。但患者一般病变范围较广，多需行单纯外阴切除术。由于切除后形成瘢痕，常导致术后性交痛，故有人主张在手术的同时行皮片移植以减少瘢痕挛缩。术后应定期随访。复发部位多在切口周围，再次手术极有可能引起再度复发。

4.激光治疗　一般采用二氧化碳激光或氦氖激光治疗，破坏深达 2mm 的皮肤层即可消灭异常上皮组织和破坏真皮层内神经末梢，从而阻断瘙痒和搔抓所引起的恶性循环。激光治疗有精确、操作简易、破坏性较小、术后病发率低、愈合后瘢痕组织较少的优点，但远期复发率与手术切除术相近。

五、预防

积极治疗一切引起白带增多的妇科疾患，如阴道炎、子宫颈炎等，治疗糖尿病、蛲虫症、过敏性及瘙痒性疾患，肝、肾疾患，胃酸低下、贫血等。保持外阴皮肤清洁干燥，忌用肥皂或其他刺激性药物擦洗，避免抓伤破损。衣着宽大，勤换洗内裤，衣料以棉织品为宜，松软吸水性强的衣料尤佳。饮食中应有足够营养及维生素，纠正偏食及不正常的饮食习惯。治疗期间勿食过于辛辣的食物，切忌饮酒。避免高度紧张及精神刺激，保持情绪乐观，加强体育锻炼。

硬化性苔癣并发鳞状上皮细胞增生

硬化性苔癣患者由于长期瘙痒和搔抓，可能在原有硬化性苔癣的基础上出现鳞状上皮细胞增生，即以往所称的外阴混合性营养不良。当上述两种病变同时存在时，治疗应选用氟轻松软膏涂擦局部，每日 3～4 次，共用 6 周，继用 2% 丙酸睾酮软膏 6～8 周，之后每周 2～3 次，必要时长期使用。

第二节　外阴瘙痒

外阴瘙痒（pruritus vulvae）是妇科患者常见的症状，多由外阴各种不同病变所引起，但也可发生于外阴完全正常者。当瘙痒严重时，患者多坐卧不安，以致影响生活和工作。

一、病因

1. 局部原因

（1）感染性疾病：真菌性阴道炎和滴虫性阴道炎是最常见的。老年性阴道炎、宫颈糜烂、宫颈息肉等其他阴道、外阴炎症因阴道排液刺激而引起瘙痒。

（2）外阴白色病变：以奇痒为主要症状，伴外阴皮肤发白。

（3）药物过敏与化学药品的刺激：香皂、新洁尔灭、避孕器具、会阴垫、尼龙裤等化纤织品均可引起接触性皮炎，出现瘙痒。

（4）尿液刺激性外阴瘙痒：糖尿病、膀胱炎、肾盂肾炎的氨尿、尿失禁、尿瘘等。

（5）外阴的皮肤病：扁平苔癣、慢性湿疹、脂溢性皮炎、牛皮癣等。

（6）其他：擦伤、肿瘤等。

2. 全身性原因

（1）糖尿病。

（2）维生素 A、B 族维生素缺乏，贫血、白血病等出现外阴瘙痒。

（3）不明原因外阴瘙痒，可能与精神心理方面因素有关。

二、临床表现

本病多位于阴蒂、小阴唇，也可波及大阴唇、会阴，甚至肛周等皮损区。阵痛发作，也可是持续性的，夜间尤甚。妇科检查，因长期搔抓，局部皮肤黏膜可产生继发性肥厚、浸润及苔癣样变。

三、诊断

详细询问患者的病史及治疗经过。仔细进行全身检查和局部检查。必要时做阴道分泌物的培养、药物敏感试验或局部的病理学检查。

四、治疗

1. 一般治疗　保持外阴皮肤清洁、干燥，切忌搔抓。不用肥皂水或热水洗烫，如有感染可用 1：5000 高锰酸钾液坐浴。

2. 病因治疗　积极治疗引起瘙痒的局部或全身性疾病，如滴虫阴道炎、假丝酵母菌阴道炎、糖尿病等。若有阴虱应剃净阴毛，内裤和被褥要煮洗、消毒，局部应用氯化氨汞软膏，配偶也应同时治疗。

3. 对症治疗

（1）外用药：急性炎症期可用 3% 硼酸或 1% 间苯二酚加 1% 依沙吖啶溶液湿敷，然后 40% 氧化锌软膏涂抹，慢性瘙痒可用糖皮质激素软膏或 2% 苯海拉明软膏局部涂抹。

（2）内服药：症状严重时，可口服苯海拉明 25mg、氯苯那敏 4mg 或异丙嗪 25mg，以兼收镇静与脱敏双重功效。

（3）乙醇注射疗法：对外阴皮肤正常、瘙痒严重、其他疗法无效的难治性患者，可采用纯乙醇皮下注射。

4. 激光治疗　小功率激光有降低末梢神经兴奋性作用，故能镇静、止痛、止痒。可用 CO_2 激光或氦氖激光。

五、预防

注意保持外阴清洁，每天清洗外阴，严禁搔抓，禁用冷、热、肥皂水及刺激性水液洗擦。平时要注意加强营养，保证睡眠，避免精神紧张、过度劳累或情绪激动等。忌酒、辛辣刺激性或过敏食物。积极治疗全身性疾病，消除引起瘙痒的因素。

第八章 女性生殖系统炎症

第一节 外阴及前庭大腺炎

非特异性外阴炎

一、病因

外阴皮肤或黏膜发生炎症,局部出现肿胀、充血、糜烂或灼热、瘙痒、疼痛等表现者称外阴炎。本病临床有特异性和非特异性感染两种。特异性外阴炎由细菌、假丝酵母菌、病毒、寄生虫等引起;非特异性外阴炎主要见于机械性摩擦、化学药物的刺激、放射性损伤、皮肤过敏、外阴卫生不良等。可发生于各年龄段妇女,临床以非特异性外阴炎、婴幼儿外阴炎、外阴假丝酵母菌病、外阴尖锐湿疣等常见。中医学根据其外阴局部特征,归入"阴痒""阴痛""阴疮""阴蚀"等病症范畴。

二、临床表现

炎症多发生于小阴唇内、外侧或大阴唇,患者多诉外阴皮肤瘙痒、疼痛、烧灼感,当活动、性交、排尿及排便时加重。检查见局部充血、肿胀、糜烂,常有抓痕,严重者形成溃疡或湿疹。慢性炎症可使皮肤增厚、粗糙、皲裂。

三、诊断

1. 外阴红肿、糜烂或有溃疡,局部瘙痒、灼热或疼痛,分泌物增多。

2. 分泌物涂片或培养可发现致病菌。

四、治疗

1. **病因治疗** 积极寻找病因,若发现糖尿病应及时治疗糖尿病,若有尿瘘、粪瘘应及时行修补术。

2. **局部治疗** 可用0.1%碘伏液或1:5000高锰酸钾溶液坐浴,每日2次,每次15~30分钟。坐浴后涂抗生素软膏或紫草油。此外,可选用中药苦参、蛇床子、白藓皮、土茯苓、黄柏各15g,川椒6g,水煎熏洗外阴部,每日1~2次。急性期还可选用微波或红外线局部物理治疗。

五、预防

注意个人卫生,经常洗换内裤,保持外阴清洁、干燥。积极寻找病因,以消除刺激的来源。

前庭大腺炎

一、病因

前庭大腺位于两侧大阴唇后 1/3 深部,腺管开口于处女膜与小阴唇之间。因解剖部位的特点,在性交、分娩等其他情况污染外阴部时,病原体容易侵入而引起前庭大腺炎(Bartholinitis)。引起前延大腺炎的主要病原体为葡萄球菌、大肠埃希菌、链球菌、肠球菌。随着性传播疾病发病率的增加,淋病奈瑟菌及沙眼衣原体已成为常见病原体。急性炎症发作时,病原体首先侵犯腺管,腺管呈急性化脓性炎症,腺管开口往往因肿胀或渗出物凝聚而阻塞,脓液不能外流,积存而形成脓肿,称前庭大腺脓肿(abscess of Bartholin gland)。

二、临床表现

1. 前庭大腺导管炎　初期感染阶段多为导管炎,表现为局部红肿、疼痛及性交痛、行走不便,检查可见患侧前庭大腺开口处呈白色小点,有明显触痛。

2. 前庭大腺脓肿(bartholin abscess)　导管开口处闭塞,脓性分泌物不能排出,细菌在腺体内大量繁殖,积聚于导管及腺体中,逐渐扩大形成前庭大腺脓肿。患者诉患侧外阴部肿胀,疼痛剧烈,甚至发生排尿难、行走困难。检查时患侧外阴红肿热痛,可扪及肿块,如已形成脓肿,则触知肿块有波动感,触痛明显,多为单侧,脓肿直径大小为 3~6cm,表面皮肤变薄,脓肿继续增大,可自行破溃,症状随之减轻;若破口小,脓液引流不畅,症状可反复发作。部分患者伴随发热等全身症状,白细胞计数增高,患侧腹股沟淋巴结肿大等。

3. 前庭大腺囊肿(Bartholin cyst)　炎症急性期后,脓液被吸收,腺体内的液体被黏液代替,成为前庭大腺囊肿。也有部分患者的囊肿不是因为感染引起,而是因为分娩过程中,会阴侧切时,将腺管切断,腺体内的液体无法排出,长期积累到一定程度后,就会引起前庭大腺囊肿。囊性肿物小时,患者多无症状,肿物增大后,外阴患侧肿大。检查时见外阴患侧肿大,可触及囊性肿物,与皮肤有粘连,该侧小阴唇被展平,阴道口被挤向健侧,囊肿较大时可有局部肿胀感及性交不适,如果不及时治疗,一旦并发细菌感染,又会引起前庭大腺脓肿。也有的患者是因为前次治疗不彻底,以后机体抵抗力降低时,细菌乘机大量繁殖,又形成新的脓肿。这个过程可以多次反复,形成恶性循环。

大阴唇下 1/3 部位发生红、肿、硬结,触痛明显,甚至行走困难,就应该考虑前庭大腺炎。一般为单侧,与外阴皮肤有粘连或无粘连,可自其开口部压挤出的分泌物作病原微生物检查及抗生素的敏感试验。根据肿块的部位、外形、有无急性炎症等特点,一般都可确诊。必要时可以穿刺进行诊断,脓肿抽出来的是脓液,而囊肿抽出来的是浆液。

三、鉴别诊断

1. 白塞综合征　以口腔、眼、生殖器溃疡为主,外阴可发生大小阴唇、子宫颈或阴道、肛门、会阴等部位溃疡,与本病单纯为前庭大腺腺管开口处炎症有别。

2. 大阴唇腹股沟疝　应与前庭大腺囊肿相鉴别。大阴唇腹股沟疝与腹股沟环相连,挤压后可复位,包块消失,但如向下屏气,增加腹压,则肿块胀大。

四、治疗

脓肿波动感明显时应选择于皮肤最薄处,一般在小阴唇内侧切开排脓。切口不要过小,以免排脓不畅而再形成脓肿。急性期应口服或注射抗生素,同时可加服清热解毒、活血化瘀、消肿的中药,注意局部清洁。

五、预防

注意个人卫生,尤其是外阴部应保持清洁、干燥,注意产褥期、经期的调摄;并重视饮食的调养,避免辛辣刺激。

第二节　阴道炎

滴虫性阴道炎

滴虫阴道炎(trichomonal vaginitis)是常见的阴道炎,由阴道毛滴虫引起。滴虫适宜在温度为25~40℃、pH值为5.2~6.6的潮湿环境中生长,在pH值5以下或7.5以上的环境中则不生长。月经前后阴道pH值发生变化,经后接近中性,故隐藏在腺体及阴道皱襞中的滴虫于月经前后常得以繁殖,引起炎症发作。滴虫能消耗或吞噬阴道上皮细胞内的糖原,阻碍乳酸生成,使阴道pH值升高。滴虫阴道炎患者的阴道pH值一般在5~6.5,多数>6。滴虫不仅寄生于阴道,而且还常侵入尿道或尿道旁腺,甚至膀胱、肾盂及男方的包皮皱襞、尿道或前列腺中。滴虫阴道炎的传播途径有:①经性交直接传播。②经公共浴池、浴盆、浴巾、游泳池、坐式便器、衣物、污染的器械及敷料等间接传播。

一、临床表现

其潜伏期为4~28天。25%~50%患者感染初期无症状。主要症状是阴道分泌物增多及外阴瘙痒,间或有灼热、疼痛、性交痛等。分泌物典型特点为稀薄脓性、黄绿色、泡沫状、有臭味。分泌物呈脓性是因分泌物中含有白细胞,若并发其他感染则呈黄绿色;呈泡沫状、有臭味是因滴虫无氧酵解糖类,产生腐臭气体。瘙痒部位主要为阴道口及外阴。若并发尿道感染,可有尿频、尿痛,有时可见血尿。阴道毛滴虫能吞噬精子,并能阻碍乳酸生成,影响精子在阴道内存活可致不孕。检查见阴道黏膜充血,严重者有散在出血点,宫颈甚至有出血斑点,形成"草莓样"宫颈,后穹有多量白带,呈灰黄色、黄白色稀薄液体或黄绿色脓性分泌物,常呈泡沫状。带虫者阴道黏膜无异常改变。

二、实验室及检查

以悬滴法检查阴道分泌物,可发现活动的阴道毛滴虫。阴道pH值为5.1~5.4。

三、诊断

典型病例容易诊断,若在阴道分泌物中找到滴虫即可确诊。检查滴虫最简便的方法是悬滴法。在有症状的患者中,其阳性率可达80%~90%。具体方法是:加温生理盐水1小滴于玻片上,于阴道后穹隆处取少许分泌物混于生理盐水中,立即在低倍光镜下寻找滴虫。若有滴虫,可见其呈波状运动而移动位置,亦可见到周围白细胞被推移。对可疑患者,若多次悬滴法未能发现滴虫时,可送培养,准确性可达98%左右。取分泌物前24~48小时避免性交、阴道灌洗或局部用药,取分泌物前不做双合诊,窥器不涂润滑剂。分泌物取出后应及时送检并注意保暖,否则滴虫活动力减弱,造成辨认困难。

四、鉴别诊断

1. 念珠菌性阴道炎　阴道分泌物为乳白色,呈凝乳状或水样,有外阴奇痒,查阴道壁附一层白膜,白带镜检可见芽孢及菌丝。

2. 老年性阴道炎　阴道分泌物色黄、质稀薄,时有血色,有阴道烧灼感,查阴道黏膜薄且光滑,可有小出血点或小溃疡。

3. 细菌性阴道炎　阴道分泌物增多,质稀薄,色灰白,气腥臭,可伴轻度外阴瘙痒或烧灼感。检查阴道黏膜无充血。细菌学检查无滴虫、真菌或淋病奈瑟菌,可找到一般病原菌。

五、治疗

因滴虫阴道炎可同时有尿道、尿道旁腺、前庭大腺滴虫感染,治愈此病需全身用药,主要治疗药物为甲硝唑。初次治疗可选择甲硝唑 2g。单次口服;或甲硝唑 400mg,每日 2～3 次,连服 7 天。口服药物的治愈率为 90%～95%。服药后偶见胃肠道反应,如食欲减退、恶心、呕吐。此外偶见头痛、皮疹、白细胞减少等,一旦发现应停药。甲硝唑能通过乳汁排泄,若在哺乳期用药,用药期间及用药后 24 小时内不宜哺乳。不能耐受口服药物或不适宜全身用药者,可选择阴道局部用药。单独局部用药疗效不如全身用药,局部用药的治愈率≤50%。甲硝唑阴道泡腾片 200mg,每晚 1 次,连用 7 天。滴虫阴道炎主要由性行为传播,性伴侣应同时进行治疗,治疗期间禁止性交。部分滴虫阴道炎可于月经后复发,治疗后需随访至症状消失。对治疗失败患者增加甲硝唑疗程及剂量仍有效。若为初次治疗失败,可重复应用甲硝唑 400mg,每日 2～3 次,连服 7 天。若治疗仍失败,给予甲硝唑 2g,每日 1 次,连服 3～5 天。妊娠期滴虫阴道炎是否用甲硝唑治疗,目前尚存在争议。国内药物学仍将甲硝唑作为妊娠期禁用药物。美国 FDA 已将甲硝唑归为妊娠期用药的 B 类药物。美国 CDC 于 2002 年推荐甲硝唑 2g,单次剂量口服。美国 FDA 推荐甲硝唑 250mg,每日 3 次,连服 7 天。有复发症状的病例多数为重复感染,为避免重复感染,内裤及洗涤用的毛巾应煮沸 5～10 分钟以消灭病原体,并应对其性伴侣进行治疗。

六、预防

做好卫生宣传,开展普查普治活动,及时发现和治疗带虫者,消灭传染源。严格实行公共设施的卫生管理及监护,禁止患者及带虫者进入游泳池。妇科检查所用器械及物品要严格消毒,防止交叉感染。

外阴阴道假丝酵母菌病

一、病因

假丝酵母菌有许多种,外阴阴道假丝酵母菌病中 80%～90% 病原体为白假丝酵母菌,10%～20% 为光滑假丝酵母菌、近平滑假丝酵母菌、热带假丝酵母菌等,白假丝酵母菌为条件致病菌。白假丝酵母菌呈卵圆形,由芽生孢子及细胞发芽伸长形成假菌丝,假菌丝与孢子相连成分枝或链状。白假丝酵母菌由酵母相转为菌丝相,从而具有致病性。假丝酵母菌通常是一种腐败物寄生菌,可生活在正常人体的皮肤、黏膜、消化道或其他脏器中,经常在阴道中存在而无症状。白带增多的非孕妇女中,约有 30% 在阴道内有此菌寄生,当阴道糖原增加、酸度升高时,或在机体抵抗力降低的情况下,便可成为致病的原因,长期应用广谱抗生素和肾上腺皮质激素,可使假丝酵母菌感染率大为增加。因为上述两种药物可导致机体内菌群失调,改变了阴道内微生物之间的相互制约关系,抗感染的能力下降。此外,维生素缺乏 B 族维生素、严重的传染性疾病其他消耗性疾病均可成为假丝酵母菌繁殖的有利条件。妊娠期阴道上皮细胞糖原含量增加、阴道酸性增强,加之孕妇的肾糖阈降低,常有营养性糖尿,小便中糖含量升高而促进假丝酵母菌的生长繁殖。

二、临床表现

主要症状为外阴瘙痒、灼痛,从轻微痒感到难以忍受的奇痒。大多数患者瘙痒均较严重,坐卧不安,影响工作与生活,且伴烧灼痛,尤在性生活、排尿时更甚。有的可有尿频、尿急及性交痛。另一症状为白带增多,典型白带黏稠,呈白色豆渣样或凝乳状。无混合感染时,一般无臭味。

检查可见小阴唇内侧、阴道黏膜上紧紧黏附有白色片状薄膜,如鹅口疮样伪膜,不易擦去,若揭去伪膜可见其下黏膜红肿,可有小的浅表溃疡与渗血。

三、诊断

根据上述症状、体征,白带中找到假丝酵母菌及芽孢,即可诊断。一般涂片即可发现。若在玻片上加一小滴等渗氯化钠溶液或 10% ～20% 氢氧化钾溶液,加盖玻片,微加热镜检,红细胞、白细胞及上皮细胞立即溶解,便于查找假丝酵母菌及芽孢,或涂片后经革兰染色镜检,可靠性可提高 80% ,最可靠的方法当属假丝酵母菌培养。此外诊断时要注意有无相关发病诱因,如妊娠、使用广谱抗生素及大剂量固体激素史和糖尿病史等。

四、治疗

1. 消除诱因　若有糖尿病,给予积极治疗;及时停用广谱抗生素、雌激素。

2. 药物治疗

(1)局部用药

1)制霉菌素阴道栓:100mg,每日早、晚各 1 次置于阴道深部,10 天一个疗程。

2)硝酸咪康唑栓剂(达克宁):200mg,每晚 1 次置于阴道深部,2 周一个疗程。

3)克霉唑栓剂(或霜剂、软膏):阴道内用药。

4)1% 甲紫涂擦阴道:隔天 1 次,6 ～7 次为一个疗程。

5)地衣芽孢杆菌栓剂:方法:外阴用高锰酸钾水洗净后,患者自行将栓剂置入阴道深部,早、晚各 1 次,1 次 1 枚,连用 3 天后取阴道分泌物涂片检查,观察疗效,治愈即停药。

6)爱宝疗(albothyl)制剂。

7)双唑泰栓:每晚上 1 枚,置于阴道后穹隆处,7 天为一疗程。文献报道,总有效率为82.66% ,优于克霉唑栓的疗效(61.55%)(P＜0.005)。

8)3% 碳酸氢钠溶液:冲洗阴道,连用 10 天。以增阴道碱性度,从而不利于假丝酵母菌生长繁殖,然后局部上药,将制霉菌素片塞入阴道内,每日 1 片,10 天为一疗程。或用3% ～5% 克霉唑软膏涂于阴道、外阴部,每日 1 次,5 次为一疗程。

9)妇宁栓:每次 1 粒,每日 1 次,阴道纳入。

10)妇炎栓:阴道纳药,每次 1 粒,每日 1 次。

(2)全身用药

1)氟康唑:新型三唑类抗真菌药,选择抑制真菌麦角甾醇合成。具有广谱抗菌活性,不良反应少,既可口服又可静脉注射。较酮康唑作用强 20 ～100 倍。对阴道假丝酵母菌感染有效率为 97% 。方法:不论口服或静脉滴注(30 分钟内滴完),第 1 天 400mg,每日 1

次,以后 200mg,每日 1 次,根据病情决定疗程。孕妇、哺乳期妇女、16 岁以下儿童慎用。

2)伊曲康唑:为三唑类抗真菌药,作用比酮康唑强,口服吸收良好。对阴道假丝酵母菌真菌转阴率达 80%,方法:200mg,每日 1 次。如疗效不佳可增至 400mg,每日 1 次。治疗时间根据病情决定。不良反应常见有恶心、呕吐、皮疹、头晕、足肿、一过性转氨酶升高。

3)制霉菌素片:口服 50 万～100 万 IU,每日 3 次,7～10 天为一疗程。

3. 复发性外阴阴道假丝酵母菌病(recurrent vulvovaginal candidiasis,RVVC)的治疗 一年内有症状并经真菌学证实的 VVC 发作 4 次或以上,称为 RVVC,发生率约 5%。多数患者复发机制不明确。抗真菌治疗分为初始治疗及维持治疗。初始治疗若为局部治疗,延长治疗时间为 7～14 日;若口服氟康唑 150mg,则第 4 日、第 7 日各加服 1 次。常用的维持治疗:氟康唑 150mg,每周 1 次,共 6 个月;或克霉唑栓剂 500mg,每周 1 次,连用 6 个月;或选用其他局部唑类药物间断应用。在治疗前应做真菌培养确诊。治疗期间定期复查监测疗效及药物不良反应,一旦发现不良反应,立即停药。

4. 妊娠并发外阴阴道假丝酵母菌病的治疗 以局部治疗为主,7 日疗法效果佳,禁用口服唑类药物。

5. 性伴侣治疗 无需对性伴侣进行常规治疗。约 15% 男性与女性患者接触后患有龟头炎,对有症状男性应进行假丝酵母菌检查及治疗,预防女性重复感染。

6. 随访 若症状持续存在或诊断后 2 个月内复发者,需再次复诊。

五、预防

消除发病诱因;讲究卫生,保持外阴清洁、干燥;医疗用品严格消毒;治疗期间禁止房事,且夫妻同时治疗。

细菌性阴道病

细菌性阴道病(bacterial vaginosis)为阴道内正常菌群失调所致的一种混合感染。称细菌性是因阴道内有大量不同的细菌,称阴道病是因临床及病理特征无炎症改变。正常阴道内以产生过氧化氢的乳杆菌占优势;而患有细菌性阴道病时,阴道内产生过氧化氢的乳杆菌减少而其他细菌大量繁殖,主要有加德纳菌、动弯杆菌、类杆菌、消化链球菌等厌氧菌,部分患者有人型支原体感染,其中以厌氧菌居多,厌氧菌数量可增加 100～1000 倍。厌氧菌繁殖的同时可产生胺类物质,使阴道分泌物增多并有臭味。促使阴道菌群发生变化的原因仍不清楚,可能与多个性伴侣、频繁性交或阴道灌洗使阴道碱化有关。

一、临床表现

主要表现为阴道分泌物增多,色灰黄或灰白,有腥臭味,稀薄,有时可见泡沫(系厌氧菌产生的气体所致)。可伴有外阴轻度烧灼及瘙痒感。月经过后或性交后腥臭气味加重。

二、实验室检查

无真菌、淋菌和滴虫。涂片革兰色染色见混合细菌群,即大量革兰阴性或革兰染色不定的小杆菌。

三、诊断

下列 4 条具有 3 条阳性者即可诊断为细菌性阴道病。

1. 阴道分泌物为匀质稀薄的白带。

2. 阴道 pH > 4.5(正常阴道 pH ≤ 4.5),由于厌氧菌产氨所致。

3. 氨臭味试验阳性,取阴道分泌物少许放在玻片上,加入 10% 氢氧化钾液 1~2 滴,产生一种鱼腥臭气味即为阳性。

4. 线索细胞阳性,取少许白带放在玻片上经染色,或直接加一滴生理盐水混合,置于高倍显微镜下见到 20% 以上的线索细胞。线索细胞即阴道脱落的表层细胞,于细胞边缘贴附大量颗粒状物即加德纳尔菌,细胞边缘不清。

四、治疗

1. 全身用药

(1)甲硝唑　为首选药物。一般 500mg/次,2 次/日。7 天为一疗程。连续 3 个疗程效果最好。也有人采用 400mg/次,2~3 次/日,共 7 天,或单次给予 2g 口服,必要时 24~48 小时重复给药。甲硝唑近期有效率达 82%~92%。

(2)克林霉素(氯林可霉素)　这是目前公认的另一有效药物,可适用于孕妇。口服 300mg/次,2 次/天,连服 7 天,有效率达 94%;另有分析,这种药物的近期治愈率为 93.5%,远期为 89.7%,不良反应有腹泻、皮疹及阴道刺激症状,但均不严重,不必停药。

(3)匹氨西林　700mg/次,2 次/日,6~7 天为一个疗程。有报道指出,本药可用作甲硝唑的替代治疗。有人曾对 289 例患者分别用本药及甲硝唑治疗,本药有效率为 54%,甲硝唑为 69%。

(4)氨苄西林　500mg/次,1 次/6 小时,5~7 天为一个疗程。有人对几种治疗方案进行比较,结果发现,氨苄西林治愈率为 58%,甲硝唑为 97%。大多数学者认为患者的配偶不必治疗,对无病状的携带者亦不必治疗。妊娠期可选用氨苄西林,不要服甲硝唑。

2. 阴道用药

(1)甲硝唑 400mg 或甲硝唑栓 1 枚置阴道内,1 次/日,共 7 天。

(2)2% 克林霉素软膏外涂,每晚 1 次,连用 7 天。

(3)氧氟沙星阴道泡腾片,每晚 1 次,1 片/次,置阴道深部,连用 7 天。偶有灼烧感、瘙痒感,对本品及喹诺酮类药物过敏者禁用。治愈率为 96%。

(4)聚维酮碘栓 200mg,置阴道穹隆部,每晚 1 粒,5~7 天为一疗程,报道有效率为 94.4%。但碘过敏者慎用。

(5)洁尔阴阴道泡腾片 300mg,置阴道,每晚 1 次,共 7 天。

(6)1% 过氧化氢液、洁尔阴洗液、1% 乳酸液、0.5% 醋酸液、肤阴泰洗液、肤阴洁洗液冲洗阴道,可改善阴道内环境,提高疗效。

3. 性伴侣的治疗　本病虽与患者具有多个性伴侣有关,但对性伴侣给予治疗并未改善治疗效果及降低其复发,因此,性伴侣不需常规治疗。

4. 妊娠期细菌性阴道病的治疗　由于本病与不良妊娠结局有关,应在妊娠中期进行细菌性阴道病的筛查,任何有症状的细菌性阴道病孕妇及无症状的高危孕妇(有胎膜早破、早产史)均需治疗。由于本病在妊娠期有并发上生殖道感染的可能,多选择口服用药,甲硝唑 200mg,每日 3~4 次,连服 7 日。也可选用甲硝唑 2g,单次口服;或克林霉素 300mg,每日 2 次,连服 7 日。

五、预防

注意个人卫生,增强体质,保持阴部清洁;避免流产及产褥感染;避免分娩及妇科手术操作时损伤阴道;避免用刺激性的之药水冲洗阴道,杜绝感染源。

老年性阴道炎

一、病因

老年性阴道炎(senile vaginitis)常见于绝经后的老年妇女。因此时的患者卵巢功能衰退,体内雌激素水平降低,阴道黏膜变薄、萎缩,上皮细胞内糖原减少,阴道 pH 值升高,阴道黏膜抵抗力降低,致病菌容易侵入生长繁殖而引起阴道炎。此外,卵巢切除或盆腔放射治疗及卵巢功能早衰者,都可能有类似症状。

二、临床表现

主要症状为阴道分泌物增多及外阴瘙痒、灼热感。阴道分泌物呈黄水样,严重时为脓性,可带有淡血性,甚至发生少量阴道流血。检查见阴道呈老年性改变,黏膜萎缩,有充血,红肿面常有散在点状出血,有时见浅表溃疡。长期慢性炎症使阴道狭窄或粘连甚至闭锁,炎性分泌物引流不畅形成阴道积脓或宫腔积脓。

三、实验室检查

阴道分泌物滴虫和真菌阴性。阴道细胞学检查除外宫颈及子宫的恶性肿瘤。

四、诊断

根据年龄及临床表现,诊断一般不难,但应排除其他疾病才能诊断。应取阴道分泌物检查滴虫及念珠菌。对有血性白带者,应与子宫恶性肿瘤鉴别,需常规做宫颈刮片,必要时行分段诊断性刮宫术。对阴道壁肉芽组织及溃疡需与阴道癌相鉴别,可行局部组织活检。

五、治疗

1. 一般治疗　注意卫生,保持外阴部清洁。避免进食葱、姜、蒜、辣椒等刺激性食物。

2. 药物治疗

治疗原则为抑制细菌生长,增加阴道抵抗力。用 1% 乳酸或 0.5% 醋酸液冲洗阴道,每日 1 次,增加阴道酸度,抑制细菌生长繁殖。冲洗阴道后,应用抗生素如甲硝唑 200mg 或诺氟沙星 100mg,放于阴道深部,每日 1 次,7～10 天为一疗程,针对病因给予雌激素制剂,可局部给药,也可全身给药。局部给药可用己烯雌酚 0.125～0.25mg,每晚放入阴道深部,7 天为一疗程;或用 0.5% 己烯雌酚软膏,或妊马雌酮软膏局部涂抹,每日 2 次。全身用药可口服尼尔雌醇,首次 4mg,以后每 2～4 周 1 次,每次 2mg,维持 2～3 个月。对同时需要性激素替代治疗的患者,可给予妊马雌酮 0.625mg 和甲羟孕酮 2mg,也可选用其他雌激素制剂。乳癌或子宫内膜癌患者慎用雌激素制剂。

六、预防

老年性阴道炎的主要发生原因在于体内雌激素减少,绝经后如能给予适当雌激素,便可防止发生本病。平时要注意外阴清洁,每日清洗外阴。炎症未愈时应避免房事。饮食宜清淡而有营养,勿过食生冷伤脾的食物,阴虚或湿热体质者,忌服辛酸辣之品,以免热灼阴液。慢步走运动对老年性阴道炎患者有益,每天坚持做几次仰卧起坐,也可使腹部的血流改善,对老年性阴道炎患者也有益。此外,应积极参加妇科疾病的普查,做到早期发现、早期治疗。

婴幼儿阴道炎

一、病因

婴幼儿阴道炎(infantile vaginitis)常见于5岁以下幼女,多与外阴炎并存。因幼女外阴发育差,缺乏雌激素,阴道上皮菲薄,抵抗力低,故易受感染。常见病原体有大肠杆菌及葡萄球菌、链球菌等。目前,淋病奈氏菌、滴虫、白念珠菌也成为常见病原体。病原体的传播常通过患病母亲或保育员的手、衣物、毛巾、浴盆等间接传播。此外,卫生不良、外阴不洁、大便污染、外阴损伤或因蛲虫引起瘙痒而抓伤、阴道误放异物等也可造成感染。

二、临床表现

幼女阴道炎常与外阴炎并存。由于炎性分泌物刺激引起外阴痛痒,使患儿哭闹不安或手抓外阴部。检查时可见外阴红肿,或有破溃、小阴唇粘连;尿道口及阴道口黏膜红肿;阴道有脓性分泌物流出。

三、实验室检查

阴道分泌物涂片检查或进行培养可查出病原体。注意阴道有无异物。

四、治疗

治疗原则:①保持外阴清洁、干燥,减少摩擦。②针对病原体选择相应口服抗生素治疗,或用吸管将抗生素溶液滴入阴道。③对症处理:有蛲虫者,给予驱虫治疗;若阴道有异物,应及时取出;小阴唇粘连者外涂雌激素软膏后,多可松解,严重者应分离粘连,并涂以抗生素软膏。

五、预防

保持外阴清洁、干燥、减少摩擦,但应尽早穿封裆裤。便后,应注意自前向后揩拭。如有异物,必须取出。

第三节　宫颈炎

急性宫颈炎

一、病因

急性宫颈炎(acute cervicitis)多见于感染性流产、产褥感染、宫颈损伤及各种急性阴道炎并发感染。病原体为葡萄球菌、链球菌、肠球菌等。近年来随着性传播疾病的增加,常见病原体为淋病奈瑟菌、沙眼衣原体。淋病奈瑟菌、沙眼衣原体常沿宫颈管黏膜扩散至浅层感染,引起黏液脓性宫颈炎;淋球菌还常侵袭尿道、尿道旁腺及前庭大腺。葡萄球菌、链球菌容易侵入宫颈管间质深部。

二、病理

肉眼见宫颈红肿,子宫颈管黏膜充血、水肿,脓性分泌物可经宫颈外口流出。镜下见血管充血,宫颈黏膜及黏膜下组织、腺体周围大量中性粒细胞浸润,腺腔内可见脓性分泌物。

三、临床表现

部分患者无症状。有症状者主要表现为阴道分泌物增多,呈黏液脓性,阴道分泌物的刺激可引起外阴瘙痒及灼热感,也可出现经间期出血、性交后出血等症状。此外,常有下泌尿道症状,如尿急、尿频、尿痛。妇科检查见宫颈充血、水肿、黏膜外翻,有脓性分泌物从宫颈管流出,宫颈触痛、质脆,触之易出血。若为淋病奈瑟菌感染,因尿道旁腺、前庭大腺受累,可见尿道口、阴道口黏膜充血、水肿以及产生多量脓性分泌物。

四、实验室检查

1. 宫颈黏液涂片　油镜视野下可见大量脓细胞,革兰染色可见细菌,细菌培养可培养出致病菌。

2. 淋病奈瑟菌检查方法　①宫颈分泌物涂片革兰染色:在多个白细胞内找到典型肾形革兰阴性双球菌,则诊断成立。②分泌物培养:为确诊的重要手段,采用特殊培养基,阳性率达80%～90%。③聚合酶链反应(PCR)技术。④酶联免疫吸附试验(enzyme - linked immu - nosorbent assay ELISA)用于分泌物的直接检测或淋病奈瑟菌培养物的鉴定。

五、诊断

根据宫颈充血、水肿,可取出宫颈管脓性分泌物(小棉拭子插入宫颈管内取出,肉眼看到白色棉拭子上有黄色黏液脓性分泌物),宫颈管分泌物涂片做革兰染色,若光镜下平均每个油镜视野有10个以上多形核白细胞,即可诊断急性宫颈炎。对急性宫颈炎者应做衣原体及淋病奈瑟菌检测,常用检测方法除宫颈分泌物涂片行革兰染色外,还有分泌物培养、聚合酶链反应(PCR)以及酶联免疫吸附试验。

六、治疗

主要为抗生素药物治疗。有性传播疾病高危因素的患者,尤其是<25岁的年轻女性,未获得病原体检测结果即可给予治疗,方案为阿奇霉素1g单次顿服;或多西环素100mg,每日2次,连服7日。对于获得病原体者,针对病原体选择抗生素。

1. 单纯急性淋病奈瑟菌性宫颈炎　主张大剂量、单次给药,常用药物有第三代头孢菌素,如头孢曲松钠250mg,单次肌内注射,或头孢克肟400mg,单次口服;或大观霉素4g,单次肌内注射。

2. 沙眼衣原体感染所致宫颈炎　治疗药物主要有四环素类,如多西环素100mg,每日2次,连服7日;红霉素类,主要有阿奇霉素1g单次顿服,或红霉素500mg,每日4次,连服7日;喹诺酮类,主要有氧氟沙星300mg,每日2次,连服7日;左氧氟沙星500mg,每日1次,连服7日。由于淋病奈瑟菌感染常伴有衣原体感染,因此,若为淋菌性宫颈炎,治疗时除选用抗淋病奈瑟菌药物外,同时应用抗衣原体感染药物。

3. 对于并发细菌性阴道病者,同时治疗细菌性阴道病,否则将导致宫颈炎持续存在。

4. 随访　治疗后症状持续存在者,应告知患者随诊。对持续性宫颈炎症,需了解有无再次感染性传播疾病、性伙伴是否已进行治疗、阴道菌群失调是否持续存在。对无明显病因的持续性宫颈炎症,尚无肯定有效的治疗方法。

七、预防

宣教性生活卫生;恪守无菌操作常规以防产后及流产后感染;提高人工流产、中期引产手术质量,正确处理分娩,以防宫颈损伤;及时发现、及时修补宫颈裂伤。

慢性宫颈炎

慢性宫颈炎(chronic cervicitis)多由急性宫颈炎未治疗或治疗不彻底转变而来,主要病原体为葡萄球菌、链球菌、大肠埃希菌及厌氧菌,常因分娩、流产或手术损伤宫颈后,病原体侵入而引起感染。其次为性传播疾病的病原体,如淋病奈瑟菌,沙眼衣原体。部分患者无急性宫颈炎病史,直接表现为慢性宫颈炎。卫生不良或雌激素缺乏,局部抗感染能力差,也易引起慢性宫颈炎。

一、分度和分型

根据糜烂面积大小分为3度。

1. **轻度** 糜烂面积小于整个宫颈面积的1/3。
2. **中度** 糜烂面占整个宫颈面积的1/3~2/3。
3. **重度** 糜烂面占整个宫颈面积的2/3以上。

根据宫颈糜烂的深浅程度可分为单纯型、颗粒型和乳突型三型。

二、临床表现

1. **症状** 慢性宫颈炎的主要症状是阴道分泌物增多,呈白色黏液状或淡黄色脓性,可有血性白带或性交后出血。炎症扩散至盆腔可有腰骶部疼痛、下腹坠痛等盆腔炎症状。宫颈黏稠脓性分泌物不利于精子穿透,可致不孕。

2. **临床检查**

(1)宫颈肉眼检查:子宫颈肥大或偏大,形状不整齐或整齐,宫口横裂或不等的破裂,宫颈管黏膜有不同程度外翻。还可在宫颈部上、宫口周围见到范围大小不等、形状均匀或不均匀、表面高低不平的红色区域。糜烂区外围常见到数量不等、颜色不同的纳氏囊肿。往往在宫颈上下唇可见到毛细血管。红色区域与其外周的正常扁平上皮界限清楚,交接线形成浅沟。但在慢性炎症时其界限不太清楚。

(2)阴道镜检查:因阴道镜比肉眼所见放大9倍,所以对宫颈病灶的观察更加清楚,尤其对碘试验看得更加明确。这是一种好的检查方法。

(3)阴道细胞检查:通过巴氏染色法,可将扁平上皮细胞分为五级。Ⅰ、Ⅱ、Ⅲ或Ⅰ、Ⅱ级属于正常细胞。Ⅳ、Ⅴ或Ⅲ级的细胞需要重复做涂片或行活检,以排除癌变。

(4)活体组织切片检查:可见到在黏膜的间质中(或腺体内)有嗜中性多核白细胞和淋巴球浸润;还可见到上皮细胞的排列和层次、细胞的形态和染色、储备细胞增生的程度、以及鳞状上皮化生、细胞间变的轻重;最重要的是可见到原位癌,甚至浸润癌的存在。宫颈活检应在糜烂区的2、5、8、10点等处,找到癌变的机会比较多。

(5)宫颈锥形切除:若阴道细胞检查有疑问,而宫颈部活检为慢性宫颈炎,怀疑子宫颈管内可能有原位癌或浸润癌,可在宫颈部(包括子宫颈管)行锥形切除术、将子宫颈管周围组织切除,做宫颈连续切片。以寻找隐藏在颈管内的癌变。

三、诊断

根据临床表现做出慢性宫颈炎的诊断并不困难,但要明确病原体较困难。对有性传播疾病的高危妇女,应做淋病奈瑟菌及沙眼衣原体的相关检查。由于宫颈糜烂与宫颈上皮内瘤样病变或早期子宫颈癌从外观上难以鉴别,需常规做宫颈刮片、子宫颈管吸片,必要时做阴道镜检查及活组织检查以明确诊断。诊断宫颈糜烂应同时表示糜烂的面积和深浅。举例:诊断为轻度糜烂、单纯型。

四、鉴别诊断

应与早期子宫颈癌相鉴别。

五、治疗

慢性炎症以局部治疗为主,可采用药物治疗、物理疗法、手术治疗,以物理疗法最常用。

六、预防

定期做妇科检查;积极治疗急性宫颈炎;避免分娩时或器械损伤宫颈;产后发现宫颈裂伤应及时缝合。

第四节　盆腔炎

急性盆腔炎

一、病因

引起盆腔炎的主要病因有以下几种:

1. 产后或流产后感染　分娩后或流产后产道损伤、组织残留于宫腔内;或手术无菌操作不严格,均可发生急性盆腔炎。

2. 宫腔内手术操作后感染　如刮宫术、输卵管通液术、子宫输卵管造影术、子宫镜检查等,由于手术消毒不严格引起感染或术前适应证选择不当引起炎症发作并扩散。

3. 经期卫生不良　使用不洁的月经垫、经期性交等,均可引起病原体侵入而导致炎症。

4. 感染性传播疾病　不洁性生活史、早年性交、多个性伴侣、性交过频者可致性传播疾病的病原体入侵,引起炎症。

5. 邻近器官炎症蔓延　阑尾炎、腹膜炎等导致炎症蔓延。

6. 慢性盆腔炎急性发作。

7. 宫内节育器　一是放置10天内可引起急性盆腔炎,二是在长期放置宫内节育器后继发感染形成慢性炎症的急性发作。

二、病理

急性盆腔炎的主要病理变化是受累的局部组织充血水肿,有浆液性或脓性渗出物,常使子宫、输卵管、卵巢及大网膜、肠管、盆腔壁发生粘连,形成盆腔包块。病原体侵入宫腔或输卵管、卵巢则可导致子宫内膜炎、子宫肌炎或输卵管炎、输卵管卵巢炎。若伞端粘连闭锁,则形成输卵管脓肿。若脓肿与卵巢贯通则发展为输卵管卵巢脓肿。病原体沿淋巴扩散至子宫旁结缔组织,则发生急性子宫周围炎和盆腔结缔组织炎,并可导致血栓静脉炎,化脓者可形成阔韧带脓肿。炎症蔓延至盆腔腹膜时,可致急性盆腔腹膜炎或盆腔脓肿,脓肿如穿破排出或破入腹腔则造成急性弥漫性腹膜炎。病情严重时,可发展为败血症、脓毒血症,甚至导致感染性休克而使患者死亡。

三、临床表现

1. 症状　常见症状为下腹痛、发热、阴道分泌物增多。腹痛为持续性、活动或性交后加重。病情严重者可有寒战、高热、头痛、食欲减退。

2. 体征　典型体征为呈急性病容、体温升高、心率加快,下腹部有压痛、反跳痛及肌紧张;严重者可出现腹胀,肠鸣音减弱或消失。妇科查体:阴道充血,有大量脓性分泌物,有臭味;宫颈充血、水肿、举痛;穹隆触痛明显,宫体及宫旁压痛明显;可扪及宫旁组织增厚或包块,且压痛明显。

四、实验室及其他检查

1. 血液　白细胞计数及中性粒细胞均增高,红细胞沉降率增速。

2. 尿常规尿呈葡萄酒色,并出现急性肾功能衰竭。病情恶化,应高度怀疑产气荚膜杆菌感染。

3. 宫颈排出液　培养致病菌(包括淋病双球菌)及药物敏感试验。

4. 后穹隆穿刺　抽出液中含有白细胞和细菌。可送培养病原体(包括淋病双球菌)及药物敏感试验,比子宫颈排出液更为可靠。

五、诊断

急性盆腔炎的临床诊断,需同时具备下列 3 项:①下腹压痛伴或不伴反跳痛。②宫颈或宫体举痛或摇摆痛。③附件区压痛。下列标准可增加诊断的特异性:宫颈分泌物培养或革兰染色涂片淋病奈氏菌阳性或沙眼衣原体阳性;体温超过 38℃;血白细胞计数(WBC)总数 $>10×10^9/L$;后穹隆穿刺抽出脓性液体;双合诊或 B 超检查发现盆腔脓肿或炎性包块。

临床诊断急性输卵管炎有一定的误诊率,而腹腔镜检查能提高确诊率。腹腔镜的肉眼诊断标准有:①输卵管表面明显充血。②输卵管壁水肿。③输卵管伞端或浆膜面有脓性渗出物。

在做出急性盆腔炎的诊断后,要明确感染的病原体。2002 年美国 PID 诊断标准见表 8 - 1。

表 8 - 1　PID 的诊断标准(2002 年美国 CDC 诊断标准)

基本标准(minimum criteria)
　　宫体压痛、附件区压痛
　　宫颈触痛
附加标准(additional criteria)
　　体温超过 38.3℃(口表)
　　宫颈或阴道异常黏液脓性分泌物
　　阴道分泌物生理盐水涂片见到白细胞
　　实验室证实的宫颈淋病奈瑟菌或衣原体阳性
　　红细胞沉降率升高
　　C - 反应蛋白升高
特异标准(specific criteria)
　　子宫内膜活检证实子宫内膜炎
　　阴道超声或磁共振检查显示充满液体的增粗输卵管
　　伴或不伴有盆腔积液,输卵管卵巢肿块
　　腹腔镜检查发现输卵管炎

六、鉴别诊断

1. **急性阑尾炎**　起病早期腹痛开始于上腹部或脐周,为阵发性逐渐加重,数小时至 24 小时后,腹痛转移至右下腹阑尾所在部位,且呈持续性。检查麦氏点压痛、反跳痛明显,腰大肌征、闭孔肌征可阳性,而妇科检查可无阳性体征。

2. **卵巢囊肿蒂扭转**　患者多于突然改变体位时发生一侧下腹剧烈疼痛,常伴恶心、呕吐甚至休克。妇科检查可触及张力较大的肿块,有压痛及腹肌紧张,但早期无发热症状。

3. **异位妊娠**　有不规则阴道流血或停经史,突然发生一侧下腹撕裂样剧痛,下腹有明显压痛及反跳痛,以一侧为著,腹肌紧张则轻微。腹内出血多时可叩出移浊,并有休克表现。宫颈举痛明显,尿妊娠试验阳性,后穹隆穿刺可抽出不凝血。

七、治疗

联合、足量应用敏感抗生素彻底治疗,避免转为慢性。急性盆腔炎可配合中药治疗。

1. **支持疗法**　半卧位有利于宫腔内及宫颈分泌物排出于体外、盆腔内渗出液聚集于直肠子宫陷凹而使炎症局限。给予充分营养及液体摄入,纠正电解质紊乱及酸碱平衡,必要时少量输血。高热时采用物理降温。尽量避免不必要的妇科检查以免引起炎症扩散,若有腹胀应行胃肠减压。

2. **药物治疗**　根据药物敏感试验选用抗生素较为合理,但通常需在获得实验室结果之前即给予抗生素治疗,因此,初始治疗往往根据经验选择抗生素。由于急性盆腔炎多为需氧菌、厌氧菌及衣原体的混合感染,需氧菌及厌氧菌又有革兰阴性及革兰阳性之分,故在抗生素的选择上多采用联合用药。给药途径以静脉滴注收效快,常用的配伍方案如下:

(1)青霉素或红霉素与氨基糖苷类药物及甲硝唑配伍:青霉素每日 320 万 ~960 万 IU 静脉滴注,分 3 ~4 次加入少量液体中做间歇快速滴注;红霉素每日 1 ~2g,分 3 ~4 次静脉滴注;庆大霉素 1 次 80mg,每日 2 ~3 次,静脉滴注或肌内注射;阿米卡星每日 200 ~400mg,分 2 次肌内注射,疗程一般不超过 10 日;甲硝唑葡萄糖注射液 250ml(内含甲硝唑

500mg),静脉滴注,每8小时1次,病情好转后改口服400mg,每8小时1次。本药通过乳汁排泄,哺乳期妇女慎用。

(2)第一代头孢菌素与甲硝唑配伍:尽管第一代头孢菌素对革兰阳性菌的作用较强,但有些药物对革兰阴性菌较优,如头孢拉定静脉滴注,每日2~4g,分4次给予;头孢唑啉钠每次0.5~1g,每日2~4次,静脉滴注。

(3)克林霉素与氨基糖苷类药物联合方案:克林霉素600~900mg,每8~12小时1次,静脉滴注;庆大霉素先给予负荷量(2mg/kg),然后予维持量(1.5mg/kg),每8小时1次,静脉滴注或肌内注射。临床症状、体征改善后继续静脉应用24~48小时,克林霉素改为口服,每次300mg,每日3~4次,连用14天。此方案对以厌氧菌为主的感染疗效较好,常用于治疗输卵管卵巢脓肿。

(4)第二代头孢菌素或相当于第二代头孢菌素的药物及第三代头孢菌素或相当于第三代头孢菌素的药物:如头孢西丁钠1~2g,静脉注射,每6小时1次。头孢替坦二钠1~2g,静脉注射,每12小时1次。其他可选用头孢呋辛钠、头孢唑肟、头孢曲松钠、头孢噻肟钠。

(5)第二代头孢菌素及第三代头孢菌多用于革兰阴性杆菌及淋病奈瑟菌感染的治疗。若考虑有衣原体或支原体感染,应加服多西环素100mg,每12小时1次,连续用药10~14天,对不能耐受多西环素者,可用阿奇霉素替代,每次500mg,每日1次,连用3天。

(6)喹诺酮类药物与甲硝唑联合方案:环丙沙星200mg,静脉滴注,每12小时1次;或氧氟沙星400mg,静脉滴注,每12小时1次;或左氧氟沙星500mg,静脉滴注,每日1次。甲硝唑500mg,静脉滴注,每8小时1次。

(7)青霉素类与四环素类药物联合方案:氨苄西林/舒巴坦3g,静脉注射,每6小时1次,加多西环素100mg,每日2次,连用14天。

对放置宫内节育器者,抗生素治疗后应将其取出。

3. **手术治疗** 主要用于治疗抗生素控制不满意的输卵管卵巢脓肿(TOA)或盆腔脓肿。手术指征有:

(1)药物治疗无效:TOA或盆腔脓肿经药物治疗48~72小时,体温持续不降,患者中毒症状加重或包块增大者,应及时手术,以免发生脓肿破裂。

(2)脓肿持续存在:经药物治疗病情有好转,继续控制炎症数日(2~3周),包块仍未消失但已局限化,应手术切除,以免日后再次急性发作。

(3)脓肿破裂:突然腹痛加剧、寒战、高热、恶心、呕吐、腹胀,检查腹部拒按或有中毒性休克表现,应怀疑脓肿破裂。若脓肿破裂未及时诊治,死亡率高。因此,一旦怀疑脓肿破裂,需立即在抗生素治疗的同时行剖腹探查。

手术可根据情况选择经腹手术或腹腔镜手术。手术范围应根据病变范围、患者年龄、一般状态等全面考虑,原则以切除病灶为主。年轻妇女应尽量保留卵巢功能,以采用保守性手术为主;年龄大、双侧附件受累或附件脓肿屡次发作者,行全子宫及双附件切除术;对极度衰弱危重患者的手术范围需按具体情况决定。若盆腔脓肿位置低、突向阴道后穹隆时,可经阴道切开排脓,同时注入抗生素。国外近几年报道对抗生素治疗72小时无效的输卵管卵巢脓肿,可在超声引导下采用经皮引流技术,获得较好的治疗效果。

八、预防

做好经期、妊娠期、产褥期的卫生宣教；严格掌握手术指征，注意无菌操作，加强术后护理，预防感染；及时彻底治疗急性盆腔炎，以免转为慢性盆腔炎。

慢性盆腔炎

慢性盆腔炎（chronic pelvic inflammatory disease）多由急性盆腔炎治疗不彻底，或因患者体质较差，病程迁延所致。部分患者可无急性炎症病史。病情顽固者，当机体抵抗力下降时，可急性发作。

一、病理

1. 慢性子宫内膜炎　慢性子宫内膜炎可发生于产后、流产后或剖宫产后，因胎盘、胎膜残留或子宫复旧不良，极易感染；也见于绝经后雌激素低下的老年妇女，由于内膜菲薄，易受细菌感染。严重者子宫颈管粘连形成宫腔积脓，子宫内膜充血、水肿，间质大量浆细胞或淋巴细胞浸润。

2. 慢性输卵管炎、输卵管积水、输卵管卵巢炎及输卵管卵巢囊肿　慢性输卵管炎双侧居多，输卵管呈轻度或中度肿大，伞端可部分或完全闭锁，并与周围组织粘连。若输卵管伞端及峡部因炎症粘连闭锁，浆液性渗出物积聚形成输卵管积水；有时输卵管积脓中的脓液渐被吸收，浆液性液体继续自管壁渗出充满管腔，亦可形成输卵管积水。积水输卵管表面光滑，管壁甚薄，由于输卵管系膜不能随积水输卵管囊壁的增长扩大而相应延长，故积水输卵管向系膜侧弯曲，形似腊肠或呈曲颈的蒸馏瓶状，卷曲向后，可游离或与周围组织有膜样粘连。

输卵管发炎时波及卵巢，输卵管与卵巢相互粘连形成炎性肿块，或输卵管伞端与卵巢粘连并贯通，液体渗出形成输卵管卵巢囊肿，也可由输卵管卵巢脓肿的脓液被吸收后由渗出物替代而形成。

3. 慢性盆腔结缔组织炎　多由慢性宫颈炎症发展而来，由于宫颈的淋巴管与宫旁结缔组织相通，宫颈炎症可蔓延至宫骶韧带处，使纤维组织增生、变硬。若蔓延范围广泛，可使子宫固定，宫颈旁组织增厚。

二、临床表现

1. 症状

（1）曾有急性盆腔炎史、盆腔炎反复发作史、不孕史等。

（2）全身症状多不明显，可有低热、白带增多、易感疲劳，出现精神不振、失眠等神经衰弱症状。抵抗力差时，易有急性或亚急性发作。

（3）慢性炎症形成的瘢痕粘连以及盆腔充血，可引起下腹坠胀、疼痛及腰骶部酸痛。常在劳累、性交后及月经前后加剧。

（4）月经不调。患者可有月经增多、月经周期不规则、经期延长、痛经。

2. 体征　病变部位压痛、增厚，粘连、包块形成。子宫呈后位，活动受限或粘连固定。输卵管增粗，呈条索状，当形成输卵管积水或输卵管卵巢囊肿可触及盆腔一侧或两侧囊性肿块，活动多受限。形成盆腔结缔组织炎时，子宫一侧或两侧有片状增厚、压痛，宫骶韧带增粗、变硬、有压痛，三合诊增厚的主韧带及骶韧带包绕直肠呈扇形增厚。

三、诊断与鉴别诊断

有急性盆腔炎史以及症状和体征明显者，诊断多无困难。但有时患者自觉症状较多，而无明显盆腔炎病史及阳性体征，此时对慢性盆腔炎的诊断必须慎重，以免轻率做出诊断造成患者思想负担。有时盆腔充血或阔韧带内静脉曲张也可产生类似慢性盆腔炎的症状。慢性盆腔炎诊断困难时，可行腹腔镜检查。

慢性盆腔炎有时需与子宫内膜异位症鉴别；输卵管积水或输卵管卵巢囊肿需与卵巢囊肿相鉴别；输卵管卵巢炎性包块有时需与卵巢癌相鉴别。

四、治疗

治疗原则：采取综合措施，积极合理治疗，尽量保留卵巢功能，为不孕患者争取受孕机会，取得根治效果。

1. 一般治疗　劳逸结合，增加营养，提高机体抵抗力。

2. 药物治疗　在用抗感染药物时，也可同时采用 α - 糜蛋白酶 5mg 或透明质酸酶 1500IU，肌内注射，隔日 1 次，5～10 次为一疗程，以利粘连和炎症的吸收，个别患者局部或全身出现过敏反应时应停药。在某些情况下，抗生素与皮质激素同时应用，如口服地塞米松 0.75mg，每日 3 次，停药时，注意逐渐减量。局部抗生素治疗：抗生素侧穹隆封闭方法：在距宫颈外侧约 1cm 阴道穹隆处进行，与宫颈平行，深 2～3cm，缓慢注入新鲜配制的青霉素 20 万 IU，链霉素 0.25g，0.25%～0.5% 普鲁卡因 10ml 做封闭，每日或隔日注射一次，7～8 次为一疗程，一般可用 3～4 疗程，在每次月经后重复注射，也可加醋酸可的松或泼尼松一并注射，宫腔内注射抗生素是用橡皮导尿管插入宫腔，注入青霉素 80 万 IU，庆大霉素 16 万 IU 溶液，同时加用透明质酸酶或 α - 糜蛋白酶 5mg，每次注射量不得超过 10ml，缓慢注入，压力不宜过高，注完药后，等待 10～20 分钟再抽出橡皮管。每次月经干净后 3～4 天开始治疗，2～3 天注一次，5～6 次为一疗程，可连续治疗 3～4 疗程。根据当地药源也可选用敏感药物进行宫腔注射。

3. 物理疗法　选用短波、超短波、微波、离子透入等物理疗法以促进盆腔血液循环，改善组织营养状态，提高新陈代谢而有利于消炎散肿。

4. 手术治疗　经药物治疗无效的盆腔炎性肿块、输卵管积水或输卵管卵巢囊肿可行手术治疗，存在小的感染灶、反复引起炎症发作者亦宜手术治疗。手术以彻底治愈为原则。

五、预防

加强卫生宣教，注意经期、孕期及产褥期卫生。提高妇科生殖道手术操作技术，严格遵守无菌操作规程，术后做好护理，预防感染。增强体质，提高机体抗病能力。积极彻底治愈急性盆腔炎，防止转为慢性。

第五节　生殖器结核

由结核杆菌引起的女性生殖器炎症称为生殖器结核（genital tuberculosis），又称结核性盆腔炎。多见于 20～40 岁的妇女，也可见于绝经后的老年妇女，常继发于身体其他部位结核如肺结核、肠结核、腹膜结核、泌尿系统结核以及其他部位结核。约 10% 的肺结核患者伴有生殖器结核。

一、临床表现

1. 病史　常有身体其他部位的结核,如肺或腹膜等结核病史。

2. 症状　生殖器结核的临床表现很不一致,不少患者可无症状,有的患者则症状非常严重。

(1)月经失调:早期患者因子宫内膜充血及溃疡,可有月经过多,经期延长。患病日久,子宫内膜已经遭受不同程度的破坏,可表现为月经稀少或闭经。

(2)下腹坠痛:由于盆腔的炎症和粘连,可有不同程度的下腹坠痛,在月经期尤为明显。

(3)不孕:由于输卵管黏膜破坏与粘连,常使管腔阻塞而不孕;即使有的管腔尚保持部分通畅,但黏膜纤毛破坏,输卵管僵硬,蠕动受限,丧失其运输功能,也不能受孕,故绝大多数患者为不孕。

(4)全身症状:若为活动期,可有结核病的中毒症状,如发热、盗汗、乏力、食欲缺乏或体重减轻等。

(5)全身及妇科检查:可有下腹柔韧感或腹腔积液征,形成包裹性积液时,可触及囊性肿块,边界不清,不活动。若附件受累,在子宫两侧可触及大小不等及形状不规则的肿块,质硬、表面不平、呈结节或乳头状突起,或可触及钙化结节。

二、实验室及其他检查

1. 实验室检查　急性期白细胞可升高达 $15 \times 10^9/L$ 左右,单核细胞增多,急性期过后,淋巴细胞增加;结核病灶活动期,血沉增快可达 $15 \sim 55$ mm/第 1 小时;约有 1/3 病例在腹腔积液中可找到结核杆菌;如有条件,可取腹腔积液、月经血、子宫腔吸出物、子宫内膜刮出物、宫颈活组织做结核菌培养,阳性率与检查时间及次数多少有密切关系。

2. 子宫内膜病理检查　子宫内膜病理检查是诊断子宫内膜结核最为可靠的依据。于月经来潮 12 小时内做诊断性刮宫。术前 3 天及术后 4 天内给予抗结核治疗。手术时应注意刮取双侧子宫角部,将刮出物全部送病理检查。如看到典型结核结节,诊断可肯定。但阴性结果不能排除结核,因输卵管结核可单独存在。如子宫小而坚硬,无组织刮出,仍应考虑子宫内膜结核。如宫颈有可疑,做活组织切片检查,以明确诊断。

3. X 线检查　做胸部、泌尿系统、消化道平片检查,以便发现原发病灶。盆腔平片检查如存在孤立的钙化点,则提示有结核病灶。

4. 子宫输卵管碘油造影　利用此法一般能查出不易发现的生殖器结核,其特征有:①子宫腔变形,子宫内膜边缘呈锯齿状或龛影。②输卵管管腔不整、粗细不等,有多发性狭窄部分。管壁体有龛影或斑点状缺损。③输卵管管腔狭窄、僵直,且断续呈铁丝状。④伞端梗阻时造影剂呈小束状或呈串珠样,或局限性膨胀大如花蕾状。⑤如碘油进入宫旁一侧或双侧静脉丛或淋巴时,亦应考虑结核破坏了子宫内膜造成溃疡而使碘油逆入。造影术前后均应给抗结核治疗。

5. 腹腔镜检查　能直接观察子宫、输卵管浆膜面有无粟粒结节,并可取腹腔积液行结核菌培养,或在病变处做活组织检查。做此项检查时应注意避免肠道损伤。

6. 结核菌检查　取月经血或宫腔刮出物或腹腔积液做结核菌检查,常用方法:①涂片抗酸染色查找结核菌。②结核菌培养,此法准确,但结核菌生长缓慢,通常 1~2 个月才能得到结果。③分子生物学方法,如 PCR 技术,方法快速、简便,但可能出现假阳性。④动物接种,方法复杂,需时较长,难以推广。

7. 结核菌素试验 结核菌素试验阳性说明体内曾有结核分枝杆菌感染;若为强阳性说明目前仍有活动性病灶,但不能说明病灶部位;若为阴性一般情况下表示未有过结核分枝杆菌感染。

三、诊断

多数患者缺乏明显症状,阳性体征不多,故诊断时易被忽略。为提高确诊率,应详细询问病史,尤其当患者有原发不孕、月经稀少或闭经时;未婚女青年有低热、盗汗、盆腔炎或腹腔积液时;慢性盆腔炎久治不愈时;既往有结核病接触史或本人曾患肺结核、胸膜炎、肠结核时,均应考虑有生殖器结核的可能。诊断标准如下:

三、鉴别诊断

1. 非特异性慢性盆腔炎 慢性盆腔炎患者多有分娩、流产及急性盆腔炎病史,无闭经史;而生殖器结核为不孕、月经量减少甚至闭经。

2. 子宫内膜异位症 子宫内膜异位症痛经明显,月经量一般较多,经诊断性刮宫、子宫输卵管碘油造影及腹腔镜检查可协助诊断。

3. 卵巢肿瘤 卵巢肿瘤表面光滑,界限清楚,活动良好,卵巢癌末期伴有腹腔积液,常与生殖器结核的包裹性积液或并发腹腔积液不易鉴别。腹腔镜或剖腹探查可鉴别。

4. 子宫颈癌 与宫颈结核不易鉴别,应做宫颈刮片及宫颈活组织检查。

四、治疗

本病一旦确诊,必须坚持早期、联合、足量、规则和全程用药原则。

1. 一般支持疗法 急性患者,至少需休息 3 个月;慢性患者可从事部分工作和学习,但要注意劳逸结合,加强营养,适当参加体育活动,增强体质。

2. 抗结核药物治疗 抗结核药物治疗对 90% 女性生殖器结核有效。药物治疗应遵循早期、联合、规律、适量、全程的原则。既往多采用 1.5~2 年的长疗程治疗,近年采用异烟肼、利福平、乙胺丁醇、链霉素及吡嗪酰胺等抗结核药物联合治疗,将疗程缩短为 6~9 个月,取得良好疗效。常用的抗结核药物有:①异烟肼(isoniazid,或 INH,H)300mg,每日 1 次顿服,或每周 2~3 次,每次 600~800mg。②利福平(rifampicin,R)每日 450~600mg(体重 <50kg,用 450mg),早饭前顿服,便于吸收,间歇疗法为每周 2~3 次,每次 600~900mg。③链霉素(streptomycin,S)每日肌内注射 0.75g(50 岁以上或肾功能减退者可用 0.5~0.75g)。④乙胺丁醇(ethambutol,E)每日口服 0.75~1g,也可开始时每日口服 25mg/kg,8 周后改为 15mg/kg。间歇疗法为每周 2~3 次,每次 1.5~2g。⑤吡嗪酰胺(pyrazinamide,Z)每日 1.5~2g,分 3 次口服。

目前推行两阶段短疗程药物治疗方案,前 2~3 个月为强化期,后 4~6 个月为巩固期或继续期。常用的治疗方案:①强化期 2 个月,每日将链霉素、异烟肼、利福平、吡嗪酰胺四种药物联合应用,后 4 个月巩固期每日连续应用异烟肼、利福平(简称 2SHRZ/4HR);或巩固期每周 3 次间歇应用异烟肼、利福平(简称 $2SHRZ/4H_3R_3$)。②强化期,每日链霉素、异烟肼、利福平、吡嗪酰胺四种药联合应用 2 个月,巩固期每日应用异烟肼、利福平、乙胺丁醇连续 6 个月(简称 2SHRZ/6HRE);或巩固期每周 3 次应用异烟肼、利福平、乙胺丁醇连续 6 个月(简称 $2SHRZ/6H_3R_3E_3$);也可采用全程间歇疗法,强化期 2 个月,每周 3 次联合应用链霉素、异烟肼、利福平、吡嗪酰胺,巩固期 6 个月,每周 3 次应用异烟肼、利福平、乙胺丁醇(简称 $2S_3H_3R_3Z_3/6H_3R_3E_3$);或采用 $2SHRZE/6H_3R_3E_3$ 方案。第一个方案可用于初次治疗的患者,第二个方案多用于治疗失败或复发的患者。若患者对以上方案中的链霉素耐药,可用乙胺丁醇代替。其他可选用的方案有 $2HRZ/7H_3R_3$ 或 $3SHR/6H_2R_2$,多用于病情较轻的患者。以上各方案,可根据病情,酌情选用。

3. 免疫治疗 在结核病的病程中,可引起 T 细胞介导的免疫应答,也有 I 型超敏反应。结核病患者处于免疫紊乱状态,细胞免疫功能低下,而体液免疫功能增强,出现免疫功能严重失调,对抗结核药物的治疗反应迟钝,往往单纯抗结核药物化学治疗不易收到良好的疗效。因此对结核病患者除应用抗结核药物化学治疗外,辅以免疫调节剂可以及时调整机体的细胞免疫功能,提高治愈率,减少复发率。常用结核病免疫调节剂如下:

(1)卡提素(PNS):PNS 是卡介苗的菌体热酚乙醇提取物,含 BCG 多糖核酸等 10 种免疫活性成分,具有提高细胞免疫功能及巨噬核酸功能、使 T 细胞功能恢复、提高过氧化氢的释放及自杀伤细胞的杀菌功能的作用。常用 PNS1mg 肌内注射,每周 2 次,与异烟肼、利福平、链霉素并用作为短程化学治疗初活动性肺结核的方案。

(2)母牛分枝杆菌菌苗(M. vaccae):M. vaccae 的作用机制:一是提高巨噬细胞产生一氧化碳、过氧化氢的水平杀灭结核菌,二是抑制变态反应。用 M. vaccae 每 3～4 周深部肌内注射 1 次 0.1～10.5mg,共用 6 次,并联合抗结核药物治疗初治和难治性肺结核,可缩短初治肺结核化学治疗疗程,及提高难治性结核病的治疗效果。

(3)左旋咪唑(LMS):LMS 主要是通过激活免疫活性细胞,促进淋巴细胞转化产生更多的活性物质,增强网状内皮系统的吞噬能力,故对结核患者治疗有利,但它对正常机体影响并不显著。LMS 作为免疫调节剂治疗某些难治性疾病已被临床日益重视。LMS 一般联合化学治疗药物辅助治疗初治肺结核,用法 150mg/d,每周连服 3 天,同时每日应用化学治疗药物治疗,疗程 3 个月。

(4)γ-干扰素(IFN):γ-IFN 可使巨噬细胞活化产生一氧化氢,从而抑制或杀灭分枝杆菌。常规抗结核药物化学治疗无效的结核患者在加用 γ-IFN 后可以缓解临床症状。用法 25～50μg/m² 皮下注射,每周 2 次或 3 次。IFN 作为辅助药物,治疗难治性、播散性分枝杆菌感染用量为 50～100μg/m²,每周至少 3 次。它的不良反应有发热、寒战、疲劳、头痛,但反应温和而少见。

4. 手术治疗 出现以下情况可考虑手术治疗:①盆腔包块经药物治疗后缩小,但不能完全消退。②治疗无效或治疗后又反复发作者。③已形成较大的包裹性积液者。④子宫内膜结核药物治疗无效者。为避免手术时感染扩散及减轻粘连,术前应采用抗结核药物 1～2 个月,术后根据结核活动情况、病灶是否取净,继续用抗结核药物治疗,以彻底治愈。手术以全子宫及双侧附件切除术为宜,对年轻妇女应尽量保留卵巢功能,对病变局限于输卵管,而又迫切希望生育者,可行双侧输卵管切除术,术后给予辅助生育技术。由于生殖器结核所致的粘连常较广泛而紧密,术前应口服肠道消毒药物并做清洁灌肠,术时应注意解剖关系,避免损伤。

第九章　性传播疾病

第一节　淋　病

淋病(gonorrhea)是由淋病奈瑟菌(neisseria gonorrhoeae)(简称淋病双球菌或淋球菌)引起的泌尿生殖系统黏膜的化脓性感染,也可感染眼、口咽、直肠和盆腔,直至通过血行引起播散性淋球菌感染,是我国目前最常见的性传播疾病之一。绝大多数患者是通过性接触直接传染,少数可因接触患者分泌物污染的衣裤、被褥、毛巾、浴盆、马桶圈等物品感染,特别是幼女多为这样间接感染;新生儿在通过母体产道时可被传染发生淋菌性眼炎;妊娠妇女患淋病,可引起羊膜腔内感染及胎儿感染。

一、临床表现

潜伏期1～10日,平均为3～5日,50%～70%妇女感染淋病奈瑟菌后无临床症状,易被忽略,但具有传染性。

1. 急性淋病　患者有尿频、尿急、尿痛等急性尿道炎的症状,白带增多呈黄色、脓性,外阴部红肿、有烧灼样痛。继而出现前庭大腺炎、急性宫颈炎的表现。如病程发展至上生殖道时,可发生急性盆腔炎、盆腔脓肿及弥散性腹膜炎,甚至出现中毒性休克。患者出现发热、寒战、恶心、呕吐、下腹两侧疼痛等症状。

2. 慢性淋病　急性淋病未经治疗或治疗不彻底可逐渐转为慢性淋病。患者可出现慢性尿道炎、尿道旁腺炎、前庭大腺炎、慢性宫颈炎、慢性输卵管炎、输卵管积水等相应症状。淋菌可长期潜伏在尿道旁腺、前庭大腺或宫颈黏膜腺体深处,作为病灶可引起反复急性发作。

二、实验室检查

1. 分泌物涂片检查　取患者尿道分泌物涂片查淋病奈瑟菌,有初步诊断价值。

2. 淋病奈瑟菌分离培养　是目前世界卫生组织推荐的筛查淋病患者的方法。

3. 氧化酶试验　对快速鉴定淋病奈瑟菌有一定意义。

4. 糖发酵试验　用于对淋病奈瑟菌菌株的进一步鉴定。

5. 直接荧光抗体检查　用于淋病奈瑟菌的进一步鉴定。

6. 淋病奈瑟菌β内酰胺酶测定法　由β内酰胺酶阳性的淋病奈瑟菌珠引起的淋病,青霉素治疗无效。故此法为防治淋病提供依据。

三、鉴别诊断

本病需与其他原因引起尿道分泌物增多的疾病如非淋菌性尿道炎、滴虫性尿道炎及Reiter综合征等进行鉴别。

四、治疗

治疗应尽早彻底,遵循及时、足量、规范用药原则。由于耐青霉素菌株的增多,目前首选药物以第三代头孢菌素为主。对轻症者可应用大剂量单次给药的方法使血液中有足够高的药物浓度杀灭淋菌;重症者应连续每日给药,保证足够的治疗时期以彻底治愈。由于20%~40%淋病可同时并发沙眼衣原体感染,因此可同时应用抗衣原体药物。孕期禁用喹诺酮及四环素类药物。性伴侣应同时治疗。

五、淋病并发妊娠

妊娠期淋病对母儿均有影响。妊娠期淋病的表现同非孕期。妊娠早期感染淋病奈瑟菌可引起流产;晚期可引起绒毛膜羊膜炎而致胎膜早破、早产,胎儿宫内发育迟缓。分娩时由于产道损伤、产妇抵抗力差,产褥期淋病奈瑟菌易扩散,引起产妇子宫内膜炎、输卵管炎,严重者导致播散性淋病。约1/3新生儿通过未治疗孕妇的软产道时可感染淋病奈瑟菌,出现新生儿淋菌性眼炎,若治疗不及时,可发展成角膜溃疡、角膜穿孔而失明。淋病并发妊娠的处理,由于多数有淋病的孕妇无症状,而妊娠期淋病严重影响母儿健康,因此,对高危孕妇在产前检查时应取子宫颈管分泌物行淋病奈瑟菌培养,以便及时诊断,及时治疗。妊娠期忌用喹诺酮类或四环素类药物。可选用头孢曲松钠250mg,单次肌内注射;或大观霉素4g,单次肌内注射。对所有淋病孕妇所生的新生儿应用1%硝酸银液滴眼,预防淋菌性眼炎。

六、预防

在淋病高发地区,孕妇应于产前常规筛查淋菌,最好在妊娠早、中、晚期各做一次宫颈分泌物涂片镜检淋菌及行淋菌培养,以便及早确诊并得到彻底治疗。淋病孕妇娩出的新生儿,均应用1%硝酸银液滴眼,预防淋菌性眼炎并应预防用药,头孢曲松钠25mg~50mg/kg(<125mg)肌内注射或静脉注射,单次给药。应注意新生儿可发生播散性淋病,于生后不久出现淋菌关节炎、脑膜炎、败血症等,治疗不及时可致死亡。

第二节 梅 毒

梅毒(syphilis)是由梅毒螺旋体引起的慢性性传播疾病。梅毒几乎可累及全身各器官,产生各种各样的症状和体征,并可通过胎盘传染给胎儿,导致先天梅毒。性接触直接传播是最主要的传播途径,占95%。极少患者经接触污染的衣物等间接感染,或通过输入有传染性梅毒患者的血液而感染。患梅毒的孕妇,其梅毒螺旋体仍可通过妊娠期的胎盘感染胎儿,引起先天梅毒。梅毒分三期:一期、二期属早期梅毒,病期在2年以内;三期属晚期梅毒,病期在2年以上。潜伏梅毒系指梅毒未经治疗或用药剂量不足,无临床症状但血清反应阳性者,感染期限在2年以内为早期潜伏梅毒,2年以上为晚期潜伏梅毒。

一、临床表现

1. 获得性梅毒(后天梅毒) 分一、二、三期梅毒。一期和二期又称早期梅毒,感染在2年以内;三期又称晚期梅毒,感染在2年以上。

(1)一期梅毒:主要症状为硬下疳,中医称为疳疮,发生于不洁性交后2~4周,表现为皮肤黏膜部位出现米粒性浸润,后渐扩大,形成高出皮面的圆形或椭圆形的、边缘较鲜明的具有软骨样硬度的损害,称为下疳。其表面轻度糜烂,微有渗液,呈牛肉色,晚期下疳表面干燥。下疳多发生于阴部,故以腹股沟淋巴结最多侵犯,表现为淋巴结肿胀、坚硬、不融合、可移动,称为梅毒性横痃,中医称为横痃。一期梅毒约 1 个月可自愈,亦有在二期梅毒疹发出时尚未消失的,甚至有无下疳的。

（2）二期梅毒:在下疳发生 1~2 月后,多数患者可突发头痛、头晕、厌食、疲乏、低热、全身肌肉骨骼酸痛等全身症状,多伴有全身淋巴结肿大。随后,于皮肤部位出现广泛的对称性稠密的斑疹,呈棕红色的卵圆形状,可于数日至数周后消失。此外,皮肤部位也可出现紫铜色、坚实的丘疹性梅毒疹。若丘疹中心坏死,形成脓疱,则产生脓疱形梅毒疹。对黏膜部分的损害则是形成表面糜烂覆以灰白色薄膜的圆形或椭圆形黏膜斑,惯发于唇内侧、扁桃体、齿龈、舌、软腭或硬腭,黏膜斑增殖则形成肥厚、坚实的潮湿丘疹;而发生于肛门或女性生殖器潮湿部位的丘疹,增殖融合成坚实的肥厚片块,称为扁平湿疣,以上过程中医称为杨梅疮。此外,二期梅毒还可并发骨损害、眼损害及二期神经梅毒。

（3）三期梅毒:此期容易复发,中医称之为杨梅结毒。常在感染后 3~5 年甚至十余年后发生。皮肤部位常见的有结节性梅毒疹,带有血性树胶样分泌液的紫红色树胶肿及发生于肘、膝、髋等大关节附近的近关节皮下结节,黏膜部分可形成弧形的边缘呈深红色的浸润斑。此外,也可并发骨梅毒、眼梅毒及三期神经梅毒,部分患者于感染后 10~30 年可并发心血管梅毒,主要为主动脉炎、主动脉关闭不全及主动脉瘤等。

2. 胎传梅毒(先天梅毒)　胎传梅毒多发生于妊娠 4 个月时,无梅毒下疳,中医称为小儿遗毒。其皮疹为多形多样,可表现为斑疹、斑丘疹、水疱、大疱、脓疱等,口周可见放射状皲裂;营养发育障碍,毛发与甲均发育不良,晚期多侵犯感觉器官(眼、耳、鼻,特别是眼角膜),骨发育不良(如门齿稀疏、胫骨呈马刀形等。)

二、实验室检查

1. 暗视野显微镜检查　早期梅毒皮肤黏膜损害可查到梅毒螺旋体。

2. 梅毒血清学检查　梅毒螺旋体进入机体后可产生两种抗体,一种是非特异的抗心磷脂抗体(反应素),一种是抗梅毒螺旋体特异抗体。

（1）非梅毒螺旋体抗原试验:测定血清中反应素,常用:①性病研究实验室(VDRL)试验。②血清不加热反应素玻片试验(USR)。③快速血浆反应素(RPR)环状卡片试验。由于操作简便,抗体滴度可反映疾病的进展情况,适用于筛查及疗效观察和判定有无复发或再感染。

（2）梅毒螺旋体抗原试验:测定血清中抗梅毒螺旋体持异抗体,常用:①梅毒螺旋体血凝试验(TPHA)。②荧光梅毒螺旋体抗体吸收试验(FTA-ABS)。由于抗体存在时间长,抗体滴度与疾病活动无关,不适用于疗效观察。

三、诊断及鉴别诊断

诊断主要依据性病接触史、临床表现及实验室检查。若患者有性病接触史及典型的临床表现为疑似病例,若同时血清学试验阳性或暗视野显微镜检查发现螺旋体则为确诊病例。一期梅毒硬下疳需与生殖器疱疹、贝赫切特病、外阴癌、子宫颈癌鉴别。二期梅毒疹需与尖锐湿疣、药疹鉴别。

四、治疗

以青霉素为首选，必须进行早期、足量、正规治疗，并进行治疗后追踪。按照 1989 年卫生部防疫司提出的梅毒治疗方案进行治疗。

五、治愈标准

症状、体征消失，无并发症或并发症基本痊愈。梅毒的血清学试验转阴。但晚期梅毒患者在治疗后血清学不转阴。

六、妊娠梅毒

由于妊娠梅毒可造成先天梅毒，危害甚大，所有妇女在妊娠早期均应做梅毒血清学检查，高危人群应在孕 28 周及分娩时再做 2 次血清学检查。若在妊娠早期诊断妊娠梅毒，应在积极抗梅毒治疗后终止妊娠。妊娠晚期发现并发梅毒，采用青霉素治疗方案，其剂量、用药方法与同期其他梅毒相同，必要时可增加疗程。孕期禁用盐酸四环素、多西环素。分娩时将胎盘送病理组织学检查，梅毒感染的胎盘大而苍白。梅毒母亲所生新生儿均应做有关先天梅毒的体检及血清学试验，如发现异常，应及时治疗。

第三节　尖锐湿疣

尖锐湿疣(condyloma acuminatum,CA)又称生殖器疣或性病疣，是由人乳头瘤病毒感染所引起的一种性传播疾病，发病率在性病中占第二位。

患者是本病的唯一传染源，主要通过性接触和自身接种传染，少数人也可间接接触或母婴接触传染。本病流行范围广，能发生于任何年龄，但以性活跃人群中发病率较高。

一、临床表现

潜伏期为 3 周至 8 个月，平均 3 个月。以 20 ~ 29 岁的年轻妇女多见。临床症状常不明显，部分患者有外阴瘙痒、烧灼痛或性交后疼痛。病变以性交时容易受损伤的部位多见，如舟状窝附近、大小阴唇、肛门周围、阴道前庭、尿道口，也可累及阴道和宫颈(50% ~ 70% 外阴尖锐湿疣伴有阴道、宫颈尖锐湿疣)。典型体征是初起为小而尖的丘疹，质稍硬，孤立、散在或呈簇状，粉色或白色；或为微小散在的乳头状疣，柔软，其上有细的指(趾)样突起。病灶逐渐增大、增多，互相融合呈鸡冠状或菜花状，顶端可有角化或感染溃烂。宫颈病变多为亚临床病变，肉眼难以发现，需借助阴道镜及醋酸试验协助发现。

二、诊断方法

1. 细胞学检查　细胞学涂片中可见到挖空细胞、角化不良细胞或角化不全细胞及湿疣外底层细胞。

2. 醋酸试验　在组织表面涂以 3% ~5% 醋酸液，3 ~ 5 分钟后感染组织变白为阳性。

3. 阴道镜检查　阴道镜检查有助于发现亚临床病变，尤其对宫颈病变颇有帮助。辅以醋酸试验可提高阳性率。

4. 病理组织学检查　主要表现为鳞状上皮增生，呈乳头状生长，常伴有上皮脚延长、增宽。表层细胞有角化不全或过度角化；棘细胞层高度增生，有挖空细胞出现，为人类乳头瘤病毒(HPV)感染的特征性改变；基底细胞增生；真皮乳头水肿，毛细血管扩张，周围有慢性炎细胞浸润。

5. 核酸检测　采用 PCR 及核酸 DNA 探针杂交技术。

三、鉴别诊断

需与生殖器癌、扁平湿疣及生殖器鲍温样丘疹病相鉴别。

四、治疗

1. 一般治疗　确诊后应尽快治疗,对其性伴侣亦应同时检查治疗。嘱患者在治疗期间应禁止性生活,不断增强战胜疾病的信心,积极配合治疗。

2. 局部治疗

(1)局部药物治疗。

1)5% 氟尿嘧啶软膏,外涂 1~2 次/周,共 10 周。

2)0.1%~3% 酞丁安(又名增光素),外涂 3~5 次/日,4~6 周可痊愈。

3)20%~25% 足叶草酯酊溶液,外涂 1~2 次/周,同时要保护周围皮肤黏膜。涂药后2~4 小时后洗去,毒性较大,有人用 0.05% 鬼臼毒素(足叶草毒素)酊外涂,疗效高,毒性低,使用方便。

4)50% 三氯醋酸外涂,1 次/周,用药前局部涂用 1% 丁卡因溶液,可减轻局部疼痛。1~3 次痊愈。

5)0.5% 鬼臼毒素,2 次/周,3d 为一个疗程。20% 鬼臼毒素,1 次/周,共 1~6 周。

(2)冷冻、激光、电灼等物理治疗或手术切除。

(3)干扰素治疗:少数顽固病例,用上述治疗方法效果不明显,可用 α-干扰素(奥平栓)、5 激润栓等,1 粒/次,隔日塞阴道,干扰素 α-2b 500 万 IU,分各个点治疗疣灶内,3次/周,共 3 周,或干扰素 α-2a 皮下注射 300 万 IU 或 900 万 IU,3 次/周,共 4 周。

3. 全身治疗　可选用干扰素、胸腺素肌内注射,提高机体细胞免疫功能,增强抗病毒能力。常与其他治疗方法联合应用。

五、治愈标准

经治疗后症状、体征消失。

六、尖锐湿疣并发妊娠

病灶较小者采用局部药物治疗,选用 50% 三氯醋酸。对病灶较大者,采用物理治疗方法。对于分娩期的处理,不提倡仅为预防新生儿 HPV 感染而行剖宫产,但如果病灶较大阻塞产道或经阴道分娩能导致大出血者,应行剖宫产结束分娩。

第四节　生殖器疱疹

生殖器疱疹(genital herpes)是由单纯疱疹病毒(herpes simplex virus,HSV)引起的性传播疾病。特点是引起生殖器及肛门皮肤溃疡,易复发。HSV 是双链 DNA 病毒,分 HSV-1 及 HSV-2 两型。70%~90% 的原发性生殖器疱疹由 HSV-2 引起,由 HSV-1 引起者占 10%~30%。复发性生殖器疱疹主要由 HSV-2 引起。传播途径:由于 HSV 在体外不易存活,主要由性交直接传播。孕妇并发 HSV 感染,HSV 可通过胎盘造成胎儿宫内感染(少见)或经产道感染新生儿(多见)。

一、临床表现

潜伏期为 2～7 日，在阴部出现多个小红色丘疹，迅速变成小水疱，瘙痒难忍，3～5 日后水疱破溃、糜烂、溃疡、结痂并伴剧痛。90% 病灶侵犯宫颈，表现为宫颈充血、发红、糜烂，触之易出血，严重时有全身不适、发热、头痛、腰骶部疼痛、排尿困难、尿潴留，若不进行治疗则可引起子宫内膜炎、输卵管及卵巢炎引起不孕不育症。生殖器疱疹在原发疹消退后 1～4 个月易复发，局部疼痛瘙痒均减弱，全身症状较轻，8～12 日可病愈。

妊娠妇女感染单纯疱疹病毒特别是 HSV-2 型后，可引起病毒血症导致早产、流产、死产、胎儿畸形，其中所生的新生儿 40%～60% 在通过产道时感染，新生儿出现高热、呼吸困难和中枢神经系统症状，约有 60% 新生儿死亡，幸存者常伴胎儿畸形、眼和中枢神经系统疾患。

二、实验室检查

1. 细胞学诊断 剪去疱顶，刮取疱底取材涂片，瑞氏或巴氏染色可见多核巨细胞，并可见核内嗜伊红包涵体，但敏感性为 50%～80%，特异性也差。

2. 免疫组化检查 用皮损细胞涂片，丙酮固定后，用异硫氰酸荧水素（FITC）标记的抗 HSV-1 或 HSV-2 抗体染色，用荧光显微镜观察检测抗原，受感染的细胞有亮绿色荧光。

3. 聚合酶链反应（PCR） 用疱液或疱底取材送检，特异性强，灵敏度高，但易污染而导致假阳性结果。

三、诊断

1. 有婚外性接触史或丈夫有生殖器疱疹史。
2. 原发或复发损害的临床表现。
3. 实验检查结果。

四、治疗

1. 一般治疗

（1）防止继发细菌感染，保持疱壁完整、清洁与干燥。

（2）当并发细菌感染时，应用敏感抗生素。

（3）止痛 疼痛严重者可服止痛片。

2. 抗病毒治疗

（1）核苷类药：如阿昔洛韦（ACV）、万乃洛韦（VCV）或泛昔洛韦（FCV），均可抑制病毒复制、缩短病程、减轻疼痛，一般患者用口服法，原发性损害用：ACV，200mg，每日 5 次，或 VCV，300mg，每日 2 次，或 FCV，250mg，每日 3 次，均为连续服用 7～10 日。病情严重者可用 ACV 静脉注射，按 5mg/（kg·d），共 5～7 日。复发性损害用上述 3 种药物的任何一种，连服 5 日。

（2）干扰素（interferon）：可诱导几种酶的效应而削弱病毒的复制，具有广谱抗病毒作用；它还可增加自然杀伤（NK）细胞的淋巴细胞的毒性，加强人体的免疫能力。对病情严重或经常复发患者可用基因工程干扰素 100 万～300 万 IU，肌内注射，隔日 1 次，连用 5～10 次，可缩短病程，减少复发。

3. 局部治疗 保持患处清洁、干燥。皮损处可外涂 3% 阿昔洛韦霜、1% 喷昔洛韦乳膏或酞丁胺霜等。

五、生殖器疱疹并发妊娠

妊娠期由于免疫力降低,生殖器疱疹的易感性及复发频率可增加。HSV 感染对妊娠影响较大,尤其是原发性生殖器疱疹。因复发性生殖器疱疹母体的抗体可通过胎盘到达胎儿,可保护部分胎儿免受感染。妊娠早、中期感染 HSV 可引起流产、早产、胎儿畸形(小脑畸形、小眼球、视网膜发育不全)、死胎、死产,晚期可引起新生儿感染 HSV,导致新生儿死亡,死亡率达 50% ~ 70%,幸存儿往往有严重神经系统后遗症。生殖器疱疹并发妊娠的处理:若在妊娠之前有 HSV 感染,在妊娠期未复发,胎儿及新生儿感染的概率往往不大,可不予处理,但注意密切观察胎儿发育情况。妊娠早期感染 HSV,可征求家属及患者意见决定是否终止妊娠。妊娠晚期感染 HSV,应给予抗病毒药物阿昔洛韦治疗;若在分娩时有活动性皮损或阴道分泌物仍能检出病毒,在破膜 4 小时内行剖宫产可降低新生儿 HSV 感染率,但如果破膜时间超过 4 小时,剖宫产不能降低新生儿感染率。所有 HSV 感染的孕妇所生的新生儿均应密切随访,及早发现 HSV 感染、及早治疗。

第五节　获得性免疫缺陷综合征

获得性免疫缺陷综合征(acquired immunodeficiency syndrome,AIDS),又称艾滋病,是由人免疫缺陷病毒(human immunodeficiency virus,HIV)引起的性传播疾病。HIV 可引起 T 淋巴细胞损害,导致持续性免疫缺陷,多个器官出现机会性感染及罕见恶性肿瘤,最后导致死亡。HIV 属反转录 RNA 病毒,有 HIV－1、HIV－2 两个型别,引起世界流行的是 HIV－1,HIV－2 主要在西部非洲局部流行。

HIV 可存在于感染者的血液、精液、阴道分泌物、眼泪、尿液、乳汁、脑脊液中。艾滋病患者及 HIV 携带者均具有传染性。传播途径:①性接触直接传播:包括同性接触及异性接触。以往同性恋是 HIV 的主要传播方式,目前异性间的传播日趋严重。②血液传播:见于吸毒者共用注射器;接受 HIV 感染的血液、血制品;接触 HIV 感染者的血液、黏液等。③母婴传播:HIV 在妊娠期能通过胎盘传染给胎儿,或分娩时经软产道及出生后经母乳喂养感染新生儿。

一、病因和发病机制

本病是一种获得性免疫缺陷综合征,患者在得病以前原本是健康的。病因是由一种反转录病毒——人类免疫缺陷病毒(HIV),也称艾滋病毒引起的。这是属于慢病毒的一种,该病毒的靶细胞是 CD_4^+ 细胞,即含有 CD_4^+ 受体的细胞,包括巨噬细胞、单核细胞、树突状细胞、T 和 B 淋巴细胞等。艾滋病毒对淋巴细胞特别是 T_4 淋巴细胞有高度亲和力,所以主要侵犯 T_4 细胞。病毒膜外的包膜蛋白 gp120 先与 T_4 细胞表面的 CD_4^+ 受体牢固结合,随后病毒与 T_4 细胞融合,以病毒的 RNA 为模板,转录为双链 DNA,与宿主细胞的 DNA 相螯合,从而改变宿主细胞的 DNA 密码,以指导新的病毒 RNA 和蛋白质的合成,然后经过装配形成新的病毒颗粒,并以芽生方式从胞膜释放,再感染其他细胞。由此,使大量 T_4 细胞相继被感染破坏,严重损坏机体免疫功能,对多种病毒、真菌、寄生虫、分枝杆菌抵抗力下降,从而发生多种条件致病性感染。由于 HIV 感染直接损伤神经系统细胞,也可出现多种神经综合征。

CD$_4^+$T 淋巴细胞在 HIV 的直接或间接作用下,细胞功能受损和大量破坏,导致细胞免疫缺陷,加之其他免疫细胞均不同程度地受损,因而促进并发各种严重的机会性感染和肿瘤。

1. HIV 感染引起的免疫抑制　HIV 对 CD$_4^+$T 细胞(包括淋巴细胞、单核细胞及巨噬细胞等)有特殊的亲嗜性。这种细胞嗜性是由于病毒表面有 gp120 及 gp 41,前者可与上述细胞的 CD$_4$ 分子结合,后者促进病毒的膜与受累细胞膜相融合,使细胞受到感染。免疫细胞受损:①T 细胞数量及功能异常:主要为 T 辅助细胞数量减少及功能异常。此外还可有淋巴因子减少、白介素$_2$ 受体表达减弱、对同种异型抗原的反应性减低及对 B 细胞的辅助功能减低等 T 细胞功能异常。②B 细胞数量及功能异常;受 T 细胞功能异常的影响,B 细胞数量及功能也出现异常,表现为多克隆化、IgG 和 IgA 增高,循环免疫复合物存在等。③自然杀伤细胞的功能下降。④单核－巨噬细胞数量和功能下降:使机体对抗 HIV 和其他病原体感染的能力下降。此外,单核－巨噬细胞能作为 HIV 的贮存所,携带 HIV 进入血脑屏障,引起中枢神经系统损害。

2. HIV 抗原变异及毒力变异的影响　抗原变异能使 HIV 逃避特异的体液及细胞免疫的攻击。此外,在感染过程中变异株的毒力也在变,毒力不同可能影响疾病的进程及严重性。携带高毒力变异株的人可能在 0.5 ~ 2 年时间内从无症状期发展至艾滋病相关综合征和艾滋病(AIDS)。

3. HIV 感染中协同因子的作用　HIV 感染常潜伏多年而不发展成 AIDS,却可能在某个时候病情迅速进展。此可能与协同因子如毒品、巨细胞病毒感染及其他持续的病毒感染等有关。

病理变化呈多样性、非特异性。包括:

(1)机会性感染:由于免疫缺陷,组织中病原体繁殖多,而炎症反应少。

(2)免疫器官病变:包括淋巴结病变及胸腺病变。前者又有反应性病变如滤泡增殖性淋巴结肿及肿瘤性病变如卡氏肉瘤或其他淋巴瘤。胸腺病变可见萎缩,退行性和炎性病变。

(3)中枢神经系统:神经胶质细胞灶性坏死,血管周围炎性浸润,脱髓鞘改变。

二、临床表现

艾滋病潜伏期为 1 ~ 6 年或更长,儿童潜伏期较短。患者受感染后都先经过一个隐性感染期,此时无临床症状,一般称为 HIV 感染。有 60% ~ 70% 的感染者停止于此期,始终不出现症状。有 30% ~ 40% 的感染者逐渐发展为艾滋病前期,即一般所称艾滋病相关综合征,只有 25% 以下的感染者最终发展为真性艾滋病。

1. 急性 HIV 感染期　部分患者在感染 HIV 初期无临床症状,但大部分 HIV 感染后 6 日至 6 周可出现急性症状,临床主要表现:①发热、乏力、咽痛、全身不适等上呼吸道感染症状。②个别有头痛、皮疹、脑膜脑炎或急性多发性神经炎;③颈、腋及枕部有肿大淋巴结,类似传染性单核细胞增多症;④肝脾肿大。上述症状可自行消退。在感染 HIV 2 ~ 3 个月后出现 HIV 抗体阳性,95% 感染者在 6 个月内 HIV 抗体阳性。从感染 HIV 至抗体形成的时朝,称为感染窗口期。窗口期 HIV 抗体检测阴性,但具有传染性。

2. 无症状 HIV 感染　临床常无症状及体征。血液中不易检出 HIV 抗原,但可以检测到 HIV 抗体。

3. 艾滋病　临床表现为:①原因不明的免疫功能低下。②持续不规则低热超过 1 个月。③持续原因不明的全身淋巴结肿大(淋巴结直径 > 1cm)。④慢性腹泻超过 4 ~ 5 次/日,3 个月内体重下降 > 10%。⑤并发口腔假丝酵母菌感染、卡氏肺囊虫肺炎、巨细胞病毒感染、弓形虫病、隐球菌脑膜炎、进展迅速的活动性肺结核、皮肤黏膜的 kaposi 肉瘤、淋巴瘤等;⑥中青年患者出现痴呆症。

三、实验室及其他检查

1. 血常规　红细胞、血红蛋白降低,白细胞总数下降到 $4 \times 10^9/L$ 以下,淋巴细胞明显减少,多低于 $1 \times 10^9/L$,除并发血小板减少症外,血小板一般变化不大。

2. 血清抗 – HIV 检测

(1)酶联免疫吸附试验:多用做筛选,两次均阳性用免疫印迹法复核。

(2)免疫印迹法:阳性有诊断价值。

(3)放射免疫沉淀试验:此试验方法最敏感、最有特异性,但操作复杂而费时未推广。

3. AIDS 病毒检查　有以下 4 种方法:①细胞培养分离病毒。②检测病毒抗体。③检测病毒核酸。④检测反转录酶。

4. 细胞免疫检查　免疫功能缺陷指标 T_4 减少,$T_4 : T_8 < 1$,正常值为 1.75。

5. 条件致病性病原体检查　以卡氏肺囊虫性肺炎为例,确诊有赖于组织切片或支气管分泌物中发现典型的病原体。

6. 组织病理学检查　本病并发的 kaposi 肉瘤需做病理组织学诊断。某些条件致病性感染亦需有关感染的组织进行活检。

四、诊断

我国有关《HIV/ADIS 诊断标准及处理原则》的诊断标准

(1)急性 HIV 感染

1)流行病学史:包括①同性恋或异性恋者有多个性伴侣史,或配偶、性伴侣抗 HIV 抗体阳性。②静脉吸毒史。③用过进口第Ⅷ因子等血液制品。④与 HIV/AIDS 患者有密切接触史。⑤有梅毒、淋病、非淋菌性尿道炎等性传播疾病史。⑥出国史。⑦HIV 抗体阳性者所生的子女。⑧输入未经 HIV 抗体检测的血液。

2)临床表现:具有典型上述临床表现。

3)实验室检查:①周围血白细胞及淋巴细胞总数起病后下降,以后淋巴细胞总数上升,可见异型淋巴细胞。②$CD_4/CD_8 > 1$。③感染初期 HIV 抗体阴性,2 ~ 3 个月后,最长可达 6 个月 HIV 抗体阳性,在感染窗口期抗体阴性。④少数人感染初期血液 HIVp24 抗原阳性。

(2)无症状 HIV 感染:流行病学史同急性 HIV 感染。无任何临床表现。实验室检查如下:①抗 HIV 抗体阳性,经确证试验证实。②CD4 淋巴细胞总数正常,$CD_4/CD_8 > 1$。③血清 p24 抗原阴性。

(3)艾滋病:流行病学史同急性 HIV 感染。临床表现同上述临床表现。实验室检查。

①抗 HIV 抗体阳性,经确证试验证实。②血液 p24 抗原阳性。③CD$_4$ 淋巴细胞总数 < 200/mm^3 或 200~500/mm^3,④CD$_4$/CD$_8$ <1。⑤周围血 WBC、Hb 下降。⑥β$_2$ 微球蛋白水平增高。⑦可找到艾滋病并发感染的病原学或肿瘤的病理依据。

（4）病例分类　①HIV 感染者需具备抗 HIV 抗体阳性,急性 HIV 感染系高危人群在追踪过程中抗 HIV 抗体阳转。②若有流行病学史,或有艾滋病的临床表现,并且同时具备艾滋病实验室检查中的①、③、⑦项为艾滋病。

五、鉴别诊断

本病需与原发性免疫缺陷病、传染性单核细胞增多症及某些中枢神经系统疾病相鉴别。

六、治疗

目前仍无满意疗法,主要采用抗病毒、增强免疫、抗感染与抗肿瘤综合治疗。

1. 一般治疗　普及艾滋病的防治基本知识,使群众了解其传播途径、主要临床表现及防护措施,避免与艾滋病患者发生性接触,并普遍提倡用阴茎套。尽量使用国产血液制品,不共用针头及注射器、不共用牙刷及剃须刀等可能被血液污染的物品等。确诊为 HIV 感染后,要进行精神、心理治疗,加强咨询活动,使患者正确对待本病,防止其发生消极悲观甚至绝望厌世的想法,医、护人员应给予关心,绝对不能有任何歧视态度。饮食上应加强营养,必要时可给予胃肠高营养或静脉高营养。贫血者可输血,血浆清蛋白低者可输清蛋白或血浆。使用大剂量的维生素 C、维生素 A、维生素 D 和 B 族维生素。还有吸氧、补液和纠正电解质失衡。对恶病质和痴呆患者的皮肤黏膜加强清洁护理。服用免疫增强和抑制病毒中药,防止机会性感染的发生等。

2. 药物治疗　目前正在进行这方面的研制工作。

（1）抗病毒剂:有一些药物体外试验能抑制 HIV 的复制,对 HIV 的反转录酶有完全或部分抑制作用。

1）齐多夫定(zidovudine,AZT):目前主张对早期病例用小剂量,成人每次 200mg,每日 3~4 次,服用 1 年以上者效果差,可能是由于病毒变异产生耐药毒株之故,可联合其他药物如 ddC 或 ddI 应用。常见毒性反应为抑制骨髓细胞,造成全血细胞减少,可加重继发性感染,引起药物热、皮疹等。

2）双脱氧肌苷(dideoxyinosine,ddI):是反转录酶抑制剂,可减慢病毒的复制。ddI 的半衰期长,骨髓抑制作用较小,对 AZT 耐药者无交叉耐药的情况,常与之联合应用。剂量:150~300mg,每日 2 次服。缺点是:在酸性环境中不稳定;易发生可逆性周围神经炎;大剂量应用时,可引起重症胰腺炎和肝炎。

3）双脱氧胞苷(dideoxycytidine,ddc):常用剂量为 0.75mg,每日 2~3 次。对其产生耐药性的情况也已发现。其不良反应有皮疹、胃炎、肌痛、关节炎、发热、迟发性周围神经炎、胰腺炎和食道溃疡。

4）D$_4$T(stavudine):是双脱氧胞苷的不饱和烯烃衍生物,也是一种反转录酶抑制剂,其作用和 ddc 相近,比 AZT 有效而毒性小。能降低血清 P24 抗原,使 CD$_4^+$ 淋巴细胞数增加。

（2）免疫调节剂

1)α-干扰素(interferon-α):α-干扰素在艾滋病早期预防治疗上可能有价值,有报告治疗后T细胞功能改善,T_H/T_S上升,NK活性增强。剂量是每次皮下注射,每日1次,2~4周后改为每周3次,每一疗程8~12周。主要不良反应为发热、乏力、流感样症状、胃肠道反应、周围血白细胞和血小板减少。

2)白细胞介素-2(Interleukin-2,IL-2):是T细胞在有丝分裂原和(或)抗原刺激下自然产生的糖蛋白,基因重组技术可使大肠杆菌产生IL-2。这种淋巴因子可刺激活化T细胞的增殖,周围血淋巴细胞数增加,从而改善免疫的功能。一般临床上对艾滋病患者用重组IL-2连续静脉滴注24小时,每周5次,共4~8周,剂量为每日250万IU。不良反应有发冷、发热、头痛、恶心、全身不适等。

3)其他:由于设想艾滋病的免疫缺陷可能在骨髓干细胞水平的淋巴系统发生急性不可逆的损害,故采用骨髓移植并输入淋巴细胞来治疗,但临床只获得暂时缓解。由于艾滋病患者免疫系统受到破坏,故抗病毒药物难以奏效,故主张抗病毒剂与免疫增强剂联合应用。

(3)治疗条件致病性感染:HIV本身虽尚无特效疗法。但如能治疗机会性感染也可以延长患者的生命。降低病死率,改善生命质量。

1)卡氏肺囊虫肺炎:复方新诺明是首选药物,用量每日120mg/kg,疗程6~8周,如用药7~10天后效果不佳者,应加用或改用其他药物。其次是羟乙基磺胺喷他脒,剂量是4mg/kg肌内注射,每日1次,疗程2~3周。

2)弓形体病:常用乙胺嘧啶和磺胺嘧啶联合疗法,剂量前者首剂75mg,以后每日25mg,后者每日100~200mg/kg,分4次口服,疗程2~3周。

3)隐孢子虫肠炎:用螺旋霉素0.2~0.4g,每日3~4次口服,疗程3~6周,可使症状减轻,但不能清除虫体。

4)鼠弓形体病:可用乙胺嘧啶和磺胺嘧啶治疗。

5)口腔念珠菌感染:可用制霉菌素或酮康唑治疗。

6)疱疹病毒感染:对引起的皮肤黏膜和生殖器疱疹及全身播散性感染可用阿昔洛韦,剂量每日5mg/kg,分3次,每8小时静脉滴注1次,疗程2~4周。

7)肝炎病毒感染:可选用干扰素,特别对早期丙肝有效。

8)其他革兰阳性球菌和阴性杆菌感染:耐药金葡萄球菌可用万古霉素,阴性杆菌可用氧哌嗪青霉素或头孢唑啉等。

9)卡波济肉瘤:可用长春新碱、长春碱和阿霉素或博莱霉素联合治疗。

10)淋巴瘤:除上述化学治疗药物外,也可用泼尼松、环磷酰胺等药物。

七、预防

1. 管理传染源　建立艾滋病监测网络,加强对高危人群的监测及国境检疫,及时发现患者及无症状携带者,并做好隔离工作,对患者的血液和体液进行严格消毒处理。

2. 切断传播途径　加强性道德教育,严禁卖淫、嫖娼等杂乱性交。严禁注射毒品。严格筛选供血人员。严禁进口各种血制品。加强医疗器械的消毒,推广一次性医疗用品,防止医源性传播。做好理发、浴池等行业的卫生监督。已感染HIV的育龄妇女应避免妊娠,已受孕者应中止妊娠。

3. 保护易感人群　对密切接触者和医护人员应加强自身防护,并做定期检查。艾滋病疫苗正在研制中。

第十章 外阴肿瘤

第一节 外阴良性肿瘤

一、病因和临床表现

1. 平滑肌瘤　来源于外阴的平滑肌、毛囊的立毛肌或血管平滑肌。多见于生育年龄的妇女,主要位于大阴唇、阴蒂及小阴唇。呈有蒂的或突出在皮肤表面,形成质硬、表面光滑的块物。镜下见平滑肌细胞排列成束状,与胶原纤维束交错纵横或形成旋涡状结构,常伴退行性变。

2. 纤维瘤　由成纤维细胞增生形成,多位于大阴唇。呈皮下硬结、有蒂实性块物,大小不一,大的常伴退行性变。切面为致密、坚硬、灰白色的纤维结构。镜下可见平行纤维束呈波浪状或互相盘绕。细胞核为梭形。

3. 脂肪瘤　来自大阴唇或阴阜部的脂肪组织。生长缓慢、质软,位于皮下组织内,呈圆形分叶状,大小不等,一般无不适。镜下见成群成熟脂肪细胞间有纤维混杂。

4. 乳头瘤　为单个肿块,多生长于大阴唇上方。表面见无数小乳头状突起,盖有油脂性物质,呈指状,突出于皮肤表面,大小不一,直径由数毫米至数厘米。大乳头瘤表面可溃疡、出血、感染。镜下见指状疏松纤维基质,其上有增生的鳞状上皮覆盖。表皮增厚以棘细胞层和基底细胞层为主,上皮脚变粗,并向真皮纤维结缔组织伸展。2%～3%的乳头瘤可发生恶变。

5. 汗腺瘤　为汗腺上皮增生形成肿瘤,发生于大汗腺,50岁以上妇女常见。镜下见囊性结节,其中有乳头状结构,呈腺瘤样。腺上皮为高柱状或立方形一般为良性,对于瘤是否会发生恶变,意见分歧。

二、诊断和鉴别诊断

1. 诊断　外阴良性肿瘤除根据各类肿瘤的性状特点外,主要依靠活检以明确诊断。但对色素痣应避免活检。

2. 鉴别诊断　典型乳头状瘤与尖锐湿疣在临床上有时难以区别。后者在组织学检查上,可见典型的空泡细胞。尖锐湿疣为人乳头状瘤病毒(HPV)感染所致,个别可采用HPV组织化学(ABC法)或分子杂交方法测定HPV以鉴别。

三、治疗

经确诊为外阴良性肿瘤,治疗以手术切除为主,并将组织标本送病理检查。

较小的或无症状的外阴淋巴管瘤一般不需治疗,有症状的或较大的外阴淋巴管瘤可行手术切除,但手术常不易切净。外阴中肾管囊肿无症状者,一般不需治疗。色素痣切除范围达痣周围以外至少2cm并深达筋膜上,以防切除不全及潜在恶性扩散。前庭大腺囊肿近年来多采用囊肿造口术,手术简单,同时可保持前庭大腺功能。已形成脓肿时,应立即切开引流(参阅前庭大腺炎章节)。

第二节　外阴恶性肿瘤

一、外阴鳞状细胞癌

外阴鳞状细胞癌(vulvar squamous cell carcinoma)是最常见的外阴癌,占外阴恶性肿瘤的85%~90%,占妇科恶性肿瘤的3.5%。

1. 病因　尚不完全清楚。外阴色素减退伴不典型增生可发生癌变;外阴受长期慢性刺激如乳头瘤、尖锐湿疣、慢性溃疡等也可发生癌变。目前认为外阴癌与单纯疱疹病毒Ⅱ型、人乳头状瘤病毒、巨细胞病毒的感染可能有关。

2. 病理　外阴癌多发生于大阴唇、小阴唇和阴蒂,发生于前庭部位者较少见,偶而可发生于会阴部。病变可为高出于周围皮肤或黏膜的结节,呈圆形、卵圆形或肾形,质地硬,呈实性,表面呈红色或红黄色,覆盖于肿瘤结节之上的皮肤可光滑或糜烂,或有溃疡形成。根据肿瘤的不同生长方式,大体上可分为结节溃疡型、菜花型和混合型。

外阴癌以鳞状细胞癌多见,占90%以上,其余有基底细胞癌、恶性黑色素瘤、巴氏腺腺癌较少见。本病可以扩散到阴道下1/3周围,侵犯坐骨直肠窝前面的蜂窝组织及生殖管沟的蜂窝组织,随后侵犯肛门直肠区。淋巴道转移多见,可转移至一侧或双侧腹股沟淋巴结。虽然有时可以转移到肺、肝、骨,但远处转移仍不多见。

3. 临床分期　常采用国际妇产科联盟(FIGO)和国际抗癌协会(UICC)的分期标准分期标准引自FIGO妇科肿瘤委员会于2000年9月发表的《妇科恶性肿瘤分期和临床实践指南》。

北京首都医院对外阴癌的临床分期:

0期:原位癌,癌灶局限在表皮内。

I_0期:微浸润癌或早期浸润癌,浸润深度不超过基底膜下5mm。

I_{0a}:无淋巴结转移。

I_{0b}:有淋巴结转移。

Ⅰ期:病灶直径≤2cm。

I_a:无淋巴结转移。

I_b:有淋巴结转移。

Ⅱ期:病灶直径>2cm。

II_a:无淋巴结转移。

Ⅲ期:病灶累及尿道或肛门。

III_a:无淋巴结转移。

Ⅳ期:已有远处转移。

5. 临床表现　外阴癌患者最常见的症状是外阴瘙痒,在外阴癌发生前数年即可出现,并伴有癌前病变如萎缩性外阴炎、外阴干枯病。早期在外阴部可发现小而硬的结节或溃疡,但不痛不痒。晚期可发生继发性感染、破溃、疼痛,分泌物增多,呈脓样或脓血样。

肿瘤侵犯尿道可出现尿频、尿痛、排尿困难。直肠括约肌受累则出现大便失禁。局部肿物呈菜花状者质脆,易出血,常伴有继发感染,形成质硬、深而不规则的溃疡。结节状肿物的质地硬,且向深部浸润。一侧或双侧腹股沟淋巴结可肿大、质硬、固定。侵及淋巴道使股静脉或下肢淋巴回流受阻,可引起一侧或两侧下肢肿胀。

6. 实验室及其他检查

(1)细胞学检查:取阴道液细胞学检查,约有50%的阳性率。

(2)组织学检查:对疑为病灶的部分,可进行组织学检查。

(3)其他检查:术前应做胸部摄片检查,对较晚期患者还应行静脉肾盂造影、膀胱镜、B超、CT检查等,有助于充分评价病变范围。

7. 诊断　活组织病理检查是确诊的必需手段。方法是采用1%甲苯胺蓝染色,干后用1%醋酸洗去染料,在蓝染部位取材活检,或在阴道镜指导下定位活检。

8. 预防　注意外阴部清洁卫生;积极治疗外阴瘙痒,及早诊治外阴结节、溃疡或白色病变等。必要时可做单纯外阴切除。

9. 治疗　以手术治疗为主,辅以放射治疗与化学药物治疗。

(1)手术治疗。

0期:单侧外阴切除。

Ⅰ期:外阴广泛切除及病灶同侧或双侧腹股沟淋巴结清扫术。

Ⅱ期:外阴广泛切除及双侧腹股沟、盆腔淋巴结清扫术。

Ⅲ期:同Ⅱ期或加尿道前部切除与肛门皮肤切除。

Ⅳ期:外阴广泛切除、直肠下段和肛管切除、人工肛门形成术及双侧腹股沟、盆腔淋巴结清扫术。癌灶浸润尿道上段与膀胱黏膜,则需做相应切除术。

(2)放射治疗:不能手术治疗的晚期外阴癌,放射治疗可以收到姑息疗效。放射治疗亦可作为手术前后的辅助治疗,或手术、化学治疗的综合性治疗措施之一。Hacker等报告,8例病变广泛的外阴癌患者在手术前用放射治疗,可使手术范围缩小,易于成功,而术后病率并不升高,存活15个月到19年者占62%(5例)。Boronow等报告,对外阴阴道癌采用手术加放射治疗,并提出相同的观点。对于全身情况差、癌肿较晚、拒绝手术的患者,可采用单纯性放射治疗;对外阴原发灶大或癌肿已累及阴唇系带、会阴和肛门者,手术切除有一定困难,原发灶可给予术前放射治疗,肿瘤量为20~30Gy/2~3周,休息2周后行外阴切除术;对手术后病理证实淋巴结转移且手术切除不彻底者,可给予术后放射治疗。剂量应为根治量。

(3)化学治疗:病灶局部可注射氟尿嘧啶或平阳霉素,也可应用全身治疗。可使个别病例获得姑息效果。

二、外阴恶性黑色素瘤

外阴恶性黑色素瘤(vulvar malignant melanoma)占外阴恶性肿瘤的2%~3%,常来自结合痣或复合痣。任何年龄妇女均可发生,多见于小阴唇、阴蒂,特征是病灶稍隆起,有色素沉着,结节状或表面有溃疡;患者常诉外阴瘙痒、出血、色素沉着范围增大。典型者诊断并不困难,但要区别良恶性,需根据病理检查结果的诊断。治疗原则是行外阴根治术及腹股沟淋巴结及盆腔淋巴结清扫术。预后与病灶部位、大小、有无淋巴结转移、浸润深度、尿道及阴道是否波及、远处有无转移、手术范围等有关。外阴部黑痣有潜在恶变可能,应及早切除,切除范围应在病灶外 1～2cm 处,深部应达正常组织。

三、外阴基底细胞癌

外阴基底细胞癌(vulvar basal cell carcinoma)很少见,多见于 55 岁以上妇女。可能来源于表皮的原始基底细胞或毛囊。临床表现为大阴唇有小肿块,发展缓慢,很少侵犯淋巴结。镜下见肿瘤组织自表皮基底层长出,细胞成堆伸向间质,基底细胞排列呈腺圈状,中央为间质,有黏液变性。本病很少转移。若在外阴部仅见一个病灶,应检查全身皮肤有无基底细胞瘤。本病也常伴其他原发性恶性肿瘤,如乳房癌、胃癌、直肠癌、肺癌、子宫颈癌、子宫内膜癌及卵巢癌等。需与前庭大腺癌相鉴别。治疗原则是较广的局部病灶切除,不需做外根治术及腹股沟淋巴结清扫术。单纯局部切除后约 20% 局部复发需再次手术。

四、外阴湿疹样癌

外阴湿疹样癌又称派杰氏病,本病少见,多发生于绝经后妇女,主要症状为长期慢性外阴瘙痒和疼痛。病变局限于一侧阴唇或累及全部外阴皮肤,表现为红色糜烂状、湿疹样渗出改变。表皮粗糙、增厚,伴白色病变或小颗粒,略突出,可形成浅溃疡及结痂。镜检见棘细胞层增厚,上皮脚增宽延长,在基底层中可见到大而不规则的圆形、卵圆形或多边形派杰氏细胞,胞质空而透亮,核大小、形态、染色不一。一般无淋巴转移。治疗为局部较广泛切除或单纯外阴切除即可,如切缘发现癌细胞,可再度手术切除。如出现浸润或并发汗腺癌时,需做外阴根除术和双腹股沟淋巴结清除术。

第十一章　子宫颈癌

子宫颈癌(cervical cancer)是女性生殖器官最常见的恶性肿瘤之一,在女性恶性肿瘤中发病率仅次于乳腺癌。平均发病年龄为52.2岁,发病高峰年龄为35~39岁和60~64岁。近年来,由于人乳头状瘤病毒(HPV)感染的增加,患者趋于年轻化。子宫颈癌具有浸润前期长、宫颈脱落细胞学筛查可以普遍开展的特点,使子宫颈癌在浸润前期阶段就得以发现并得到有效控制,子宫颈浸润癌的发病呈下降趋势,早期诊断也提高了患者的治愈率及生存率。目前认为子宫颈癌是一个可以预防的肿瘤。

一、病因

子宫颈癌的发病因素至今尚未完全明了,但大量资料表明,其发病与下列因素有关:

1. 感染因素

(1)人乳头瘤病毒(human papilloma vires,HPV):人乳头瘤病毒感染是子宫颈癌的主要危险因素。目前已发现HPV有100多种亚型,至少有30余型与生殖道病变有关。HPV可分为高危型和低危型两大类。低危型多导致疣类病变和低度宫颈上皮内瘤变(CIN I),主要有HPV6、11、30等亚型。高危型多导致CIN III及子宫颈癌的发生,主要有HPV16、18、31等亚型。宫颈鳞状细胞浸润癌中HPV16型最常见,其次为18型;而妇宫颈腺癌中HPV18型最常见,其次为16型。

生殖道HPV感染主要通过性传播,感染高峰年龄为性行为活跃的18~30岁。HPV感染多为短暂性,自然清除时间在7~12个月左右;少部分为持续性感染。持续性高危型HPV感染是发生子宫颈癌的必要因素。高危型HPV持续感染者患CIN III及子宫颈癌的风险增加100~300倍。HPV感染本身并无临床症状,临床上可见许多CIN I自然消退。

HPV是一种环状双链DNA病毒,由基因组DNA和外壳组成,没有包膜。高危型HPV感染宫颈移行带上皮后,在细胞核内复制,以游离状态存在或整合到宿主DNA。游离状态的HPV可不引起任何病变,或可引起尖锐湿疣和上皮不典型增生,少数可发展为子宫颈癌。若病毒DNA整合到宿主基因组中则与癌变密切相关。高危型HPV产生E6和E7两种癌蛋白。癌蛋白可与宿主细胞周期调节蛋白(如p53等)相结合导致细胞周期调控失常,产生癌变。

(2)单纯疱疹病毒(HSV):目前尚无证据证实HSV可直接致癌。一般认为HSV-2是子宫颈癌发病的协同因素。

(3)其他病原体:巨细胞病毒(CMV)、梅毒螺旋体、滴虫、衣原体、真菌等感染也可能与子宫颈癌发病有关。

2. 相关危险因素

(1)过早性生活、早婚:过早性生活(即在16岁以前已有性生活)及早婚(20岁以前结婚)者,其下生殖道发育尚未成熟,对致癌因素的刺激比较敏感,一旦感染某些细菌或病毒后,易导致子宫颈癌。

(2)多个性伴侣、性生活活跃、性生活不洁:使 HPV、HSV - 2、CMV 等的入侵机会增加而导致子宫颈癌发病率升高。

(3)早生早育、多产、密产:分娩所致宫颈裂伤使子宫颈癌发生危险性增高。

(4)男性性行为及有关因素:配偶有性病史或其婚外性伴侣为 HPV 感染的妇女,其子宫颈癌发病率高。此外,前妻曾患子宫颈癌者为高危男子,与其有性接触的妇女,子宫颈癌发病率亦明显升高。

(5)宫颈病变:慢性宫颈疾病如慢性宫颈炎、宫颈湿疣等与子宫颈癌可能有一定关系,具有发生癌变的潜在危险。宫颈非典型增生属癌前病变,在 5 年内约40%逆转为正常,10%进展为原位癌,其余仍维持在非典型增生阶段,但级别会发生不同程度地改变。

(6)其他:子宫颈癌的发病还与内分泌、性伴侣包皮过长、吸烟、经济状况、肿瘤家族史、饮食等因素有关。关于口服避孕药是否增加子宫颈癌发病率尚存有争议。一般认为,只有长期使用口服避孕药(≥8 年),才会增加发病危险。而使用屏障避孕法如避孕套、杀精药膜等则可降低子宫颈癌发病率。

二、病理

1.宫颈上皮内瘤变(CIN)　CIN 是与宫颈浸润癌密切相关的一组癌前病变,包括宫颈不典型增生与宫颈原位癌。根据宫颈上皮细胞异常的程度将宫颈上皮内瘤变分为Ⅲ级:

CIN Ⅰ:异常细胞占宫颈上皮下 1/3 层,为轻度不典型增生。

CIN Ⅱ:异常细胞累及到宫颈上皮下 1/3 ~ 2/3 层,即中度不典型增生。

CIN Ⅲ:异常细胞累及或全部占据宫颈上皮,包括重度不典型增生及原位癌。

2.宫颈浸润癌　根据肿瘤的组织来源,宫颈浸润癌 80% ~ 85% 为鳞状细胞癌,腺癌占 15% ,极少数为鳞腺癌,仅占 3% ~ 5% 。

根据肿瘤的生长方式和形态,早期单凭肉眼很难与慢性宫颈炎的某些类型相鉴别。当肿瘤发展到一定阶段可出现以下四种类型:

(1)外生型:又称菜花型,最常见。癌组织向外生长,最初呈息肉样或乳头状隆起,继而发展为向阴道内突出的菜花样赘生物,质脆,易出血。

(2)内生型:癌组织向宫颈深部组织浸润,宫颈肥大、质硬,宫颈表面光滑或仅有表浅溃疡。

(3)溃疡型:无论外生型还是内生型病变进一步发展时,癌组织坏死脱落,可形成凹陷性溃疡。严重者宫颈为空洞所代替,形如火山口。

(4)颈管型:癌灶隐蔽于子宫颈管,侵入宫颈及子宫下段供血层,并转移到盆壁的淋巴结。

3. 转移途径

(1)直接蔓延:为最常见的扩散方式。癌灶向下蔓延至阴道,向上可累及宫体,向两侧蔓延至宫旁组织、主韧带、阴道旁组织,甚至输尿管和骨盆壁,向前可侵犯膀胱,向后可侵犯宫骶韧带和直肠。

(2)淋巴转移:是浸润癌的主要转移途径。癌瘤可经宫旁组织中的小淋巴管转移到闭孔、髂内、髂外、髂总淋巴结,进而达腹主动脉旁淋巴结及锁骨上淋巴结,也可逆行转移到腹股沟淋巴结,沿宫骶韧带到骶前淋巴结。

(3)血行转移:少见。晚期可经血行转移至肺、肝、骨和脑。

三、临床分期

采用国际妇产科联盟(FIGO,2000年)修订的临床分期(表11-1)。

表11-1 子宫颈癌的临床分期标准(FIGO,2000年)

期　别	肿瘤范围
0期	原位癌(浸润前癌)
Ⅰ期	癌灶局限在宫颈(包括累及宫体)
ⅠA	肉眼未见癌灶,仅在显微镜下可见浸润癌
ⅠA1	间质浸润深度≤3mm,宽度≤7mm
ⅠA2	间质浸润深度>3mm至≤5mm,宽度≤7mm
ⅠB	临床可见癌灶局限于宫颈,或显微镜下可见病变>ⅠA2
ⅠB1	临床可见癌灶最大直径≤4cm
ⅠB2	临床可见癌灶最大直径>4cm
Ⅱ期	癌灶已超出宫颈,但未达盆壁。癌累及阴道,但未达阴道下1/3
ⅡA	无宫旁浸润
ⅡB	有宫旁浸润
Ⅲ期	癌肿扩散盆壁和(或)累及阴道下1/3,导致肾盂积水或无功能肾
ⅢA	癌累及阴道下1/3,但未达盆腔
ⅢB	癌已达盆壁,或有肾盂积水或无功能肾
ⅣA	癌播散超出真骨盆或癌浸润膀胱黏膜或直肠黏膜
ⅣB	远处转移

四、临床表现

1. 症状

(1)早期子宫颈癌常无症状或仅有少量接触性出血,与慢性宫颈炎无明显区别。

(2)阴道流血:表现为性交后或妇科检查后的接触性出血以及阴道不规则流血。病灶较大侵蚀较大血管时,可出现致命性大出血。年老患者常表现为绝经后阴道流血。一般外生型癌出血较早,血量也多;内生型癌出血较晚。

(3)阴道排液:阴道排液增多,白色或血性,稀薄如水样或米泔样,有腥臭。

(4)晚期癌的症状:根据病灶侵犯的范围而出现继发性症状。病灶波及盆腔结缔组织、骨盆壁,压迫输尿管或直肠、坐骨神经等时,患者诉尿频、尿急、肛门坠胀、大便秘结、里急后重、下肢肿痛等。到了疾病末期,患者表现消瘦、发热、全身衰竭等。

2. 体征　CIN和早期子宫颈癌可仅有宫颈糜烂的表现,外生型子宫颈癌见宫颈上有息肉状、乳头状、菜花状赘生物,质脆,触之易出血,可并发感染;内生型见宫颈肥大、质硬,宫颈膨大如桶状。晚期癌组织坏死脱落形成溃疡或空洞。癌灶浸润阴道壁时可见阴道壁上有赘生物。如向宫旁浸润,双合诊和三合诊可扪及子宫两侧增厚、结节状,有时浸润达盆壁,形成"冰冻骨盆"。

五、实验室及其他检查

1. 宫颈刮片细胞学检查　是发现早期子宫颈癌的最有效检查方法,也普遍应用于防癌普查,阳性率可达90%以上。可用平滑的竹片、小脚板或细胞刮取器在宫颈鳞-柱状上皮交界处取材,老年妇女要注意从子宫颈管处取材。取材后涂于玻片上,固定染色后镜检。目前采用的细胞分类法为巴氏分类法,TBS 分类法正在逐步推广。发现可疑癌细胞或核异质细胞应做宫颈活体组织检查。HPV 测定配合刮片可提高细胞学诊断的准确性。

2. 宫颈和宫颈管活体组织检查　是确诊子宫颈癌和癌前病变的最可靠和必不可少的检查之一。应在宫颈鳞－柱状上皮交界处的 3、6、9、12 点钟方向等处多点取材。为了提高取材的准确性,可在碘试验或阴道镜指导下活检。

(1)碘试验:将碘溶液涂在宫颈和阴道上,正常宫颈和阴道鳞状上皮被染为棕色或深赤褐色,不染色区为危险区,应在该区取材活检。

(2)阴道镜检查:可观察宫颈表面有无异型细胞及血管走向等改变,在可疑部位取材活检。

若细胞学检查可疑而宫颈活体组织检查阴性,应用小刮匙搔刮宫颈管组织活检。

3. 宫颈锥形切除检查　宫颈刮片多次阳性,阴道镜下活检又不能确诊者;或活检为重度异型增生,原位癌或镜下早期浸润者;无条件追踪或活检无肯定结论者,可做宫颈锥切术,并将切除组织分块做连续病理切片检查,以明确诊断。目前诊断性宫颈锥切术已很少采用。

六、诊断和鉴别诊断

1. 诊断　根据病史、临床表现和病理检查确诊。还需做周身的详细检查与妇科三合诊检查,确定病变范围及临床分期。

2. 鉴别诊断　应与子宫颈糜烂、宫颈息肉、宫颈乳头状瘤、子宫黏膜下肌瘤、宫颈结核、宫颈尖锐湿疣、宫颈子宫内膜异位症等鉴别,宫颈细胞学检查和活检是可靠的鉴别方法。颈管型子宫颈癌应与 II 期子宫内膜癌相鉴别。

七、治疗

子宫颈癌治疗原则上应根据病变范围、临床分期、患者年龄、全身状况、设备条件和医疗技术水平决定治疗方案。在确定治疗方案时要严格掌握分期标准,在进行准确临床分期的基础上权衡利弊,遵循个体化原则,强调整体观念和综合治疗,注重生活质量。

子宫颈癌常用的治疗方法有手术、放射治疗和化学治疗,应根据患者具体情况确定治疗方案。目前早期子宫颈癌的治疗趋于保守,局部晚期子宫颈癌提倡术前新辅助化学治疗(NAC),中、晚期子宫颈癌推荐采用同步放射、化学治疗的综合治疗。

1. 子宫颈癌的手术治疗　手术是早期子宫颈浸润癌首要的治疗手段之一,也是处理某些晚期子宫颈癌及疑难问题不可缺少的一综合治疗手段。本章内容涉及前者。

子宫颈癌手术治疗的发展历经一个世纪:

(1)首次子宫切除术:以手术方式治疗子宫颈癌的设想始于 1822 年。1827 年,Sauter 经阴道进行了一般性子宫切除术(Meigs,1954;Thompson,1992)。

(2)子宫颈癌经腹的子宫切除术:创自德国的 Freund(1878),其死亡率高达 50%。1895 年美国 Ries 在用尸体示范了经腹淋巴结切除术后,奥地利的 Wertheim 于 1898 年创始了子宫广泛切除术及盆腔淋巴结切除术,死亡率为 30%。Wertheim 改进其手术后,于 1911 年报道了 500 例的治疗,死亡率降至 10%。经腹的子宫颈癌根治性切除术及盆腔淋巴结切除术遂被称为 Wertheim 式手术。倡导以该手术为主要手术术式者还有英国的

Bonny（1911），随后他的学生 Stallworthy 将手术术式推广至综合放射治疗。这个时期的放射治疗发展迅速；Wertheim 式手术虽有追随者，终因死亡率及膀胱并发症的发生率高，而未得到进一步发展（Mattingly，1981）。直至 20 世纪 30～40 年代，Meigs（美国）将 Wertheim 式经腹根治性全子宫切除术与 Taussig 式经腹盆腔淋巴结系统切除术结合，形成了 Wertheim - Meigs 式手术。手术治疗作为早期子宫颈浸润癌的主要治疗手段在美国推广。Meigs 于 1944 年发表了他的第一批 47 例及随后的 344 例子宫颈浸润癌 Wertheim - Meigs 式手术治疗效果：Ⅰ期 5 年存活率为 75%，Ⅱ期为 54%；输尿管瘘 5 年生存率为 9%（Mattingly，1981）。经过几十年各方学者不断改进，目前据国内外对早期宫颈浸润癌手术治疗的报道：5 年存活率为 87%～92%；Nelson Jr（1992）认为存活率的差异可能与报道中ⅠA 期患者例数多少有关。所报道的死亡率已接近于 0，严重并发症如输尿管瘘的发生率亦下降，20 世纪 40～50 年代接受治疗的患者中为 11.4%，50～60 年代治疗者输尿管瘘的发生率已降至 2.8%。在日本，Okabayashi（1921）报道根治性手术治疗子宫颈癌。20 世纪 50～70 年代，Ogino、Kabayashi、Sakamoto 等相继对组织切除的先后顺序与根治手术的彻底性进行修改，并在手术中采取保护输尿管的措施等，称改进后的子宫颈癌根治术，为东京大学式手术（Sakamoto. 1981）。

我国子宫颈癌根治切除术始于 20 世纪 50 年代，先后在江西、上海、天津、山东、北京、广州、四川及安徽等地开展。当时我国仅少数大城市具备子宫颈癌放射治疗条件，子宫颈癌的手术治疗未曾遭受像欧美国家曾面对的放射治疗的竞争，而需要治疗的患者众多，子宫颈癌根治性切除术较迅速地推广至地区级和县级医院。数十年来，医学家们根据自身经验，对手术术式、手术切口、操作技巧、预防并发症的发生和并发症的处理以及手术适应范围等，皆有改进的报道或专著。

由 Wertheim 式手术发展至今的经腹广泛性全子宫切除术并发盆腔淋巴结切除术是公认的早期子宫颈浸润癌较好的首选治疗方法。在原则一致的基础上，经国内、外学者改进而演变成为当今各自采用的各种手术术式，包括根据病变与期别以规定切除范围的多寡进一步分为级别（如 Rutledge）或类别如（陈惠桢）等。

（3）经阴道切除子宫：以治疗宫颈浸润癌，由 Schuchardt（1893）与 Schauta（1902）倡导，以 Schauta 为主。历时 20 年，其追随者陆续报道了称为 Schauta 式的经阴道根治性全子宫切除术，如 Schauta 的学生 Amreich 于 1921 年报道，Stoeckel 于 1928 年报道，Navratil 于 1949 年，Nathanson 于 1950 年报道，Mitra 于 1951 年报道及 Bastiannse 于 1951 年报道等。20 世纪 40 年代以前，因疗效差、死亡率高和盆腔淋巴结切除的处理不够理想，远不及经腹的子宫颈癌手术治疗传播广泛。关于淋巴结切除术，Stoeckel 曾于 1928 年提出经腹切除盆腔淋巴结，然后行经阴道全子宫切除术（Navratil，1954）。20 世纪 40～50 年代，对盆腔淋巴结切除应如何与经阴道全子宫切除术配合、两者孰先孰后及两者间隔时间，各学者观点不全一致。1949 年 Navratil 首次采用以腹膜后盆腔淋巴结切除术开始，然后同期进行 Schauta - Amreich 式经阴道根治切除子宫手术。在此时期，亦有分期进行腹膜后淋巴结切除术及 Schauta 式经阴道手术者，如 Mitra 于 1949 年先以 Stoeckel 式经阴道全子宫根治性切除术开始，然后于 3 周以后进行腹膜后淋巴结切除术；Ingiulla 于 1952 年将腹膜后淋巴结切除术延伸至经阴道子宫切除术后 4 周。1951 年，Bastiaanse 称在子宫根治性切除以后再行腹膜后盆腔淋巴结切除,会遇到组织分离技术上的困难。为配合子宫颈癌镭疗,Nathanson 于 1950 年开创较系统的腹膜后盆腔淋巴结切除术。他在 Meigs1954 年编著的书中提到,腹膜后淋巴结切除术与经腹的盆腔淋巴结切除术相比,有以下优点:①避免了因腹腔探查而可能引起的并发症。②手术野不受腹腔器官干扰,比较经腹手术所可能遇到的输尿管处理问题大为减少。③手术野暴露较好,便于广泛地分离切除。④在选择手术时无需考虑患者是否体质肥胖或高危。⑤应该有较低的患病率与死亡率。张其本于 1955 年在 Nathanson 式腹膜后盆腔淋巴结切除术的基础上改进并开展了改良的盆腔淋巴结腹膜后系统切除术并发经阴道广泛性根治性全子宫切除术(张其本,1989),并于 1992 年报道对 290 例宫颈浸润癌经阴道广泛性子宫切除术后 5 年以上的治疗效果:Ⅰ期治愈率为 93.3% ~94.4%,Ⅱ期为 92.5%,无严重并发症,无死亡。Meigs(1954)认为经阴道全子宫根治性切除术是子宫颈残端癌最理想的手术治疗,对早期Ⅰ~ⅡA期宫颈浸润癌并发肥胖或高危患者亦皆适用。

目前,对宫颈浸润癌的手术治疗仍较普遍采用经腹广泛性全子宫切除术并发盆腔淋巴结切除术,亦为本章涉及内容。然而妇科肿瘤学家亦需对经阴道切除子宫颈癌的手术具备操作知识。

术前准备如下:

(1)对患者全身情况的评估:应根据患者的肿瘤类型、临床分期、病理分级、全身情况而决定手术。近年来由于生活水平的提高和医学的发展,我国人口的预期寿命已有明显延长,上海地区妇女的平均寿命已超过 80 岁。因此,临床上遇到的年迈患者相应增多。随着年龄的增长而多有不同程度的心血管疾病的增加,一般经内科治疗或手术时心电监护等,绝大部分患者都能承受根治手术。

1)病史:患者初入院后,除询问有关肿瘤病史外,也需了解有否盆腔炎病史及炎症程度、月经史、婚育史等,还应重视有否出血倾向史等。

2)病理诊断核实病理结果:若是外院的病理切片,必须经本院病理科会诊核实。

3)体检与实验室检查:综合病史、症状、体征、病理及辅助检查结果,做出较准确的临床分期。

①全身健康状况体检。

②血常规、尿常规检查。血红蛋白 <100g/L(10g/dl)者,术前应予纠正。

③心、肺、肝、肾功能检查。

④一般除血浆总蛋白测定外,需重视清清蛋白/球蛋白比值。清蛋白低于 3 g 者,术前应予纠正,以免影响术后伤口愈合。

⑤肝病可疑或有出血倾向者,应检查出血、凝血时间,血小板计数,凝血酶原时间测定等。

⑥必要时应行肾盂造影或膀胱镜检查,以了解肾脏功能和输尿管及膀胱情况。

4)饮食营养对手术患者很为重要,主要依靠日常摄入。手术前尚需重视以摄入高蛋白质、低脂肪及足量糖类的低渣饮食为宜。

5)术前放射治疗:手术前放射治疗目的不同于单纯放射治疗,不要求全部杀灭肿瘤,仅起到局部控制肿瘤、缩小癌灶、便于手术及防止或减少术中播散和术后复发的目的。因此放射剂量应适当减少,为全量的1/2,以宫颈局部放射治疗为主。

6)局部准备。

①阴道准备:为防止阴道残端感染的重要措施之一。除上述术前放射治疗外,术前1周开始用1:1000苯扎溴铵液冲洗阴道,每日1次。冲洗时要求切勿损伤肿瘤,以免引起出血,冲洗时要充分暴露宫颈穹隆才能达到冲洗目的。术前阴道涂抹甲紫液。

②肠道准备:避免术时肠胀气影响术野暴露,故术前3天少吃多渣食物;术前2天宜半流质饮食;术前1天全流质饮食。术前晚和术晨清洁灌肠各1次。

③皮肤准备:手术前1天嘱患者沐浴、洗发,然后行术前腹部和外阴皮肤准备。术前还应视患者全身及局部病灶情况,备同型血300~600ml,供术中输血用。

④手术器械:子宫颈癌根治术对器械有一定的要求。因为手术操作时间较长,且在较深的盆腔操作,所以有关器械一般要求长达21~25cm,如Kelly钳、Allis钳、Kocker钳、剪刀、镊子等。必备的为三叶腹腔固定拉钩,尤其对较肥胖患者,固定肠子的上叶,应固定特阔叶(阔15cm,深11cm),术时盆腔方能暴露充分,利于手术循序进行。还需配备宽、狭S形牵引器、阑尾拉钩、静脉拉钩和膀胱拉钩等。

⑤手术成员:手术台上由5人组成。术者是总负责人和操作者,必须具备熟练的操作技术和丰富的临床经验,要求能双手同时操作,以便满意清除双侧盆腔淋巴结,而又不妨碍第一助手的视线。第一助手应是术中主要协助者,要求已基本掌握该项手术技能,熟悉术者的操作,与之配合默契,利于手术进程迅速、准确、清晰、细致。其余两位助手应各尽职守,全神贯注于手术,及时、主动地做好暴露术野、牵引、剪线等辅助工作。手术器械护士除负责对各种器械供应外,还需经常窥视手术的进程和熟悉手术各步骤所需配合的要求。如此配合成一个整体,对子宫颈癌根治术的成功是非常重要的。术中麻醉医生应密切观察和掌握患者的全身情况。通过脉搏、血压、呼吸、麻醉平面和心脏监护仪等监测,随时给予处理。

(2)术前谈话:与患者及家属交代病情和手术方式。需要指明可能存在的手术风险,如:输尿管、直肠、膀胱、血管等损伤。需要讨论卵巢的去留问题。卵巢保留后可能仍需要术后放射治疗,以及卵巢悬吊和放射治疗对于卵巢功能的影响。获得知情同意,签字为证。

麻醉方式:手术切口在脐上一寸到耻骨联合上缘。术中探查包括全腹和盆腔,涉及中胸、腰、骶段脊神经支配区。连续硬膜外麻醉完全无痛平面要求上达胸5至胸6,下达骶3至骶4。

筋膜外子宫切除术:筋膜外子宫切除术适用于子宫颈原位癌患者和ⅠA1期子宫颈癌患者。

筋膜外子宫切除术的手术范围应为:宫旁切缘距癌灶≥1cm;阴道切除至少0.5~1.0cm。**多年来对是否切除部分阴道上段有争论,但如阴道镜检病变延及阴道或怀疑腺癌可能,宜施行扩大子宫切除术,阴道切除1~2cm,病灶下切除1.0cm。45岁或50岁以下可保留一侧卵巢。**

次广泛性子宫切除术:次广泛子宫切除术适用于ⅠA1期子宫颈浸润癌患者。较筋膜外手术扩大;宫旁切缘距癌灶≥2cm;必须打开输尿管隧道;输尿管向侧方分离,并注意保留输尿管血运;阴道壁切除宽度 2～3cm。

广泛性全子宫切除术并发双侧盆腔淋巴结切除术:本类型手术为子宫颈浸润癌手术治疗的基本术式,所切除的阴道壁与宫旁组织范围较宽于次广泛全子宫切除术的要求。游离组织时必须打开膀胱侧窝与直肠侧窝,分离之,并在近骨盆壁切断联结子宫的各韧带及其周围结缔组织;阴道壁的切缘应距癌灶外缘 3～4cm。按切除宫颈的支持韧带的范围广度分为两类:

(1)广泛全宫切除 A 类术式:切除 <1/2 主韧带、宫骶韧带。

(2)广泛全宫切除 B 类术式:切除 >1/2 主韧带、宫骶韧带。

A 类术式,因切除主韧带和宫骶韧带较少,对腰骶丛自主神经的损害较少,因此术后膀胱、直肠麻痹程度影响较小,术后膀胱麻痹恢复时间通常在 1～2 周。此术式曾有人担心,在子宫颈癌中应用会否因切除范围不足易复发,造成疗效不佳。我们自 20 世纪 70 年代应用至今,在临床实践中,体会到只要手术指征掌握好——患者为 I B～ⅡA 者,就能疗效佳。此术式加盆腔淋巴结清除术,应用在子宫颈癌中,被称为"改良子宫颈癌根治术"。

B 类术式切除宫颈的支持韧带较广,术后膀胱麻痹恢复时间较长(通常在 3 周以上)。但对宫颈旁组织淋巴管内有癌栓或ⅡB 经综合治疗(前期化学治疗)患者的病灶清除较为彻底。此术式 + 盆腔淋巴结清除术被称为:子宫颈癌根治术。

必须切除全部盆腔区域性淋巴结;应系统地、彻底地由髂总淋巴结顺沿脉管向下切除,必要时包括骶前淋巴结与深腹股沟淋巴结。近年重视腹主动脉旁淋巴结的切除,尚未形成常规。Ⅰ A 期～ⅡA 期适用。近年修改后的 FIGO 分期根据治疗效果与预后,规定将Ⅰ B 期分为癌灶 <4cm 的Ⅰ B1 期及癌灶 >4cm 的Ⅰ B2 期。对处理Ⅰ B2 期子宫颈癌,手术的彻底性宜慎加考虑。一般认为,广泛性全子宫切除术适用于Ⅰ～ⅡA 期,对ⅡA 期的处理,以着重于个别对待的原则为宜。

多年来国内外手术家根据各自的宫颈浸润癌手术经验,对典型的根治性全子宫切除术及双侧盆腔淋巴结切除术,曾报道过不少的修改与补充。对宫旁组织处理及分离盆腔淋巴结的原则却相对一致(Mattingly,1981)。许多改良的设想是针对易出现并发症的输尿管,以争取其无损伤及增强其血液供应,分离输尿管隧道。输尿管隧道切开的方法,按切开部位有两种。

1)外顶侧法:此法为经典术式。从子宫动脉起端(髂内动脉分出起始部)断之。游离子宫动脉至输尿管外侧处,先后断其向下和向上的阴道和输尿管支。沿输尿管顶外方切开隧道壁(膀胱宫颈韧带前外),暴露其内的输尿管,直至将整个输尿管下段游离为止。此法清除子宫动脉旁淋巴结较彻底,但游离、切断子宫动脉向下、上分支时,费时和易出血。输尿管下段全游离,术后易产生输尿管瘘。

2)内顶法:在暴露输尿管隧道口后,于隧道口内侧方切断子宫动脉,并顺此方向切开膀胱宫颈韧带前叶(切开隧道),直至见输尿管向外行走时,输尿管隧道已全切开。此时仅游离输尿管内、底侧,而保留膀胱宫颈韧带的顶部和外侧。此法可保留隧道内输尿管的顶、外侧的完整血供,术后罕见并发症输尿管瘘。同时,由于避免游离子宫动脉及其分支,既可缩短手术时间,也可减少出血。

手术疗效的优差与并发症发生率的低或高,不完全取决于各术式中对某些环节处理的变异,重要的是手术者的临床手术经验,是否能对特殊具体情况即时审慎判断,及时地根据患者或手术的需要做出恰如其分的处理。子宫颈浸润癌的手术治疗以达到根治目的为原则,具体术式不必强求一致。举部分医生的报道为例,所报道的手术治疗中某些环节的处理可能不尽一致,但把握原则、发挥经验,所报道的疗效相当,存活率皆高,并发症与死亡率皆低。

超广泛性全子宫切除术:较广泛性子宫切除术式范围更广泛:宫旁切除包括切断闭孔动静脉、髂内动静脉、臀下动静脉及阴部下动脉,主韧带在附着于盆壁根部切除。淋巴结切除更上一级,包括腹主动脉旁淋巴结。本术式适于ⅡB及ⅢB期的一部分患者。

Piver等将子宫颈癌手术分为五个类型。

Ⅰ型扩大子宫切除术,相当于筋膜外全子宫切除,适用于CINⅢ及ⅠA1期子宫颈癌患者。

Ⅱ型扩大子宫切除术,相当于次广泛全子宫切除,切除较多的宫旁组织,于子宫骶韧带和主韧带中间部位切除,而膀胱耻骨韧带保留完整,保留子宫和膀胱远端的血液供应。有选择地进行盆腔淋巴结清扫,虽然多数临床医生都进行盆腔淋巴结清扫。该术式适用于宫颈锥切术后不能明确病灶浸润深度的子宫颈癌患者。

Ⅲ型扩大子宫切除术,相当于Meigs提出的子宫颈癌根治术,包括广泛切除阴道旁和子宫旁组织及全面的盆腔淋巴结清扫,子宫动脉于髂内动脉起始处结扎,输尿管从输尿管隧道内完全游离,切除膀胱耻骨韧带。只保留输尿管远端少部分外侧的血管供应和膀胱上动脉,以防止输尿管阴道瘘形成。子宫骶韧带于骶骨前切除,子宫主韧带于盆侧壁切除。切除阴道上1/3组织,该术式被视为治疗年轻的早期宫颈浸润癌(ⅠA2、ⅠB1、ⅡA)患者的理想术式。卵巢功能可以保留,可将卵巢固定在盆腔侧壁,对于术后可能放射治疗的患者可以移位至结肠侧窝。

Ⅳ型扩大子宫切除术包括更广泛地切除阴道旁组织,如果有指征可以切除髂内血管和部分盆壁,切除输尿管周围的所有组织,切除阴道上3/4组织。该术式适用于前方中心型复发而膀胱有可能保留的患者。

Ⅴ型扩大子宫切除术适用于累及输尿管远端和膀胱的中心型复发子宫颈癌患者。手术范围包括切除受累的输尿管、膀胱和腹腔下方的组织,输尿管重新移植入膀胱。有些病例需要进行输尿管、肠管、膀胱切除。

因为存在窦道形成的危险,故目前很少进行Ⅳ型、Ⅴ型扩大子宫切除。

盆腔淋巴结切除术:盆腔淋巴结切除术不成为宫颈浸润癌手术治疗的一个类型,它是经腹及经阴道子宫颈癌广泛性全子宫切除术都必须伴行的手术。其发展史与宫颈浸润癌手术的发展史同样悠久。1944年,Meigs报道了344例宫颈浸润癌根治切除术并发全盆腔淋巴结系统地切除术治疗效果,盆腔淋巴结切除术作为宫颈浸润癌手术治疗不可缺少的一部分受到重视。近数十年对盆腔淋巴结切除术的安全性、彻底性以及为配合宫颈浸润癌根治切除术宜以迅速而轻细的操作特点等皆有不少报道。各学者所著手术学兼图谱指导提醒:①熟悉盆腔淋巴系统解剖。②操作需系统、规范化。如一般为自上而下顺盆腔脉管分布分离淋巴结。可自髂总动脉分叉处开始游离,脉管筋膜切口向上延至腹主动脉分叉处,向下沿髂内外脉管剥离至盆腔间隙及盆底小分支,锐剥离与血管结扎结合;继续全部游离髂脉管以下小分支,或此时转向腹主动脉分叉处、沿筋膜切口向下游离骶前组淋巴结。③剥离时不仅要注意位于脉管表面的淋巴结,还要不忽略其周围与后方的淋巴结;在接近静脉管时需谨慎,勿造成创伤,以防薄壁的静脉管出血。④由腹主动脉分叉向下分离骶前淋巴结时,对位于髂内静脉内侧的骶侧与骶髂动静脉丛,需特别避免创伤性出血,因为这些小脉管创伤后可能缩进骶椎孔,则止血极为困难,有时需压迫加用止血剂、可能需长时间处理,延长了手术时间。⑤Meigs 认为盆腔所有的间隙如阴道旁、宫颈旁及直肠旁等,因组织疏松、小脉管丰富,也可使淋巴结切除困难。⑥在任何切除淋巴结的步骤中,都必须警惕盆腔脉管周围及邻近器官或组织受到创伤,尤其是输尿管。以上情况需谨慎处理。考虑行盆腔淋巴结切除术的前提是:首先需肯定患者确需接受子宫颈癌广泛性全子宫切除术;对不能或不欲行子宫根治性切除术或要求采用其他治疗方法如放射治疗的患者,宜根据具体情况斟酌考虑盆腔淋巴结切除术有无必要。

(1)盆腔淋巴结切除术的手术适应证:当前大多数学者认为,对ⅠA2~ⅡA 期子宫颈浸润癌手术治疗需要进行盆腔淋巴结切除,主张盆腔淋巴结切除术与广泛全子宫切除术同期进行。至于是先进行广泛全子宫切除术还是先进行盆腔淋巴结切除术,有关报道并未强求。

国内外大多数妇瘤手术专家认为不宜对子宫颈癌一律进行盆腔淋巴结切除:子宫颈癌ⅠA1 期患者宫颈间质浸润≤3mm 者,极少淋巴结转移,不应进行淋巴结切除,尤其不应行腹主动脉旁淋巴结切除术。

(2)盆腔淋巴结切除术手术范围:进行盆腔淋巴结切除术前首先应熟悉盆腔淋巴系统的解剖。盆腔淋巴结系统沿盆腔动、静脉引流。围绕宫颈的淋巴管主要由阴道上段、宫颈及宫体引流,经主韧带至闭孔区及髂内区淋巴结,经宫骶韧带至骶骨旁淋巴结。

闭孔区淋巴结切除时应避免损伤闭孔神经,以免影响下肢内收肌的活动及(或)导致下肢内侧感觉神经麻痹,但要做到广泛性切除淋巴结,应该分离闭孔神经下的深部间隙,避免遗漏该区域的淋巴结。

Panici 等报道 208 例妇科肿瘤腹主动脉旁及盆腔淋巴结经腹切除,提出:①淋巴结切除应有一个最低限度的基数,盆腔淋巴结切除总数最低应达 20 个。②彻底切除腹主动脉旁淋巴结及盆腔淋巴结便于对预后做出正确判断和进行针对性处理。腹主动脉旁淋巴结活检取样,不应只取腹主动脉与下腔静脉前方的淋巴结,而应该切除腹主动脉两侧一定数量的淋巴结,以免遗漏。

Patsner 研讨ⅠB 期宫颈腺癌 125 例,宫颈间质浸润≤3mm 者腹主动脉旁淋巴结镜下阳性者 2 例(1.5%),主张对宫颈腺癌盆腔淋巴结或腹主动脉旁淋巴结临床可疑者进行腹主动脉旁淋巴结取样或切除。

(3)盆腔淋巴结切除术的途径:除与广泛性全子宫切除一样采用经腹方式以外,有医生提倡采用腹膜外途径进行,认为腹膜外盆腔淋巴结切除术的优点是:①较经腹操作更能清晰地暴露盆腔淋巴结,切除更彻底;②可以避免或减少像腹腔内操作可能引起的腹膜及脏器的激惹,缩短开腹时间,术后肠道并发症少;③可预先结扎髂内动脉,减少广泛性全子宫切除时可能出现的失血。不利之处为双侧腹膜后手术不能先探查腹腔有无影响现行治疗方案的因素。

（4）盆腔淋巴结清除的一般操作方法：剥离时不仅要注意位于脉管表面的淋巴结，还不能忽略其周围与后方的淋巴结，在接近静脉管时须谨慎，以防薄壁的静脉管出血。

盆腔淋巴结切除术一般以锐剥离为主或锐、钝剥离兼用。高永良报道"撕剥式盆腔淋巴清扫术"，即钝剥离的方法，认为该方法的优点为：①速度快、时间短，单侧手术时间平均为13分钟，双侧手术18~45分钟。②淋巴结剥离完整干净，淋巴管及脂肪组织包括血管前后的淋巴结一并剥下。③出血少，43例中失血最多一例少于200ml。④淋巴囊肿并发症少。⑤技术便于推广，操作易于熟练。

盆腔廓清术：盆腔廓清术于1948年Brunschwin首次报道。前盆脏器切除术指广泛切除子宫的同时，将膀胱切除。后盆脏器切除术指广泛切除子宫的同时，将直肠切除。全盆脏器切除术指广泛切除子宫的同时，将膀胱和直肠一并切除。手术的同时必须进行尿粪分流手术。膀胱切除以后，以回肠、乙状结肠及横结肠代膀胱者皆有报道，目前一般倾向于乙状结肠或横结肠代膀胱。国内外报道皆提出选择脏器切除要非常慎重，术后亦必须注重精心处理，包括尿粪分流的调理及严密随诊。

（1）适应证：盆腔廓清术是一种在其他任何方法皆不适宜时较好的治疗晚期子宫颈癌及放射治疗后复发癌的方法。因手术的损伤及切除范围皆大，对适于该手术的患者选择宜慎重，一般认为适用于年轻、全身情况好的ⅣA期及中心复发的患者。

临床检查可以初步估计围绕宫颈的中央部位切除的可能性，但对宫旁厚度，尤其是放射治疗后的纤维化与炎症，很难凭临床检查准确估计其切除的可能性，必须依靠剖腹探查的情况判断能否及如何进行盆腔脏器切除才是最好、最安全及最适于患者的需要。

（2）禁忌证：无论是原发或放射治疗后复发，凡浸润超出盆腔者皆属绝对禁忌证。年龄过高、泌尿系统静脉造影显示输尿管梗阻，以及明显疼痛与水肿者是相对禁忌。

（3）手术效果：行盆腔脏器切除术，无论是术前、术中或是术后皆存在不少令人担忧的问题，但回顾历史发展，手术的死亡率由20世纪60年代的28.5%逐渐降低至3%，5年生存率由60年代的22%提高到58%，存活质量也不断提高。

保留生育功能的手术：随着年轻、未生育子宫颈癌患者的增加，保留生育功能成为这部分患者迫切需要解决的问题。Querleu等认为应该告知年轻的妇科恶性肿瘤患者可以选择保留生育功能。根治性子宫颈切除和子宫颈锥形切除术为早期、年轻的子宫颈患者提供了保留生育功能的可能，但应严格掌握手术并发症，并告知患者可能的手术并发症。

（1）根治性宫颈切除术：根治性子宫颈切除术（trachelectomy）是1987年Dangent D首先提出的，1994年首次报道28例，在腹腔镜下行淋巴结清除及保留子宫的子宫颈根治术手术（laparoscopie vaginal radical trachelectomy，LVRT）。Smith JR于1997年又提出可于开腹施行切除术。这一术式的提出是在子宫颈癌发病日趋年轻化，患者年轻或多有生育要求，腹腔镜手术技术的发展，以及对前哨淋巴结（sentinel lymphnodes）的认识基础上应运而生的。该术式使对癌瘤患者的治疗方式的选择更加个体化和人性化。适合于年轻、有生育要求、中低危患者。

1）根治性宫颈切除术的适应证：此手术仅限于子宫颈癌年轻病例中低危组并符合下述条件者：①希望保存生育力；②没有其他生育力受损的临床证据；③ⅠA1~ⅠB期（FI-

GO）；④肿瘤直径小于2cm；⑤阴道镜检宫颈管内侵犯少；⑥无盆腔淋巴结转移证据；⑦无血管间隙侵犯；⑧向患者充分解释此手术的性质；⑨腺癌用根治性宫颈切除术的资料有限，但并不认为是禁忌证。

2）根治性宫颈切除术的术式种类

①阴式根治性宫颈切除（Vaginal Radical Trachelectomy，VRT）加腹腔镜盆腔淋巴结切除术：1987年，法国人Dargent首次提出采用腹腔镜和经阴道联合术式，即经阴道根治性宫颈切除术加腹腔镜盆腔淋巴结切除术（radical vaginal trachelectomy and laparoscopic pelvic lymphadenectomy），并于1994年首次报道此术式。此后，其他学者陆续报道了这项手术，至今共有近300例报道。

因为是否进行VRT取决于腹腔镜盆腔淋巴结切除术的病理检查结果，所以进行VRT前，应先做腹腔镜盆腔淋巴结切除术。Dargent分两步进行，在进行腹腔镜盆腔淋巴结切除术后1周，若病检淋巴结阴性，则做VRT。Burnett等则一次性手术完成，淋巴结快速切片结果若为阴性，即做VRT；若盆腔淋巴结有转移，则改做根治性子宫切除术。

对于腹腔镜下盆腔淋巴结切除，Dargent等建议用腹膜外途径，经耻骨上中线切口或脐下切口进入腹膜外间隙，可用手指分离进入间隙或直接用光镜，现在有新的套管针，其顶端透明，窥视下能同时进行分离。一旦间隙形成做CO_2充气，盆腔解剖与经脐做腹腔内腹腔镜术式相同，最终目的是去除盆腔全部含淋巴结的组织，包括两侧髂总、髂外、髂内、腹股沟深和闭孔区淋巴结。

②腹式根治性宫颈切除术加腹式盆腔淋巴结切除术：1997年Smith等报道了腹式盆腔淋巴结切除加根治性宫颈切除术。此术式的优点是较广泛地切除子宫旁组织，与阴式手术比较，术后并发症相对较低，且大多数妇科肿瘤医生熟悉此操作，已有多篇妊娠成功的报道。但Dargent认为腹式手术会造成盆腔粘连，引起术后生育力低下，且广泛的子宫旁组织切除对于子宫颈癌ⅠA2期患者并不需要。

③腹腔镜根治性宫颈切除加盆腔淋巴结切除术：Lee等报道腹腔镜根治性宫颈切除加盆腔淋巴结切除术。用腹腔镜分离和切断子宫动脉的分支和宫颈韧带。阴道部位需行阴道切开术，切断宫颈，分离阴道周围组织，做宫体 – 阴道（corpus – vaginal）吻合。

3）根治性宫颈切除术的并发症：阴式根治性宫颈切除术的并发症发生率在10%~15%，较腹式根治性宫颈切除术略高。其中包括腹腔镜盆腔淋巴结切除术时髂外动脉损伤、膀胱损伤、肠管损伤、盆腔血肿和短暂的膀胱神经病损。

4）根治性宫颈切除术的妊娠结果：Koliopoulos等分析了8个组所做的根治性宫颈切除术的结果。总的来说，患者术后生育结果满意，205例根治性宫颈切除术中，有随访记录的193例，已有35例分娩活婴，还有1例正将分娩，总妊娠率是31.6%（61/193），出生率是18.7%（36/193），早产率是56%（14/25）。由于宫颈薄弱而造成的中期流产和早产率较高。最常见的早产原因是胎膜早破（preterm premature rupture of membranes，PPROM），易并发绒毛膜羊膜炎。Dargent等建议在妊娠14周时行宫颈关闭术，手术解剖宫颈的远端部，缝合宫颈前后，这样达到完全闭合。Ludmir J报道如果宫颈环扎缝合线不去除，新生儿死亡率显著增加。预防性应用抗生素可能会降低感染率。Carey等随机实验表明预防性应用抗生素并不能降低早产和围生期感染率，但对高危患者有利。

最近 Jamal 报道一例患者,于 33 岁时因子宫颈腺癌ⅠA2 期行宫颈根治术,术后子宫颈狭窄造成不孕。该患者于 38 岁时接受促排卵－试管(IVF)婴儿,因宫颈严重狭窄无法将胚胎通过子宫颈种入宫腔,而改行经子宫肌层将胚胎种入宫腔,患者于妊娠 37 周剖宫产分娩一足月胎儿,分娩后患者继续定期随访复查未发现异常。Mandic 报道一例 27 岁患者于妊娠 17 周组织病理学证实为子宫颈癌ⅠB1 期,于 19 周行经腹宫颈根治术,于妊娠 36 周剖宫产,新生儿无异常。1 年后该患者再次妊娠,复查 TCT 无异常。

5)根治性宫颈切除术的术后复发:在有随访记录的 257 例根治性宫颈切除术中 8 例术后复发,复发率为 3.1%,其中 2 例是远处复发,6 例是盆腔复发,已报告复发病例的复发危险因素与根治性子宫切除术的危险因素相同。

肿瘤的大小是重要的危险因素。在 Dargent 等的系列病例中,所有复发病例都是肿瘤直径大于 2cm,只有 1 例除外,是神经内分泌癌。淋巴血管间隙侵犯(lympho vascular space involvement,LVSI)也是重要的危险因素。在 Coven 等的复发病例中,有 1 例出现 LVSI,肿瘤却小于 7mm×7mm×5mm。但在 Dargent 等的病例中,即使存在 LVSI,如果肿瘤小于 2cm,也没有复发。

还有一个复发危险因素是切缘与癌的距离。文献报道因切缘距癌太近而补充行子宫切除术,在 Sheperd 等的系列中有 2 例(2/30),Schlaerth 等系列中有 2 例(2/12),Burnett 等系列中有 2 例(2/21),在 Dargent 等的系列中有 4 例(4/96),Roy 等提出 8～10mm 宫颈上端切缘无癌是安全的。在 Morice 等的复发病例中,切缘距离癌灶 5mm,提示可能过近。如果肿瘤太靠近宫颈管断面(endocervical section),就应该考虑行根治性子宫切除术或辅助放射治疗和(或)化学治疗。

癌组织类型似乎不是明显的复发危险因素,除一例神经内分泌癌外,4 例是鳞癌,3 例是腺癌。Dargent 等报道中也认为子宫颈癌的组织类型不影响治疗结果。

6)术后随访:术后随访应包括每 3～6 个月进行一次临床检查、阴道镜检和细胞学检。术后 6～12 个月可考虑开始妊娠。

(2)宫颈锥切术:由于宫颈锥切术后残存病变及复发率较高,又有一定的并发症,不少学者主张应严格掌握锥切的适应证,主要用于:年轻妇女要求保留生育功能的ⅠA1 期子宫颈浸润癌(无脉管癌栓)患者。

锥切术的要求:

1)手术应在碘染或冰醋酸染色或阴道镜下进行。

2)手术范围应包括阴道镜下所见的异常病变、整个转化区、全部鳞状交界及颈管下段。

3)切除宽度在病灶外 0.5cm,锥高延伸至颈管 2.0～2.5cm。病变在宫颈表面时,锥形切除宽而浅,若病变累及颈管,锥形切除则为狭而深的圆锥体。

4)锥切标本应全面详细检查,尤其是标本边缘和锥顶部组织以明确是否切净。

5)锥切术后如需行子宫切除,多数认为间隔 4～8 周为宜。

6)锥切术后的并发症,根据发生时间分为近期和晚期,主要是出血(5%～10%)、感染及颈管狭窄(3%～31%),此外妊娠可能引起早产。

保留内分泌功能的手术:随着子宫颈癌发病年龄的逐渐年轻化和治疗生存率的提高,

有必要使治疗引起的功能障碍减少至最低程度。

　　卵巢是女性重要的内分泌器官,宫颈鳞癌卵巢转移发生率非常低,所以年轻子宫颈癌患者接受治疗时有必要保留卵巢。Sutton 等报道宫颈鳞癌的卵巢转移仅为 0.5%。Yamamoto 等统计了 I B ~ Ⅲ B 期 631 例子宫颈癌患者,其中 485 例宫颈鳞癌,仅 2 例(0.4%)发生卵巢转移。Sakuragi 等报道宫颈鳞状细胞癌卵巢转移一般不超过 1%,甚至有学者报道即使是在较晚期宫颈鳞癌患者中,肿瘤细胞转移到卵巢组织的可能性低于 0.2%。此外目前认为卵巢分泌的性激素与宫颈鳞癌的发生无明确关系,保留卵巢不会对宫颈鳞癌产生不良后果。康金玉等研究也显示卵巢移位术后(LOT)卵巢内分泌功能在年龄低于 40 岁的患者和年龄 40 ~ 45 岁的患者之间差异有显著性意义(P < 0.105)。据报道子宫颈癌根治性手术的同时行卵巢移位术保留卵巢功能,可通过取卵后代孕母亲妊娠成功。

　　导致卵巢永久不育的最小射线耐受量是 200 ~ 300cGy,最大耐受量 625 ~ 1200cGy。由于散射线等原因,总放射治疗剂量的 5% 可存在于放射治疗野外 4cm 范围内。若下腹组织受量 5000cGy,乳房下、侧上腹、髂骨上方腹壁的射线受量分别为 20、100、160cGy。Toman 等测量了不同位点的卵巢接受盆腔外照射时射线剂量及对其功能的损伤程度,发现在盆腔内微小的放射剂量能导致卵巢的去势,而放射野边缘 2 ~ 5cm 之外是安全区,作者建议至少将卵巢移位于髂前上棘上 3 ~ 5cm,并认为可将卵巢移位于前臂、乳房外侧、腹股沟区等部位,这些部位的血管口径与卵巢血管较一致,适宜移植。Israely 等报道,肌肉内卵巢移位能更好地维持卵巢血管和细胞的生长,卵泡的完整性保持的更好,卵泡损伤的数量显著低于皮下卵巢移植。有实验研究证明,外源性的促性腺激素能够增加移植卵巢的卵泡数量。学者认为因放射线的散射作用,约总剂量的 5% 可存在于放射野外 4cm 范围内,单纯移位的卵巢功能可能会受到影响,因此建议进行游离卵巢器官移植术,即:将卵巢及其一定长度的血管游离后移植于前臂、腋窝、乳房、腹股沟等部位,这些部位血管较恒定,直径与卵巢血管相近,适宜卵巢移植,而且使卵巢完全脱离盆腔淋巴系统,避免恶性细胞的转移,术后盆腔放射治疗不会影响卵巢的功能。对于晚期放射治疗的子宫颈癌年轻患者,亦可以事先经腹腔镜切除一侧卵巢,低温下保存,放射治疗结束后再行原位移植,而另一侧卵巢腹腔镜下直接行腹腔内移位术,这种将一侧卵巢低温保存与对侧卵巢移位相结合的方法能够最大限度地保护接受盆腔放射治疗的生育期妇女的卵巢功能。

　　(1)卵巢移位术和卵巢移植术的适应证:①子宫颈癌患者卵巢移位或移植的适应证术前病理为鳞癌。②ⅡA 期或以下期别。③年龄小于 45 岁,且术前月经周期正常,无围绝经期综合征症状。④估计术后可能要予放射治疗。⑤两侧卵巢和输卵管外观正常,剖视或冷冻切片无异常。⑥无淋巴、血管浸润和转移。⑦无卵巢癌家族史。⑧术前获得患者及家属同意。对于低分化鳞癌或腺癌或子宫体有转移者不宜。Sakuragi 等分析 239 例子宫颈癌患者术后的病理切片,结果表明,卵巢转移与血管浸润和宫旁浸润显著相关,而后者在腺癌和腺鳞癌中更为多见,提出血行转移是宫颈非鳞癌转移至卵巢的重要途径。有些学者认为宫颈腺癌常常侵犯基质较深,以至肿瘤浸润血管,并迅速转移至卵巢,所以比鳞癌有更大的卵巢转移倾向。Delotte 报道一例 I B,期宫颈腺癌患者于腹腔镜卵巢移位术后 2 年发生孤立性卵巢转移。Morice 等报道,2 例 I B 期宫颈鳞癌患者移位卵巢有肿瘤转移者均伴有子宫体浸润和宫颈淋巴管浸润(LVSl),认为40岁以下癌癌直径<3cm的宫颈鳞癌患者施行卵巢自体移植是可行的,而伴有LVSI或肿块直径在3cm以上的患者则应慎用。Ishii等报道33例绝经前子宫颈癌早期患者卵巢移位术后,12例年龄超过40岁的患者中有10例出现卵巢功能丧失,而在21例年龄低于40岁的患者中,仅有5例出现卵巢功能丧失。多变量回归分析提示年龄与移位卵巢功能之间存在显著的相关性。康金玉等研究也显示手术年龄与移位卵巢内分泌功能的保留有相关性。

(2)卵巢移位的方法

1)开腹或子宫颈癌根治术中卵巢移位术:卵巢移位术以往多在早期子宫颈癌行根治术的同时实施,而中晚期患者经放、化学治疗,一部分患者亦可获长期生存,故对于她们而言,保留卵巢功能也是需要的。关于卵巢移位的方法,文献报道主要有卵巢上腹部移位术、卵巢横结肠移位术、乳房下卵巢移位术、卵巢腹膜外移位术和腹腔镜下卵巢移位术。其中应用较多的是卵巢上腹部移位术和卵巢腹膜外移位术,前者是将卵巢动静脉游离10~12cm(至脐上1cm);提起卵巢,缝合浆膜,包裹血管;左侧带血管卵巢固定于同侧结肠侧沟顶端,右侧固定于横结肠下方,而后者是将卵巢动静脉游离15~20cm,将卵巢提出腹腔,关闭腹膜后将卵巢固定于结肠侧沟的腹壁上。这样改进有以下优点:①卵巢位于腹腔内,可避免因其周期性变化而引起侧腹部不适感。②若卵巢发生病变,便于腹腔镜或开腹手术。③卵巢动静脉置于腹膜后,可避免发生扭转打结,影响卵巢功能。但在卵巢由腹膜后移入腹腔时,动作要轻柔,避免过度牵拉卵巢动静脉,并要注意避免卵巢动静脉发生扭转。说明卵巢移位可保持卵巢的功能,但若行术后放射治疗,卵巢功能仍受到影响,即腹腔内卵巢移位并不能够完全避免放射治疗的影响。

2)腹腔镜下行卵巢移位:具有创伤小、恢复快、不延误治疗时机的特点,于术后次日可进行放射治疗。基本步骤如下:先行人工气腹、10cm套管针在正中线脐下穿入腹腔,另外3根5cm的套管针分别在耻骨上中间和两侧穿入腹腔。识别、钳住卵巢,电凝或结扎卵巢固有韧带及输卵管系膜,使输卵管与卵巢分离,游离卵巢血管至腹主动脉分叉水平,将卵巢移位于结肠管沟外侧,以钛夹固定于前外侧腹壁上。

(3)卵巢移植的方法:为了尽可能地使卵巢远离放射治疗野,还有学者提出游离卵巢移植术。卵巢移植术根据供体和受体的关系可分为自体移植、同种同系移植及同种异体移植3种。根据移植物有无血管吻合分为卵巢器官移植和卵巢组织移植,有血管吻合者称为卵巢器官移植,无血管吻合者称为卵巢组织移植。根据卵巢移植的位置分为原位移植和异位移植。

1)自体移植式:自体式移植是在子宫颈癌根治术的同时将卵巢整体移植到远离盆腔的部位如腋窝、乳房外侧、腹股沟等,卵巢动静脉分别与受区血管吻合。该术式突破血管的限制使卵巢远离盆腔,完全脱离盆腔淋巴系统,避免恶性细胞的转移,术后盆腔放射治疗不会影响卵巢的功能。移植后血运的迅速重建是手术成功的关键,缺血期以及缺血再灌注损伤常导致原始卵泡大量丧失,造成移植后卵巢功能低下和存活期缩短。现已有人游离卵巢移植后产生规律性月经和自发性排卵的报道。移植后的卵巢功能与手术操作技术、术后放射治疗、患者年龄和移植位点等相关。有报道移植后卵巢内分泌功能维持最长达13年。

手术具体操作步骤:沿腋前线相当于乳房中点上 2cm 水平,向上后斜形切开,长 6～8cm,切开皮肤、皮下脂肪、筋膜,沿背阔肌前缘,找出肩胛下血管分支胸背动、静脉,居中切断,结扎远端,以其近心端分别与卵巢之动、静脉断端应用无创伤缝合针线间断缝合管壁一周,进行血管端端吻合。卵巢置于皮下,缝闭手术切口。术后处理:①保暖:室温维持20～24℃,并以红外线照射手术区局部,每日 2 次,每次 30 分钟。②免压:稍外展及上抬术侧上臂,避免压迫伤口,而影响移植卵巢血运。③防堵:静脉滴注低分子右旋糖酐500ml,每日 2 次,共 5 日。肌内注射肝素 3125U,每日 2 次,共 3 日。肌内注射罂粟碱30mg,每日 2 次,共 3 日。卵巢移植对维护上述患者卵巢功能、改善生活质量有积极意义。腋下是安全、合理的移植部位。其中 2 例于放射治疗后恢复月经。卵巢移植——维护年轻子宫颈癌放射治疗患者的卵巢功能。

2)卵巢组织冷冻保存和移植:卵巢组织冷冻保存和移植是一项新兴的储备生育力的技术,目前处于实验阶段。Fabbri 等用 1,2 - 丙二醇和蔗糖作为冷冻保护剂保存卵巢组织。速融后组织学和免疫组化分析表明卵巢组织的形态、抗原性、细胞增生、细胞凋亡指数与新鲜卵巢组织没有显著差异。人卵巢组织冻融后自体移植或异种移植至重度联合免疫缺陷(SCID)小鼠后可获得卵泡生长和内分泌功能。Kim 等将冷冻的人卵巢组织移植到 SCID 鼠上,经 HCG 刺激后卵泡能发育到形成功能性黄体的阶段。Salle 等将母羊冷冻卵巢行自体移植后有 4 例成功妊娠,提示人有成功妊娠的可能。但是,当卵巢有癌细胞残留时将其自体移植回患者十分危险,体外卵泡培养成熟或异种移植至 SCID 小鼠有望解决这一问题。由于冷冻技术的限制,目前只能冷冻和移植卵巢皮质片,移植后血供完全依靠周围毛细血管的生长,因而更容易遭受缺血再灌注损伤,导致卵泡在移植后而不是冷冻和冻融过程中大量丧失。带血管的整体卵巢冷冻保存以及血管吻合的整体器官移植是未来的研究方向。放射治疗前冷冻保存年轻子宫颈癌患者的卵巢,疾病缓减后进行自体移植或体外卵泡成熟,联合体外受精和胚胎移植可望储备患者卵巢功能和生育力。但使原始卵泡成熟的有效方法和冷冻保存技术有待进一步完善。

(4)卵巢移位术和移植术后并发症及其预防:卵巢移位术最常见的并发症为症状性卵巢囊肿,且发生率低。主要表现为移位卵巢部位出现周期性疼痛,单纯性卵巢囊肿形成,可以通过口服避孕药、镇痛药、注射 GnRHa 等治疗。如果疼痛症状明显或囊肿巨大,需要穿刺囊肿放液或手术切除卵巢。有学者认为移位卵巢术后出现这些并发症的危险性已经超过保留卵巢功能的益处,卵巢移位的临床意义需要重新评估。

卵巢移植术常见的并发症有卵巢移植部位结节和包块、症状性卵巢囊肿、移植部位疼痛和卵巢衰退。其中移植部位结节和包块可能是因为移植的卵巢与周围组织发生粘连所致。囊肿的发生可能原因为在排卵期间移植卵巢周围组织包绕卵巢而形成囊肿,或移植卵巢扭转和梗阻而产生囊实混合性包块,囊肿或包块形成后其主要临床表现为卵巢移位处疼痛,Chambers 等报道与卵巢囊肿有关的疼痛平均在卵巢移植术后 13 个月出现。卵巢功能衰退主要由于卵巢动静脉受牵拉或发生扭转或血栓形成等因素影响血液供应,若术后辅助放射治疗,射线照射卵巢组织及其血管进一步加重功能的减退。为了避免上述并发症的发生,首先应寻找理想的部位和术式,理想的移植位点应是受盆腔放射治疗影响最少、易于自我检查和收集卵子、并发症少、血运丰富的部位,Israely 等报道,肌肉内卵巢移植能更好地维持卵巢血管和细胞的生长,卵泡的完整性保持更好,卵泡损伤的数量显著低于皮下卵巢移植。目前较广泛使用的术式是带蒂卵巢移植术,但是游离卵巢移植术展现了它的独特优势,后者是否是未来的发展趋势有待证实。其次,采取有效的办法尽快恢复移植后卵巢功能并延长卵巢功能维持时间,在卵巢器官移植过程中尽量缩短卵巢离体时间,固定卵巢以防止发生扭转,手术后采取解痉、预防感染及扩张血管的措施;卵巢移位过程中,注意卵巢和血管不能发生扭转,也不可以牵拉过紧,以免影响血供,在固定的过程中,不可留有间隙,防止肠梗阻及卵巢血管受压。术中发现有盆腔内膜异位症、粘连或感染时,一般不选择卵巢移位。手术时注意操作轻柔细致,不要损伤卵巢以及移位部位组织,防止术后粘连。另外有实验研究证明,外源性的促性腺激素能够增加移植卵巢的卵泡数量,Imthurn 等认为卵巢移植后卵泡存活的多少取决于血管长入移植物内的时间长短,因此部分受到血管生长因子(VEGF)的影响,外源性的促性腺激素能促内源性 VEGF 的表达,促进血管的长入,从而减少由于血液灌注不足引起的损伤,从而提高卵泡的存活率。亦有学者认为维生素 E 可提高移植后卵泡存活率,但是这项研究在人类尚未进行试验。Yamamoto 等提出移位术中除了部位外,要足够遮盖和保护卵巢的移行血管,以免血管受放射线的直接辐射。

(5)移植或移位术后卵巢功能的评估和监测:卵巢移植后应对其内分泌功能、有无囊肿发生、有无癌病灶转移等情况进行定期随访和监测。目前最常用的方法是通过激素测定了解其内分泌功能,对移植部位进行 B 超检查了解卵巢的大小、有无囊肿和肿瘤。较先进的方法是应用正电子发射断层摄影技术(PET)对卵巢功能及癌转移进行监测,绝经期前妇女移位卵巢在 PET 扫描下显示为 18 - 氟脱氧葡萄糖摄取值增强的包块,且标准摄取值为 3.7 ~ 5.5,而腹腔内其他部位不显影,以上结果可能是因为 18 - 氟脱氧葡萄糖摄取值与保留卵巢的功能有关。Ubieto 等曾应用 PET 技术发现宫颈腺癌患者移植卵巢发生转移病灶一例,并经活体组织病理检查证实。

陈雪莲等发现卵巢移位术组术后 E_2 高于切除双卵巢组,FSH 低于切除双卵巢组,与术前比较 E_2 下降一半,FSH 则上升 1 倍。其原因可能为:①切断卵巢固有韧带后卵巢血运减少;②子宫作为性激素的靶器官,与垂体、卵巢构成激素轴协调作用,其本身又分泌前列腺素、泌乳素及酶类。卵巢移位术后卵巢血运减少的同时失去了子宫本身的作用,加之破坏了激素轴的完整性,故而导致激素水平的改变。这种情况可能会伴有骨矿物质密度降低,故尽管卵巢移位术可以使年轻子宫颈癌患者卵巢功能受到一定保护和可能避免长期激素替代治疗,但术后仍应注意监测激素水平,测骨密度,以了解有无骨丢失。

(6)移植术后放射治疗与卵巢功能:卵巢移位术的效果取决于病例选择、手术的正确和术后放射治疗剂量的控制。

国内研究:崔金全等研究显示卵巢移位者组,术后未接受放射治疗的 9 例患者卵巢功能正常,卵巢功能平均持续 6 ~ 24 年;15 例术后辅以放射治疗,14 例保持卵巢功能,卵巢功能平均持续 4 ~ 5 年。认为卵巢移位术是保留年轻子宫颈癌患者卵巢功能的简便有效方法。王莉英等曾对卵巢移位术后卵巢功能恢复时间及持续时间进行定量研究,发现放射治疗对卵巢功能的影响表现为排卵功能恢复延迟和保持卵巢功能缩短;接受术后放射治疗者93.3%保留卵巢功能,卵巢功能在术后 6 个月内恢复。卵巢移位组患者更年期症状发生率显著低于未接受手术组患者,说明年轻宫颈鳞癌患者放射治疗前行卵巢移位可起到保护卵巢功能的作用。而王建六等发现 12 例术后放射治疗患者中,位于髂前上棘上 2cm 水平以下者 3 例,100% 出现围绝经期症状,移位卵巢位于髂前上棘上 2cm 水平以上者 9 例,有 7 例出现围绝经期症状,两者比较差异无统计学意义(P > 0.05),该结果表明将卵巢移位于髂前上棘上 2cm 水平以上并不能避免盆腔放射治疗对卵巢的损伤;术后辅助放射、化学治疗显著影响移位卵巢的功能。吴小华等研究 62 例 Ⅰ~ⅡA 期子宫颈癌患者移位卵巢于结肠旁沟,结果发现移位手术本身能影响卵巢功能,其卵巢功能衰退发生率为 20%(6/30),平均发生时间为 15.7 个月。仅手术前放射治疗引起卵巢功能衰退的发生率为 35%、平均发生时间为 12 个月,手术前、后均放射治疗引起卵巢功能衰退的发生率为 64%、平均发生时间为 9.2 个月,以上结果亦表明将卵巢移位于结肠旁沟并不能避免放射治疗对卵巢功能的影响,而且放射治疗剂量越大卵巢功能衰退的发生率越高、发生时间越早。

张桂香等检索 1985—2006 年国内外卵巢移植相关的 51 篇文献,得出结论:卵巢移植术使年轻子宫颈癌患者的卵巢得以保留,但由于移植后卵巢功能减退及术后辅助放射治疗对卵巢的影响、移植后子宫颈癌卵巢转移等问题限制了临床应用,如能对上述问题加以预防和治疗,卵巢移植术在子宫颈癌患者中会有广阔的应用前景。

国外研究:Pahisa J 报道 28 例 <45 岁 ⅠB1 期子宫颈癌患者进行了腹腔镜卵巢移位,中位随访时间 44 个月,63.6% 接受放射治疗的患者和 93% 未接受放射治疗的患者保持正常的卵巢功能。Sipos 等对 21 例早期子宫颈癌年轻患者行卵巢移位术,术后辅以放射治疗,仅 1 例因卵巢功能明显受损出现绝经期症状,其他均有卵巢功能的表现,只是程度不同而已,表明卵巢功能在移位和放射治疗过程中受到不同程度的损害,同时指出放射治疗后的卵巢功能的恢复常需要半年以上。Buekers 等发现卵巢移位术后增加放射治疗者平均绝经期比单纯卵巢移位术者提前 9 年。Morice 等对 104 例卵巢移位术患者的卵巢功能进行研究发现,术后未接受放射治疗者 100% 的卵巢功能得以保存,术后仅行阴道后装者 90% 的卵巢功能得以保存,而术后接受阴道后装和盆腔外照射者 60% 的卵巢功能得以保存,因此认为盆腔外照射是导致卵巢功能损害的最主要的原因。Toman 等测量了不同位点的卵巢接受盆腔外照射时射线剂量及对其功能的损伤程度,发现在盆腔内、微小的放射剂量能导致卵巢的去势,作者建议至少将卵巢移位于髂前上棘上 3.5cm。Beurden 等认为盆腔外照射时射线的散射作用亦可影响卵巢的功能。总之,移位术后卵巢的功能较原位卵巢下降,远离盆腔的卵巢器官移植术后较移位术后下降显著,辅以放射治疗后进一步加重卵巢功能的损伤。

(7)子宫颈癌行卵巢移植存在的问题和展望:①寻找理想的部位和术式:理想的移植位点应是受盆腔放射治疗影响最少,易于自我检查和收集卵子,并发症少和在血运丰富的部位。在带蒂卵巢移植术被临床医生广泛使用的同时,游离卵巢移植术展现了它的独特优势,后者是否是未来的发展趋势有待证实。②如何才能尽快恢复移植后卵巢功能,延长卵巢功能维持时间;迅速重建移植物的血运,减少移植后的缺血再灌注损伤,是保证卵巢功能的关键。③防治移植和移位的并发症:卵巢移植和移位常见的并发症有皮下结节和包块、卵巢移位侧腹痛、症状性卵巢囊肿和卵巢功能衰退,明确其发生原因和积极预防十分重要。④子宫颈癌卵巢转移的预防:子宫颈癌卵巢转移虽少见但不能忽视,如何提高卵巢微小浸润癌的检出率,应用卵巢楔行切除快速冷冻切片和分子基因技术,对防止卵巢组织的肿瘤微转移和再植有重要意义。

保留阴道(性)功能的手术:子宫颈癌广泛性子宫切除术要求切除骶韧带、主韧带、阴道 3cm 以上,对于性生活处在活跃期的患者,术后阴道短缩无疑会对性功能和性生活的质量造成很大影响。为尽量减少对子宫颈癌患者性功能和性生活的影响,可在行子宫颈癌广泛性子宫切除术的同时,行腹膜代阴道术以延长阴道。具体方法:在传统的子宫颈癌根治术基础上,子宫离体后,将阴道残端开放,1－0 号可吸收线间断缝合阴道前壁与膀胱后壁腹膜、阴道后壁与直肠前壁腹膜,连续缝合两侧阔韧带前后叶腹膜,在阴道上方 3～5cm 处将直肠前壁和膀胱后壁腹膜用 1－0 号可吸收线间断缝合,使之形成延长阴道段的顶端,经阴道后壁与直肠前壁腹膜缝接处于腹膜后放置 T 管引流,3 天后经阴道拔除。缝合延长阴道之顶端时应避免贯穿膀胱及直肠黏膜层,以防形成阴道膀胱瘘或直肠阴道瘘。

目前认为子宫颈癌根治术中腹膜代阴道术的适应证为:临床分期为ⅠB1 期;肿瘤直径 <3cm;无宫旁侵犯;无阴道侵犯;无血管或淋巴管浸润。但对于阴道有癌细胞浸润或早期巨大癌灶切除困难者,术后存在残端癌复发的可能,也可行术前辅助化学治疗解决这一问题。该术式方法简单,因腹膜为自体组织无排异反应,术后不易发生感染和坏死,有利于上皮组织生长,术后恢复快,重建的阴道弹性好,狭窄率低,患者性生活满意。

近来史惠蓉等报道:年轻患者行腹膜代阴道术能明显提高性生活质量,但术后行辅助放疗者出现不同程度的顶端狭窄、弹性差、阴道黏膜长度缩短,可能与阴道后装治疗中射线对阴道上皮的直接损伤造成阴道壁萎缩和纤维化有关,影响了阴道的重建,引起阴道缩短,是提高性生活质量的不利因素。术后化学治疗对重建的阴道未见明显影响,但因随访时间较短,还需进一步观察。对于性交困难的患者有作者提出可用阴道局部涂抹雌激素或非激素润滑剂等方法改善性生活质量。除此之外,加强对术后患者的心理指导非常重要。Jensen 等研究表明 80% 经治疗的子宫颈癌患者希望从医生这里了解术后性生活的注意事项,56% 的患者感到术后性生活相关信息了解不足。

保留神经的子宫颈癌根治术:自从 100 年前 Wertheim 开创了子宫颈癌根治手术以来,该术式一直是早期子宫颈癌的主要治疗方式,5 年存活率达到 80%～90%,但是一味强调根治后损伤盆腔自主神经引起的术后膀胱功能、直肠功能紊乱以及性生活失调,越来越引起患者及妇瘤科工作者的重视。特别是在子宫颈癌发病年轻化的趋势下,一种既能保证治愈率又能有效提高患者生存质量的手术——保留神经的子宫颈癌根治术,自然成为当今世界妇瘤科医生研究的热点之一。

(1)保留神经的生理及解剖基础:自主神经损伤的程度与根治的程度密切相关,1980 年,Forney 证实如果根治术中适当限制宫旁切除的宽度,则受到损伤的神经会有所减少,因而膀胱和尿道功能的紊乱有所减少。而 Asmussen 证实根治术中如果保留支配膀胱底部和尿道的神经和血管的主要部分,则对患者的膀胱功能有明显的益处。副交感神经损伤可以引起膀胱对压力敏感性降低。交感神经损伤则引起膀胱顺应性降低和高存储压力,还可以引起膀胱颈关闭功能不全和尿失禁。损伤支配直肠的自主神经会引起直肠功能紊乱,自主神经损伤还会影响性活动中的血管功能,从而损害性生活满意度。正因为自主神经对维持盆腔脏器正常生理功能起着重要作用,故根治术中保留自主神经的手术技巧的发展有望减少术后相应的并发症。腹下神经上丛(骶前神经)位于骶胛表面,发出2支腹下神经,距输尿管盆腔中段背侧2cm左右与之平行向下进入骨盆。腹下神经主要包含交感神经纤维,与骶2和骶4表面发出的盆内脏神经丛(副交感神经)相融合,一起构成两侧的腹下神经下丛(也有文献称盆神经丛,简称盆丛),矢状面上看腹下神经下丛呈三角形。腹下神经下丛沿直肠前外侧向前向下行,通过宫颈及阴道穹隆的外侧面,延伸至阴道壁外侧和膀胱底部。

根治性子宫切除手术(Ⅲ型)于1944年由Meigs记述,最常用于治疗ⅠB期子宫颈癌,需要切除整个宽度的主韧带和子宫动脉、大部分的宫骶韧带以及1/3的阴道。因此,术中易损伤神经,其易损伤神经和部位如下:①腹下神经(交感神经):靠近盆壁后侧切除子宫骶韧带时。②盆内脏神经(副交感神经):清除髂内静脉中部和子宫深静脉周围的淋巴结时。③盆丛的膀胱分支:切除膀胱宫颈韧带时。④盆丛:切除子宫骶韧带、直肠阴道韧带及切除阴道时。日本Yabuki等基于解剖学基础研究保留神经的技巧,他们根据子宫的解剖结构,把子宫的支持组织由原来的三大韧带分为两大结缔组织系统,即筋膜组织和管道组织(神经和血管),术中首先切除筋膜组织,然后应用超声刀裸露管道组织。同时,他们很注重输尿管与神经走向在小骨盆内的密切关系。在他们的手术中,保留神经的难度不在切除主韧带过程中而是在切除膀胱宫颈韧带过程中,保留膀胱神经分支必须小心解剖膀胱宫颈韧带深层,仅仅切断膀胱上静脉。33例患者采用这种保留神经的方法,切除深层膀胱宫颈韧带,术后平均13~15天拔除尿管,残余尿均<50ml。

Kuwabara Y报道,12例患者于手术中进行电刺激和免疫组化实验以明确盆神经中膀胱分支的位置。研究发现,电刺激子宫膀胱韧带的后鞘可以增加膀胱内压,免疫组化S-100蛋白也分布于该区域。

(2)历史发展:20世纪60年代,日本学者Kobayashi阐述了一种手术方式叫改良Okabayashi术式,提出在切除主韧带时识别自主神经并推开,自主神经从而得以保留。由于作者用日文写作,故该手术仅在日本本土推广。有趣的是该术式为直肠肿瘤专家借以利用并发展成广为接受的直肠癌保留神经手术技巧,并且由泌尿科专家给予进一步发展,从而为西方学者所接受。直到20世纪80年代,Kobayashi的学生Sakamoto等首次用英文发表了在根治术中保留神经的"东京术式",设想盆腔淋巴结清除后主韧带仅含有上层较软的血管部分和下层较硬的神经部分,术中通过触摸可以分辨,用长弯血管钳引导切除上层的血管部分,保留下面的神经部分。但是他未能识别腹下神经并保留,与改良Okabayashi术式相比,保留神经的结果并没有明显的差别。

西方国家首次报道保留神经技术的是HÊckel等德国学者,他们施行保留神经的Ⅲ型根治性子宫切除手术中的技巧是:在骶胛前识别腹下神经上丛,并顺其向下找见腹下神经,沿直肠系膜进入骨盆。用吸引器吸尽主韧带内所有淋巴脂肪组织,暴露子宫的支持结构,识别出主韧带内的盆内脏神经丛和盆丛。他们报道7例患者,术后平均12天拔除尿管,残余尿小于50ml。他们认为盆腔自主神经的解剖结构使得根治术中保留完整所有神经根本不可能,因为输尿管附着于膀胱子宫阴道静脉丛,从膀胱子宫阴道旁分离输尿管时必须切断进入膀胱表面和输尿管的神经分支。意大利学者Francesco等认为子宫骶韧带中含有更多的自主神经,如果切取阴道超过3cm则会损伤大部分自主神经,因此他们利用超声吸引器吸取主韧带中的淋巴脂肪结缔组织后自盆壁切断主韧带,切取阴道2cm,对于子宫骶韧带的后部则刻意保护,23例中有21例在术后7天内拔除尿管自行排尿,残余尿均小于100ml。泰国学者Charoenkwan等也认为腹下神经和腹下神经下丛对于维持膀胱功能更为重要,因此在施行保留神经手术时应当着重于子宫骶韧带中自主神经的保护。日本学者Kuwabara等详细讨论了如何保留膀胱宫颈韧带中膀胱自主神经的问题。他们在术中电刺激膀胱子宫韧带的不同部分,同时测量膀胱内压力,发现仅在其外侧面的背侧部分有引起膀胱压力升高的作用。然后在5例行传统根治术患者的标本中,膀胱子宫韧带中的膀胱神经分支用免疫组化方法定位后,沿神经丛膀胱宫颈韧带外侧表面勾画出一薄层切除线,即形成一种新的保留膀胱神经分支的手术技巧。Kuwabara保留腹下神经是通过打开直肠旁间隙,触摸输尿管背侧神经,位于直肠旁间隙直肠侧,分离腹下神经并将其推向外侧,再切断子宫骶韧带和直肠阴道韧带。Kuwabara通过这种方法,手术19例患者,平均术后12天拔除尿管,残余尿<50ml。

德国有研究组在腹腔镜辅助阴式根治性子宫切除术中利用直肠中动脉作为识别标记识别出主韧带血管丛中的盆内脏神经部分,他们注重于将主韧带前侧的盆内脏神经丛从淋巴结缔组织中分离出来,但是对腹下神经没有特别保留。38例患者,手术平均经过11～12天,残余尿<30ml,手术费时较长、术程复杂而难以推广。该小组后来改进方法,利用腹腔镜打开膀胱侧窝、直肠窝等间隙后,从阴道牵引子宫底部,横切直肠阴道韧带难度大大缩小,手术时间也明显缩短。但是,他们认为对于保护膀胱功能而言,保留盆内脏神经丛要比腹下神经丛更为重要,所以保留神经的益处并无明显提高。然而,免疫组化标记切除标本中神经部分,发现子宫骶韧带所含有的自主神经密度要远远高于主韧带。Cornelis等对比研究传统根治性子宫切除术和保留神经的根治性子宫切除术,发现在横断子宫骶韧带时前者可以损伤大部分腹下神经,施行保留神经手术则仅仅损伤腹下神经的内侧分支;切除主韧带时前者手术切缘后缘留有绝大多数的盆丛神经,后者的切缘则无明显的盆丛;对于子宫膀胱韧带,两种手术方式均切断了少量的盆丛内侧缘部分。他们认为,术中从外侧切除骶韧带时更应该注意保留自主神经。而日本的尿流动力学专家Sasaki等曾指出在根治性手术后引起尿道最大闭合压力下降,与术中损伤起源于腹下神经的骶韧带中的交感神经有关。而且,截瘫患者性生理研究显示,腹下神经在性活动时对阴道润滑和高潮产生起着关键作用。解剖学研究证实:打开直肠旁间隙时将腹下神经从其本来的位置(盆壁处)推移至直肠旁间隙的内侧面直肠组织的近侧,这就意味着腹下神经位于子宫骶韧带和直肠阴道韧带内。

(3)手术方法:手术技巧各家报道不一,依据所保留神经侧重点不同,方法不一。Trimbos报道手术分三步进行:①在输尿管下方和子宫骶韧带的外侧疏松结缔组织内辨认并保留下腹下神经;②切除宫旁组织时将下腹下神经丛向外侧分离,避免损伤;③将位于膀胱子宫韧带下方的下腹下神经丛的最远端分离并保留。

北京妇产医院总结各家经验,形成如下手术技巧:①首先清除盆腔淋巴结。②打开3个间隙:膀胱侧窝、直肠旁间隙和直肠前间隙,以Kelly提起闭锁脐动脉作为标记,子宫主韧带即位于膀胱侧窝和直肠侧窝之间,薄剪刀锐性分离主韧带表面之疏松结缔组织,暴露子宫动静脉,沿根部切断并结扎。上提子宫侧断端,分离其下方与宫旁组织附着处,Kelly由后向前引导,打开输尿管表面结缔组织,暴露输尿管并向外侧推移。Kelly 自后向前引导,用电刀层层打开主韧带上层纤维结缔组织直至盆丛,切断盆丛子宫分支,保留膀胱分支。③使用 Kelly 自腹侧向背侧引导,切断膀胱宫颈韧带背侧部分的脂肪结缔组织,注意勿伤及盆丛的膀胱主要分支,此处有一部分的膀胱分支必须切断。④在骶岬前辨认腹下神经,沿直肠系膜向下走向至盆腔,在直肠前间隙和直肠旁间隙之间,暴露子宫骶韧带和直肠阴道韧带,腹下神经和盆丛即在其外侧面并与之紧贴。盆内脏神经起自骶骨前面再向前向下融入盆丛,与构成直肠旁间隙的直肠阴道韧带平行,盆丛与阴道周围组织的间隙用 Kelly 自前向后打开,再将盆丛推开,切断盆丛的子宫分支,保留其膀胱分支。切断子宫骶韧带及直肠阴道韧带注意勿损伤腹下神经和盆内脏神经。⑤上提子宫,再次推开盆丛,切断足够长的阴道,取出广泛子宫标本。复旦大学肿瘤医院依此方法手术治疗已达26 例,术后 2~3 天排气,保留尿管 7~10 天,手术时间、出血量、清扫淋巴结数目、术后感染等与传统根治术相比无明显差异。然而这种手术操作技巧尚需进一步规范化,统一手术范围,制订标准化指南,并需要统标准确评估术后情况。

(4)病例选择与治愈率:保留神经手术的关键在于既保留自主神经提高患者的生存质量,又不影响治愈率。早期,没有证据表明肿瘤转移至主韧带中的自主神经,也没有报道这些病例有神经浸润。尽管在保留神经的手术中有部分远端和外侧的宫旁组织未能完全切尽,但是保留这些组织是否增加复发的危险目前仍有争议,需要前瞻性研究。主张完整切除的专家们认为,宫旁淋巴结可能存在于整个宫旁组织中,且有转移可能。但是来自美国的研究报道认为,早期患者宫旁转移的可能性很低,大约为 3%,且肿瘤直径 <3cm的患者基本不会转移。因此,他们认为,选择性的降低根治切除宫旁组织的程度并不影响治愈率。以前的研究报道患者的临床分期基本在ⅠB~ⅡB,患者的复发及无瘤生存等与传统根治术无明显差别。最近又有日本学者认为对于ⅡB期子宫颈癌,施行保留对侧神经的根治术,对于保护膀胱功能亦有好处,但远期益处仍有待临床验证。Kato 报道 32 例ⅠB~ⅡB子宫颈癌患者,肿瘤直径 >20mm,进行了单侧保留神经手术(Unilateral Nerve Sparing,UNS)或双侧保留神经手术(Bilateral Nerve Sparing,BNS),术后短期内单侧保留神经的患者膀胱功能损伤明显重于双侧保留神经的患者,但所有患者都恢复了自主排尿功能,拔除尿管后无须导尿。

(5)问题与展望:保留神经的根治性子宫切除术在不降低根治的前提下均不同程度地提高了患者生存质量,其优越性吸引着越来越多的学者尝试这种新技术。但是,仍然存在许多问题亟待解决:如患者入选的条件、手术的规范化操作、如何评估保留神经的程度及范围、术后如何评估患者的生存质量等问题仍然存在争议,而这种新技术对于患者的复发及生存影响显然更需要前瞻性随机研究。故临床需要大样本多中心研究如何选择合适病例来进行该手术,制订手术操作指南,在不影响根治效果的基础上降低术后并发症,使更多的患者受益。

微创手术在子宫颈癌手术中的应用:近 10 年来,随着腹腔镜设备的不断改进和技术的不断发展和完善,不少学者将腹腔镜下盆腔淋巴结切除术作为子宫颈癌临床分期的手段之一,部分患者因此直接选择了放射治疗,从而避免不必要的开腹手术。特别对于年轻、需保留生育能力的早期子宫颈癌患者,在选择广泛性宫颈切除术之前,通过腹腔镜下盆腔淋巴结切除来排除淋巴结和远处转移已成为常规 。

腹腔镜下广泛性子宫切除及盆腔淋巴结清扫术的优势如下:

(1)术中手术视野开阔、清晰,能够仔细全面检查盆腔、腹腔脏器及肿瘤转移情况,并可同时进行腹膜后淋巴结切除,又可避免腹手术大伤口造成的盆腔、腹腔粘连,尤其是术后需补充放射治疗时,可有效地减少肠粘连造成的放射性肠损伤。

(2)腹腔镜下盆腔淋巴结切除术可使子宫颈癌的临床分明更为准确,更有助于临床选择最适宜的治疗方法,部分患者因此避免不必要的开腹手术,而另一部分年轻患者也因此能保留生育能力。

(3)行腹腔镜下广泛性子宫切除术时,阴道上段切除可经阴道完成,可以充分切除阴道及阴道旁组织。

(4)由于腹腔镜手术没有腹部瘢痕,患者在心理上更容易接受,也有益于提高远期生活质量。就手术创伤而言,腹腔镜手术不需要大的腹壁切口,但其盆腔手术范围与开腹手术相同,本组资料中,腹腔镜手术组和剖腹手术组术后肛门排气时间、停留尿管时间、术后住院时间等指标差异均无统计学意义,也从一个侧面证实了这一点。

不过,其在子宫恶性肿瘤治疗中的临床应用价值仍存在一些争议。王刚等研究资料显示腹腔镜组手术时间明显长于剖腹手术组(P<0.01),而术中脏器损伤(3/15 vs.1/17)和术后淋巴囊肿(4/12 vs.2/17)也较剖腹手术更常见,反映了这种手术的风险性,临床上切不可盲目跟从,而应在经过严格培训后有所选择地逐步开展。

腹腔镜广泛性子宫切除术及盆腔淋巴结清扫术最为常见的并发症包括术中脏器损伤、血管损伤与出血、术后淋巴囊肿形成等,特别是由操作不太熟练的医生来施行时更易出现比较严重的并发症。膀胱损伤常发生于分离膀胱宫颈间隙和输尿管膀胱前段时,输尿管的损伤常发生于处理骨盆漏斗韧带和分离子宫颈段输尿管以及切除髂总淋巴结时,而血管损伤与出血最常见的部位是子宫动脉及静脉丛、阴道静脉丛、髂静脉、旋髂深静脉以及闭孔静脉丛。要减少这些并发症,术者必须熟悉盆腔解剖,特别要清楚输尿管、膀胱、主韧带、髂韧带、闭孔神经、膀胱侧窝、直肠侧窝以及盆腔各脏器血管和神经的解剖位置及比邻关系,其次要有娴熟的腹腔镜操作技巧和配合默契的手术组人员,同时注意术中轻柔操作和正确使用各种腹腔镜手术器械。

术后并发症的防治:

(1)子宫颈广泛切除术加盆腔淋巴结切除术后并发症的防治

1)淋巴结状态的确定:与开腹行根治性子宫切除术步骤相仿。RAT首先必须肯定盆腔淋巴结状态,即切除盆腔淋巴结,然后再行根治性宫颈切除。如发现盆腔淋巴结转移,则放弃行保留生育功能手术,故及时准确地诊断盆腔淋巴结状态是该手术的首要关键。盆腔淋巴结切除范围包括下至旋髂深静脉的髂外淋巴结,上至髂总动脉近腹主动脉分叉髂总淋巴结、闭孔内肌内侧、闭孔神经以上、耻骨后方、髂内动脉直至闭锁脐动脉外侧的闭孔、髂内和髂间淋巴结。任何增大或可疑淋巴结立即送冰冻切片检查,常见的前哨淋巴结可以帮助病理医生提高警惕。

2)子宫体血供选择:我们的做法是切断圆韧带,近端钳夹做牵引子宫用。切开膀胱腹膜反折,分离膀胱至子宫外口下方。分离膀胱侧窝和直肠侧窝,显露主韧带,自髂内动脉起始部分离子宫动脉至宫体旁,途中切断下行分支,仔细分离上行支直至子宫峡部以上部位。亦有医生自子宫动脉起始处结扎,或一侧或两侧结扎,亦有医生行子宫动脉吻合术。所有医生都认为今后子宫体血供的是漏斗韧带的卵巢血管,因此关键是保持卵巢血管完整性,以及保证卵巢固有韧带、输卵管与子宫角的通道完整,不能像子宫切除术在子宫角处上钳夹牵引。

3)切除病灶范围的确定:除保留宫体外,RAT 切除范围与传统的 Piver's Ⅲ型根治性子宫切除一致,包括宫颈和宫旁组织,2cm 以上的阴道和阴道旁组织,主韧带和骶韧带。处理好子宫动脉后,先切开直肠子宫腹膜反折,分离阴道直肠间隙至阴道中段。于近骶骨附着处切断骶韧带,注意保留外侧的盆丛神经。分离输尿管至膀胱入口,分别近盆壁切断主韧带和阴道旁组织。于子宫峡部,最好是子宫颈管内口下 0.5cm 处切断,分离宫体,让断离的宫体维系卵巢、输卵管。要求是宫颈肿瘤距切缘至少在 0.8cm,亦有医生认为 0.5cm 以上即可。切除病灶范围的关键在于:术前 MRI 检查宫颈病灶累及范围,术中标本送冰冻切片确定切缘距离。有医生还建议行子宫腔内膜诊断性刮宫术和上切缘的活检。我们倾向于先切断子宫峡部,再行宫颈及周围韧带的切除,这样像做残端子宫颈癌一样手术,较为便利,并可减少对子宫和卵巢血管的损伤。我们要求肿瘤距切缘至少 1cm。另有医生先行阴道断离后再行子宫峡部断离。阴道切断长度不是问题,但多数医生认为早期子宫颈癌切除阴道 1~2cm 即可。此外,我们会在切断时临时阻断子宫动脉以减少出血,另有医生用临时性输尿管支架以便输尿管确定和分离。

4)子宫峡部的环扎技术:RAT 手术的主要目的是保留生育功能,由于术后只留下宫体和极少的子宫峡部,妊娠时子宫峡部会扩张拉长。因此,为了避免流产或早产,需要在残留的子宫峡部环扎,采用的环扎线均采用不可吸收材料,外形有带状线(慕丝灵带)、爱惜邦不可吸收线等。我们曾使用过 TVT 吊带、带状线,目前采用 5 号线爱惜邦(MB666)不可吸收线,其特点是粗细适中,较为柔韧。也有医生认为吻合子宫下段与阴道上段的线结形成的瘢痕可能具有"环扎"效果,但标准术式应有峡部环扎术,为了避免环扎线结对膀胱的刺激,环扎线打结置于宫颈后方。

5)安全性考虑:宫颈上切缘安全距离一般认为是 0.5cm 以上。如不保留子宫动脉RAT,上切缘应足够宽裕。但我们在保留子宫动脉行 RAT 时却遇到一定困难,为了达到足够的安全距离,必须分离子宫动脉上行支至子宫峡部,以达到我们的要求——肿瘤距上切缘 1cm 以上。术前 MRI 检查可以初步判断宫颈病灶范围,术中冰冻切片检查确定安全距离,并在切缘宫体端行活检和峡部宫颈管的诊断性刮宫。

6)并发症:除腹部切口外,术中出血 RAT 可能比 RVT 稍多,其余的手术并发症相似,如宫颈管狭窄、影响月经排出和受孕,需要手术处理;阴道感染、排液等。流产和早产率两者相仿。

7)妊娠:一般地根治性宫颈切除术后 6 个月,即可考虑让患者怀孕,由于子宫峡部已环扎,所有患者需行剖宫产。因此,不孕、流产和早产是最常见的并发症。在腹腔镜手术成熟的单位,在腹腔镜下行根治性宫颈切除和盆腔淋巴结切除术。有些局部晚期患者经新辅助化学治疗后行 RT,这样使得 RT 适应证更宽。

（2）根治性子宫颈切除术＋盆腔淋巴结切除术后并发症的防治

1）手术中避免重要脏器的损伤

①髂静脉：清除盆腔淋巴结，我们在手术操作时都打开髂血管鞘膜暴露血管，然后切除血管周围脂肪组织。静脉壁较薄，易损伤管壁破裂出血，如分离右侧髂总淋巴结时，因解剖特殊，易损伤右髂总静脉。因为右髂总静脉斜行于右髂总动脉的外下方，而右髂总淋巴结则躺在右髂总静脉的表面，分离时宜在淋巴结与髂静脉之间的间隙中进行，此间隙组织疏松，很易分离和暴露髂总静脉。反之，若在髂总淋巴、脂肪组织中分离，易引起出血并可能误伤髂总静脉。

②输尿管：分离输尿管是子宫颈癌根治术中操作比较困难的一环，因为只有充分游离输尿管后才能足够切除子宫主、骶韧带。分离输尿管的秘诀在于掌握操作方法，即必须打开输尿管鞘膜，因为鞘膜并没有小血管供应，仅包裹着输尿管起润滑作用，利于输尿管通畅地在其中蠕动。如果打开鞘膜后，在鞘膜内进行分离输尿管，在术者直视下及充分暴露输尿管的情况下操作，这样既可以避免损伤输尿管，又可避免术时引起出血。尤在分离隧道和输尿管盆段的前、中两部分，该处为坚韧、致密韧带并富有血管，输尿管的营养血管都环绕着输尿管筋膜层。因此分离输尿管遇有营养支均须分别切断、结扎，才使输尿管游离。但须慎防损伤输尿管筋膜而导致术后并发输尿管瘘。

③直肠：切除阴道和子宫骶骨韧带慎防损伤直肠，在打开直肠侧窝和分离阴道与直肠前壁时必须注意，切除较长阴道必须充分分离阴道直肠间隙，一般采用钝性分离，间隙上都比较疏松易分离。至阴道中 1/3 处与直肠前壁比较贴近，如果伴有慢性炎性粘连，很易推离直肠前壁。因此，术者必须谨慎，分离时示指掌面宜紧贴阴道后壁，推力方向是向前、向下，粘连紧密难推时，则在直视下做锐性分离。切除更多子宫骶骨韧带时，除充分暴露直肠侧窝外，应先钝性分离直肠阴道间隙，然后锐性分离骶韧带直肠间隙，使直肠侧壁与骶韧带内侧分离，充分暴露骶韧带内侧直达骶骨。反之欲切除较多骶韧带，极易损伤直肠。

2）术中控制出血和分离粘连。

①控制出血：术时往往因患者的凝血机制差、盆腔慢性炎症、放射治疗后等情况引起出血；或因手术操作粗暴、较多小血管被撕裂，尤以静脉为多；子宫颈癌根治术创面大、渗血多，所以术者宜操作细致，按解剖层次循序渐进，发现小血管明显出血或渗血时，均应立即予以止血。

如分离切断子宫主韧带、阴道旁组织时，可发生难以控制的出血。当影响患者血压时，可以将双侧髂内动脉结扎，对止血有一定帮助，没有严重后果。山东医科大学江森教授主张手术时先做双侧髂内动脉结扎，以减少术时出血，同样取得相应效果。

髂内动脉结扎术过程：在髂总动脉分叉以下 1.5～2.0cm 处，先打开动脉鞘膜，用中号血管钳子穿过动脉后方，助手把 7 号丝线送至穿出血管钳，然后血管钳钳夹丝线退回，予以结扎即可。但是操作时必须注意髂内动脉与同名静脉的解剖位置，以免在急促中损伤髂内静脉导致出血。左侧髂内静脉位于动脉内侧，右侧位于动脉外侧。因此结扎左侧髂内动脉，应从动脉内侧向外分离，由动脉后方穿向外侧。结扎右侧髂内动脉，应从动脉外侧穿向内侧。这样在分离、穿出髂内动脉时均可以避免损伤静脉的危险。

此外,分离膀胱侧窝,暴露主韧带和推移输尿管常可引起较大的出血。此时控制出血方法,应由助手把子宫向后紧紧提起。如左侧出血,术者左手掌面插入子宫左后侧和主韧带后部;同时掌面紧贴以上组织并向前用力鼓起,以达到压迫止血作用。由于输尿管已经完全游离,助手用静脉拉钩把输尿管提起。术者右手执钳钳夹主韧带外侧,切断、缝扎主韧带。循序向内进行,既达到止血目的,又切除宫旁组织,完成手术程序。

②慢性粘连:子宫颈癌根治术经常遇到各种不同程度的盆腔炎和慢性粘连,这些粘连临床检查时可以毫无发现,粘连可以是局限性或比较广泛,但是慢性盆腔炎不是子宫颈癌根治术的禁忌证。相反放射治疗可激发急性或亚急性盆腔炎发作,后期可导致盆腔纤维化引起极难解除的疼痛。此外,放射治疗可促使肠管小血管内膜炎、纤维栓塞和肠周纤维性变引起肠粘连,甚者发生梗阻,个别病例可发生肠管局部坏死、肠瘘。因此,盆腔炎病例更需手术治疗,尤其遇到比较困难的粘连,如输尿管、髂血管,特别是髂静脉紧密黏着,甚者输尿管和静脉与其鞘膜之间的间隙亦已消失。必须指出,在这种粘连情况下,要求术者具有技术熟练、耐心、细致和丰富的临床经验,以及熟悉各器官之间的解剖关系,寻觅器官之间的自然界限,层次必须清晰,采用锐性分离术,一般不损伤重要器官。因为慢性粘连都已纤维化,粘连虽然紧密,但血供极少,因此,锐性分离时出血或渗血较少,如果术者善于掌握解剖层次,富有临床经验,往往经过比较艰难的一段分离过程,都能完成手术。

3)术后泌尿系统并发症。

①尿潴留:根治性子宫手术切除子宫主、骶韧带范围距宫颈旁 3 cm 以上,因此在术后最初几日膀胱排空困难和肠道不通是不可避免的,故术后至少 1 周应予耻骨上或尿道置管排尿。如行膀胱测量,则发现两种异常现象:尿道压力增高的高张膀胱最常见,而低张膀胱少见得多。高张膀胱型患者有正常的充盈感而觉得不适,这是自限性现象,一般术后 3 周内恢复正常;而低张膀胱患者则预示不良后果,甚至其中某些患者需要终身自我导尿。

由于手术损伤副交感神经而引起暂时性膀胱麻痹在所难免,所以绝大多数患者术后最初数周内不能自解小便。此外,个别患者由于排尿习惯改变而不能卧床排尿,对这些患者宜术前介绍克服排尿困难的方法,练习在床上采取各种排尿姿势,以利区别术后膀胱麻痹。所以术后保留导尿使膀胱有一个适当的时间休息,以求恢复功能是完全必要的。一般术后 2 周拔除导尿管,随后超声波测试残留尿,如果残留尿 >100ml 则继续予保留导尿 1 周,在保留导尿期间加强护理,每日清洁、擦洗外阴和尿道口敷以金霉素眼药膏和每周更换导尿管一次,使膀胱在排空情况下及早恢复功能,一般术后 2～4 周恢复功能,少数病例延至 4～6 周,如伴有继发感染者,则加用抗生素、膀胱冲洗及辅以膀胱理疗等治疗。451 例中发生尿潴留共 58 例,占 12.9%,其中 14 例伴有继发感染,经以上处理后均恢复功能。如果手术范围扩大,沿盆壁切除子宫主、骶韧带,通常尿潴留可延续 4～6 周或更长时间才能恢复膀胱功能。所以更需要采取抗炎、导尿、消毒等措施,控制下尿路的继发感染。

②尿失禁:少数病例,尤其年迈体弱者,由于长期安置导尿管,可能使尿道括约肌闭锁不全,导尿管拔除后易发生尿失禁,一旦发生这种情况,每日嘱患者坐热盆浴,锻炼盆底肌肉的收缩,即能促使早日恢复尿道括约肌的功能。

③肾盂肾炎:膀胱炎上行性感染和腹膜后感染未能及时处理和控制,是导致肾盂肾炎的主要原因之一,临床症状:高热、寒战、肾区明显叩击痛和尿常规找到大量脓细胞。肾盂肾炎为泌尿系感染进入严重阶段,可危及患者生命,一旦被发现后应及时使用大量抗生素控制感染,同时注意尿路通畅,尽可能除去导尿管,排除膀胱内异物和上行感染源,增加水分摄入和营养等。

④肾功能受损:子宫颈癌术后并发肾盂积水或一侧肾功能丧失者频有发生。451 例术后并发肾功能受损者 3 例,1 例为一侧肾功能丧失,2 例各为一侧肾盂积水。术后肾功能受损的主要原因,往往因术时游离输尿管过长扭曲,或近输尿管处大块结扎导致输尿管扭转或受压。术时止血不彻底,如处理输尿管营养血管形成术后血肿压迫输尿管,又如术时损伤输尿管,经修补缝合或吻合术后引起输尿管吻合口狭窄等。为防止术后并发肾功能的损害,术者必须操作细致,避免以上情况的发生,同时在手术结束时还需检查两侧输尿管的蠕动和周围组织的关系,缝合后腹膜时,更需注意不使游离过长的输尿管扭曲,必要时予游离过长的输尿管与闭锁脐动脉间断缝几针以纠正扭曲。

子宫颈癌根治术后,随访复查肾脏功能,一般术后半年作静脉肾盂造影,以了解术后肾功能和输尿管有无异常,或者在术后 3 个月做肾脏超声或核素扫描检查,发现肾盂积水等异常情况后,再进一步做静脉肾盂造影术等。

⑤输尿管瘘:子宫颈癌根治术中损伤输尿管及术后发生输尿管瘘,一般发生率为 0 ~ 3%。输尿管瘘的发生,主要在于手术时不同程度地损伤输尿管,局部发生组织坏死、穿孔,结果形成瘘管。一般输尿管瘘发生在术后 3 ~ 14 天,偶有 30 天后发生。最早的症状之一是突然体温上升,个别患者主诉下腹部区域性胀痛,然后阴道或腹壁有尿液流出。诊断方法除以上症状体征外,可以口服或膀胱注入亚甲蓝,膀胱镜检查和肾盂造影等确定诊断输尿管瘘的位置。如瘘口不大,一般可以自行愈合,或需输尿管吻合术、回肠代输尿管术等,这类手术一般需术后 3 个月以后进行。为避免和减少术时损伤输尿管,术者除熟悉盆腔解剖和熟练掌握操作技术外,常因盆腔慢性炎性粘连、出血、盆腔解剖异位、放射治疗后以及撕脱输尿管营养血管或钳夹等情况,以致术后发生输尿管瘘。行输尿管吻合术时,为了防止术后输尿管狭窄或瘘管的发生,需要同时予以输尿管支架。膀胱前窝置烟卷引流,1 周后去除,输尿管导管手术后 2 周拔除。个别病例术后输尿管导管中无尿液流出,亦需保留导管至 2 周拔除,因保留导管可起引流尿液作用,同时能达到支架作用。

如果损伤输尿管超过 1/3 圈或已经被切断,则需做输尿管端端吻合术。吻合前需剪除输尿管断端损伤组织,剪成斜面以利扩大吻合口,对合方向要准确、防止内外翻转、保持吻合口无张力,一般缝合 6 针,同样必须放置输尿管导管做支架,缝合第一层用 4 - 0 号肠线,缝合的第一针全层缝并发做导管内固定,其线结在管腔内,然后用 1 号丝线做输尿管筋膜、肌层间断加强缝合 6 针,膀胱前窝引流和拔管时间均同输尿管修补术。

壁段输尿管或近壁段输尿管损伤时,因为壁段输尿管为输尿管三狭窄处之一,其直径仅为 2 ~ 3mm,因此需做输尿管膀胱植入术(端侧缝合术),其步骤:先在膀胱前壁做一垂直切口,切开膀胱,探查和窥视膀胱三角区,然后在膀胱侧壁下部,在输尿管断端外侧部做一小切口,然后用 4 - 0 号羊肠线做输尿管全层、膀胱黏肌层间断缝合 6 针,第一针需做内固定输尿管导管用,如果膀胱切口的缝合口过大,则用羊肠线全层间断缝合至与输尿管缝口相应大小为度,然后在膀胱浆肌层与输尿管植入处用1号丝线做膀胱浆肌层与输尿管筋膜肌层间断加固缝合4~6针,用2号肠线间断全层缝合膀胱前壁切口,并用丝线浆肌层加固间断缝合。

以上植入术和术后的导管支架,卷烟引流和拔除输尿管导管时间等均同修补术。此外,可采用输尿管抗逆流隧道式输尿管植入术,其原理优于上述植入术。此术可增进输尿管抗逆流,其方法类似植入法,所异者,输尿管植入膀胱,在膀胱切口黏膜下距创面1.5~2cm处再穿出膀胱黏膜;然而用4-0号肠线做膀胱黏膜与输尿管全层间断缝合6针,输尿管导管内固定等都同植入术。膀胱浆膜与输尿管筋膜加固间断缝合以及支架引流等都类同植入法。

根治术时避免和减少输尿管损伤和术后输尿管瘘的发生并不是不可能的,首先要求术者操作熟练,解剖清晰,方法合理。如分离输尿管盆段前部和中部,子宫颈膀胱韧带和子宫主韧带时,该处除组织坚韧外还富有血管,如果术者不慎,很易损伤输尿管。此外输尿管越过髂内外动脉和子宫血管交叉处也需重视。我们体会分离游离输尿管时,均需打开输尿管鞘膜,因为输尿管鞘膜并无血管,打开鞘膜,操作在鞘膜内进行,这样输尿管在术者直视下进行分离可以避免输尿管的损伤,更不致发生切断等严重后果。相反,输尿管筋膜营养血管丰富,交叉纵横,术时必须细致、轻柔,切勿损伤,如需结扎处理其营养支时也需避免过度牵拉,撕脱营养血管导致损伤输尿管,酿成术后输尿管瘘的发生。451例采用以上操作方法,除术时输尿管游离时误钳致伤1例外,无术后发生输尿管瘘。

4)术后胃肠道并发症

①腹胀:麻醉、手术干扰、术后伤口疼痛等均可使腹壁运动和胃肠蠕动受到抑制,胃肠道内液体和气体滞积至腹胀。腹胀不但增加患者痛苦,重者可引起肠麻痹。

预防腹胀可于术前2天进食无渣及不易产气的食物,并可口服缓泻药。手术前夕行清洁灌肠。术时尽量避免过度干扰肠段。填塞棉垫上推肠段前应先用塑料布包裹肠段,避免纱布与肠段直接接触。术后鼓励患者早期翻身活动。腹胀时宜先用增强胃肠道蠕动的药物,如垂体后叶素、新斯的明等,还可肛管排气或温水灌肠。上述措施无效而腹胀更趋严重者,应予胃肠减压。胃肠减压者应注意水和电解质的平衡,特别是钾的补充。

②肠梗阻:长时间的腹部手术,纱布压迫肠段的损伤,尤伴有腹腔内发生炎症者,更易引起术后肠梗阻。肠道通气受阻,至肠腔充满气体和液体而膨胀。患者腹胀,阵痛,伴有恶心、呕吐。肠梗阻可能为麻痹性或机械性,也可能先为机械性后转为麻痹性。触诊时满腹压痛。听诊麻痹性肠梗阻无肠鸣音和击水声;机械性则肠鸣音亢进而有击水声等。X线腹部摄片示肠段明显液平出现。

治疗原则以控制炎症和恢复肠功能为主。麻痹性肠梗阻一般腹部用湿热敷,并注射垂体后叶素、新斯的明或阿托品等药物。有时亦可静脉注射高渗盐水,以促进肠道收缩。同时行胃肠减压,吸出胃肠道内容物,以解除气胀并逐渐恢复肠蠕动。机械性肠梗阻在应用补液和胃肠减压等保守疗法无效时,才需手术治疗解除机械梗阻。

5)术后肺部感染:由于抗生素的普遍应用和全身麻醉的显著减少,术后肺部并发症亦明显减少。但在个别患者中仍有肺不张等并发症的发生。

肺不张:多发生于术后36~48小时。早期症状是体温增高、咳嗽有痰。叩诊:早期可无明显改变,后期呈现浊音以及心和纵隔移向患侧。听诊:早期呼吸音低或消失,后期可有啰音。X线检查:早期肺部阴影增加不明显,后期才出现典型肺不张阴影。

肺不张的预防很重要。术前气管内必须无异常分泌物。手术时保持呼吸通畅,个别全身麻醉的患者,应及时吸出呼吸道的分泌物。术后第二天置半卧位。鼓励翻身和主动咳出呼吸道的分泌物。如已发生肺不张,而又因疼痛不能咳嗽时,可于2~3分钟内静脉注射0.5%普鲁卡因10ml,然后协助患者咳嗽。若咳痰不多,可再注射0.5%普鲁卡因10ml后嘱患者咳嗽。同时加用庆大霉素8万IU做喷雾吸入,每日2次。此外应用抗生素预防肺部感染也是非常必要的。

6)术后盆腔淋巴囊肿:子宫颈癌根治术后并发盆腔淋巴囊肿的发生率一般为0.5%~4%,但其发生率随盆腔淋巴结选择性和En Bloc清除术而异。子宫颈癌根治术后往往因盆腔创面渗液和淋巴液的回流汇集形成假性囊肿,451例患者中术后发生盆腔囊肿57例,占12.6%,其中5例伴有继发感染。

淋巴囊肿的发生一般在术后2~7天最为多见,患者最初症状为下腹部有疼痛,一侧或双侧可扪及椭圆形肿块,大多有边界、压痛,伴有感染时可发热,局部疼痛加剧。术后盆腔放射治疗增加了淋巴囊肿的危险性。

淋巴囊肿的治疗,一般腹部外敷金黄散和预防性抗感染治疗。如果已有感染时则加强抗生素的应用,个别囊肿较大并贴近髂外部者可在严格消毒下予以穿刺吸取。

预防淋巴囊肿的发生方法有三:①手术清除髂外和闭孔区淋巴时必须一一结扎腹股沟上部髂外区和闭孔神经出闭孔上缘的脂肪、淋巴组织,以上两区为下肢淋巴回流的主干。②术时盆腔腹膜后两侧放置硅胶管,留待术后持续负压吸引。中国医科大学魏永和教授等报道,术后48~72h,平均吸出288ml盆腔渗液,根治术后很少发生淋巴囊肿。③术时盆腔腹膜后两侧各置烟卷引流一条,由阴道残端或腹壁创面引出,以利术后引流盆腔积液,术后48~72h拔除引流。

7)术后腹壁伤口感染和全裂:451例腹壁伤口继发感染10例,为2.2%,其中2例腹壁全层裂开,部分小肠脱出。发生腹壁继发感染的因素较多,如术前皮肤准备(包括脐部清洁)、术时消毒和手术室空气污染,腹壁层未彻底止血等。妇科患者多数比较肥胖,术时采用电刀切开腹壁层,常致腹壁脂肪因电刀高温液化,这也是引起感染的因素之一。本组2例腹壁全层裂开病例,均因术后过度咳嗽所致。经抗生素等对症处理,创口Ⅱ期愈合。

防止腹壁伤口感染除加强以上消毒、止血等因素外,电刀的使用最好不作直接切开腹壁层,用血管钳钳夹后电灼止血为好,这样既能节省手术时间,又能防止因电刀切割脂肪造成液化之弊。此外,对于脂肪层较厚的病例,在缝合腹壁层时,既应不使缝合太密太紧造成脂肪坏死,又不留有间隙造成无效腔感染,以适度达到脂肪层的对合为好。

腹壁全层裂开,有时仅为一小裂口,局部为大网膜堵塞,临床很难发现,如发现创部敷料突然为淡黄色渗液所湿透,主管医生必须重视这个症状,应首先考虑腹壁全层裂开的可能。对于腹壁全层裂开病例,应立即在硬膜外麻醉下进行扩创腹壁再缝合,术时常规盆腔放置烟卷引流,术后半卧位并加强抗生素应用。

凡术前患者有上呼吸道感染或慢性支气管炎的病例,术前必须得到控制,术时腹壁用张力缝线以防万一。张力缝线以全腹壁层缝合为好。如术后发生咳嗽者,除用抗生素和喷雾吸入治疗外,必须加强护理,协助咳嗽,减少和避免腹腔压力过大导致全裂的发生。

此外,如缩短手术时间,可用塑料布先包裹肠段,避免纱布直接长时间与肠壁接触,损伤肠壁浆膜层,以利术后肠道功能恢复和减少肠粘连等并发症发生。

8)性功能障碍:术后阴道的缩短、瘢痕的刺激等,均可使性生活受到不同程度的影响,致使患者精神上遭受痛苦,甚至影响夫妻感情,因此应当引起重视。子宫切除术阴道顶端缝合应注意切缘要整齐,断端缝合用可吸收肠线,缝合时针距不应过宽,拉线松紧适宜,以免切缘在一起使瘢痕过厚。同样进行阴道手术时,缝合缘亦应将组织展平,缝线不可过紧,手术中注意无菌操作,止血彻底,减少感染。

在瑞典,一个大样本的子宫颈癌患者性功能研究发现,55%的患者根治性子宫切除术后出现了性功能障碍,障碍包括湿润不足、兴奋期阴道张开困难、阴道长度变短和弹性差以及性交困难。但术前腔内放射和(或)外照射不会加重性功能障碍。

这种结果与皇家妇科医院的经验明显不同,Grumann 等在较小样本病例组中进行了详尽的研究。结果表明根治性子宫切除术与性功能障碍无明显相关。

这两组病例报道的差异可能通过手术的彻底性来解释,因为我们在根治术中切除正常的阴道组织不会超过 1.5cm,所以阴道缩短的报道非常少。

为了避免肠道、膀胱和性功能障碍,保留神经的根治性子宫切除术已经由欧洲医生提出,该手术类似日本开展的方法。从位于骶胛的骶前内神经丛发出含有交感纤维的两股股下丛(盆丛),从输尿管下进入小盆腔,具有支配膀胱收缩排尿、性高潮相关的小肌肉收缩的功能。来自骶神经根 2、3、4 的盆内脏神经(盆神经,为副交感神经)融合形成盆神经丛,位于宫旁组织的背部和膀胱宫颈韧带的背部。副交感神经纤维支配阴道湿润、性兴奋期张开、逼尿肌收缩和多种直肠功能。

如 Trimbos 等所描述,保留神经的手术操作包括 3 个主要步骤:①腹下丛神经行走于输尿管下方和宫骶韧带侧方的疏松鞘内,辨认并保留之。②腹下丛神经侧移,避免与宫旁组织一道切除。③在切除膀胱宫颈韧带后侧时,保留下腹下丛的最远端。

根治术程度越小,神经保留越可能。Landoni 等报道了一个前瞻性随机研究,比较在ⅠB～ⅡA 期子宫颈癌肿实施Ⅱ和Ⅲ型根治子宫切除手术结果,两种术式的复发率(Ⅱ期24%比Ⅲ期26%)或死亡例数(Ⅱ期18%比Ⅲ期20%)无明显差异,但泌尿道并发症随手术范围的缩小而明显减少(13%比28%)。

术后处理与随诊:手术后的处理从手术结束时开始。

(1)手术标本的处理:手术者与手术队检查切除的标本是否符合预先设计切除范围,特别注意与癌瘤转移有关的部位,如淋巴结、宫颈旁及子宫旁组织和阴道壁宽度等是否达到手术要求。

(2)切除的标本由病理科全面仔细检验。手术队除了解组织病理与分化程度,还需清楚所切除的淋巴结总数及其中阳性数,明确其属于哪一组淋巴结,标出记录模式。

(3)与麻醉科商讨手术后近期处理问题,必要时请其协助纠正由于手术创伤造成的术后紊乱。

(4)为恢复与保持生理平衡,需维持足够的氧气吸入及营养补给,并需防止感染和密切注意常见并发症的发生与处理,特别重视保持导尿管及盆腔引流通畅。去除留置导尿管以后,必须严密观察排尿情况,遇有排尿障碍即时处理,以使生理功能恢复。

（5）定期随诊:术后观察患者恢复情况与治疗效果,按计划定期随诊很重要。必须重视术后长时间内仍可能发生并发症或癌症复发与转移。手术治疗近期效果虽好而于术后3年内复发者不罕见。子宫颈浸润癌手术后复发者为5%~20%,绝大多数发生在3年内。因此,拟定随诊计划时,术后近期应略频。一般应于术后2年内每2~3月随诊1次;3~4年内每3~4月1次。以后每年1次,长期坚持。患者遇有问题时可即时随诊。随诊的检查应全面,包括术前曾检查的所有内容及可疑病变的病理检验。注意患者的功能状态及保留卵巢的患者卵巢功能是否得到保持。

（6）根治性宫颈切除的妊娠结局:该术式是较新的手术,迄今约400例报告,一家医院的例数都不会很多。此为保留子宫的子宫颈癌手术,所以妊娠结局受到关注。

Koliopoulos G 等人于2004年总结8组报告共205例,有随访记录者193例,有61例妊娠,总的妊娠率达31.6%(61/193)。其中35例分娩活婴,1例正将分娩,出生率为18.7%(36/193);25例流产,流产率为40.9%(25/61), <20周14例, >20周11例。妊娠率及结局尚可,但流产率较高,早期与晚期流产率差别不大,有早产25例,活婴15例,表明宫颈之功能受到一定影响。综合一些个案报道,妊娠结局中仍有相当的废胎率,宫颈薄弱、短小是流产、早产的主要原因。其次是胎膜早破或并发绒毛膜炎。因此,是否于妊娠14周缝闭宫颈,或再次环扎,以及积极预防感染均是可考虑的对策,但均缺乏经验和循证研究。

（7）根治性宫颈切除术后的子宫颈癌情况:这是本术式另一个值得重视的问题。一组257例术后随访结果,有8例复发(6例盆腔中心复发,2例远处转移),占3.1%。复发时间19~108个月,平均29个月。癌组织类型:4例鳞癌,3例腺癌,1例神经内分泌癌。

术后复发的危险因素是:①肿瘤大小,所有复发者原子宫颈癌瘤均大于2cm,所以强调<2cm是适应证。②腺癌,占相当比率,特别是颈管腺癌难以估计其浸润高度,如距离颈管内口很近,则给手术造成困难,要么切除不够,要么残留宫颈过小,其结果都不好。③切缘距离癌灶太近(<5mm),故有的医生提出这个距离应在8~10mm以上更为安全。④淋巴管、血管间隙或腺管侵犯转移(lymph vascular space involvement,LVSl)。

鉴于上述情况,一般主张术后每4~6个月检查一次,亦为"3C 程序",即临床检查－细胞学或 HPV 检测－阴道镜检,clinic－cytology(HPV test)－col－poscopy。术后6~12个月可以考虑开始妊娠。

2. 子宫颈癌的放射治疗　至今,放射治疗仍是公认的子宫颈癌的首选疗法。FIGO统计全世界1982—1989年收治的30332例子宫颈癌中,单纯放射治疗者占59.6%,放射治疗结合手术治疗者占24%。近50年来子宫颈癌放射治疗方法不断改进,已趋成熟阶段。体外放射(EBRT)配合现代化腔内近距离放射治疗(ICRT),已属标准疗法。

放射治疗的适应证广,可治疗临床各期子宫颈癌。但对于"桶状"子宫颈癌仍应首选手术治疗为好。由于Ⅰ期和Ⅱa期病例放射治疗的疗效与根治性手术的疗效相当,所以目前根治性放射治疗的主体对象仍为Ⅱb~Ⅲ期病例。对于Ⅳ期者,可行放射姑息治疗,改善症状,延长生命,仍有约20%患者可望获得根治。

放射治疗包括腔内放射治疗和体外放射治疗两部分,两者相辅相成达到理想的剂量分布。腔内照射多用后装治疗机,放射源为^{137}Cs、^{192}Ir等。体外照射多用直线加速器、^{60}Co等。早期病例以腔内放射治疗为主,体外照射为辅。晚期病例以体外照射为主,腔内放射治疗为辅。腔内照射用于控制局部病灶,体外照射用于治疗盆腔淋巴结及宫旁组织等处的病灶。但子宫颈癌的疗效,近40年无明显改进。尽管技术设备较以往有所改善,如高能射线、后装技术及计算机的临床应用,但生存率无明显变化。李爱玲等报道512例子宫颈癌放射治疗总的5年生存率为65.5%,其中2例为临床Ⅰ期,Ⅱ期生存率为74.5%、Ⅲ期为56.5%、Ⅳ期为28.6%,较孙建衡报道的传统的腔内治疗总的5年生存率无明显改善。

手术及放射综合治疗适用于较大病灶,术前先放射治疗,待癌灶缩小后再行手术。或术后证实淋巴结或宫旁组织有转移或切除残端有癌细胞残留,放射治疗作为手术后的补充治疗。

放射治疗中需要注意的问题:注意宫腔剂量:20世纪50年代后,修改后的子宫颈癌国际分期,已不再将宫体受累作为分期标准,其中主要原因在于宫体受累与否不易判定,而且无论放射治疗或手术,宫体均在根治范围之内,似乎对预后不应产生影响。实际上,不把宫体受累作为分期条件,并不反映宫体受累少,或对预后不产生影响。Nogachi等曾报告了301例子宫颈癌的根治术标本的检查结果,其中宫体受累在ⅠB期中为7.8%,ⅡA期为25.5%、ⅡB期为38.2%,总的受累率达21.6%,并可见随着期别增加,宫体受累明显上升;宫体受累常伴有其他组织受侵,如侵犯阴道达58.5%,侵犯宫旁达87.7%,淋巴转移52.3%。这个报告很清楚地说明宫体受累是常见的,可且对预后产生重要影响,在放射治疗应予以足够重视。子宫移位问题:临床经常可以见到,子宫并未位于盆腔中部,而是侧向移位。其原因可能与一侧宫旁浸润有关,但亦可由其他原因造成,如炎症、盆腔手术等。由于子宫移向的一侧常伴该侧宫旁的明显增厚,被认为是宫旁肿瘤侵犯,而增加该侧剂量。对侧宫旁由于离子宫较远,接受宫腔放射治疗的剂量反而较低。因此应分析究竟哪侧宫旁应增加剂量。

对于较轻的宫腔移位,行腔内后装治疗时,在放置宫腔管时,很易纠正至正常位置。若明显的移位,则应确定宫腔管的位置,进行测算。简单方法是安放好宫腔管后,在模拟机下(或X线骨盆平片)确定位置,根据所采用标准程序中显示的剂量曲线,找出参照点剂量。亦可依治疗计划设计过程,先行放射源在空间位置重建,做出有关平面剂量分布,找出参照点剂量。然后分析子宫移位对宫旁剂量的影响,再对宫旁剂量予以调整。

治疗中及治疗后的处理:由于放射敏感性的差异及其他因素的不同,如照射剂量、照射范围等影响,放射反应可大不相同。放射治疗中的反应主要表现在消化系统和造血系统。消化系统反应多表现为食欲缺乏、恶心、呕吐、腹泻等。造血系统的反应主要表现为白细胞减少、血小板减少等。对这些患者应积极对症处理,保证其充足营养(包括蛋白质、糖及维生素等)、水分及休息,一般都能使患者保持在良好的状态下,按计划完成放射治疗。治疗过程中应定期做化验检查及查体,一般情况下每周查一次血常规、尿常规。疗程中间、治疗结束及随诊时均应做全面查体如妇科检查、血常规、尿常规和胸片等,其他检查如肝肾功能、SCC-ag、TCT、盆腔CT等根据需要进行。自治疗开始起即应坚持阴道冲洗,每日或隔日一次,直至治疗后半年以上,无特殊情况可改为每周冲洗 2～3 次,坚持 2 年以上为好,以减少感染、促进上皮愈合、避免阴道粘连。原则上子宫颈癌放射治疗后的患者应终生阴道冲洗。按计划完成治疗后,如检查局部肿瘤消失、宫颈形态恢复、质地均匀、硬度正常(如硬橡皮感属正常)、宫旁组织硬结消失、质地变软、弹性好转,则可认为治疗效果满意,可以结束治疗。治疗后恢复期亦应保证营养和休息。治疗后 2 周左右行第一次随诊检查,以决定是否需要补充治疗,6～8 周行第二次检查,以后根据检查情况 3～6 个月随诊一次。治疗后 2 年以上者,6 个月至 1 年随诊一次,如有可疑情况随时就诊。患者病历资料和每次随诊记录应输入随访数据库。

放射治疗的并发症:

(1)早期并发症:一般发生在治疗中或治疗后 3 个月内。

1)胃肠反应:一般发生在体外照射时,特别是腹部照射对胃肠的影响较大,经常出现食欲缺乏、恶心甚至呕吐、腹痛和腹泻等。如出现上述症状,对症处理一般都能缓解。

2)直肠反应:一般发生在治疗 2～3 周时,如患者为ⅢA 期外照射设野较低,包括的直肠体积较大症状则较重。腔内照射的放射源距直肠很近,虽然可以设法降低直肠的受量,但完全避免是不可能的,直肠反应的主要表现为:里急后重、大便次数多、排便疼痛、黏液便,甚至血便等。直肠镜检查:可见在宫颈水平附近的直肠前壁黏膜充血、水肿。有直肠反应者,应减少对直肠的刺激、禁食辛辣刺激食物、避免便秘,保证供应充足的水分和营养、预防感染。直肠反应在治疗期间比较常见,如出现应积极对症支持治疗,24 小时超过 3 次水样便应暂缓放射治疗,待症状好转后再恢复照射。

3)膀胱反应:表现为尿频、尿急、尿痛、血尿和排尿困难等,较直肠反应发生晚。治疗中发生较明显的膀胱反应应警惕肿瘤侵犯膀胱的可能。如出现膀胱反应,一般经抗感染、止血等对症治疗,症状很快消退,必要时暂停放射治疗。

4)阴道炎:在放射治疗过程中,阴道都包括在照射区域内,必然受到辐射,特别是腔内照射,均可引起阴道物理性炎症反应,阴道局部抵抗力下降,也可以并发感染,表现为阴道黏膜水肿、充血、疼痛及排物增多。在此期间应加强阴道冲洗,保持局部清洁;局部应用抗生素,控制感染;促进上皮愈合,避免阴道粘连。

5)外阴炎:外阴是较潮湿的部位,由于阴道排物的刺激和辐射的影响,较易出现不同程度的外阴部放射反应。表现为局部充血、肿胀、疼痛,严重时可出现溃疡、感染。出现外阴反应后,应保持局部清洁干燥、保护创面、促进愈合。如在治疗中出现,则在不影响治疗的情况下适当调整照射的位置,减少对外阴的辐射影响。

6)机械损伤:主要发生在腔内照射的操作过程中,最多见的是子宫穿孔和阴道撕裂。如宫颈局部肿瘤较大或溃疡较深时宫口显示不清,在探宫腔或向宫腔内放置宫腔管时,可引起子宫穿孔。在宫腔操作时发现患者突然下腹痛或探宫腔以超过正常深度而无宫底感时,应考虑为子宫穿孔,这时应立即停止操作、严密观察,如有内出血,应及时手术处理。暂停腔内治疗 1 周并预防性应用抗感染药。行阴道腔内照射时,阴道狭窄或阴道弹性不佳者,由于阴道容器过大、操作粗暴,有可能造成阴道裂伤。因此腔内治疗中放置窥器及操作过程中动作应轻柔小心,避免子宫穿孔和阴道裂伤的发生。

(2)晚期并发症

1）皮肤及皮下组织改变：皮肤及皮下组织的并发症出现较晚，常表现为照射区的皮肤，特别是皮下组织甚至肌肉纤维化挛缩。由于外照射物理条件、照射部位、照射面积、照射剂量及个体差异等不同，并发症的程度也有较大不同。现代外照射多采用高能射线，穿透性强，有剂量建成区，照射时皮肤剂量较低，而且多采用两个以上照射野，严重皮肤及皮下放射损伤已很少见。如果发生，则治疗极其困难。并发症重在预防：选择合适的放射源；正确掌握时间剂量分割；照射范围不要盲目扩大；在照射一定剂量后要根据肿瘤消退情况缩小照射野；接野时避免照射野重叠而形成超量区；注意保护照射区的皮肤，避免外伤及刺激。^{60}Coγ线能量偏低，对于体厚较大的肥胖患者来说皮肤及皮下反应相对较重，这时可选择盆腔 Box 野照射来分散皮肤剂量。

2）放射性直肠炎或乙状结肠炎：多数发生在放射治疗后 1 年左右。直肠对射线耐受量较乙状结肠略高，但由于其活动受到限制，外照射时受量也高，而且腔内照射对直肠的损伤比外照射还大，因此放射性直肠炎较乙状结肠炎发生率高，常表现为里急后重、肛门下坠疼痛、黏液便甚至血便等，直肠镜检可见肠黏膜水肿、充血、溃疡，严重时可形成直肠阴道瘘，总结不同医生的报道，直肠阴道瘘发生率为 0~5.6%，北京妇产医院直肠阴道瘘发生率约为 1%。积极的对症治疗可缓解症状，一般 2~3 年症状消失。

3）放射性小肠炎：小肠是对射线耐受量较低的器官之一，小肠在 100cm 范围内受照射 4500cGy，则在 5 年内有不到 5% 的患者发生小肠溃疡、狭窄。由于小肠的活动性较好，所以减少了局部小肠所受的照射剂量，因此，盆腔照射一般给 4500cGy 是安全的，给至 5000cGy 一般也不会发生严重并发症。小肠的放射损伤使肠道纤维化，可引起肠粘连、溃疡、狭窄甚至梗阻，临床表现为腹痛、腹泻、腹胀、血便等。制订放射治疗计划应慎重，有肠粘连史，或腹、盆腔手术后的放射治疗，就不能使用过高的剂量。

4）泌尿系统的改变：多发生在放射治疗后 1 年以上。最多见的是放射性膀胱炎，由于其对射线的耐受量较直肠高，所以其放射损伤的发生率也低于放射性直肠炎者，为 3% 左右。大部分在 4 年内恢复。按临床表现分为轻度：有尿频、尿急、尿痛等症状，膀胱镜检可见黏膜充血、水肿；中度：膀胱黏膜毛细血管扩张性血尿，可反复发作，有时形成溃疡；重度：膀胱阴道瘘形成。处理也只能对症、预防感染、止血、大量补充液体、减轻膀胱刺激症状等，出血严重者需在膀胱镜下电灼止血。放射治疗对宫旁组织及输尿管的影响均可不同程度的梗阻，进而出现不同程度的输尿管、肾盂积水，肾盂积水患者主诉常为腰痛，检查为患侧肾区叩痛，通过 B 超、放射性肾图或肾盂造影检查即可确诊。如输尿管完全梗阻导致无尿需紧急处理，在泌尿外科的帮助下放置输尿管支架，如支架放置困难需行肾盂造瘘术，以保护健侧肾功能。

5）生殖器官的改变：盆腔部的体外照射和腔内照射对生殖器官都有影响。子宫颈、子宫体及阴道对放射线的高度耐受为放射治疗子宫颈癌提供了极其有利的条件，但同时也会出现不同的放射反应，最多是放射治疗后的纤维化，表现为阴道壁弹性消失、阴道变窄，宫颈、宫体则表现为萎缩变小。宫颈管粘连引流不畅时，则可引起宫腔积液，并发感染后可造成宫腔积脓。患者可有腹痛、发热，需通畅颈管引流积液。年轻患者卵巢受照射后，卵巢功能丧失而出现绝经期症状；盆腔纤维化严重者，可引起下肢循环障碍或压迫神经导致下肢水肿或疼痛，有时与肿瘤复发很难区分，治疗也很困难。

6)放射致癌:晚期子宫颈癌的治疗,主要是放射治疗,由于治疗效果的不断提高,长期生存的患者逐年增加,因而可以观察到放射治疗的远期并发症——放射癌。根据一些学者提出的放射癌的诊断原则,其诊断标准是:①有放射治疗史。②在原放射区域内发生的恶性肿瘤,并能排除原肿瘤的复发、转移。③组织学证实与原发癌不同。④有相当长的潜伏期。于国瑞报告的子宫颈癌放射治疗后发生恶性肿瘤的发生率为 0.52%。其发生部位最多的是子宫体,其次为直肠、膀胱、卵巢、软组织及骨骼,这与该器官所受的放射剂量成正相关,潜伏期为 5~27 年,平均 14.4 年。

3. 子宫颈癌的化学治疗 子宫颈癌是最常见的妇科恶性肿瘤之一,手术或放射治疗的疗效肯定。虽然子宫颈癌的放射治疗有近百年历史,放射技术、设备、剂量学等不断进步,手术技巧和方法的改进,但近 50 年来子宫颈癌 5 年生存率无明显提高,尤其是中晚期患者 5 年生存率仍徘徊在 50%。治疗失败的原因主要为局部肿瘤未控制或复发,其次为淋巴结或远处转移。以往子宫颈癌的化学治疗(chemotherapy)主要用于晚期复发转移病例的姑息性治疗,随着子宫颈癌发病的年轻化、腺癌患者比例的增加、患者对治疗后生活质量要求的提高以及随着新的化学治疗药物的研制成功、新的化学治疗器械及化学治疗途径的应用,化学治疗已由晚期姑息治疗的手段进入有效的综合治疗行列,适当的术前化学治疗或必要的术后化学治疗对于获得手术机会、改善生活质量和提高生存率具有积极的意义。

(1)子宫颈癌化学治疗的适应证和禁忌证:宫颈鳞癌细胞对化学治疗中度敏感。作为子宫颈癌综合治疗的一部分,化学治疗与手术、放射治疗联合应用或者序贯应用可能会提高子宫颈癌患者治疗的有效率、生存率和生活质量。目前在子宫颈癌治疗中,化学治疗主要用于以下 3 种情况:①新辅助化学治疗,是指在子宫颈癌局部治疗(主要是手术)前给予的全身化学治疗,一般为 2~3 个疗程,目的是减小肿瘤体积,使手术易于施行,或者获得手术的机会,并控制亚临床转移,以期提高远期疗效;②作为放射治疗增敏剂,主要是用于同步放射、化学治疗,NCCN 专家组一致认为以顺铂为基础加放射治疗的同步放射、化学治疗(顺铂单药或者顺铂/氟尿嘧啶)应成为 ⅡB 期及更高分期子宫颈癌的治疗方法;此外,子宫颈癌根治术后若发现宫颈肿瘤体积大、宫颈间质深部受侵、盆腔淋巴结阳性、切缘阳性或宫旁组织阳性的患者可以给予术后盆腔放射治疗[和(或)阴道近距离放射治疗]加含顺铂的同步放射、化学治疗;③辅助治疗,这主要是针对晚期、复发或者转移子宫颈癌的治疗。

禁忌证:①白细胞低于 $40 \times 10^9/L$,中性粒细胞低于 $20 \times 10^9/L$,血小板低于 $80 \times 10^9/L$;②中、重度肝肾功能异常(轻度异常者慎用);③心功能障碍者,不能用蒽环类抗癌药物,比如阿霉素,表柔比星等;④一般状况差者;⑤有严重感染者;⑥精神病患者不能合作者;⑦过敏体质者应慎用,对所用抗癌药过敏者忌用;⑧妊娠并发肿瘤需根据孕周、肿瘤性质等情况而定。

(2)子宫颈癌化学治疗常用的药物和方案

1)单一化学治疗:单一化学治疗应用不多,主要用于晚期癌及复发癌的姑息治疗。和有严重并发症不能耐受手术或放射治疗者。有单一药物化学治疗和两种以上药物联合化学治疗。一般采用联合化学治疗,常用的有效药物有 DDP、卡铂(CBP)、环磷酰胺

（CTX）、异环磷酰胺（IFO）、氟尿嘧啶、BLM、丝裂霉素（MMC）、长春新碱（VCR）等，其中以 DDP 疗效较好。治疗鳞癌常用的有：PVB（DDP、VCR、BLM）方案与 BIP（BLM、IFO、DDP）方案。治疗腺癌有：PM（DDP、MMC）方案与 FIP（氟尿嘧啶、IFO、DDP）方案。化学治疗途径可采用静脉或介入化学治疗。

2）联合药物化学治疗：目前对晚期癌、复发癌或与手术、放射治疗并用时多采用联合药物化学治疗，较单一药物化学治疗有更好的效果。联合用药中应注意以下原则：①联合用药中的药物在单一用药时确有效果。②选用抗肿瘤机制不同的药物。③每种药物的不良反应不完全相同，毒性作用不能累加。④每一种药物的剂量尽可能和常用有效剂量相近。⑤联合用药的药物之间不能有减效及拮抗的作用。

常用的有 Pr 即紫杉醇加铂类，目前相关报道较多，且应用比较成熟。紫杉醇和顺铂的剂量分别是 $135 \sim 175 mg/m^2$ 和 $75 mg/m^2$。Moore 等进行一项随机 Ⅲ 期临床试验比较了紫杉醇联合顺铂与顺铂单药的疗效，结果表明尽管中位生存期没有改善，两药联合可以提高缓解率和肿瘤无进展生存期。

BIP 方案具体为博来霉素 $10 mg/m^2$，第 $1 \sim 2$ 天；异环磷酰胺 $1.2 \sim 1.5 g/m^2$，第 $1 \sim 5$ 天，同时用美司那剂量为异环磷酰胺的 20%，于使用异环磷酰胺的 0、4、8 小时重复使用，可以避免异环磷酰胺引起出血性膀胱炎对泌尿系统的损伤；顺铂 $50 mg/m^2$，第 $1 \sim 2$ 天。3 周重复。此方案常见的不良反应有消化道反应、出血性膀胱炎、发热、肺损伤等。

此外联合化学治疗方案还有：①BVP 方案：DDP $60 mg/m^2$，静脉滴注，第 1 天；VCR $1 mg/m^2$，静脉滴注，第 1 天；BLM $25 mg/m^2$，肌内注射，第 $1 \sim 3$ 天。3 周重复。②BOMP 方案：BLM 30mg，静脉滴注，第 $1 \sim 4$ 天；VCR $0.5 mg/m^2$，静脉滴注，第 1 天，第 4 天；MMC $10 mg/m^2$，静脉滴注，第 2 天；DDP $50 mg/m^2$，静脉滴注，第 1 天，第 22 天。6 周重复。③PFM 方案：DDP $100 \sim 120$ mg，静脉滴注，第 1 天；氟尿嘧啶 750mg，静脉滴注，第 $1 \sim 5$ 天；MMC 4mg，静脉注射，第 $1 \sim 5$ 天。4 周重复。④FIP 方案：DDP $30 mg/m^2$，静脉滴注，第 $1 \sim 3$ 天；氟尿嘧啶 $500 mg/m^2$，静脉滴注，第 $1 \sim 3$ 天；IFO $1 g/m^2$，静脉滴注，第 $1 \sim 3$ 天。4 周重复。⑤BM 方案：BLM 5mg，静脉滴注，第 $1 \sim 7$ 天；MMC 10mg，静脉滴注，第 18 天。15 天为一个周期。

除了一般的全身给药的传统方法外，现在一些临床医生评价了动脉化学治疗的应用。子宫颈癌动脉化学治疗可以缩小瘤体，利于肿瘤的完整切除；改善宫旁浸润情况，降低脉管转移率，使其分期下降至可以手术的期别，为手术治疗创造机会；降低癌细胞的活力，消灭微小转移灶，减少术中播散及术后转移；消除亚临床病灶，减少复发的潜在危险；通过术前化学治疗可客观评价肿瘤对化学治疗的反应，为患者术后的治疗提供依据；增强肿瘤细胞对放射治疗的敏感性；提高中晚期子宫颈癌的综合治疗效果。基于以上的目的，可选择的患者为：具有高危因素的局部晚期子宫颈癌的术前新辅助动脉化学治疗：如局部癌灶直径大于 4cm、组织细胞分化不良等；无法手术的中晚期子宫颈癌的术前动脉化学治疗，目的在于降分期以期能获得手术机会；子宫颈癌放射治疗前或放射治疗时的动脉化学治疗；子宫颈癌急性出血时的止血。

具体方法是通过选择性动脉插管技术，在明确局部病灶的基础上，将化学治疗药物通过导管直接注入肿瘤供血动脉。可选择在病灶对侧股动脉搏动处内侧，平行腹股沟斜切口暴露游离腹壁下动脉,钳夹切断,远端结扎,在近端将备好的导管向心插入达标记线,使顶端达髂总动脉分叉处上方腹主动脉内,将导管固定于腹壁下动脉,末端引出腹壁外固定。在局麻下采用 Seldinger 技术,经皮行股动脉穿刺将动脉导管插入并送至腹主动脉,经压力注射器注入造影剂,行盆腔动脉造影并快速拍片,以显示双侧髂内动脉开口位置、肿瘤血管等,并将导管分别置于左右髂内动脉,经导管注入药物及栓塞物质,肿瘤侧注入总药量的 2/3,剩余药物注入另一侧。早期子宫颈癌可选择子宫动脉,中、晚期子宫颈癌应选择髂内动脉的前支。为了提高安全性,可以先行计算机断层扫描下的血管造影之后,再行动脉化学治疗。2000 年的一项 97 例 FIGOI～Ⅳ期的局部晚期子宫颈癌的回顾性研究显示这种化学治疗方案取得了较好的疗效。选择的药物为顺铂($60～70mg/m^2$)、盐酸多柔比星($30～40mg/m^2$)、丝裂霉素($15mg/m^2$)和氟尿嘧啶($500mg/例$),经双侧髂内动脉给药。结果显示 29% 的 Ⅰ期患者和 20% 的 Ⅳ期患者达到了完全病例缓解,Ⅰ～Ⅳ期的手术患者 5 年生存率为 64%～100%。常见的不良反应有胃肠道反应、骨髓抑制、肝肾功能损害,常见的并发症有发热、疼痛、血肿、穿刺部位血栓形成、动脉内膜剥脱、迟发性出血、皮肤溃烂、肾衰竭等。

3)新辅助化学治疗:新辅助化学治疗(neoadjuvant chemotherapy, NACT)是 Frei 于 1982 年首先提出,是指在恶性肿瘤局部治疗(手术或放射治疗)前给予的全身化学治疗,目的是减小肿瘤体积,使手术易于施行,并控制亚临床转移,以期提高疗效。新辅助化学治疗针对局部晚期子宫颈癌(locally advanced cervical cancer, LACC)即一组具有预后不良因素的高危子宫颈癌,广义包括子宫颈癌ⅠB2～Ⅳa,狭义则指局部肿瘤直径≥4cm 的早期子宫颈癌,此类子宫颈癌局部肿瘤不易控制,容易发生淋巴或远处转移,预后差,5 年生存率低。新辅助化学治疗的原理可能为缩小肿瘤的直径、作用于血管化形成好的组织、通过缩小肿瘤体积和减少缺氧细胞部分、增加放射治疗敏感性、可以减少手术后的微小进展、使不能手术的病例有手术机会、作用于局部和远处的亚临床转移、指导治疗选择,鉴别化学治疗敏感肿瘤。新辅助化学治疗也存在缺点,为延长治疗(增加放射治疗耐药),延迟可能有治愈作用的治疗(将临床上明显的肉眼转移灶转化为隐藏的转移灶),肿瘤进展的可能(可能增加术后并发症),增加总的治疗毒不良反应(判断肿瘤原来边缘的难度增加),增加治疗的费用。

目前多数临床研究主张子宫颈癌新辅助化学治疗的疗程为 2～3 个疗程,给药途径为全身静脉和动脉介入及动脉插管。新辅助化学治疗方案以顺铂为基础的联合方案最多,常用的有 PT(紫杉醇、铂类)、PVB(顺铂、长春新碱、博来霉素)、BIP(顺铂、博来霉素、异环磷酰胺)、PVBM(顺铂、长春新碱、博来霉素、丝裂霉素),其他常用药物还有氟尿嘧啶、甲氨蝶呤、奥沙利铂、表柔比星、足叶乙甙、拓扑替康等。

对于子宫颈癌新辅助化学治疗的作用,应从近期疗效和远期疗效两个角度进行评价。新辅助化学治疗的近期疗效是肯定的,主要的评价依据是反应率。另外,可通过临床检查、腔内超声检查和 MRI 等手段,评价肿瘤在新辅助化学治疗后的消减情况。根据 WHO 的标准分为完全缓解(CR,指肿瘤完全消失);部分缓解(PR,肿瘤缩小 50% 以上);疾病稳定(SD,肿瘤缩小 50% 以下)和疾病进展(PD,肿瘤增大 25% 以上)。临床上常以 CR + PR 代表有效率。目前已有许多的临床研究表明新辅助化学治疗可以缩小肿瘤体积和转移范围,改善宫旁浸润,降低肿瘤的临床分期,使原来不能手术的患者获得手术机会,提高存活率。Cai HB 等对 106 例 I B 期子宫颈癌患者随机分成两组其中 52 例接受新辅助化学治疗,54 例接受手术治疗,总有效率是 84.6%,新辅助化学治疗组和手术组的 5 年生存率分别是 84.6% 和 75.9%,差异有统计学意义。Selvaggi 等对 67 例局部晚期子宫颈癌患者进行新辅助化学治疗,61 例患者临床有效,化学治疗结束后 58 例接受手术治疗,9 例接受放射治疗,5 年生存率是 63%,生存中期值是 93 个月。Choi CH 等联合丝裂霉素、长春新碱和顺铂治疗 46 例(I B_2 ~ II B)子宫颈癌患者,临床有效率 83%,所有的患者在化学治疗结束后都接受了手术治疗,中位随访时间为 28 月,3 年无病生存率和总生存率分别是 74% 和 80%。王中元等研究 323 例中晚期子宫颈癌患者,行紫杉醇,氟尿嘧啶加顺铂新辅助化学治疗,具体为化学治疗第 1 天,紫杉醇 150 ~ 180mg 静脉滴注 3 小时;第 2 ~ 6 天每天经动脉导管推注氟尿嘧啶 500mg、DDP20mg;对照组 176 例,在第 1 ~ 7 天每天经动脉导管推注氟尿嘧啶 500mg、DDP 20mg。两组均 3 ~ 4 周为 1 个疗程,连续 2 ~ 3 个疗程。化学治疗结束后 4 周检查,观察组中有效率 90.1%;其中 54 例因病灶明显缩小,接受了子宫颈癌根治术,总的 5 年生存率 71%。对照组化学治疗结束后 4 周检查有效率为 84.1%,14 例因病灶明显缩小,接受了子宫颈癌根治术,总的 5 年生存率 40%。两组近期疗效比较,差异无统计学意义;但两组 5 年后总生存率差异有显著统计学意义,结果显示紫杉醇联合 DDP、氟尿嘧啶治疗晚期子宫颈癌的疗效明显优于 DDP + 氟尿嘧啶。

4)同步放射、化学治疗:尽管放射设备和技术不断进步,但对子宫颈癌治疗效果却提高甚微,生存率无明显变化。近些年来,国内外学者的研究发现小剂量的化学治疗药物可提高放射治疗敏感性,放射治疗联合化学治疗在中晚期子宫颈癌的研究和应用亦取得一定的进展。同步放射、化学治疗(Concurrent Chemotherapy With Radiation Therapy ,CCR) 又称同期放射、化学治疗,即盆腔外照射加腔内近距离照射,同时应用以铂类为基础的化学治疗。主要用于局部进展型、广泛淋巴及全身转移和复发转移子宫颈癌。

众所周知单纯放射治疗对子宫颈癌可取得良好效果,化学治疗也有一定的疗效,但同步放射、化学治疗的作用机制并不是化学治疗和放射治疗的简单相加,而是化学治疗药物对放射治疗有增敏作用,从而提高了放射治疗的疗效。尽管化学治疗药物对放射治疗增敏的机制还未完全明了。但大多数的学者认为其机制可概括如下几点:①放射治疗和化学治疗联合可产生协同作用,化学治疗和放射治疗分别作用于细胞周期的不同时相,从而起互补作用,但不延长总体治疗时间;②化学治疗药物能使更多的 G0 期细胞进入细胞周期,可促使肿瘤细胞同步化进入对放射治疗敏感的细胞周期;③化学治疗药物可作用于已扩散或远处转移的肿瘤细胞,减少复发机会;④化学治疗通过其本身的细胞毒作用使肿瘤体积缩小,改善了肿瘤中心部位的乏氧区,增加肿瘤细胞对放射的敏感性;⑤化学治疗可抑制放射治疗所导致的肿瘤细胞损伤后的修复。

2003 年 FIGO 诊治指南中,也对中晚期子宫颈癌的同期放射、化学治疗的药物和剂量做了明确说明,即使用 DDP40mg/m^2,每周 1 次,与外照射同时开始,至外照射结束,共 5 ~ 6 次 DDP 周疗。近年来大量文献已报道同期放射、化学治疗可提高子宫颈癌的疗效及生存率,且多药联合疗效优于单一用药。Lorvidhaya 等将 926 例局部进展型子宫颈癌(II B ~ IV A 期)随机分为 4 组:1 组为传统放射治疗,2 组为传统放射治疗加辅助化学治疗口服氟尿嘧啶,3 组为传统放射治疗加同步化学治疗,4 组为传统放射治疗加同步化学治疗加辅助化学治疗,中位随访时间 89 个月,5 年无病生存率同步放射、化学治疗组最高;局部复发率同步放射、化学治疗组最低;急性不良反应和骨髓抑制第 3、4 组较高,晚期不良反应没有增加。结果显示同步放射、化学治疗组的 5 年生存率与传统放射治疗组相比有显著差异,得到了改善。各组转移率无显著性差异,化学治疗对放射治疗有增敏作用但不延长总体治疗时间,故在治疗子宫颈癌方面同步放射、化学治疗体现了其优越性。Stehman 等将 369 例ⅠB 期巨块型子宫颈癌患者随机分成两组,186 例接受单独放射治疗,183 例接受放射治疗加化学治疗静脉注射顺铂,中位随访时间 101 个月,结果显示同步放射、化学治疗组的长期无进展生存率和总体生存率都显著高于单独放射治疗组,且并没有增加远期不良反应。

目前也有一些研究表明同步放射、化学治疗相比单纯放射治疗没有改善生存率,曰萍等研究了 156 例ⅠB ~ Ⅳ期用氟尿嘧啶 $2400mg/m^2$,96 小时持续泵入,第 1 天和第 29 天;顺铂 $60mg/m^2$ 分 1 ~ 4 天静脉滴注,第 1 ~ 4 天和第 29 ~ 32 天同步放射、化学治疗治疗的子宫颈癌患者,发现总治疗时间没有延长,5 年生存率没有提高,相关毒不良反应增加,但是可以接受。韩超等的研究发现应用以顺铂为主的同步放射、化学治疗组和单纯放射治疗组有效率和 5 年生存率差异无统计学意义,但是Ⅲ期以上、病理分级 G3、鳞癌患者可明显提高其 5 年生存率。

关于同步放射、化学治疗的方案有很多,顺铂加氟尿嘧啶应用较多,近年来一些新药也用于了同步放射、化学治疗的研究,例如卡铂加紫杉醇的研究取得了令人满意的效果,Lee 等研究发现紫杉醇联合卡铂治疗 33 例子宫颈癌患者有效率 100%,3 年无病生存率Ⅰ ~ ⅡA、ⅡB、Ⅲ和Ⅳ分别是 67%、91%、88% 和 50%,3 年生存率分别是 89%、91%、88% 和 50%。Duenas – Gonzalez 等将 83 例早期子宫颈癌随机分为两组,术前给予同步放射、化学治疗,A 组顺铂;B 组吉西他滨加顺铂,放射、化学治疗结束后行根治性手术。两组病理完全缓解率分别为 55% 和 77.5%,结果显示吉西他滨加顺铂比单纯顺铂组其病理缓解率更高。

5)辅助化学治疗:化学治疗对晚期子宫颈癌、手术或放射治疗后复发转移患者有一定的姑息性效果,单药顺铂仍然是治疗晚期或复发性子宫颈癌的金标准。对于什么是晚期子宫颈癌,通常认为是指Ⅲ ~ Ⅳ期子宫颈癌,而临床实际工作中将较重的ⅡB 期也按晚期子宫颈癌来对待,在 20 世纪 90 年代后期,首先由国外学者提出了局部晚期子宫颈癌的概念,一般是指具有不良预后因素的高危型子宫颈癌。复发性子宫颈癌指肿瘤经根治性治疗痊愈后的癌瘤再现,包括了局部复发(复发的肿瘤局限在盆腔内);中心性复发(宫颈、阴道或阴道残端、宫体等复发)和宫旁复发(盆壁);远处转移指复发的肿瘤位于盆腔外的组织和脏器,如肺、骨等。子宫颈癌术后复发是指所有的大体肿瘤经根治性手术切除后且标本切缘无肿瘤者,初次手术 1 年后又出现肿瘤的。若在 1 年内局部肿瘤再现或大体肿瘤持续存在,则为术后肿瘤未控。放射治疗后复发是指子宫颈癌经根治性放射治疗后宫颈和阴道痊愈后盆腔或远处再现肿瘤,放射治疗结束后 3 个月内出现称放射治疗后肿瘤未控,也有以 6 个月为限,判断肿瘤是否复发。两者无实质性的差别,不影响患者的治疗和预后。

Choi 等对 53 例复发的子宫颈癌患者采用顺铂加紫杉醇加异环磷酰胺的化学治疗方案进行治疗,有 44 例患者接受了至少 3 周期的化学治疗治疗,其中有效率达 46.7%,所有的患者中位生存期是 8 个月,总体生存期是 19 个月,缓解组的中位生存期是 9 个月。Brave 等进行了一项随机多中心实验,研究了 293 例 ⅣB,复发和持续的子宫颈癌患者,发现拓扑替康加顺铂组比单独用顺铂组在生存率上有显著提高,联合用药组的中位生存期是 9.4 个月,单一用药组是 6.5 个月。

总之,早期子宫颈癌不论采用手术或放射治疗,患者的 5 年生存率都比较高,这一点已达成共识。但一些高危早期子宫颈癌由于宫颈肿瘤体积较大,周围组织播散,有潜在肿瘤转移的可能。对这类患者传统的手术与放射治疗疗效均不佳。手术或放射治疗前化学治疗对肿瘤细胞的杀伤最有效,因为此时肿瘤的血供未被手术或放射治疗破坏,有利于化学治疗药物的渗入。近年来手术前化学治疗开展得较多,提高了手术的切除率,并使原本不能手术的患者获得手术机会,但是有些研究提示并没有提高总体生存率,需要进一步前瞻性大样本研究。对术后有高危因素的患者可考虑术后化学治疗加放射治疗,但要根据患者的身体状况及经济情况,个性化处理。

局部晚期子宫颈癌,传统的治疗方法是以放射治疗为主,但近 30 年来,尽管做了很大努力,包括各种放射治疗技术的改进,疗效并不满意。治疗失败的主要原因是局部复发和治疗时已有远处转移。由于放射剂量受到周围器官(直肠、膀胱等)耐受量的限制,且对放射野外的亚临床病灶无法控制,单纯放射治疗很难进一步提高疗效。因此,近年来开展了化学治疗加放射治疗的综合治疗。化、放射治疗如何联合应用,尚无统一认识,有几种方式:①先化学治疗后放射治疗。20 世纪 90 年代前一般多采用放射治疗前化学治疗,放射治疗前化学治疗近期疗效大多认为有效,而远期疗效意见尚不一致。这有待进一步研究。②同时放射、化学治疗。90 年代后不少学者常用此方式,放射治疗 + 化学治疗可能导致相关的远期胃肠道并发症发生率增高。③放射治疗后化学治疗。放射治疗后盆腔血供遭到破坏,化学治疗药物灌注浓度降低,因此,放射治疗后化学治疗仅作为一种补充治疗或姑息性治疗手段。动脉化学治疗与静脉化学治疗相比药物在靶组织中的浓度较高,有望提高化学治疗的有效率。化学治疗在子宫颈癌治疗中发挥着越来越重要的作用,但仍存在着不少问题,如化学治疗适应证的掌握,化学治疗药物和方案的选择,如何与其他方法综合等问题亟待解决,因此组织多中心前瞻性临床研究,以寻找和验证化学治疗在子宫颈癌综合治疗中的最优化方案则显得尤为重要。

4. 子宫颈癌的分子靶向治疗　除了手术、放射治疗外,化学治疗也成为重要的治疗方法。但对于局部晚期子宫颈癌患者的治疗效果还不令人满意。目前,虽有针对子宫颈癌的主要诱因——HPV 的预防性疫苗,然而,对于已发生的子宫颈癌仍无效。传统的放射治疗和化学治疗由于缺乏特异性,在杀伤肿瘤细胞的同时,对正常组织细胞也有毒不良反应,由于生活水平的提高、年轻患者的增加,对传统治疗方法的毒副反应越来越关切,因而子宫颈癌的治疗面临了新问题,需要进一步探索治疗新模式。因此,选择肿瘤细胞特异性靶点,针对该靶点进行治疗,避免对正常细胞的损伤,获得高效低毒的治疗模式将成为方向。随着肿瘤分子生物学的深入研究和生物制药的不断进步,抗肿瘤药物正从传统的细胞毒性药物向着针对肿瘤不同发生发展环节的新型抗肿瘤药物——分子靶向性治疗发展。这些分子靶向药物主要有单克隆抗体和小分子化合物,其作用途径主要包括:调节细胞增生的信号转导途径、细胞受体、调节血管生成的转导途径、肿瘤抑制基因丢失功能的转导等。目前,已有一些子宫颈癌分子靶向治疗的临床研究。

(1)表皮生长因子受体拮抗剂:表皮生长因子(EGF)受体酪氨酸激酶家族由4种不同的受体组成,分别是EGF type 1(EGFR也称ErbB－1,或Her1),ErbB－2(Her2),ErbB－3(Her3)和ErbB－4(Her4)。该家族所有蛋白拥有一个细胞外配体结合区域、一个疏水转膜区域和单个的细胞质酪氨酸激酶包含区域。内源性配体结合到细胞外区域,EGFR形成受体同或异二聚体,并激活酪氨酸激酶包含区。随后,复杂的信号转导网被启动,诱导增生、迁移、侵袭和血管形成,包括P13K/Akt/mTOR通路和Erk1/2分裂原活化蛋白激酶通路。

1)表皮生长因子受体:表皮生长因子受体(Epidermal Growth Factor Receptor,EGFR,亦称Her－1),是酪氨酸激酶生长因子受体家族的成员之一,属于Ⅰ型酪氨酸激酶受体亚族(ErbB1－4),具有酪氨酸激酶活性,EGFR在包括子宫颈癌在内的多种人类实体肿瘤组织中均有过表达,EGFR通过介导多条细胞内信号转导途径,调节正常细胞的生长和分化,增强肿瘤细胞侵袭力、促进血管生成、抑制肿瘤细胞凋亡,使其成为肿瘤诊断和治疗的新靶点。目前,靶向EGFR的肿瘤治疗药物主要分为两类:EGFR单克隆抗体和小分子化合物酪氨酸激酶拮抗剂。

①抗EGFR单克隆抗体

a. 西妥昔单克隆抗体:西妥昔单克隆抗体是基于鼠单克隆抗体225的嵌合免疫球蛋白G2单克隆抗体,已被批准用于联合放射治疗治疗头颈部鳞癌和联合化学治疗治疗结直肠腺癌。西妥昔单克隆抗体加放射治疗治疗头颈部肿瘤,在统计学上可明显延长2年总生存期和改善局部控制率。

此外,西妥昔单克隆抗体联合伊立替康治疗,提高了结直肠癌患者的反应率和无进展生存率。这些结果为使用抗EGFR作为子宫颈癌单独治疗或联合放射治疗和(或)化学治疗提供了依据。临床前研究表明,子宫颈癌对西妥昔单克隆抗体介导的细胞毒性和肿瘤生长的抑制均很敏感。

几个西妥昔单克隆抗体治疗子宫颈癌的临床研究正在进行中,包括西妥昔单克隆抗体单独治疗残存或复发的子宫颈癌[Gynecologic Oncology Group(GOG)0227E],西妥昔单克隆抗体加放射治疗治疗早期子宫颈癌(GOG－9918),以及西妥昔单克隆抗体加顺铂治疗残存或复发的子宫颈癌(GOG－0076DD)。

b. 马妥珠单克隆抗体:马妥珠单克隆抗体是一种人源化的抗EGFR的G1免疫球蛋白单克隆抗体,每周800mg,单独使用,治疗44例用顺铂为主的联合化学治疗后病情进展的子宫颈癌患者有效。在38例可评价的患者中,2例PR(部分有效),9例SD(稳定),该单克隆抗体有良好的耐受性。

②EGFR酪氨酸激酶抑制剂:EGFR酪氨酸激酶抑制剂,例如吉非替尼,厄洛替尼,以及拉帕替尼,正在用于子宫颈癌的评价中。

a. 吉非替尼:单独使用吉非替尼,500mg/d,作为晚期宫颈鳞癌或腺癌的二线或三线治疗的多中心Ⅱ期临床已在30例患者中做了评价。虽然没有客观的反应,但20%的患者稳定,中位稳定期为 111.5 天。到进展的中位时间为 37 天,中位总生存时间 107 天。吉非替尼的耐受好,最常见的药物不良事件为皮肤和胃肠道反应。

2002 年 1 月到 2003 年 11 月,法国进行了吉非替尼的多中心非对照 II 期临床试验(1839IL/0075 研究),共 30 例复发性子宫颈癌,年龄≥18 岁,PS 0～2,鳞癌 25 例,腺癌 5 例。在吉非替尼治疗前所有患者均行过放射治疗和化学治疗,其中有 13 例行 2 种方案的化学治疗,28 例做了手术治疗。治疗方案:为吉非替尼治疗:500mg/d,口服,直到病情进展。若有不可接受的毒副反应,剂量减半(250mg/d)。不可接受的毒副反应包括 3～4 级的腹泻或皮肤毒副反应,或其他药物相关的 3～4 级毒副反应。观察指标:为客观反应率(PR)、疾病控制率(Disease Control Rate,DCR),PFS,OS,有效持续时间和不良事件(adverse events)。治疗结果,30 例患者中,28 例(93.3%)疗效可评价,另外有 2 例(6.7%)病情无进展但却死亡,不做评价。未能观察到客观反应率(CR + PR)。有 1 例肺转移灶疗效 PR,但从前盆腔照射部位疗效 PD;6 例(20.0%)疗效 SD,持续时间 77～188 天,中位时间 111.5 天;22 例(73.3%)疗效 PD,中位时间 37 天(95% CI 28～77),mOS107 天(95% Cl 103～253)。该研究对所有患者的安全性作了评价。

目前,对于复发或转移性子宫颈癌的治疗方法有限,吉非替尼单独使用疗效低,但在一些患者中可相对地延长疾病控制期,因而有必要进一步研究 EGFR 抑制剂联合同步化学治疗作为复发或转移性肿瘤,或联合放射、化学治疗治疗局部晚期肿瘤的一线治疗方案。

GOG 正在评价小分子 EFGR 酪氨酸激酶抑制剂或抗 EFGR 单克隆抗体,使用这一类靶向药物要想获得明显的疗效,需要用分子方法筛选敏感的病例。

b. 厄洛替尼:尽管吉非替尼的研究显示缺乏活性,但另一个 EGFR 酪氨酸激酶抑制剂厄洛替尼,正在进行单独治疗残存或复发宫颈鳞癌的 II 期临床试验(GOG－0227D),以及联合顺铂和放射治疗治疗局部晚期宫颈鳞癌的临床评价(NCT00428194)。拉帕替尼,一种 Her1(EGFR)和 Her2 的二元酪氨酸激酶抑制剂,正单独和联合帕唑帕尼(pazopanib,一种多靶点的酪氨酸激酶抑制剂)进行 FIGO IVB,或复发,或残存的子宫颈癌 II 期临床试验(VEG 105281)。这些结果尚未见报道,但巴西进行了厄洛替尼的非随机多队列的 I 期临床试验已有结果。

2)表皮生长因子受体 2:Her2 在 1/4 的乳腺癌患者中过表达,而且,与预后不良相关。然而,Her2 阳性的乳腺癌用抗 Her2 治疗可显著地改善预后,如使用曲妥珠单克隆抗体。Her2 阳性仅见于 3%～9% 的子宫颈癌病例,而且是腺癌多于鳞癌。与乳腺癌相反,Her2 阳性在子宫颈癌预后中的价值有争议。有报道 126 例 I B/II A 期子宫颈癌行根治性子宫切除和盆腔淋巴结清扫术,Her2 阳性者预后不良。另一报道 55 例 I～IVA 子宫颈癌行根治性放射治疗,Her2 阳性预后好。这些结果提示,单独使用抗 Her2(如曲妥珠单克隆抗体)子宫颈癌尚缺少理论依据。

(2)血管内皮生长因子抑制剂:肿瘤的生长和转移依赖于血管,这使得血管生成成为癌症的基础和治疗的理论靶点。血管形成的一个主要通路是血管内皮生长因子(vascular endothelial growth factor,VEGF)家族的蛋白和受体。VEGF 通路在正常及病理血管形成中起关键作用,激发多个信号网络,其结果是内皮细胞生长、迁移、分裂、分化及血管通透。

有趣的是,VEGF 的表达是由氧张力牢固控制,而且,乏氧引起 VEGF 表达的上调,其方式就像乏氧引起促红细胞生成素上调一样。VEGF 通路也上调几个生长因子,包括 EGF 和 EGFR。

VEGF 相关基因家族血管和淋巴血管形成生长因子由 6 种分泌蛋白组成,称为 VEGF－A、VEGF－B、VEGF－C、VEGF－D、VEGF－E 和胎盘生长因子－2(Placenta Growth Factor,PlGF－2)。VEGF 的作用是通过结合到 VEGF 受体而介导:VEGFR－1 结合 VEGF－A、VEGF－B 和 PlGF－1;VEGFR－2 结合 VEGF－A、VEGF－C、VEGF－D 和 VEGF－E;VEGFR－3 结合 VEGF－C 和 VEGF－D,而且仅表达在淋巴内皮细胞;PlGF－2 结合跨膜蛋白(neuropilin1)。一旦结合 VEGF、VEGFR－1 和 VEGFR－2 形成二聚体,每一个受体的酪氨酸激酶区域"自动磷酸化"另一个,导致受体活化,激发多个信号级联放大。

在一些肿瘤,包括子宫颈癌,VEGF 的过表达与肿瘤进展和预后不良相关。子宫颈癌肿瘤内 VEGF 蛋白水平较正常宫颈组织中的高,高水平的 VEGF 与分期晚相关,并且增加了淋巴结转移风险。其他研究表明,高 VEGF 表达和肿瘤血管生成的增加是无进展生存期和总生存期不良的独立预后因子。而且,新的资料认为,HPV 对浸润性子宫颈癌的形成是必需的,它通过上调 E6 癌蛋白直接刺激 VEGF 的产生。

1)贝伐单克隆抗体:贝伐单克隆抗体(bevacizumab)是一种人源化的抗 VEGF－A 单克隆抗体,与化学治疗联合治疗转移性结直肠癌和非小细胞肺癌,明显改善了反应率和生存率。这些发现确认了抑制 VEGF 信号通道作为一种治疗癌症的重要方式。2006 年,小样本量的回顾性研究显示贝伐单克隆抗体联合氟尿嘧啶治疗复发性子宫颈癌有抗癌活性。从此以后,几个贝伐单克隆抗体治疗子宫颈癌的 Ⅱ 期临床试验开始了。一个是评价贝伐单克隆抗体单独治疗残存或复发性宫颈鳞癌的有效性试验(GOG0227C 试验),另一个是研究贝伐单克隆抗体联合放射治疗和顺铂治疗初发的局部晚期子宫颈癌(RTOG0417),而且还有一个是评价贝伐单克隆抗体联合托泊替康(topotecan)和顺铂作为一线方案治疗复发或残存子宫颈癌的试验(GSK 107278 试验)。

2)舒尼替尼:苹果酸舒尼替尼(sunitinib malate)是抑制肿瘤增生和血管生成的口服小分子多靶点药物,靶点为 VEGFR－1、VEGFR－2 和 VEGFR－3,PDGFR(platelet derived growth factorreceptor,血小板衍生生长因子受体)－α 和 PDGFR－β,KIT,以及 FLT3RTKs(receptor tyrosine kinases,受体酪氨酸激酶)。舒尼替尼被批准为转移性肾癌和胃肠间质肿瘤的标准治疗药物。

2007 年 1 月到 2008 年 5 月,加拿大国立癌症研究所临床试验组(NCIC CTG,national cancer institute clinical trials group)开展了舒尼替尼的多中心 Ⅱ 期临床研究,用于评价治疗不能切除、局部晚期或转移性子宫颈癌的疗效和毒性。19 例患者的中位年龄为 44 岁(28~78 岁),13 例鳞癌(68%),6 例腺癌(32%)。PS 为 0、1 和 2 者,分别占 13 例(68%)、4 例(21%)和 2 例(11%)。89%(17 例)的患者以前做过放射、化学治疗。治疗方案为舒尼替尼,50mg/d,晨起口服,连续用 4 周后停 2 周,6 周为 1 个周期。监测到毒性可以减量到一个水平,即 37.5mg/d,若有进一步的毒性,可减量到 25mg/d。用药一直到病情进展,病情稳定者用到最多 6 周期,疗效达 CR 或 PR 者用到 2 周期。观察指标:评价疗效和药物毒性。治疗结果,19 例患者共计 67 周期的舒尼替尼治疗,每位患者中位治疗周期数为 2(1~12)。有 1 例治疗了 8 周期,另 1 例治疗了 12 周期。7 例(36.8%)患者接受了 90% 以上的计划剂量。治疗后,16 例(84%)疗效 SD,中位缓解期 4.4 个月(2.3~17 个月)。3 例 PD,中位缓解期 3.5 个月(2.6~7.0 个月)。未能观察到客观反应(CR + PR)。最常见的血液学不良事件为乏力、腹泻、恶心、味觉改变、高血压、黏膜炎和胃灼热。大多数不良事件为 1 级或 2 级,3 例有 3 级腹泻,3 例有 3 级高血压。药物相关血液学不良事件大多数为 1 级或 2 级,但有 7 例 3 级淋巴细胞减少,1 例 4 级淋巴细胞减少。未增加病毒感染。有 9 例患者促甲状腺素(TSH)升高,舒尼替尼引起的 TSH 升高是渐进的、短暂的,停药后会逐渐恢复正常。4 例患者有瘘形成,其中 2 例可能与药物有关。第 5 例在治疗后 3.5 个月肠瘘形成,可能与药物相关。研究者认为瘘的形成与舒尼替尼有关,有 1 例瘘是因病情进展,NCIC CTG 认为不能排除药物所致原因。6 例患者有 7 件药物相关严重不良事件,瘘(2 例),3 级呼吸困难和胸痛(1 例),3 级呼吸困难(1 例),3 级低钠血症和 2 级阴道出血(1 例),2 级左心功能不全和眼睑水肿(1 例)。6 例因毒性减少了剂量,其中手足综合征 2 例,感觉性神经疾病 1 例,肌痛 1 例。无药物相关死亡报道。

这项研究表明,瘘的发生率高(26.3%),超过了预期。单用舒尼替尼的有效性不高,尚需进一步研究其作用。

近来新的 VEGFR 酪氨酸激酶抑制剂,例如,索拉非尼和帕唑帕尼作为单独和联合其他方法治疗子宫颈癌的药物代谢动力学特性的 I/II 期临床试验正在进行中。例如,索拉非尼联合放射治疗和顺铂治疗经病理证实 T1b-3bN0/1M0 子宫颈癌的 I/II 期临床试验(DDPDRO-002 试验)正在进行中。索拉非尼是 Raf 蛋白 Craf 和 Braf 的一种体外小抑制剂,也是几个酪氨酸激酶受体的多靶点抑制剂,如 VEGFR-2、VEGFR-3 和血小板衍生生长因子受体-β(plate let derived growth factor receptor-β, PDGFR-β)。

另一个研究正在比较帕唑帕尼联合拉帕替尼,以及二者分别单独治疗转移性子宫颈癌的有效性和安全性(VEG 105281)。拉帕替尼是 Her1(EGFR)和 Her2 的二元酪氨酸激酶抑制剂。EGFR 家族信号肽在调节前血管生成因子中起重要作用,而且,EGFR 和 Her2 靶向治疗的耐受可能是由于改变了肿瘤血管的生成。靶向于 EGFR 和 Her2 通路的拉帕替尼,以及靶向于 VEGF 和血小板衍生生长因子通路的帕唑帕尼,可以克服这一耐受,并为治疗带来益处。此外,这些研究为确定预测治疗反应的生物标记提供了很大可能。

范德他尼(vandetanib)是酪氨酸激酶受体抑制剂,通过 VEGFR 信号通道,抑制肿瘤血管生成,并通过 EGFR 和 RET 抑制肿瘤细胞增生及生长。目前,尚未见范德他尼治疗子宫颈癌的相关报道。

(3)环氧化酶 2 抑制剂:环氧化酶-2(cyclooxygenase, COX-2)是重要的肿瘤血管生成因子,研究发现,在子宫颈癌组织中 COX-2 存在于癌细胞中,不存在于子宫颈癌间质细胞,其表达水平与微血管数量密切相关。COX-2 高表达的子宫颈癌预后较差。COX-2 低表达的子宫颈癌患者 2 年生存率达 90%。在其他治疗的基础上长期应用 COX-2 抑制剂可能有效控制肿瘤再生长和复发。

COX-2 是花生四烯酸转化为前列腺素所需的酶,它的促肿瘤活性是通过一些机制来介导的,包括前致癌物转化为致癌物,刺激肿瘤细胞生长,抑制凋亡,促使血管生成,以及免疫抑制。COX-2 的过表达见于晚期子宫颈癌、转移性子宫颈癌,以及预后差的子宫颈癌。

塞来昔布(celecoxib,塞来考西;celebrex,西乐葆)

非甾体类抗感染药物(nonsteroidal anti‐inflammatory drug,NSAID),可直接抑制COX
－2,增强放射线诱导的凋亡和G2M细胞周期阻滞,抑制亚致死性放射损伤的修复。塞来昔布的治疗降低COX－2、细胞增生的标志物Ki67、新血管生成的标志物CD_{31}的表达。在临床前研究的模型中,塞来昔布抑制了受碱性成纤维细胞生长因子刺激的大鼠角膜毛细血管的生长,并且,这种有效的血管生成抑制剂似乎是基于通过COX－2抑制前列腺素的产生。这样,塞来昔布有直接攻击乏氧细胞的潜能,以克服肿瘤微环境的不利因素,对增强子宫颈癌同步放射、化学治疗的疗效可能有益。因此,加拿大开展了COX－2抑制剂塞来昔布联合同步放射、化学治疗治疗局部晚期子宫颈癌的Ⅰ～Ⅱ期研究,以评价其安全性和毒性。

（4）分子靶向治疗展望:晚期子宫颈癌以及该病的复发、转移性子宫颈癌的疗效差,可选择的治疗方法有限,而肿瘤细胞的分子事件可为我们提供理想的靶点,并以此来开发新的药物。EGFR和VEGF信号通道是两个理想的治疗靶点,在肿瘤生长和血管生成中起重要作用;西妥昔单克隆抗体、马妥珠单克隆抗体和EGFR酪氨酸激酶抑制剂作用于EGFR,贝伐单克隆抗体和VEGFR酪氨酸激酶抑制剂作用于VEGF信号通道。单独使用这些药物或联合化学治疗和(或)放射治疗治疗子宫颈癌的更多结果有待报道。就实体瘤而言,仅靶向于单一靶点的治疗是不理想的,因肿瘤细胞群会发生多个分子异常事件,对于子宫颈癌的个体化治疗,需要检测和描绘完整的分子异常事件,采用多靶点的联合治疗,克服EGFR信号通道耐药的不足,这将是未来理想的靶向治疗方向。

5. 子宫颈癌的生物治疗

（1）肿瘤疫苗:HPV感染已被证实为子宫颈癌发生的主要因素,故采用HPV疫苗预防HPV感染,进而预防子宫颈癌,是最根本的防治方法。目前HPV疫苗主要包括预防性疫苗和治疗性疫苗两大类。其中,预防性疫苗主要通过诱导有效的体液免疫应答,使特异性抗体与病毒的包膜抗原结合,破坏病毒,阻止病毒进入宿主细胞,从而达到预防感染的目的。HPV的包膜蛋白L1和L2是预防性HPV疫苗的靶抗原。而治疗性疫苗则主要通过刺激细胞免疫应答,消灭表达HPV抗原的被感染细胞。由于E6和E7两种基因产物是HPV阳性的肿瘤细胞表达的癌蛋白,是完全的外来病毒蛋白,具有比突变细胞蛋白更多的抗原决定簇,也是最适于作为治疗性HPV疫苗的抗原物质。诱导针对E6和E7蛋白的CTL是最常用的方法。

2）治疗性疫苗

①细菌载体重组疫苗:与病毒载体疫苗的制备原理相类似,仅载体不同。目前,用于载体的减毒细菌有沙门菌、乳球菌、志贺菌和利斯特菌等。

②肽类疫苗:肽类疫苗含有HPV蛋白中能被T细胞识别的特异性抗原表位,无癌蛋白的致瘤性,能借助基因工程技术大量生产,从理论上说是一类很有潜力的疫苗。

HPV16阳性的子宫颈癌患体,外周血淋巴细胞经HPV16 E711－20刺激后,所产生的CTL可以识别和攻击肿瘤细胞。另有研究发现在宫颈非浸润性病变如CIN中,HPV E7 11－20或脂化E711－20肽疫苗显示了一定的疗效,16例CINⅢ患者经免疫后,有10例产生了效应 CTL,其中 3 例临床效果显著。这些研究也提示,肽类疫苗可能在非浸润型病变中具有更好的应用前景。

③基于细胞的疫苗:DC 是目前发现功能最强的专职抗原提呈细胞的 APC,虽然在体内数目较少,但其抗原呈递功能远强于巨噬细胞、B 细胞等其他抗原呈递细胞,具有强大的激活 $CD^8 + CTL + CD_4^+ T$ 细胞的功能,并能分泌多种细胞因子参与免疫调节。树突状细胞能以不同方式负载肿瘤抗原,激活机体的细胞免疫和体液免疫,DC 疫苗治疗子宫颈癌在动物试验及部分临床试验中显示出广泛的应用前景。DC 能以不同的方式成功负载抗原,抗原可以为病毒样颗粒(VLP)、蛋白多肽、病毒载体、DNA 或 RNA 及肿瘤裂解产物等。

(2)基因治疗

1)针对子宫颈癌基因的治疗研究:目前研究证明,至少有 42 种亚型的 HPV 能感染生殖器,其中高危型 HPV 有 15 种,如 HPV16、HPV18、HPV31、HPV33 和 HPV35 等,高危型 HPV 感染是引起子宫颈癌和宫颈上皮内瘤变的主要因素。其中 HPV16 和 HPV18 亚型对宫颈移行带具有高度的亲和力,与子宫颈癌的关系最为密切。HPV 感染与组织学类型相关:HPV16 型多见于宫颈鳞癌,HPV18 型以宫颈腺癌为主。

①针对 HPVE6 和 HPV E7 的癌基因治疗:研究表明,HPV 病毒基因组整合人类染色体后,早期转录区 E6、E7 基因的表达产物 E6、E7 原癌蛋白在细胞周期调控及凋亡调节中起重要作用,E6、E7 癌蛋白分别使抑癌基因 p53 和 pRb 失去活性,最终引起细胞生长失控,是子宫颈癌发生、发展的主要原因。E6 可以和 p53、泛素连接酶组成复合物,导致 p53 的泛素化,最终导致其降解。E7 阻挠了磷酸化的 pRb,当 pRb 丢失时,E2F 可以释放转录因子,导致细胞周期继续,甚至转化细胞克隆扩张。仅表达 E6 或 E7 不能致癌,但是当两者同时表达时大大地增加了细胞的致癌可能性。

RNAi 是一种以双链 RNA 分子形式存在的基因沉默机制,其中微小干扰 RNA(siR-NA)可以通过碱基互补配对来阻断特异 mRNA 基因的翻译。以启动子为靶目标的 siRNA 可以有效地降低外源性 HPV16、E6 和 E7 的转录水平,然后抑制 HPV 感染细胞的增生,甚至死亡。Yamato 等认为,通过对引 5' 端的前 6 个核苷酸和对中间链核苷酸予以修饰的 RNA - DNA 嵌合体,可加强针对 HPV16、E6 和 E7 的 siRNA 的特异性。

TNF 相关的凋亡诱导配体(TRAIL)是一种跨膜蛋白,隶属于 TNF 家族的可溶性配体,由于它在肿瘤细胞中可诱导细胞凋亡,而在正常细胞中不能发挥作用的能力,故成为许多研究的焦点。TRAIL 可以通过结合两种死亡受体(DR)DR4 和 DR5 而激活,然后激活 caspase 依赖的细胞凋亡。在宫颈肿瘤样本中存在着 DR4 和 DR5 的表达,预示着运用 TRAIL 的治疗是一条可行之路。

②其他癌基因的治疗:研究 E6 和 E7 在宫颈细胞的恶性转化过程中起着非常重要的作用。但是 E5 癌蛋白常被忽略。研究发现,E5 癌蛋白可能在肿瘤形成早期通过调节细胞信号通路,来加强 E6、E7 的永生的潜能。HPV16 E5 引起的细胞恶性转化涉及多项机制,包括 EGFR(激活 Ras - Raf - MAP 激酶通路或者 PI_3K - Akt 通路)、炎性细胞信号通路的活化(COX - 2 - PGE2 通路)、细胞分化和细胞凋亡。因此,针对 E5 亦可设计出新的治疗子宫颈癌的方法。最近研究表明,缺氧诱导因子 1 在多种肿瘤中表达水平升高,它通过

影响肿瘤的微环境调控癌基因的表达,已有研究机构合成了针对缺氧诱导因子1的药物YC1治疗子宫颈癌的报道。肿瘤中Bcl-2高表达也是通过抑制细胞凋亡使细胞永生化,有学者用反义c-myc腺病毒抑制了Bcl-2的表达,在Bcl-2高表达的肿瘤中效果更好。

③livin基因:livin是一种新发现的凋亡抑制蛋白(inhibitor of apoptosis protein,IAPs)家族成员。研究表明livin基因在正常宫颈组织不表达或极低表达,但在CIN和子宫颈癌组织中的阳性表达率逐渐升高,与子宫颈癌及其癌前病变有一定关系,可能参与子宫颈癌的发生;同时,发现随着子宫颈癌临床分期增加及淋巴结转移,其阳性表达率明显增高,表明livin高表达可能反映子宫颈癌侵袭和转移能力。Cmkovic Mertens等通过干扰细胞livin基因表达,使肿瘤细胞增敏而发生凋亡,也可以通过RNA干涉技术对其进行基因封闭,促进肿瘤细胞凋亡。国内于利利等也做了类似研究,采用RNA干扰技术阻断子宫颈癌HeLa细胞livin基因的表达,并加入不同浓度的顺铂,结果显示子宫颈癌HeLa细胞中的livin表达被有效地抑制,同时增强顺铂诱导细胞凋亡的效应。根据livin基因在肿瘤中的特异表达及其功能,提示其可能成为某些恶性肿瘤检测的分子标志物,同时为探讨子宫颈癌治疗的新途径提供试验依据。

2)针对子宫颈抑癌基因的治疗研究:目前研究较多的子宫颈癌的抑癌基因有p53、p73、pPb、Bax、FHIT、p21和Fas。

Smac/DIABLO基因:Smac/DIABLO是2000年Du等发现的一种定位于线粒体并发挥调节细胞凋亡的蛋白质。有活性的Smac可与IAPs特异性结合,解除IAPs对Caspase的抑制进而促进凋亡并增加细胞对各种刺激的敏感性。Arellano-Llamas等研究了109例子宫颈癌发现,Smac基因在子宫颈癌组织表达加强,尤其在局部复发的病例中。随着子宫颈癌临床分期升高,Smac阳性率逐渐下降。郑丽端等将Smac基因转染到子宫颈癌HeLa细胞,观察到Smac基因高表达可以提高肿瘤细胞caspase-3的表达和活性,增强放射治疗对癌细胞的诱导凋亡作用。赵宝锋等发现子宫颈癌细胞对Smac基因的高表达可提高对γ射线的辐射敏感性,提示Smac基因可能成为子宫颈癌放射治疗效果的判断依据。

3)基因治疗联合放射治疗的治疗研究:放射治疗在子宫颈癌治疗中占有重要地位,约80%患者把放射治疗作为治疗手段之一。放射治疗疗效受到限制常由以下几种生物学因素引起:肿瘤细胞克隆形成率、肿瘤内乏氧细胞的放射抵抗、DNA修复和分次放射治疗间歇期损伤的修复等。为了进一步提高放射治疗的治愈率,先用基因治疗靶向性处理肿瘤细胞,提高其对射线的敏感性,然后联合放射治疗。根据技术特点可将基因治疗联合放射治疗分成免疫基因联合放射治疗、直接杀伤或抑制肿瘤细胞的基因联合放射治疗、抗肿瘤血管生成的基因联合放射治疗和放射治疗保护性基因治疗等4项技术。Wang等证实,放射治疗联合含有Egr-1/TRAIL的腺病毒,可以大大增加肿瘤细胞的死亡和凋亡。Jung等认为,肿瘤坏死因子α联合放射治疗对治疗局灶性肿瘤是有意义的。

4)基因治疗联合化学治疗的治疗研究:临床上经常用铂类为基础的化学治疗方法来治疗浸润阶段或复发状态的子宫颈癌,如顺铂等,然而化学治疗药物的不良反应较大,如何将药物减少到最低有效剂量,但又不降低治疗的效果,这是一个值得深究的问题。单核细胞化学诱导蛋白 1 是一种能在炎性病变和肿瘤部位催化巨噬细胞渗透和提高它们噬菌作用的化学运动性的物质。Nakamura 等研究发现，单核细胞化学诱导蛋白 1 表达使子宫颈癌细胞对低剂量顺铂敏感，可能诱导巨噬细胞的迁移从而根除肿瘤细胞。这个系统可能成为一种结合免疫基因治疗的化学治疗新策略，用于治疗难治性子宫颈癌。García - López 等在几个子宫颈癌细胞系中研究得出，ICl 182、ICl780 和顺铂联合产生协同抗增生效应，在细胞周期 $G_2 + M$ 期时雌激素和黄体酮基因表达部分地被抑制。因此认为，在子宫颈癌细胞中 ICl182、ICl780 能增强顺铂的效果。在癌症治疗中，在联合抗肿瘤药物尤其是顺铂的进一步评价中，这种抗激素药物治疗可作为有价值的候选药物。

（3）细胞因子及体细胞治疗：细胞因子是由免疫效应细胞（淋巴细胞、单核 - 巨噬细胞）和相关细胞（成纤维细胞、内皮细胞）产生的具有重要生物学活性的调节蛋白，在免疫反应中起介导和调节作用。

研究表明，在子宫颈癌患者血清中 IL - 2 含量明显低于正常人，而血清中 ICl - 2R 明显高于正常人，表明子宫颈癌患者血清中 IL - 2 与 ICI - 2R 水平呈负相关。HPV 感染的细胞逃逸免疫监视证明 TNF - α 和 TNF - β 对感染 HPV 的子宫颈癌细胞株具有免疫调节作用。体内和体外实验表明 IFN - γ 或 TNF 对治疗宫颈腺癌患者有效。这些研究结果均提示，子宫颈癌患者体内存在免疫功能异常，在手术、化学治疗或放射治疗中进行免疫治疗是非常必要的。但研究同时表明细胞因子对恶性子宫颈癌的有效治疗具有非常复杂的机制。

6. 复发性子宫颈癌的治疗　子宫颈癌目前仍是最常见的妇科恶性肿瘤，随着子宫颈癌筛查技术的推广和应用，提高了子宫颈癌前病变和早期癌的检出率，死亡率明显降低，但晚期子宫颈癌的生存并未改善。文献报道Ⅲ期子宫颈癌的 5 年生存率为 30% ～50%，Ⅳ期仅为 5% ～15%（Downs Jr 等，2004）。国内较大的肿瘤治疗中心报道晚期子宫颈癌仍占较高的比例，可达 63.8% 和 93.5%（孙建衡，1992），且晚期子宫颈癌治疗困难，是导致治疗失败—肿瘤局部未控和（或）复发的主要原因，必须予以重视。据统计 35% 的宫颈浸润癌治疗后复发（Disaia and Creasman，2002）。

治疗原则：晚期和复发性子宫颈癌的治疗较困难，治疗前应详细地了解病史和全面的检查（包括：血、尿、便三大常规、肝功能和肾功能、胸片、心电图、B 超、CT 或 MRI/PET/PET - CT 等，必要实行膀胱镜、结肠镜及消化道造影等检查），充分了解和评估肿瘤的范围、与周围组织器官的关系及患者对治疗的耐受程度等，应根据初次治疗的方法、复发肿瘤的部位和范围、复发距初次治疗的时间及患者的一般状态、经济情况等制订合理的、个体化的治疗方案。

基本的治疗原则为：①晚期子宫颈癌目前多采用同步放射治疗和化学治疗综合治疗。若患者不能耐受同步放射、化学治疗，也可采用单纯放射治疗或化学治疗进行姑息治疗；②根治术后的盆腔复发和（或）腹膜后淋巴结转移者，首选放射治疗，近年多采用同步放射治疗与化学治疗联合治疗。Waggoner SE 等（2003）报道根治术后盆腔复发放射治疗者的 5 年生存率达 33%。若盆腔复发肿瘤较大，且为中心型复发时，也可考虑手术，术后酌情补充放射治疗或放射、化学治疗；③放射治疗后的肿瘤复发，在原照射野外的宜选择放射治疗或放射、化学治疗；在原照射野内小的或中心型复发肿瘤，宜选择手术治疗；④对于肿瘤广泛转移或不能耐受手术或不宜放射治疗的患者,可选择姑息性化学治疗。对于原照射野内复发肿瘤的再放射治疗,目前尚有争议。主要由于再放射治疗的剂量受到限制,疗效差,而并发症的发生率高,因此限制了再放射治疗的应用。另外,目前有文献报道热疗并发放射、化学治疗治疗晚期或复发性子宫颈癌,可提高肿瘤的控制率,并改善患者的生存(Westermann AM,et al,2005)。

(1)手术治疗:适用于部分晚期和复发性子宫颈癌,尤其是放射治疗后中心性复发者。孤立性的肺转移也可手术切除。Waggoner SE 等(2003)报道孤立性肺转移手术切除后,25%的患者至少存活5年。

术前或术中发现盆腔外肿瘤转移是手术的绝对禁忌证。患者出现下肢水肿、股臀部疼痛和输尿管梗阻三联症及盆腔肿块固定于盆壁时,常提示肿瘤无法切除。主要的术式有两种:

1)次广泛或广泛性子宫切除术:适用于子宫颈癌放射治疗后小的复发肿瘤。美国的MD Anderson 肿瘤医院采用广泛性子宫切除(Ⅱ型或Ⅲ型)治疗50例患者,病变<2cm者的5年存活率为90%,而>2cm者为64%,严重术后并发症的发生率为42%,其中28%为输尿管损伤(Disaia and Creasman,2002)。中国医学科学院肿瘤医院报道手术治疗22例中心性复发子宫颈癌,其5年存活率为61.8%,术后并发症为27.3%(王桂香,1992)。

2)盆腔脏器清除术(pelvic exenteration):包括:前盆、后盆和全盆腔脏器清除术,主要适用于子宫颈癌术后或盆腔放射治疗后局部未控或中心性复发及部分Ⅳa期患者。1948年,Alexander Brunschwig 首次报道用盆腔脏器清除术对盆腔晚期癌进行姑息治疗,初步治疗22例患者,其中5例死于手术。近60年,随着手术技术和盆腔重建方法(包括尿路改道、阴道重建和肠道吻合等)的改进、围手术期和术后护理及内科治疗的加强、血液制品和抗生素的应用等,使手术死亡率降低到0%~5.3%,而适应证患者术后的5年生存率提高到50%左右(Berek JS,et al,2005;Sharma S,et al,2005;Roos EJ,et al,2005),但术后并发症仍较高。Berek JS 等(2005)报道了盆腔脏器清除术治疗复发性子宫颈癌+阴道癌的5年生存率为54%,而单纯子宫颈癌复发的5年生存率达62%;术后并发症主要是感染,达86%(包括:伤口感染35%、肾盂肾炎27%、脓毒血证27%、盆腔脓肿17%),而小肠瘘和尿瘘仅为8%和4%。

多年的经验证明:①术前严格掌握手术指征,仔细选择手术患者。②做好充分的术前准备。③精细的手术技术和加强术后处理等,是保证手术成功的基础。近年国内也有少数医生报道了盆腔除脏术治疗晚期和复发性妇科恶性肿瘤的经验,相信随着现代医学的发展、手术技术的提高和经验的积累,将进一步改善患者的生存,减少术后并发症。

(2)放射治疗:对复发性子宫颈癌,特别是术后中心性复发者,传统的放射治疗方法是盆腔外照射为主,并可并发腔内放射治疗。随着现代计算机技术和医学影像技术的发展,肿瘤的放射治疗已经进入了精确的放射治疗时代。三维适形放射治疗(3DCRT)和调强放射治疗(IMRT)是目前先进放射治疗技术的代表,目前已有文献报道其用于复发性子宫颈癌的治疗,并取得较好疗效。因此有条件者在体外照射时可选用这些新的放射治疗技术。关于腔内治疗放射源,^{252}Cf 中子源不同于 γ 射线(如^{60}Co、^{137}Cs、^{192}Ir),对氧依赖性不大,在缺氧状态下仍对肿瘤细胞有良好的杀伤作用,也可用于治疗复发性子宫颈癌。另外,同步化放射治疗用于复发性子宫颈癌的治疗已经显现出较好的疗效。

（3）化学治疗：自 19 世纪 90 年代始,化学治疗在晚期和复发性子宫颈癌治疗中的作用受到普遍关注,常作为子宫颈癌的综合治疗的一种重要手段,尤其对同步放、化学治疗进行了深入的临床研究,发现同步放射、化学治疗可提高晚期子宫颈癌的局部控制率和 5 年生存率;也有部分学者报道了新辅助化学治疗在子宫颈癌综合治疗中的作用。目前新辅助化学治疗主要用于 ⅠB2～ⅡA 和部分 ⅡB 期的局部晚期子宫颈癌的术前治疗,可缩小肿瘤、降低分期、减少盆腔淋巴结转移和宫旁及淋巴脉管受浸,为根治性手术切除创造有利的条件;而新辅助化学治疗用于 Ⅲ+Ⅳa 期子宫颈癌,局部肿瘤的有效率虽高达 72%（PR+CR）,但与单纯放射治疗相比,并未改善其 5 年生存率（43% 比 52%）,也未降低远处转移率（25% 比 17%）（TabataT,et al,2003）。

（4）综合治疗

1）同步放射、化学治疗：同步放射、化学治疗（concurrent chemotherapy with radiation therapy,CCR）使细胞毒药物和放射线共同作用于肿瘤细胞,协同抑制肿瘤细胞的增生和放射损伤的修复,提高肿瘤局部控制率,降低远处转移率,明显改善子宫颈癌生存率。GrigsbyPW 报道 22 例术后复发的子宫颈癌患者行放射治疗（全盆外照射剂量 50.4Gy）,同时予顺铂（$75mg/m^2$,第 1、22、43 天）和氟尿嘧啶（$1000mg/m^2$,96 小时持续滴注,第 1～4、22～25、43～46 天）化学治疗,Ⅲ～Ⅳ度化学治疗不良反应的发生率达 27%,有 8 例患者的生存时间超过 5 年。说明复发性子宫颈癌患者行同步放射、化学治疗获得长期生存是可能的,但是常伴有严重的毒性反应。M 回 ietta L 等报道,27 例患者行放射治疗（50Gy）,同时给予顺铂（$75mg/m^2$）+ 紫杉醇（$175mg/m^2$）化学治疗,每 21 天重复一次,共 4 次。其反应率达 100%,27 例患者中有 24 例中位完全缓解时间大于 23 个月。表明顺铂加紫杉醇同步放射、化学治疗治疗复发性子宫颈癌的不良反应可耐受,疗效较好。国内学者赵力等报道,调强适形放射治疗（肿瘤剂量 45～50Gy,2.0 或 2.5Gy/次,1 次/天,5 次/周）同时给予顺铂加氟尿嘧啶化学治疗（顺铂 $20mg/m^2$ 加氟尿嘧啶 $500mg/m^2$ 静脉滴注第 1～5 天。每 21 天为 1 个周期,2 周期后病情无进展继续化学治疗 2 周期）,总有效率为 92.8%,并且同步顺铂加氟尿嘧啶方案化学治疗并未增加放射治疗不良反应。

2）放射治疗+化学治疗+射频热疗：肿瘤热疗（hyperthermia）足利用物理疗法,使组织加热,达到杀灭癌细胞的温度,以治疗恶性肿瘤。人体细胞最合适的生长温度为 37℃,当处于 41～43℃时,正常组织能耐受此温度不受损伤,而癌细胞则很快死亡。因高温易造成癌细胞膜结构与功能的破坏。超微结构观察证实,癌细胞线粒体膜、溶酶体膜和内质网在热疗后均发生破坏,并且由于溶酶体酸性水解酶的大量释放,导致胞膜破裂,胞质外溢,癌细胞死亡。另外,肿瘤组织的毛细血管发育不全,内皮细胞不完整,通透性高,当温度超过 43℃时,肿瘤内的血黏度和血流阻力均明显增加,加上瘤体中心血流灌注减少,且没有固定的供血血管,肿瘤内热量不能像正常组织一样随血液散发,结果癌组织在热疗过程中温度可能较正常组织高 5～7℃而遭受破坏。因此,高热能杀死癌细胞,对正常组织无损伤、无不良反应,这是高热治癌有别于放射线治癌和化学治疗治癌的独特优点。

3）放射治疗+化学治疗+分子靶向治疗：所谓分子靶向治疗,是在细胞分子水平上,针对可能导致细胞癌变的环节,如细胞信号传导通路、原癌基因和抑癌基因、细胞因子及受体、抗肿瘤血管形成、自杀基因等，来设计相应的治疗药物。药物进入体内以后只会特异性地选择与这些致癌位点相结并发生作用，从分子水平来逆转这种恶性生物学行为，从而抑制肿瘤细胞生长，导致其特异性死亡，而不会殃及肿瘤周围的正常组织细胞的一种全新的生物治疗模式。所以分子靶向治疗又被称为"生物导弹"。分子靶向治疗的问世不仅改变了传统化学治疗药物治疗模式，而且提高了某些肿瘤的治疗率。目前多种恶性肿瘤已逐渐采用靶向治疗，如乳腺癌、淋巴瘤、胃结肠癌、肺癌、间质瘤、肾癌。

近年来，表皮生长因子受体酪氨酸激酶抑制剂——埃罗替尼（GOG - 227C）、抗血管内皮生长因子的人单克隆抗体 - 贝伐单克隆抗体（GOG - 227D、RTOG - 0417）、小分子表皮生长因子酪氨酸激酶抑制剂 - 拉帕替尼和多 - 酪氨酸激酶抑制剂 - 帕唑帕尼等正作为分子靶向治疗药物用于复发性子宫颈癌的临床实验研究。美国 GOG - 240 试验正在进行，此试验计划对晚期、复发性子宫颈癌患者行顺铂 + 多西紫杉醇和拓扑替康 + 多西紫杉醇化学治疗，比较两者的疗效，然后比较联合及不联合分子靶向治疗药物贝伐单克隆抗体的疗效。此外，针对复发性子宫颈癌的分子靶向治疗还有多项前瞻性研究在进行中，我们期待将有更好的治疗方案为复发性子宫颈癌患者带来新的希望。

总之，复发性子宫颈癌的治疗仍然是一难题，现有的治疗方案包括手术、放射治疗、化学治疗、热疗及分子靶向治疗的疗效多不理想。我们在选择治疗方案时，一方面要注意治疗的个体化原则，另一方面应尽量减少治疗所带来的不良反应和并发症。

第十二章 子宫肿瘤

第一节 子宫肌瘤

子宫肌瘤(myoma of uterus)是女性生殖器最常见的良性肿瘤,也是人体最常见的肿瘤,主要由平滑肌细胞增生而成,其间有少量纤维结缔组织。多见于 30~50 岁的妇女。根据尸检资料,35 岁以上妇女约 20% 有子宫肌瘤,因很多患者无症状,或因肌瘤很小,因此临床报道的发病率远远低于真实的发病率。

一、病因和病理

子宫肌瘤的发病原因目前尚不明了,但临床资料表明,子宫肌瘤好发于生育年龄的妇女。生育年龄的妇女患了子宫肌瘤,肌瘤可继续生长和发展,绝经后则停止生长,以致萎缩。提示子宫肌瘤的生长和发生与雌激素有关。雌激素能使子宫肌细胞增生肥大,肌层变厚,子宫增大。

子宫肌瘤大多发生于宫体,少数位于子宫颈部。其病理大体所见多为球形实质性肿瘤,单个或多个,大小不一,小的直径可仅为数毫米,大的亦有重达数十公斤。肌瘤外表有一层包膜覆盖,由包绕肌瘤的结缔组织和肌纤维束构成的假包膜。肌瘤与包膜之间的连结一般较疏松,手术时易从包膜层将肌瘤剥出。切开包膜后,见周围正常的肌组织萎缩,肌瘤向外突出,一般肌瘤呈白色,质硬,切面为旋涡状结构。肌瘤的颜色和硬度是由含纤维组织的多少而决定,如含平滑肌多,则色略红,质地较软,如含纤维组织多,则色较白,质地较硬。镜下如见肌瘤由皱纹状排列的平滑肌纤维相互交叉组成。漩涡状,其间掺有不等量的纤维结缔组织。细胞大小均匀,呈卵圆体或杆状,核染色较深。

子宫肌瘤的类型较多,根据肿瘤在子宫壁上的位置不同可分为以下几种:

1. 壁间肌瘤　为最常见的肌瘤,占总数的 60%~70%,肌瘤位于子宫肌壁中间者,周围为子宫肌层所包绕。

2. 浆膜下肌瘤　较壁间肌瘤少见,占总数的 20%~30%,肌瘤向子宫表面方向生长,瘤体的大部分突出于子宫外壁,其上仅有浆膜层覆盖。若浆膜下肌瘤继续向腹腔方向扩展,最后仅有一蒂与子宫相连时,肿瘤活动可引起扭转。如果蒂部断裂,肌瘤可与子宫的邻近组织(大网膜、肠系膜等)发生粘连,从中获得血液供给,继续生长,称为寄生性肌瘤。如浆膜下肌瘤向阔韧带两叶腹膜间伸展,则形成继发性阔韧带肌瘤。但阔韧带肌瘤还可能来源于阔韧带内平滑肌组织。

3. 黏膜下肌瘤　黏膜下肌瘤系指肌瘤向子宫腔方向生长,并逐渐突出于子宫腔内者。占肌瘤的 10%~15%。宫腔因它扩大、变形。黏膜下肌瘤的底部易形成蒂,在宫腔内生长尤如异物,致使子宫收缩。肌瘤可被挤压,堵塞宫颈口或挤出宫颈口而脱落在阴道内或甚至延伸达外阴口。

上述各类型肌瘤可单独发生,也可同时存在。

子宫肌瘤在生长过程中常常出现一种或多种变性:

1. 玻璃样变性 为最常见的变性,常见于较大的、生长迅速的肿瘤。变性区域水肿、软化,漩涡状结构消失,仅见退化的玻璃样物质。显微镜下则见一片均匀粉红色无结构的区域,偶然隐约可见肌细胞阴影。

2. 囊性变性 在营养不良情况下,肌瘤组织可发生液化,产生胶样物并形成无数不规则形状的小囊腔。囊腔内含清亮或草黄色液体。肿瘤形成破棉絮状,可有液体流出。显微镜下见肌束间有不规则空隙。液化极度时可见整个肌瘤成单个性囊腔,质软如囊肿。

3. 坏死 在循环障碍及重度感染时可发生坏死,坏死部分呈黄色,质软,有时坏死物脱落,形成囊腔,坏死多位于肌瘤结节中央。红色变性是一种特殊的坏死形式,多发生于妊娠或产后,肌瘤变为红色,质软无光泽,犹如半熟的牛肉,可能由于循环障碍伴有溶血所致。

4. 钙化 肌瘤组织内血液循环有障碍时,可发生钙质沉积,一般为散在小块状,钙化波及肿瘤全部,可使肌瘤变成一个十分坚硬的子宫石。X射线检查颇有助于诊断。

5. 肉瘤变性 肌瘤发生恶性变即为肉瘤变,发生率极低约占子宫肌瘤的 0.5%,多见于年龄较大的妇女,短期内肌瘤迅速增大或伴阴道流血。

二、临床表现

1. 症状 一般浆膜下肌瘤和较小的肌壁间肌瘤多无明显症状,在妇科检查时偶被发现,而黏膜下肌瘤出现症状较早。一般主要症状有:

(1)月经异常 为最常见的临床症状。多见于黏膜下肌瘤或较大的肌壁间肌瘤,表现为月经过多、经期延长和不规则阴道出血。浆膜下肌瘤或肌壁间小肌瘤一般不影响月经。

(2)下腹包块 肌瘤增大后,患者自述腹部胀大,下腹正中扪及块状物,质地坚硬,形态不规则。尤其在清晨膀胱充盈,子宫位置上升时更易扪及。

(3)白带增多 肌壁间肌瘤时宫腔面积增大,内膜腺体分泌增多伴盆腔充血,导致白带增多。

(4)腹痛、腰酸、下腹坠胀 肿瘤本身不产生疼痛,常表现为腰酸、下腹坠胀等,经期加重。当肌瘤发生蒂扭转出现缺血坏死时,可出现急性疼痛。肌瘤发生红色变时,腹痛剧烈,并伴有发热。

(5)压迫症状 肿瘤增大时可压迫邻近器官。如位于前壁可压迫膀胱造成尿频、尿急或排尿困难、尿潴留,向两侧发展可压迫输尿管,形成肾盂积水。位于后壁可压迫直肠出现里急后重、便秘等。

(6)不孕 文献报道占25%~40%。肌瘤生长的部位、大小及数目对受孕产生影响,可能是肌瘤压迫输卵管使之扭曲,或使宫腔变形,妨碍受精卵着床。

(7)贫血 因长期月经过多、经期延长而导致继发性贫血。严重时表现有全身乏力、面色苍白、心悸、气短等症状。

2. 体征 与肌瘤的大小、位置、数目及有无变性有关。肌瘤较大时,在腹部可扪及质硬、不规则、结节状块状物。妇科检查:肌壁间肌瘤子宫常增大,表面不规则,有单个或多个结节状物突起;浆膜下肌瘤可扪及质硬、球块状物,与子宫有细蒂相连,可活动;黏膜下肌瘤子宫多均匀增大,有时宫口扩张,在子宫颈口或阴道内可见红色、实质、表面光滑的舌状肌瘤。

三、实验室及其他检查

1. B超检查　可明确肌瘤大小、数目及部位,可除外卵巢实质性肿瘤。

2. 诊断性刮宫　若为黏膜下肌瘤,宫腔内有凹凸不平感。

3. 宫腔镜检查　可鉴别黏膜下肌瘤、宫颈管肌瘤及内膜异位等。

四、诊断和鉴别诊断

1. 诊断标准

(1)月经过多,经期延长或不规则出血,下腹可出现硬块,少数有疼痛及压迫症状,或伴贫血。

(2)子宫增大,质硬。

(3)探测宫腔增长或变形。

(4)诊断性刮宫时宫腔内触及凸起面。

(5)B型超声及(或)子宫镜检查可协助诊断。

2. 鉴别诊断　子宫肌瘤需与下列情况鉴别。

(1)妊娠子宫　虽然妊娠时,一般都有停经、早孕反应、子宫增大与变软等特点,但有时肌瘤变性可误诊为妊娠子宫。而先兆流产则被误认为赘生肌瘤。有疑问时,应行尿或血HCG测定、B超检查。

(2)卵巢肿瘤　一般无月经变化,多为偏于子宫一侧的囊性或实性肿块。唯实质性卵巢肿瘤需与子宫浆膜下肌瘤鉴别,B超检查有助诊断。

(3)子宫肌腺病　常有较剧烈的渐进性痛经,伴经量增多。子宫均匀性增大、质硬。

(4)畸形子宫　双子宫、始基子宫可误诊为肌瘤。一般无月经改变,子宫输卵管造影可了解真相。

(5)附件炎块　多有发热、腹痛等急性盆腔炎史。块物边界不清或形状不规则,与子宫粘连,压痛。抗感染治疗后症状改善,体征改变。

五、治疗

治疗必须根据患者年龄、生育要求、症状、肌瘤大小等情况全面考虑。

1. 随访观察　若肌瘤小且无症状,通常不需治疗,尤其近绝经年龄患者,雌激素水平低落,肌瘤可自然萎缩或消失,每3~6个月随访一次。随访期间若发现肌瘤增大或症状明显时,再考虑进一步治疗。

2. 药物治疗　子宫肌瘤药物治疗的适应证:①对有较大子宫肌瘤并因此而引起严重贫血的患者,如在术前用药可获得纠正严重贫血等症状的机会,减少手术负荷和手术失血,避免术中输血和由此引起的并发症。②对需要保留子宫而肌瘤较大的患者,用药后子宫肌瘤缩小使肌瘤剥除手术得以成功。③对因子宫肌瘤而引起不孕的患者,用药后子宫肌瘤缩小,能够减少症状,暂缓手术,改善受孕条件,增加受孕机会。④对有并发症而不宜手术治疗的患者可采用药物保守治疗,缓解贫血及压迫等症状。⑤肌瘤较小或更年期、近年内可达到绝经年龄的患者。

(1)雄激素　可对抗雌激素,使子宫内膜萎缩,直接作用于平滑肌,使其收缩而减少出血,并使近绝经期患者提早绝经。常用药物:丙酸睾酮 25mg 肌内注射,每五日 1 次,月经来潮时 25mg 肌内注射,每日 1 次共 3 次,每月总量不超过 300mg,以免引起男性化。

(2)三苯氧胺(TMX)　每日 3 次,3 个月为一疗程,经初步观察对临床症状缓解率高,对体征改善不明显,其疗效有待进一步观察。

(3)丹那唑　可抑制丘脑下垂体的功能,使 FSH、LH 水平下降,从而抑制卵巢类固醇的产生,亦可直接抑制产生卵巢激素的酶,更抑制卵巢激素的产生,使体内雌激素水平下降而抑制子宫生长,内膜萎缩出现闭经。常用剂量为每日 200~800mg 分 2~4 次口服,从月经第 2 天开始连用 6 个月。不良反应为潮热、出汗、体重增加、痤疮、SGPT 升高,但停药后 2~6 周可恢复正常。丹那唑治疗子宫内膜异位症,如并发肌瘤者,治疗后肌瘤亦萎缩。

(4)孕激素　大量的孕激素有拮抗雌激素的作用,通过周期性和持续性的假孕治疗,可使肌瘤变性、软化。持续应用外源性孕激素可降低肌瘤内雌、孕激素受体的水平,从而降低体内雌激素促进子宫肌瘤生长的生物学效应。孕激素主要治疗伴有卵泡持续存在的子宫肌瘤。

1)甲羟孕酮(甲孕酮)　周期治疗:口服 4mg/d,月经周期第 6~25 天口服;持续疗法:第一周,4mg 口服,3 次/日,第 2 周,8mg 口服,2 次/日,以后 10mg 口服,2 次/日,连服 3 个月至半年,亦可 10mg 口服,2 次/日,连续 3 个月。

2)炔诺酮(妇康片)　周期治疗:5~10mg/d,于月经第 6~25 天或第 16~25 天口服;持续疗法:第 1 周,5mg 口服,1 次/日,第 2 周,10mg 口服,1 次/天,以后 10mg 口服,2 次/天。

3)黄体酮　20mg,肌内注射,1 次/天。

4)己酸羟孕酮　250mg,肌内注射,1 次/天。

5)三稀炔诺孕酮(gestrinone,R2323)　具有较强的抗孕激素和中度抗雌激素作用。它抑制垂体 FSH、LH 分泌,使体内雌激素水平下降,因其能使子宫缩小,主要用于治疗子宫肌瘤。国外学者应用本品治疗 100 例,A 组 41 例口服 2.5mg,每周 3 次。B 组 31 例,口服 5mg,每周 2 次。C 组 28 例,阴道用药 5mg,每周 3 次。3 组患者治疗后子宫均缩小,不良反应也轻。治疗最初 6 个月疗效最佳,子宫体积缩小最明显。长期治疗 1~2 年后虽然对缩小子宫体积无显著效果,但防止了停药后的子宫反跳性增大。因此 R_{2323} 可用于长期子宫肌瘤的治疗。

(5)米非司酮(mifepristone,又称 RU486)　它是作用于黄体酮受体水平的抗黄体酮药物,具有抗孕激素和抗糖皮质激素两种活性。米非司酮治疗子宫肌瘤的作用主要与其抗孕激素活性有关。米非司酮不仅可能通过与孕激素相似的结构竞争孕激素受体,同时还可抑制孕激素受体基因的转录和翻译过程,使靶组织中孕激素受体含量降低导致肌瘤的缩小,Mruphy 等研究发现,米非司酮能影响孕激素受体 mRNA 的表达使孕激素下降。进一步研究发现,米非司酮可能是通过阻断孕激素刺激子宫肌瘤组织中的表皮生长因子基因的表达,使子宫肌瘤细胞生长得到抑制。用法:10mg 口服,1 次/天,连续服用 3 个月。不良反应:接受米非司酮治疗的患者,可出现抗糖皮质激素效应,部分患者出现轻微的潮热、关节疼痛和转氨酶暂时性升高,患者均可耐受,停药后即可恢复。未见对肝脏、肾脏、代谢等有严重影响的报道。

(6)促性腺激素释放激素激动药(gonadotropin releasing hormone analogue,GnRH – a)

GnRH 是下丘脑多形核神经元细胞体分泌的可以控制性腺激素分泌的一种 10 肽类物质,这种神经元的轴突终末端与中央隆起的门脉系统相联系,可将其分泌的 GnRH 释放于门脉系统内,其分泌方式是脉冲式的,它能调节 FSH 与 LH 的分泌。GnRH – a 的作用是快速的与受体结合激活释放 FSH 及 LH,由于不断地与 GnRH 受体结合,产生低调作用,同时,GnRH 受体浓度减少,结果是促性腺激素分泌减少,性腺激素的生成降至"去势"水平。用 GnRH – a 治疗子宫肌瘤就是利用其"去势作用",使雌激素及孕激素降低至很低的水平,患者处于闭经状态,而使子宫体积缩小,以达到减轻症状的目的。

1)醋酸亮丙瑞林(leuprorelin acetate,又称抑那通) 3.75mg 或 7.5mg,皮下注射,1 次/月,连续用药 3～6 个月。

2)戈舍瑞林(goserlin acetate,又称诺雷德) 3.6mg,皮下注射,1 次/月,连续用药 3～6 个月。

3)曲普瑞林(达必佳,达菲林,triptorelin) 为 3.75mg,皮下注射;1 次/28 天,连续用药 3～6 个月。

4)布舍瑞林(buserelin) 每次两侧鼻腔滴鼻,3 次/天(900μg/d),自月经中或月经结束后开始,4～6 个月为一个疗程,药量可根据症状适当减量。

主要不良反应为与雌激素水平低下相关的症状,近似于绝经妇女的改变,如潮热、多汗、阴道干燥、性欲下降、情绪波动等,而 Gn – RH – A 最具威胁的不良反应是引起骨矿物质丢失。尤以腰椎及股骨近端最为明显,而且即使停药后骨密度下降有时也不可逆,由于这些不良反应,其应用限制在 6 个月内。

(7)维生素 B 族维生素,每日 3 次,每次 1 片,月经周期第 5～第 14 日服;维生素 C 每日 2 次,每次 0.5g,月经周期第 12～第 26 天服;维生素 E,每日 1 次,每次 100mg,月经周期第 14～第 26 日服;维生素 A,每日 1 次,每次 15 万 U,月经周期第 15～26 日服。文献报道共治疗 372 个周期,平均每人治疗 5.55 个周期,治疗 67 例,治愈 48 例(71.65%),显效 18 例(26.86%),无效 1 例(1.49%)。服药自第 2 周期开始出现临床症状减轻,第 3 周肌瘤开始缩小,有最短服药 3 个周期即愈者。作者认为,维生素治疗可防止肌瘤患者长期失血及避免手术创伤,适于年老体弱,有严重心、肺、肾等脏器功能不良者,但患者必须具有月经周期。

(8)棉酚 作用于卵巢,对垂体无抑制,对内膜有特异萎缩作用,对肌细胞产生退化作用,造成假绝经子宫萎缩,对治疗子宫肌瘤有效。每日口服醋酸棉酚 20mg,60 日为一疗程。以后改为维持量,20mg,每周 2 次。闭经后,可减少为 20mg,每周 1 次,一般维持观察 6 个月,常规给予保肝、保心脏及防止低血钾的药物治疗。

(9)雷公藤总甙(雷公藤多苷) 雷公藤的药用部分为其根及去皮木质部,化学成分主要有二萜类、三萜类、生物碱、糖、醇、苷等多种。具有抗炎、抗肿瘤、免疫抑制、抑菌、抑制性腺功能等作用。雷公藤总甙取其根和木质部碎片提炼而成,既保留了雷公藤的有效成分又减少了其毒性作用。据上海医科大学仁济医院观察,雷公藤总甙治疗后患者 E_2 和

P 水平随治疗时间延长逐渐下降,导致子宫肌瘤缩小,伴随经量减少至闭经,使患者有一个适应过程且部分患者在雷公藤总甙治疗有效时仍能维持月经来潮,即使经量减少,也可避免低 E 和 P 引起的不良反应。雷公藤总甙对性腺轴有可逆性的抑制作用;主要表现为对卵巢功能的抑制。研究表明,对无生育要求并且不伴有免疫系统疾病的子宫肌瘤患者,雷公藤总甙治疗是有效的、安全可行的。40mg/d 的剂量对细胞免疫系统无影响对 WBC、PLT、肝肾功能、脂代谢等也无影响,可有轻微胃部不适,均能自行缓解或消失。

用法:分别于早中晚 10mg、10mg、20mg 口服,连续服用 3~6 个月为一疗程。

3. 传统手术治疗　当肿瘤长大,大于 3 个月妊娠大小;或长大迅速;或症状明显,引起贫血;保守治疗无效者均应考虑手术治疗。

(1)肌瘤切除术　适用于 35 岁以下未婚或已婚未生育,希望保留生育功能的患者。多经腹切除肌瘤。突出在宫颈口或阴道内的黏膜下肌瘤可经阴道切除,在蒂的根部用肠线缝扎或用血管钳钳夹 24~48 小时以后取去血管钳取出肌瘤。

(2)子宫切除术　凡肌瘤较大,症状明显,经药物治疗无效,不需保留生育功能,或疑有恶变者可行子宫切除术或子宫全切术。年龄在 50 岁以下,卵巢外观正常者可考虑保留卵巢。

4. 腹腔镜手术治疗

(1)腹腔镜全子宫切除术　腹腔镜全子宫切除(laparcpiclly hysterectomy, LH)是指完全在腹腔镜下完成子宫切除,子宫从阴道或不从阴道取出,阴道残端在腹腔镜下缝合关闭。目前,腹腔镜子宫切除术尚不能完全替代经腹子宫切除术和阴式子宫切除术,是一种可能使大部分需子宫切除患者避免开腹的微创手术。

1)优点　①手术对患者损伤小,术中出血少,术后痛苦少,病率低,恢复快。②不破坏腹壁的正常完整性,对盆腔内环境干扰极小,胃肠道功能恢复快。

2)缺点　①手术费用较剖腹手术高。②平均腹腔镜手术时间较剖腹子宫切除时间长。③手术医师应有扎实的开腹手术功底和需要一段时间的培训。

3)适应证　①子宫肌瘤患者,增大子宫 <10~12 周妊娠子宫大小。②子宫肌瘤患者存在异常子宫出血。

4)禁忌证　①并发全身其他脏器疾病,如严重心血管疾病、呼吸系统疾病、出血性疾病等不能麻醉者。②子宫过大。

5)手术步骤　①患者取膀胱截石位,置导尿管,放入举宫器。②脐孔及腹壁两侧分别作 5mm、10mm 穿刺孔。③处理子宫圆韧带和输卵管、卵巢固有韧带(不保留卵巢则切断骨盆腔漏斗韧带)。④打开阔韧带前后叶及膀胱腹膜反折,下推膀胱。⑤处理子宫血管。⑥切断主韧带,可用电凝或超声刀处理。⑦切开阴道前后壁游离子宫,自阴道取出子宫,将举宫器放入阴道穹隆,向盆腔上顶,术者在镜下沿穹隆电凝切开阴道壁。⑧阴道内堵塞后重新向腹腔充气,在镜下缝合阴道壁。⑨冲洗盆腔止血关闭穿刺孔。

(2)腹腔镜次全子宫切除术(LSH)　LSH 是指在腹腔镜下切除子宫体而保留子宫颈的手术。

1)优点　LSH 具有手术时间短、术中出血少、术后病率低、恢复快的优点。

2)适应证　年龄在 35~40 岁以下的年轻,宫颈无病变,肌瘤子宫体一般小于 10 周妊娠子宫大小,有子宫切除适应证者。

3)手术步骤 ①患者取膀胱截石位,置导尿管,放入举宫器;②脐孔及腹壁两侧分别作5mm、10mm穿刺孔;③处理子宫圆韧带和输卵管、卵巢固有韧带(不保留卵巢则切断骨盆漏头韧带);④打开阔韧带前后叶及膀胱腹膜反折,下推膀胱;⑤处理子宫血管;⑥切除宫体:于子宫血管上方子宫峡部处、用电凝钩或超声钩切除子宫体。宫颈残端电凝止血;⑦取出宫体:用筒状旋切刀将宫体组织粉碎成条状取出。如没有筒状旋切刀,可切开后穹隆取出标本;也可在腹壁做一小切口,取出标本;⑧冲洗盆腔止血,关闭穿刺孔。

(3)腹腔镜筋膜内宫颈上子宫切除术(CISH) CISH为不切开阴道穹隆,保持了阴道生理解剖完整,又切除了子宫颈移行带达到全子宫切除目的的手术,是一种新的受欢迎的子宫切除术式。

优点是手术创伤小、出血少、恢复快,在切除病灶的同时最大限度地保持了盆底、阴道和子宫颈外的完整性,防止子宫颈残端癌的发生。

(4)腹腔镜下子宫肌瘤切除术(laparoscopic hysteromyomec tomy, LSHM)

1)优点 手术创伤小,术后恢复快,住院时间短。

2)缺点 手术费用高,需经训练后的医生方可完成。

3)适应证 有症状或不育的患者,子宫肌瘤≥3cm。

4)禁忌证 ①多发性子宫肌瘤;②直径≥5cm的3个以上子宫肌瘤;③增大的子宫体积超过妊娠16周;④单个子宫肌瘤直径≥15cm。

5)手术步骤 ①全麻、心电监护下,患者取头低脚高位,形成满意的CO_2气腹;②以3个穿刺器分别于脐下10cm、左下腹5cm及右下腹5cm处穿刺,并用举宫器,以便术中更好地暴露子宫肌瘤;③于子宫肌瘤最明显处,以单极电针切开子宫及假包膜至子宫肌瘤处,该处与子宫肌层分界明显;④牵引子宫肌瘤,沿假包膜以电铲、电凝分离子宫肌瘤。创面出血活跃处以双极电凝止血;⑤有蒂的浆膜下肌瘤以双极先电凝瘤蒂部,再以单极电针或剪刀切除子宫肌瘤;单发肌壁间肌瘤切除后均以可吸收线间断缝合全层,体外打结;⑥浆膜下肌瘤切除后则根据创面是否出血,瘤体切除后子宫浆膜的张力进行缝合,用钛夹钳夹关闭浆膜。有蒂的浆膜下肌瘤如蒂部<1cm,瘤体切除后又无出血,则不处理;⑦如<4cm则采取体内肌瘤分碎术,从右下腹切口处取出;较大的肌瘤则根据术者的经验采取耻上小切口,阴道后穹隆切开或腹腔镜下行分碎术取出;⑧如并发附件病变,则根据病变性质行囊肿切除,附件切除或较输卵管切除术。

6)注意事项 ①LSHM的关键步骤是缝合,无论是浆膜下或肌壁间肌瘤,均应缝合局部子宫切口,术中应避免使用电刀切开子宫及止血,因用电刀可引起组织坏死、子宫瘢痕及妊娠期子宫破裂,由于钛夹钳夹的组织太少,组织对合及止血效果均不理想,仅适用于肌层缺损少时。该法简单易行,特别适合未掌握缝合技术的术者。②子宫肌瘤的取出方式很多,有腹腔镜下电刀或剪刀切开后自穿刺孔吸出,耻上小切口或阴道后穹隆切开取出,有条件者可用特制的肌瘤粉碎钻碎后取出。采取何种方式取决于器械及术者经验。一般LSHM吸出者适用于较小的肌瘤,较大的肌瘤取出则很费时,而且肌瘤的碎片可以在切口部位继续生长,引起切口疼痛及包块。其他方式适合较大肌瘤。对于子宫直肠窝封闭者,则不宜采用后穹隆切开法。

5. 介入栓塞治疗　放射介入学的飞速发展为子宫肌瘤非手术治疗提供了新的途径，通过髂内动脉插管，选择性地将栓塞剂注入子宫肌瘤供血区血管，造成肌瘤局部供血障碍，有效控制肌瘤生长，适用于年轻有生育要求的壁间或黏膜下子宫肌瘤患者。子宫的供血来自髂内动脉的前干支的分支，由左右子宫动脉的上下行支向子宫发出的螺旋供血支分布均匀，排列规整。子宫肌瘤患者动脉造影显示，子宫动脉明显增粗，两侧供血支在肌瘤部位形成杂乱的血管网。通过经皮股动脉穿刺，可将导管插至子宫动脉，并注入一种永久性的栓塞微粒，阻断子宫肌瘤的血供，使其发生缺血性改变而逐渐萎缩，达到治疗的目的。

（1）适应证　①经专科检查，确属由肌瘤引起的月经过多，经期延长；②由肌瘤引起的慢性下腹痛；③肌瘤引起的膀胱、输尿管压迫症状；④肌瘤摘除术后症状复发者。

（2）禁忌证　①存在血管造影禁忌证，包括心肝肾功能障碍，凝血功能异常。②妇科急慢性炎症，未能得到控制者；③绝经后出血严重动脉硬化为相对禁忌证。

（3）栓塞时间和注意事项　①时间：除急诊止血外，一般应避开月经期，以月经前2周为宜。②准备：术前应完成血管造影术前的常规检查，施术前3个月应行诊断性刮宫，除外宫内膜不典型增生导致出血。术后穿刺侧下肢制动24小时，使用抗生素3~5天，主要反应为发热、疼痛。主要注意观察穿刺部位有无血肿形成。

六、子宫肌瘤并发妊娠

子宫肌瘤并发妊娠的发病率占肌瘤患者的 0.5% ~ 1%，占妊娠总数的 0.3% ~ 0.5%。但实际发病率远较上述数字为高，在妊娠分娩过程中，常因肌瘤小又无症状而被忽略。

妊娠对于肌瘤的影响主要是红色变性而致急性腹痛。而肌瘤对妊娠可产生多种影响：黏膜下肌瘤阻碍受精卵着床导致不孕或致早期流产；较大的壁间肌瘤并发妊娠时或因机械性阻碍或因宫腔畸形也易发生流产。妊娠期肌瘤迅速增大可发生红色变性，孕妇出现剧烈腹痛伴恶心、呕吐、发热、白细胞升高，宜行保守治疗，对症处理后多能缓解。浆膜下肌瘤可发生蒂扭转导致肌瘤坏死、感染等。较大肌瘤可导致胎位异常、胎儿生长受限、前置胎盘等，并在分娩过程中阻塞产道发生难产，又可引起宫缩乏力致产程延长、产后出血。

妊娠并发肌瘤的孕产妇多能自然分娩，不必急于干预，但要警惕产后出血。如发生难产，可行剖宫产，剖宫产时根据肌瘤大小、部位、患者具体情况决定是否同时切除肌瘤或切除子宫。

第二节　子宫内膜癌

一、子宫内膜癌的流行病学

据美国癌症协会统计，2007 年美国的上皮性子宫内膜癌约为 39 079 例，约占所有女性恶性肿瘤的 7%。子宫内膜癌是妇女因肿瘤死亡的第 7 位原因，每年有 7000 ~ 7500 名妇女死于子宫内膜癌。目前，子宫内膜癌是女性第 4 位最常见肿瘤，也是最常见的妇科恶性肿瘤。在女性，比子宫内膜癌发病率更高的前三大肿瘤分别为肺癌、乳腺癌和结肠癌。

子宫内膜癌通常被认为是发生在绝经后妇女的疾病,但是大约1/4的病例可能发生在绝经前妇女,约5%发生在年龄小于40岁的妇女中。通常,子宫内膜癌预后较好,总生存率约为75%。该病的治疗在过去的半个世纪里发生了很大的演变。在20世纪80年代初之前,术前放射治疗加全子宫切除曾是子宫内膜癌的标准疗法,但现在几乎所有患者都进行手术分期,术后治疗是依据术中病理分期所发现的危险因素决定的。1988年,国际妇科和产科联盟(FIGO)规范了子宫内膜癌初次手术方式,目前需行分期手术以对子宫内膜癌进行准确分期,并据此决定合适的治疗方法,预测疾病进展。

根据美国癌症协会的资料,1990年因子宫内膜癌死亡的病例约为4000例。2007年该数据增加至7400例。造成这一增加的原因尚不明确。许多人认为子宫内膜癌死亡率的增高是由雌激素替代治疗(ERT)的增加引起的。一些已知信息可用来反驳这一观点。首先,雌激素诱发的子宫内膜癌造成死亡很罕见。这些肿瘤通常分化好,死亡率低。此外,子宫内膜癌发病率在挪威、捷克等国家增加,但在这些国家中很少应用雌激素。在过去的50年中,子宫内膜癌发病率增加,最可能的原因是人口老龄化、肥胖等特定因素的出现频率增加及诊断方法的改进。

子宫内膜腺癌主要发生在绝经后妇女,而且随着年龄的增加,恶性程度增加。诊断时的高峰年龄在50~65岁,约有25%的子宫内膜癌发生在绝经前妇女,约5%发生在40岁以下的妇女。通常,这些年轻妇女不是肥胖就是长期不排卵,或两者兼有,但并非总是如此。诊断为子宫内膜癌的较年轻患者应询问其家族史,因为它是最常见的遗传性妇科肿瘤。子宫内膜癌是遗传性非息肉性结肠癌(HNPCC),或Lynch综合征中第二位常见肿瘤。

Bohkman指出存在两种类型的子宫内膜癌,命名为Ⅰ型和Ⅱ型。Ⅰ型子宫内膜癌是雌激素依赖性的,通常认为其典型的发展过程是从子宫内膜过度增生逐步发展为癌。该类型子宫内膜癌主要发生在较年轻的围绝经期妇女,通常都有无孕激素拮抗的外源或内源性雌激素暴露史。这种肿瘤倾向发生在内膜过度增生区域,分化好,预后也好。后一类型(Ⅱ型)常发生在老年妇女,通常无雌激素刺激子宫内膜的病史,常不伴子宫内膜过度增生,而与分化差的肿瘤或特殊组织类型相关,其预后较差。由于癌症是一个基因疾病,目前已认识到肿瘤的发生是正常细胞功能所必需的一系列基因突变累积的结果。这两种类型的子宫内膜癌发展的必要通路可能不同,这已成为许多研究者关注的一个研究领域。

子宫内膜腺癌发生的主要危险因素为长期应用孕激素无拮抗的外源性或内源性雌激素。肥胖、未产及晚绝经似乎与高水平内源性无拮抗的雌激素相关。肥胖妇女中,外周脂肪细胞将雄烯二酮转化为雌二醇的量增加。未产与子宫内膜癌相关,是因为卵巢功能失调(无排卵月经和多囊卵巢)可导致不孕,使无拮抗的雌激素水平升高。雌激素分泌性肿瘤,如颗粒细胞肿瘤,与子宫内膜癌也有相关性,高达25%的患者会发生子宫内膜癌。其他危险因素包括盆腔放射病史,乳腺癌或卵巢癌病史及应用他莫西酚。

口服避孕药似乎可对子宫内膜癌提供保护作用。至少有8项以人群为基础的研究证实了这一观点。在20~54岁的妇女中应用口服避孕药与从未服用过该药的妇女相比,其子宫内膜癌发病风险可降低50%。在至少应用1年口服避孕药的妇女中,该保护作用至少可持续10年。抽烟也会降低子宫内膜癌的发病风险。这种保护效应似乎有剂量依赖性,即吸烟量越大,发生子宫内膜癌的风险越低。在一项研究中,这种降低显得很显著:吸烟量为一包时,子宫内膜癌发病风险降低 30%,再吸大于一包时,又可再降低 30%。此外,体重最重的妇女吸烟后子宫内膜癌发病风险降低最多。这并不奇怪,因为这些妇女发生子宫内膜癌的风险最高,因此能够预计到她们会享受到这一风险降低因素最大的保护作用。这种风险降低的益处与吸烟带来的其他健康问题,如与心肺疾病相比,显得微不足道,因此并不能从此得到安慰。

无拮抗雌激素暴露史与子宫内膜癌间的关系已得到详尽描述。尽管子宫内膜癌发病风险在这些妇女中增高,但其预后均较好。应用无拮抗雌激素的妇女发生的子宫内膜癌通常分期较早,病变级别低,预后较好。

种族是子宫内膜癌类型和生存的另一个预测因素。白人妇女子宫内膜癌的发病率较黑人妇女高;但其生存率也较高。以前常认为这与社会经济地位相关,即在卫生保健水平低的情况下,诊断通常较晚,从而肿瘤的分期较高。然而,当控制了这些变量后,黑人的生存率仍然低于白人。确切原因尚不清楚。将预后差相关因素进行配对后,黑人妇女与白人妇女的生存率相似。结果显示,黑人妇女倾向于出现较多的预后差相关因素,尤其是组织学类型。随着人类基因组工程的到来,对肿瘤基因的差异有了更好地理解和更彻底地评估。这将有助于我们更深入地理解不同基因差异是如何发生的,或基因改变如何在不同患者群体中发生差异性表达的。

乳腺癌是美国妇女最常见的恶性肿瘤,因此他莫昔芬在美国应用很广泛。据估计,每年约有 80 000 名妇女开始服用他莫昔芬。他莫昔芬是选择性雌激素受体调节剂,在不同雌激素反应性组织中具有不同效果。子宫内膜对他莫昔芬的反应与其对雌激素的反应相同。他莫昔芬对子宫内膜的作用与无拮抗的雌激素相同,因此,应用他莫昔芬治疗的妇女发生子宫内膜癌的风险增高。1985 年,Killackey 报道了 3 名乳腺癌妇女在接受他莫昔芬治疗后,发生了子宫内膜癌。该报道及其他许多报道都认为:应用他莫昔芬能够增加子宫内膜癌的发病风险。国家手术辅助治疗乳腺和肠道项目(NSABP)是已发布的关于此问题的最好研究中的一项。这项研究分析了 2843 名淋巴结阴性、雌激素受体阳性的乳腺癌患者,她们被随机分为安慰剂组和他莫昔芬治疗组(他莫昔芬 20mg/d)。结果提示,他莫昔芬治疗组的子宫内膜癌发病风险显著增高,约为对照组的 3 倍。这些数据与其他研究结果联合说明,与不用他莫昔芬人群相比,服用他莫昔芬的妇女发生子宫内膜癌的风险为其 2~3 倍。但是患乳腺癌的妇女发生子宫内膜癌的风险也会增高。这些研究通常不考虑这种风险增加的可能性,因此可能夸大了他莫昔芬对子宫内膜癌发病的影响。应用他莫昔芬防止乳腺癌复发所获得的益处(1000 名妇女中大于 120 名免于复发)大大超过了其导致子宫内膜癌发病增加的效应(1000 名妇女中会有 6 名发生子宫内膜癌)。

二、子宫内膜癌的病因

子宫内膜癌病因尚不清楚,目前认为与下列因素有关:

1. 未孕、未产、不孕 受孕次数低,未产妇比有 5 个孩子的妇女易感性高 3 倍。据日本妇产科学会子宫癌登记委员会报道,年轻宫体癌患者中有 66.4% 为未产妇,更有人认为不孕、无排卵者以及更年期排卵紊乱者,其宫体癌发生率明显高于有正常排卵性月经的妇女,故推测年轻的宫体癌患者多处于长期无排卵的内分泌紊乱状态,这些患者可能与未能被孕激素拮抗的雌激素长期作用有关。

2. 体质因素　内膜癌易发生在肥胖、高血压、糖尿病的妇女。这些因素是内膜癌高危因素。

3. 与雌激素的关系　多年来无论从临床观察或实验研究已认为子宫内膜癌的发生与雌激素的长期刺激有关。

（1）内源性雌激素：主要来自性腺即卵巢分泌的雌激素。Lucas（1974）报告，在分泌雌激素的卵巢粒层——卵泡膜瘤患者中子宫内膜增生者高达35%，子宫内膜癌高达10%，子宫内膜癌常与无排卵型功血、多囊卵巢综合征、功能性卵巢瘤等并发存在，她们的子宫内膜长期受雌激素刺激而无黄体酮拮抗，子宫内膜长期受少量或过多雌激素的刺激可能导致子宫内膜癌的发生。另一种内源性的雌激素是来自性腺外的雌激素，在绝经后妇女，卵巢已衰竭，但体内仍有雌激素，这是肾上腺分泌的雄烯二酮，经芳香化而产生的雌酮，体内的雌酮的增加容易导致子宫内膜癌。此外，当肝硬化引起肝功能代谢障碍，以至雌激素积蓄，也是易于发生宫体癌的因素。

（2）外源性的雌激素：是指替代疗法时使用的雌激素。更年期妇女如使用雌激素者，其发生子宫内膜癌的相对危险性于不使用者5倍。大宗有代表性的回顾性流行病学研究显示，在应用雌激素的妇女中子宫内膜癌发生的危险性增加4~14倍，且与雌激素应用时间的长短及剂量有关。MCDonald等报道，使用复合雌激素6个月至3年的妇女患宫体癌的相对危险指数是4.9，使用3年以上者为7.9，每日量达1.25mg以上者，其危险指数上升到7.2。

但是，对于雌激素的致癌作用目前仍存有争议，事实上也确有许多子宫内膜癌患者并不肥胖，能正常孕育，也从未应用过雌激素等。因此，对于雌激素在子宫内膜癌发生中的确切作用，至今仍在探究。

4. 与子宫内膜增生过长的关系　长期以来已公认子宫内膜癌的发生可能与子宫内膜增生过长有关。但究竟哪一类型的子宫内膜增生过长与子宫内膜癌的发生关系最密切，也是长期以来研究的课题。现已证实子宫内膜癌的发生与子宫内膜腺囊型增生过长关系不大，而与子宫内膜腺型增生过长密切有关，尤其是伴细胞不典型者，关系更为密切。

5. 社会及经济因素　与子宫颈癌比较，子宫内膜癌更多发生于中上等社会阶层的妇女。

6. 绝经后延　绝经后延妇女发生内膜癌的危险性增加4倍。内膜癌患者的绝经年龄比一般妇女平均晚6年。

7. 遗传因素　约20%内膜癌患者有家族史。内膜癌患者近亲有家族肿瘤史者比子宫颈癌患者高2倍。

三、子宫内膜癌的病理

1. 病理形态组织学分型　2003年WHO关于子宫内膜癌的组织学分类见表12-1（Silverberg SG,et al,2003）。

表 12 - 1　子宫内膜癌的分类(WHO,2003)

子宫内膜样腺癌

伴鳞状上皮分化

绒毛腺管状

分泌型

纤毛细胞型

黏液性腺癌

浆液性腺癌

透明细胞腺癌

混合细胞腺癌

鳞状细胞癌

移行细胞癌

小细胞癌

未分化癌

其他

组织形态学上,子宫内膜样腺癌常伴有其他变异成分或鳞状上皮分化而形成各种亚型,这些组织学上的伴随特征对预后一般无直接影响。少数子宫内膜癌表现为非子宫内膜的其他苗勒管上皮分化,这些类型的内膜癌多数侵袭性较强,复发率可高达60%以上(郭丽娜,2006),认识这些特殊类型的子宫内膜癌对诊断和指导临床治疗很有必要。

(1)子宫内膜样腺癌:由子宫内膜样腺体构成。肿瘤分化好时可能与 EIN 混淆,分化差则与肉瘤或未分化癌难鉴别。

病理形态:特征性的图像是腺管或绒毛腺管状结构,衬覆的是复层柱状上皮;分化好时与 EIN 的鉴别是间质的消失和复杂的腺体结构改变,包括融合、筛状和绒毛腺管状等。伴有突出上述腺体结构改变的种种上皮化生 - 增生 - 癌时则形成各种亚型癌,包括鳞化型、绒毛腺管型、分泌型、纤毛细胞型等,这些亚型癌并无特殊的生物学意义,其分化程度仍按腺体结构和细胞分级。分化好的癌多数(70%)局限于内膜内或伴随浅表肌层浸润,分化差的子宫内膜样腺癌很少见。

子宫内膜样腺癌常伴有种种不同分化而形成不同的亚型,常见的有以下几种:

1)子宫内膜样腺癌伴鳞状上皮分化:较常见,发生率约为25%。肿瘤的鳞状上皮分化与腺体的分化程度相平行,即分化好的腺癌伴有良性的鳞状上皮化生;分化差的腺体则伴有鳞癌;中分化的腺体伴有鳞状上皮分化时,其鳞状上皮分化常具有一定的异型性。

子宫内膜样腺癌的鳞状上皮化生可以表现为成熟型或不成熟型。成熟型具有典型的鳞状上皮特点,如角化、细胞间桥、清楚的细胞轮廓和嗜酸性胞质;不成熟表现为由短梭形细胞构成的细胞巢,细胞核较小,形态一致,胞质较丰富,略嗜酸性,没有明确的角化或细胞间桥。化生的鳞状上皮可有轻度异型性或坏死,也有时仅表现为成团的角化及周围异物巨细胞反应。伴有鳞状上皮化生的子宫内膜样腺癌一般分化较好,有时需注意与复合增生鉴别。不成熟型鳞化容易与腺癌的实性结构混淆,而引起不恰当的病理分级。化生的鳞状上皮有轻度异型性时,应注意与腺鳞癌区别,一般将位于腺腔内、不浸润间质、有一定异型性但分化较好的鳞状上皮归属于良性化生。

少数子宫内膜样腺癌具有腺癌和鳞癌两种成分,称为腺鳞癌。两种成分可以彼此分隔或混合出现,各占比例不同,但都有明确的恶性形态学特征和间质浸润。诊断时应注意与除外宫颈腺鳞癌或宫颈鳞癌伴有子宫内膜样腺癌的可能性。

2)乳头状子宫内膜样腺癌:较常见,又称绒毛腺管状子宫内膜样腺癌(villoglandular endometrioid adenocarcinomas)或"高分化乳头状腺癌"(well-differentiated papillary adeno-carcinomas)。形态上很像结肠的绒毛腺管状腺瘤,有时绒毛表面可见小簇胞质嗜酸性的出芽,细胞分化好,不要误认为浆液性癌。

3)分泌型子宫内膜样腺癌:除了具有高分化内膜癌的细胞和结构特点以外,肿瘤细胞还有明显的分泌性改变,腺上皮形成一致的核上或核下空泡。这种分泌性改变多发生在绝经期前或用孕激素治疗的高分化子宫内膜样腺癌,其分泌状态受到机体激素环境的影响;但也发生在绝经后或无孕激素治疗的患者中。

4)纤毛型子宫内膜样腺癌:除了具有高分化内膜癌的细胞和结构特点以外,肿瘤细胞还可以有明显纤毛。

(2)黏液性腺癌:普通子宫内膜样癌常伴有灶性黏液样上皮分化,当这种分化的肿瘤成分所占比例大于50%时,则分类为黏液性腺癌。

病理形态:组织学图像同宫颈癌或卵巢的黏液腺癌。

鉴别诊断:应注意与原发宫颈内膜的腺癌区分,因二者的手术范围不同。刮宫诊断时采取分段刮宫方法,注意观察肿瘤周围的正常组织和肿瘤间质的分化方向,是否混合有更典型的内膜分化图像等常可提示发病部位;此外,免疫组化 CEA、CK、Vimentin、ER、PR 和组织化学 AB,PAS 染色也能有所帮助。子宫内膜黏液性癌还需注意与黏液化生鉴别,特别是刮宫物的诊断。前者虽然常常分化较好,但无论是腺体结构还是细胞核,仍具有恶性特点;黏液化生一般不具有复杂的腺体结构。对不能肯定的病例,若为绝经后妇女,可切除子宫以除外黏液性癌。所谓微腺体型(microglandular variant)黏液性癌是此型癌的少见亚型,多发生在子宫下段,在刮宫物诊断时容易被忽略或误诊为宫颈小腺体增生,若在刮宫的内膜中混有较多的小黏液腺体需引起警惕,以免漏诊(Zaloudek C,et al. 1997)。另外,子宫内膜腺体常伴有黏液上皮化生或增生,增生的腺体结构较复杂时,可视为不典型增生或分化好的癌,对于不需保留生育的妇女有时不得不切除子宫后再确诊。

(3)浆液性腺癌:又称浆液性乳头状癌(serous papillary carcinoma,SPC),发生率大约占内膜癌的10%,属Ⅱ型内膜癌,侵袭性强。对于绝经后妇女活检诊断为重度不典型增生、低分化子宫内膜样癌但临床并无高雌激素状态的诱因或高分化子宫内膜样癌子宫切除术后2年内复发的患者要警惕此型癌的可能性。

病理形态:病变的子宫有时外观正常,甚至萎缩;内膜并不增厚或仅呈息肉状,瘤组织的肌层浸润和子宫外播散肉眼亦不明显,需要仔细观察并广泛取材,以免不恰当的分期。

镜下以高度异型的细胞、大而突出的核仁和细胞出芽为特征,通常形成复杂的乳头结构,有时可见砂粒体;形态很像卵巢或输卵管的高级别浆液性癌,与之不同的是免疫组化 WT1 多为阴性或弱阳性。所谓腺样结构的浆液性癌亚型,是指肿瘤的结构与细胞分级差异显著,即腺体的结构变化不明显,没有复杂的分支、乳头、筛状或融合的腺体结构,只是保留了原有浆液性癌的腺体轮廓不规则、裂隙样，腺腔缘不平滑的结构特点，有时可见腔内小乳头或脱落的肿瘤细胞，几乎不见筛状结构，多取材切片有时能找到典型的乳头结构；而细胞的异型性突出，胞质明显嗜酸性，有突出的红色核仁，核分裂多见。肿瘤细胞核p53弥散强阳性。还有报道伴有绒癌分化的浆液性癌，肿瘤迅速扩散致死（Horn LC，et al，2006）。

肿瘤具有侵袭淋巴管的倾向，70%~87%的病例诊断时已有肌层的浸润或淋巴管内瘤栓，临床Ⅰ期的病例中，50%手术时已有盆、腹腔的播散。甚至少数早期病例，病变仅限于内膜内，镜下仅在内膜或息肉的部分表面上皮和表皮下腺体有恶性转化，手术切除的子宫标本并没找到明确的肌层浸润，但有时却同时已有或手术后数年发现有盆腔的SPC，从而导致患者复发死亡（Baergen RN，et al，2001）。其发生的机制可能是肿瘤经输卵管播散，也可能与卵巢浆液性肿瘤所并发腹膜病变的机制相同（Crum CP，et al，2006；Spiegel GW，1995；Scully RE，et al，1994；Sherman ME，et al，1992）。

鉴别诊断：在形态上首先应与绒毛腺管状子宫内膜样腺癌区别，因两者预后不同。虽然同样具有乳头状结构，前者与卵巢的浆液性乳头状癌相似，乳头较短粗，被覆的立方或矮柱状复层上皮异型性明显，细胞核大而圆，常有突出的嗜酸性核仁，部分病例可见砂粒体乳头表面成簇的上皮细胞"出芽"和散在及成团的游离细胞具有特征性；当密集的乳头融合成片时，可以使得上皮索之间形成裂隙状或微囊的蜂窝状结构。免疫组化p53弥散强阳性表达的概率为57.7%，阴性者占30.3%（McCluggage WG，et al，2011）。与结肠的绒毛腺管状腺瘤相似，子宫内膜样癌的乳头结构细长平滑，呈绒毛状，表面被覆的复层柱状上皮分化较好；免疫组化p53呈阴性表达。两种乳头结构的鉴别对指导临床手术范围有重要意义。

虽然上述两种乳头各有特点，但也可混合存在或两者有移行。在与普通型子宫内膜样癌混合存在时，其所占比例25%以上者，生物学行为同纯浆液性腺癌；故而提出，在刮宫物中若发现浆液性腺癌成分，即使仅呈灶性，亦应在诊断中做出说明（Scully RE，et al，1994）。很少见的是两种乳头有移行，按两种成分比例，可称作"中分化乳头状癌"或"浆乳癌"。

浆液性癌还需要与分化差的子宫内膜样癌鉴别，形态上浆液性癌主要是乳头、微乳头、齿状的管腔轮廓结构和突出的细胞核异型性、多形性，而内膜样癌常伴有各型化生。免疫组化p53细胞核弥散（>75%）强阳性或全无、IMP3>50%胞质阳性和p16弥散强阳性、ER/PR丢失有助于浆液性癌的诊断；子宫内膜样癌则可呈现斑片状、强弱表达不一。浆液性癌的播散方式除了之前观察到的"嗜淋巴管"现象外，还可途经输卵管扩散。

刮宫标本中，浆液性癌还需注意与良性的合体细胞乳头状化生鉴别，后者一般发生在子宫内膜表面上皮或开口于表面上皮的上皮下腺体，成簇的细胞性乳头常伴有炎细胞浸润和不同程度的退行性变，胞质嗜酸性，不具有恶性细胞的细胞核特征。与分化差的（G3）子宫内膜癌的区别是后者细胞核异型性通常不均质分布且相互有移行，仅是部分区域核异型性突出，而且伴有不同的化生；浆液性癌的异型细胞是均质分布，即使与内膜样癌并存两者也界限截然。此外，透明细胞癌的组织学图像与浆液性癌有重叠，两者的乳头结构相似；若同时混有管状-囊性图像、明显的透明细胞和"鞋钉样"细胞或突出的淋巴细胞浸润提示为透明细胞癌。另一个需要注意的是与经典内膜样癌并发时,尤其是在活检材料中,有时病变仅以腺管为主、无典型乳头状结构,应认真观察细胞核的形态特点,避免漏诊。

虽然浆液性癌仅占子宫内膜 I 期癌的 10%,但 I 期复发率为 50% 且多在切除子宫后的 2 年内复发。其治疗原则是进行规范的肿瘤分期手术和术后化学治疗,尽管化学治疗的疗效并不肯定。也有学者认为可以对分期手术后明确为肿瘤小于 1cm、没有肌层或血管浸润的微小癌进行单纯性手术治疗(Wheeler DT,et al,2000),我们的体会是对于这种早期病例应特别注意充分取材核实病理分期,临床密切随诊(参见上述我院复发及转移病例)。

(4)透明细胞癌:是另一种 II 型子宫内膜癌,肿瘤侵袭性强,有盆腔复发的倾向。与子宫浆液性癌类似的是,即使没有深肌层浸润也可伴有子宫外扩散。

病理形态:以富于糖原、胞质透明或嗜酸性的、高度异型的细胞和 hobnail 细胞所形成的片状、管状、迷宫样和乳头状图像以及胞质内的嗜酸性透明小体(hyaline bodies)为特征,偶见砂粒体,与卵巢或宫颈的透明细胞癌相同(略)。约 1/4 病例可伴有鳞状上皮化生或其他类型的子宫内膜癌同时存在。与子宫内膜腺体 A – S 反应或富于糖原的子宫内膜样癌的鳞化不同,透明细胞癌的片状结构细胞异型性更明显,免疫组化 ER、PR 阴性,Ki67 增生指数高,而 A – S 反应的子宫内膜腺体虽然异型性突出,但通常 ER 阳性且 Ki67 增生指数低。

一般认为虽然此型癌的预后较差,5 年存活率为 33.9% ~ 42.3%,但局限于子宫的透明细胞癌一般要好于同期的浆液性癌。限于内膜内的肿瘤与同期的子宫内膜样腺癌相似,5 年存活率约为 90%,而深肌层浸润的病例仅为 10%。但也有研究显示约 40% 以上临床限于子宫的透明细胞癌已有子宫外播散,与浆液性癌相似,甚至没有深肌层浸润的肿瘤也可伴有子宫外扩散,故提出将伴有 p53 过度表达的此癌视同浆液性癌(Cirisano Jr FD,et al,1999;Soslow RA,et al,2013)。

(5)混合型腺癌:是指 I 型和 II 型内膜癌混合存在,混合成分的比例至少占 10%。诊断报告中要注明比例,一般认为 II 型内膜癌的比例占 25%,甚至仅为 10% 以上就提示临床预后不良。

(6)鳞状细胞癌:罕见,大约有 10 例报道(Rodolakis A,et al,2001;Good – man A,et al,1996)。见于老年妇女,临床伴有宫颈狭窄和宫腔积脓。目前认为,肿瘤的发生可能与种种原因造成的腺上皮的鳞化有关,或直接来源于柱状上皮与基膜之间的储备细胞;是非雌激素依赖的内膜癌。

镜下形态需有典型的细胞间桥和(或)角化,并充分取材除外腺体成分。诊断时应注意除外宫颈鳞癌、不典型绒癌和内膜样腺癌伴有广泛鳞化。

除疣状癌外,多数临床预后较差;放射治疗、化学治疗均不敏感。临床 I 期病例 40% 在 3 年内死亡(Abeler,et al,1990)。但也有研究认为其预后与经典的内膜癌相似(Good-man A,Zukerberg LR,Rice LW,et al. 1996)。

(7)移行细胞癌:罕见,约有 20 例报道(Ahluwalia M,et al,2006)。当移行细胞分化的比例占 90% 以上时称内膜移行细胞癌,否则称混合型癌。大体呈乳头或息肉状。镜下多为 2~3 级的移行细胞癌,免疫组化 CK7 阳性,CK20 阴性。

这型肿瘤对放射治疗敏感,临床Ⅱ期以上的病例预后好于同期内膜癌(Silverberg,et al,2003)。

(8)小细胞癌:子宫内膜的神经内分泌癌包括小细胞型和大细胞型,罕见,发生率不足内膜癌的 1%。形态同宫颈和肺的小细胞癌,免疫组化神经内分泌标记阳性。肿瘤预后差,Campo 等(1992)收集的 9 例中,6 例 1 年内死于肿瘤广泛转移。

(9)未分化癌:指缺乏明确鳞状或腺体分化和神经内分泌标记的内膜癌包括小细胞癌、大细胞癌、多形性癌等,有的伴有横纹肌样分化;发生率约占子宫内膜样癌的 9%,多见于 Lynch 综合征患者。肿瘤可与 1~2 级的子宫内膜样癌并发存在(dedifferentiation),也可有少量(<10%)神经内分泌分化。免疫组化检查仅有灶性 CK 或 EMA 表达。因为肿瘤的侵袭性强于高级别子宫内膜样癌,不要漏诊。

(10)其他少见的子宫内膜癌:包括肝样癌(Hoshida Y,et al,1996)、印戒细胞癌(Mooney EE,et al,1997)、非妊娠绒癌及内膜癌并发绒癌分化(Tuuc M,et al,1998)等均有个例报道,后者来源于体细胞而不是生殖细胞,文献有 6 例报道,见于绝经后妇女,临床血 hCG 增高。还有 2 例癌肉瘤并发绒癌的报道(Khuu HM,et al,2000)。

还有一种微偏离型子宫内膜样腺癌(minimal deviation type of endometrioid adenocarcinoma)很少见,发生率约为 3%。病变常发生在子宫下段,侵入宫颈和子宫体。大体上,子宫下段增粗变硬呈"桶状",但并无明确的肿块。镜下组织形态分化很好,但弥散浸润肌层,呈散在的小腺体而不是成片或灶性分布的癌组织,局部的间质反应不明显。有时能找到与典型子宫内膜样癌的移行区域,实际上是子宫内膜样癌的一个亚型;有时只注意观察了子宫体的内膜样癌,忽略了子宫下段弥散浸润的微偏离型癌,可导致不正确的分期。总体预后与同期分化好的子宫内膜样癌类似(LongacreTA,Hendrickson MR,1999)。

2. 组织学分级 为了进一步了解肿瘤的恶性程度,指导临床预后判断和选择合理的治疗方案,应对子宫内膜癌(主要是Ⅰ型内膜癌)进行分级。刮宫标本可由于组织破碎或取材局限而影响分级效果,但仍应据此做出初步分级。切宫标本若仅残存少量癌,应借鉴原刮宫材料进行全面评估,最终确定肿瘤的组织学类型和分级。

(1)通常采用的是 WHO(2003)三级分法,主要是针对腺体成分的结构分级:

G1(高分化):以腺样结构为主,实性区≤5%。

G2(中分化):实性区占 6%~50%。

G3(低分化):实性 K~>50%。

除了上述结构指标外,还需结合细胞的异型性和其他参考指标如:

1)腺癌伴鳞状上皮分化不属于实性区,应按腺体成分分级;

2)细胞异型性明显与其结构分级不相称时,则将肿瘤升高一级,如结构为 G1、G2 的肿瘤升高为 G2、G3;

3)高度异型核多见于Ⅱ型子宫内膜癌(此型癌不分级)。

(2)近年 Alkushi 等(2005)分析研究了经子宫切除并有完整临床随诊资料的 202 例子宫内膜癌病例,提出更加简便易行并与临床吻合的二级,即高级别(high - grade)和低级别(low - grade)的分级方案:

1）以乳头或实性结构为主。

2）核分裂≥6/10HPFs。

3）细胞核高度异型性。

以上3项中,具2项以上指标者为高级别癌。

四、子宫内膜癌的临床分期

至今仍用国际妇产科联盟1971年的临床分期(表12-2),对手术治疗者采用手术-病理分期(表12-3)。

表12-2　子宫内膜癌的临床分期(FIGO,1971)

0期	腺瘤样增生或原位癌(不列入治疗效果统计)
Ⅰ期	癌局限于宫体
Ⅰa期	宫腔长度≤8cm
Ⅰb期	宫腔长度>8cm

根据组织学分类:Ⅰa期及Ⅰb期又分为3个亚期:G_1:高分化腺癌;G_2:中分化腺癌;C_3:未分化癌

Ⅱ期	癌已侵犯宫颈
Ⅲ期	癌扩散至子宫以外盆腔内(阴道或宫旁组织可能受累),但未超出真骨盆
Ⅳ期	癌超出真骨盆或侵犯膀胱或直肠黏膜或有盆腔以外的播散
Ⅳa期	癌侵犯附近器官,如直肠、膀胱
Ⅳb期	癌有远处转移

表12-3　子宫内膜癌手术-病理分期(FIGO,2000)

分　期	肿　瘤　范　围
Ⅰ期	癌局限于宫体
Ⅰ$_A$	癌局限在子宫内膜
Ⅰ$_B$	侵犯肌层≤1/2
Ⅰ$_C$期	侵犯肌层>1/2
Ⅱ期	癌扩散至宫颈,但未超越子宫
Ⅱ$_A$	仅累及宫颈管腺体
Ⅱ$_B$	浸润宫颈间质
Ⅲ期	癌局部或(和)区域转移
Ⅲ$_A$	癌浸润至浆膜和(或)附件,或腹腔积液含癌细胞,或腹腔冲洗液阳性
Ⅲ$_B$	癌扩散至阴道
Ⅲ$_C$	癌转移至盆腔和(或)腹主动脉旁淋巴结
Ⅳ$_A$	癌浸润膀胱黏膜和(或)直肠肠黏膜
Ⅳ$_B$	远处转移(不包括阴道、盆腔黏膜、附件以及腹主动脉旁淋巴结转移,但包括腹腔内其他淋巴结转移)

五、子宫内膜癌的诊断

主要根据病史、临床检查、病理检查及各种辅助检查结果确定诊断。

1. 发病年龄　子宫内膜癌多见于老年妇女,绝经后妇女占总数 70% ~75%,围绝经期妇女占 15% ~20%,40 岁以下仅占 5% ~10%。国内报告高发年龄为 50 ~60 岁,平均年龄为 55 左右,国外报道年龄中位数为 61 ~63 岁。上海医科大学妇产科医院资料显示 40 岁以下子宫内膜癌占同期子宫内膜癌 6.6%,年龄最小为 21 岁。哈尔滨医科大学 1993 年报道,最小年龄 16 岁。北京协和医院报道 108 例年龄范围 26 ~71 岁,平均 53.3 岁,40 岁以下占 12%。华西医科大学附二院报道 290 例内膜癌,年龄范围 22 ~78 岁,平均年龄 54.5 岁,小于 40 岁占 5.5%。

2. 主要临床症状

(1)阴道流血、异常的阴道排液,宫腔积液或积脓为子宫内膜癌的主要症状,应做进一步检查明确诊断。

1)阴道流血可表现为绝经后阴道流血,围绝经期的月经紊乱,40 岁以下年轻女性的月经过多或月经紊乱多种形式,其中经绝后出血者占 65% ~70%。国外报道 20 世纪 80 年代以来,40 岁以下妇女子宫内膜癌发病数已由 2/10 万上升到 40/万 ~50/万,美国 1988 ~1998 年 10 年间内膜癌为倍增。近年来国内多家报道 40 岁以下年龄内膜癌患者有增加趋势,绝经后阴道流血妇女随年龄增加,由子宫内膜癌引起之阴道流血的可能性明显增高,若年龄 >70 岁其概率为 50%,若并发有未产及糖尿病则可为 87%。任何围绝经期之月经紊乱及经量增多均应考虑有无内膜癌存在可能。

2)异常阴道排液:为癌瘤渗出液或感染坏死之表现,多为血性液体或浆液性分泌物,恶臭,常伴有阴道异常出血。因阴道排液异常就诊者约占 25%。

3)下腹疼痛及其他:若癌肿过大,或累及子宫下段、宫颈内口者,可引起宫腔积液或积脓,出现下腹疼痛。累及附件或盆腹腔的晚期患者可有下腹包块等症状。若病变晚期累及或压迫盆腔神经丛,或伴感染时可引起发热及疼痛。

4)重视与子宫内膜癌发病有关因素病史收集:对有家族癌瘤史,子宫内膜增生过长史,年轻妇女持续无排卵者(不孕及多囊卵巢综合征),卵巢性索间质肿瘤(颗粒细胞癌及卵泡膜细胞瘤),外用雌激素或长期激素代替疗法等,及乳癌术后有长期应用他莫昔芬病史者,均应高度警惕有无子宫内膜癌存在,应做进一步检查。应对患者有无内科疾病,如糖尿病、高血压等应全面收集病史。

(2)体征:除作全面的体格检查外,妇科检查应排除外阴、阴道、宫颈出血,及由损伤感染等引起出血及排液。应注意子宫大小、形状、活动度、质地软硬,子宫颈、宫旁组织软硬度有无变化,对附件有无包块及增厚等均应有仔细全面检查。绝经后出血伴感染者可并发宫腔积脓。

3. 辅助检查

(1)超声检查:可了解子宫大小、宫腔形状、宫腔内有无赘生物、子宫内膜厚度、肌层有无浸润及深度。

1)二维超声表现

①早期仅表现为内膜少许增厚,回声均匀,随病情发展育龄妇女内膜厚度 >12mm,绝

经后妇女 >5mm,呈弱回声或强弱不均杂乱回声。

②宫腔积液。

③累及肌层时局部内膜与周围正常肌层无明显界限肌层界限不清。

④累及宫颈时宫颈回声增强,回声杂乱,宫颈管结构不清。

⑤内膜癌晚期肿瘤向子宫体外侵犯、转移,可在宫旁出现混合性低回声肿块。

2)彩超:子宫内膜内或内膜基底部可显示一至数个条状或点状彩色血流信号,有肌层侵犯时,受累肌层局部血流信号丰富,可检测到异常低阻力型动脉频谱,RI <0.40,收缩期峰值流速常高于 20cm/s。

3)超声检查注意事项

①子宫内膜癌的超声表现随肿瘤的部位、大小、浸润范围、转移情况的不同而差异较大,应密切结合病史,对于有不规则阴道流血病史的中老年妇女,在排除妊娠有关疾病后,发现内膜回声异常需高度警惕子宫内膜癌。

②对子宫内膜癌的诊断经阴道超声(TVB)比经腹扫查更为重要和有效,结合诊断性刮宫病理检查是确诊本病的常用可靠手段。

③TVB 对判断子宫内膜癌肌层浸润深度及宫颈受累情况的准确率亦较高。对肌层浸润诊断的敏感性达 80% ~100%。TVB 观察绝经后子宫内膜,以 6mm 作为"警戒线",敏感性和特异性分别为 97% 和 48%,阳性预测值和阴性预测值分别为 41% 和 98%。

④TVB 可辅助内膜活检检查用以评价异常子宫出血,以及有助于选择需要进一步检查的患者。绝经后妇女经阴道测定萎缩性子宫内膜平均厚度为(3.4 ±2)mm,内膜癌为(18.2 ±6.2)mm,因此绝经后出血患者若 TVB 检查内膜厚度 <5mm 者,可做诊断性刮宫;若显示局部小赘生物可选用宫腔镜下活检;若显示宫腔内有大量赘生物,内膜边界不清,不完整,或肌层明显变薄或变形,则以简单宫腔内膜活检为宜。

⑤由于阴道超声探头穿透力有限,对巨大晚期癌肿及癌肿远处侵犯或转移的病灶TVB 显示不清,或因病灶超出扫查范围而漏诊,此时结合经腹扫查可获得较完整准确的诊断信息。

⑥当二维超声对肌层侵犯显示不清楚时,采用彩超观察局部血流改变有助于诊断。

(2)病理组织学检查:是确诊子宫内膜癌的依据,也是了解病理类型、细胞分化程度的唯一方法。常用的子宫内膜标本采取方法有:①子宫内膜活检。②宫颈管搔刮。③分段诊断性刮宫。其中分段诊断性刮宫是最常用和有价值的方法,可用于鉴别子宫内膜癌和子宫颈管腺癌,明确内膜癌是否累及子宫颈管,协助临床分期。应先刮宫颈管,再用探针探测宫腔,继之刮宫腔,将宫颈管刮出物及宫腔刮出物分别送病理组织学检查。

为避免漏诊子宫内膜癌的诊断,在下列情况时应考虑行分段诊断性刮宫:①凡绝经后出血,要考虑和除外子宫内膜病变,特别是排除萎缩性阴道炎、宫颈病变之后。②患者有不排卵病史或子宫内膜癌高危因素。③反复的阴道不正常细胞学发现,而宫颈检查阴性者。④怀疑卵巢颗粒细胞瘤或泡膜细胞瘤者。

分段诊断性刮宫时,应先刮取宫颈管内膜,深度要 <3mm,再探查宫腔,刮出的组织一旦发现质地糟脆,内膜癌可能性极大,应停止全面刮宫。因为手术的挤压破坏可使肿瘤细胞进入子宫肌层并促使肿瘤细胞通过淋巴管或血管发生转移。

分段诊断性刮宫使用注意点:①子宫内膜癌的临床分期是以分段诊断性刮宫为基础的;目前采用手术 - 病理分期,其意义已经下降;②因不规则出血,诊断性刮宫发现恶性病变的概率约15%,因绝经后出血行诊断性刮宫发现内膜恶性病变的概率约8%;③分段诊断性刮宫的宫颈假阳性率为15%~40%(国内4%)。应用力刮,尽可能刮出少量正常宫颈组织,或借助于接触性宫腔镜等手段;④术前和术后分期不符的比率为20%~80%,其中临床Ⅰ期者,可有约20%手术病理分期证实为Ⅱ/Ⅲ期;而临床Ⅱ期者,80%与手术分期不相符;⑤临床医生使用时应严格遵守手术操作步骤,避免宫颈管内和宫腔刮出物流漏及混杂;协助分期时,子宫内膜癌诊断性刮宫标本诊断子宫颈癌有无受累有一定困难;妇产科病理医生的临检水平及经验在一定程度上亦会影响分段诊断性刮宫的准确性。故对宫腔内有明显病灶者则以宫腔活检(吸刮)及宫颈管搔刮为最简便,门诊可行的确诊方法。

(3)细胞学涂片:包括阴道脱落细胞学涂片(阳性率低)和宫腔细胞学涂片(阳性率高),为提高细胞学检查的阳性率,取材时可以:①内膜冲洗;②尼龙内膜刷;③宫腔吸引涂片,准确率达90%。但这些办法常作为普查的手段,只能起到辅助诊断的作用,最后确诊仍需根据病理检查结果。

(4)宫腔镜检查:对于子宫内膜癌(尤其在病变早期)或局灶型子宫内膜增生及内膜癌,超声检查和诊断性刮宫检查均有较高的漏诊率,而宫腔镜检查可以直接、全面观察宫腔有病变的大小、部位、表面血管分布等情况,并可在直视下进行定点内膜活检,提高诊断准确率。子宫内膜癌宫腔镜下典型特征为病灶形态不规则,表面有纡曲、怒张的异形血管,组织松脆,易出血。对有异形血管、特别是形状不整的扩张血管病灶,血供丰富和(或)组织松脆的结节状或息肉状隆起病灶必须高度重视,积极活检,行病理检查。

鉴于宫腔镜有引起癌细胞扩散的可能,临床医生应注意以下几点:①宫腔镜检查后子宫内膜细胞脱落,尤其是子宫内膜癌细胞的脱落使盆腹腔冲洗液细胞学检查结果阳性率升高1.4%~38.7%,宫腔镜检查加诊断性刮宫术后阳性率有更加明显的升高,报道最高达到88.9%。故对于已经明确诊断为子宫恶性肿瘤者,应避免不必要的检查。②对于诊断不明确,疑有恶性肿瘤者,实施宫腔镜检查时操作应轻柔,在不影响观察视野的情况下,选用最低的膨宫压力和液体流量。因为输卵管的开放压力为5.3kPa(40mmHg),而要满意观察子宫内膜病变,膨宫压力要达到6.7~20.0kPa(50~150mmHg),因此宫内压力越大,可增加子宫内膜细胞通过输卵管脱落到腹腔的可能性。③对膨宫介质而言,液体介质较CO_2气体介质危险性更大,且液体介质中以蒸馏水为宜,避免用生理盐水。④子宫内膜细胞的脱落还与月经周期有关,与肿瘤的危险程度相关,早期分化好的肿瘤细胞不易脱落,而晚期及某些特殊病理类型的肿瘤细胞易播散。⑤为防止宫腔镜检查后子宫内膜癌细胞脱落于腹腔,缩短宫腔镜检查时间可减少腹腔冲洗液细胞学检查结果的阳性率。⑥对镜下可疑之处,定点内膜活检,进行病理组织学检查。⑦虽然宫腔镜下子宫内膜癌有其形态学特征,但确诊必须依靠病理组织学证据。

(5)X线计算机断层扫描(CT):CT平扫不能区分子宫内膜与子宫肌层,必须做增强扫描。增强扫描时,正常子宫内膜与增强的肌层相比密度稍低,癌变的子宫内膜表现为稍低的密度强化。ⅠA期子宫内膜癌肿瘤位于子宫内膜内,CT表现可正常或子宫内膜的增厚,呈低密度,边缘可不规则。如果肿瘤位于一侧,则两侧的低密度内膜不对称。ⅠB期和ⅠC期除ⅠA期的表现外,子宫亦增大,肌层局部厚薄不均。Ⅱ~Ⅳ期子宫内膜癌,肿瘤侵犯子宫颈时,表现为子宫颈增粗、不对称、密度减低。肿瘤转移至附件和子宫周围时,表现为附件区及子宫颈周围囊状的低密度肿块。淋巴结转移时还可见髂血管周围的淋巴结增大、融合。

(6)磁共振成像(MRI):子宫内膜癌最常见的 MRI 表现为子宫内膜弥散性不规则增厚,宫腔增宽,撑大,在 T_1WI 上大部分肿瘤的信号与子宫的信号相近,除非有出血致信号增高外常不易发现病灶。T_2WI 上肿瘤呈高信号或等信号。增强扫描肿瘤大部分为无强化或略有强化,仅少数患者出现明显强化。内部强化程度大部分比较均匀,少数呈不均匀强化。

子宫内膜癌累及子宫颈,在临床分期上为Ⅱ期。子宫颈受累表现为 T_2WI 肿瘤信号延伸入子宫颈管或间质,于宫颈管增宽,在动态及增强 T_1WI 自旋回波序列主要表现为增强的子宫颈上皮中断,子宫颈内可见肿瘤信号。

淋巴结转移的 MRI 表现为:T_1WI 呈中等信号,与周围脂肪组织有良好的对比,T_2WI 呈中-高信号,T_2WI 应用脂肪抑制序列可以对淋巴结显示得更加清楚,增强扫描转移的淋巴结中等度强化。一般以淋巴结直径 >1cm 作为转移标准。

MRI 与 CT 相比具有很高的软组织分辨率,平扫 T_2WI 连接带呈肌层呈中等信号而肿瘤呈较高信号,增强扫描肿瘤强化程度低于肌层强化,故能够对子宫内膜癌肌层浸润深度做出评估,且对宫颈受累及肌层浸润深度的预测准确度优于 CT。

(7)淋巴造影:用以了解盆腔及主动脉旁淋巴结有无转移。其 X 线征象是转移的淋巴结异常增大或呈"蚕食状"结构,或淋巴结边界不清,不显影。可在术前检查预测淋巴结有无转移,但操作较复杂,穿刺困难,临床上较难以推广应用。

(8)血清 CA125:对原发性腺癌诊断的敏感性为 40%~60%,对腺癌复发诊断的敏感性可达 60%~80%。血清 CA125 水平与子宫内膜癌患者的分期、病理类型及预后密切相关,若血清 CA125 >100kU/L,则提示该患者有可能已发生子宫外转移。

(9)雌激素、孕激素受体(ER,PR):在对子宫内膜组织进行组织学检查的同时,还应进行雌、孕激素受体的测定。ER 及 PR 阳性的高分化子宫内膜癌患者对孕激素治疗的反应率高,PR 阳性的肿瘤对孕激素治疗的反应率为 72%,而 PR 阴性的肿瘤治疗反应率仅为 12%。

4. 鉴别诊断 阴道流血及异常阴道排液并非子宫内膜癌所特有,需与下列妇科疾病鉴别。

(1)月经失调:为妇女常见病,尤其是更年期月经失调。两者症状相似,妇科检查均可无特殊表现,需靠子宫内膜病理组织学检查鉴别。临床上诊断功能失调性疾病前,均应先除外子宫内膜病变。

(2)子宫内膜炎:常诉有不规则阴道流血或月经不规则,B 超下可见子宫内膜略增厚,血流丰富。但多伴下腹痛或坠胀感及发热等炎症表现,抗感染治疗有效,宫腔镜检查可见子宫内膜充血、水肿,有炎性渗出物,严重时内膜坏死脱落形成溃疡。诊断性刮宫病检可见子宫内膜有大量多核白细胞浸润,细胞间隙内充满液体,毛细血管扩张,严重者可见大量细菌。

（3）老年性阴道炎：可有异常阴道排液，呈泡沫状、脓性或血性。但多伴下腹坠胀不适及阴道灼热感，外阴瘙痒；妇科检查可见阴道黏膜萎缩，皱襞消失，上皮菲薄，阴道黏膜充血，有点状出血，严重时形成表浅溃疡；诊断性刮宫无子宫内膜病变。

（4）黏膜下子宫肌瘤及子宫内膜息肉：均可有不规则阴道流血，均为宫腔内实质性病变，B超下可及宫腔内中等回声团块，CDFI可见前者肿块周边呈环状分布血流，后者在蒂部可探到丰富血流，RI>0.4，子宫碘油造影摄片均显示宫腔内有充盈缺损，诊断性刮宫呈阴性，宫腔镜直视下必要时取活检可明确诊断。

（5）子宫其他恶性肿瘤：如子宫颈癌及子宫肉瘤等，亦可有不规则阴道流血，仔细的妇科检查辅以宫颈细胞学检查及活体组织学检查有助于诊断。

（6）原发性输卵管癌：可有多量浆液性或血性阴道排液。但妇科检查及B超均可及附件包块，诊断性刮宫阴性，腹腔镜下可见输卵管增粗，呈茄子状或表面赘生物。

六、子宫内膜癌的治疗

子宫内膜癌的主要治疗方法为手术、放射治疗、药物治疗、免疫治疗等。早期可用单一方法，晚期提倡综合治疗。应根据子宫体大小、肌层浸润程度、宫颈管是否累及、癌细胞分化特点及患者全身状态而定。可进行手术-病理分期，同时切除癌变的子宫及其他可能存在的转移病灶，是早期子宫内膜癌的主要治疗方法。

1. 手术治疗　0期宜行全子宫切除术；Ⅰ期应行扩大全子宫及双附件切除术，阴道黏膜及宫旁组织均需切除1~2cm。如果细胞低分化，侵及肌层≥1/2或肿瘤直径≥2cm，病理类型为透明细胞癌、浆液性癌，尚需行盆腔淋巴结清扫术。Ⅱ期应行广泛子宫切除术及盆腔淋巴结清扫术。

2. 放射治疗　单纯放射治疗适用于晚期或有严重的全身疾病、高龄和无法手术的病例，术后放射治疗用于补充手术的不足及复发病例。在大多数西方国家，常采用先放射治疗，然后进行全子宫及双侧附件切除术、选择性盆腔及腹主动脉旁淋巴结切除术的方法。

腔内放射包括子宫颈癌腔内放射、宫腔填充法腔内治疗、后装法腔内放射3种方法。腔内照射可在术前进行，以利于手术的成功，可减少复发，提高5年生存率。近代研究表明，术前先行腔内放射治疗，2周内切除子宫者，36%已无残余癌；8周后手术者，59%无残余癌。无残余癌者5年复发率为3.8%，有残余癌者复发率为19.2%。又有研究指出，Ⅰ期癌单纯手术5年存活率为69.5%，术前腔内放射治疗组5年存活率为93.75%；单纯手术组复发率为11.51%，术前放射治疗组为6.97%。此外，腔内照射亦可在术后进行，主要针对病变累及宫颈或阴道切缘残瘤，最好在术后3~4周时辅补以阴道内放射。

体外放射治疗，不论为术前、术后或单纯放射，都必须概括个体差异区别对待。术前体外放射主要针对宫旁或盆腔淋巴结可疑转移灶。术后体外照射主要针对手术不能切除的转移灶和盆腔及腹主动脉旁淋巴结转移。单纯体外照射适用于晚期病例，阴道及盆腔浸润较广泛，不宜手术，且腔内放射治疗亦有困难者。

3. 化学治疗　子宫内膜癌的化学治疗主要适宜于晚期或复发、转移的患者或作为高危患者手术后的辅助治疗，如低分化肿瘤，肿瘤侵犯深肌层、盆腔或主动脉旁淋巴结阳性者以及一些恶性程度极高的病理类型的肿瘤。

（1）PAC方案

顺铂（DDP）60mg/m²，VD。

多柔比星（阿霉素，ADM）50mg/m²，iv。

环磷酰胺（CTX）500mg/m²，iv。

间隔4周，连续6个疗程。

（2）CP方案

环磷酰胺（CTX）500mg/m²，iv。

顺铂（DDP）60mg/m²，VD。

间隔4周，连续用6~8个疗程。

（3）CAF方案

环磷酰胺（CTX）500mg/m²，iv。

多柔比星（ADM）50mg/m²，iv。

氟尿嘧啶（氟尿嘧啶）500mg/m²，VD。

间隔4周，连续用6个疗程。

4. **激素治疗**　对晚期癌、癌复发患者，不能手术切除的病例或年轻、早期患者要求保留生育功能者均可考虑孕激素治疗。

（1）孕激素：正常子宫具有较丰富的雌激素受体（ER）和孕激素受体（PR），能分别识别雌激素和孕激素，与其结合后发挥生物效应。子宫内膜癌为激素依赖性肿瘤，但受体含量较正常内膜低，且肿瘤分化程度越差，临床期别越晚，受体含量就越低。公认激素受体含量与预后和治疗选择有重要关系：受体含量低者，肿瘤复发高，生存期短，预后不良，死亡率高，对孕激素治疗反应差，对细胞毒药物反应好。反之，受体含量高者，肿瘤分化好，生存期长，预后好，适宜用孕激素治疗。据报道，受体阳性者，治疗有效率分别为：ER阳性者50%~60%，PR阳性者为70%~80%，两者均阳性为80%；未做受体检测者则为30%。

在孕激素作用下，子宫内膜癌细胞可以从恶性向正常内膜转化，直接延缓脱氧核糖核酸和核糖核酸的合成，从而控制癌瘤的生长。孕激素还可增强癌细胞对放射治疗的敏感性，使早期患者肿瘤缩小、消失或分化好转。诸多学者的研究表明，孕激素不但对原发灶有抑制作用，对转移灶，尤其是肺转移也有较好疗效，对内膜癌的皮肤转移灶也有治疗作用，年轻未育的子宫内膜癌患者在孕激素治疗后可以妊娠。

当今临床应用的孕激素主要有3种：

1）醋酸甲羟孕酮：200~300mg，每日1次口服，或500mg，每日3次口服，或400~1000mg，肌内注射，每周1次。8周以后每周250g；或每日100mg×10天，后每日200mg，每周3次，维持量为每周100~200mg。

2）醋酸甲地孕酮：每日每次400mg，肌内注射，连用半年至1年；或每周40~60mg口服。

3）17-羟乙酸黄体酮：500mg，每周2次，肌内注射，或1000mg，肌内注射，每周1次，连用3~6个月；或每日500mg，1~2个月后每日250mg。

上述长效孕激素通常应连续使用2个月以上，才能产生疗效，对癌瘤分化良好，PR阳性者疗效好,对远处复发者疗效优于盆腔复发者,治疗时间至少1年以上。大规模随机安慰剂对照研究未显示出辅以孕激素治疗能够改善子宫内膜癌患者的无进展生存率及总生存率,故目前激素治疗多用于晚期和复发转移患者,孕激素的有效率<20%。

孕激素治疗产生的不良反应少,症状轻,偶见恶心、呕吐、水肿、秃发、皮疹、体重过度增加及满月脸等,严重的过敏反应及血栓性静脉炎、肺动脉栓塞较罕见。

(2)抗雌激素药物:近年报道,雌激素拮抗剂三苯氧胺(TMX)对原发性肿瘤为雌激素受体阳性的复发病变有效,或当孕激素治疗失败时,应用此药有效。用法:20mg,每日2次,口服连用3个月~2年。三苯氧胺有促使孕激素受体水平升高的作用,对受体水平低的患者可先用三苯氧胺使受体水平上升后,再用孕激素治疗,或者两者同时应用可以提高疗效。药物不良反应有潮热、畏寒类似更年期综合征的表现,骨髓抑制表现为白细胞、血小板计数下降,但一般较其他化学治疗药物反应轻,其他可以有少量不规则阴道流血、恶心、呕吐等。

(3)氨鲁米特(氨基导眠能,aminoglute - thimide):是一种作用于中枢神经系统的药物,除有镇静作用外,还能抑制肾上腺,从而抑制外周组织芳香化酶的产生。使血浆17羟孕烯醇酮、雄烯二酮下降,体内E水平下降。从20世纪80年代开始,氨鲁米特用于乳腺癌的治疗,取得了一定的疗效,但其对内膜癌的治疗,国内外鲜见报道。国内刘惜时等,用氨鲁米特治疗了子宫内膜癌患者发现,氨鲁米特可降低患者血中雌激素(E)、孕激素(P)水平,并使内膜癌组织中雌激素受体(ER)、孕激素受体(PR)含量下降,用药后癌组织在光镜下形态学变化主要表现为癌细胞退性变,提示氨鲁米特可抑制癌细胞生长,由于此类报道较少,氨鲁米特对内膜癌的作用有待进一步研究。

由于宫内膜癌的症状显著,易于诊断,并且其病情发展缓慢,发生转移的时间亦较慢,因此子宫内膜癌确诊时多数患者处于早期,无论给予手术治疗或放射治疗,其治疗效果均较满意。从总体来说,子宫内膜癌的治疗效果在妇科恶性肿瘤中是比较理想的,治疗后5年生存率一般在60%~70%,个别的可高达80%左右。影响子宫内膜癌预后的相关因素有临床分期、组织类型、组织学分化程度、肌层浸润、淋巴结转移、腹腔细胞学、子宫大小、发病年龄、治疗方法及患者绝经年龄、生育情况等,这些因素在通常情况下不是孤立存在的,而是相互关联或是多元存在相互影响的。

预防及早期发现的措施:①定期体检;②正确应用雌激素替代治疗;③围绝经期妇女月经紊乱者应先排除恶性病变;④绝经后阴道不规则流血,应警惕子宫内膜癌可能;⑤注意高危因素,重视高危患者。

七、预后

由于宫内膜癌的症状显著,易于诊断,并且其病情发展缓慢,发生转移的时间亦较慢,因此,子宫内膜癌确诊时多数患者处于早期,无论给予手术治疗或放射治疗,其治疗效果均较满意。从总体来说,子宫内膜癌的治疗效果在妇科恶性肿瘤中是比较理想的,治疗后5年生存率一般在60%~70%,个别的可高达80%左右。影响子宫内膜癌预后的相关因素有临床分期、组织类型、组织学分化程度、肌层浸润、淋巴结转移、腹腔细胞学、子宫大小、发病年龄、治疗方法及患者绝经年龄、生育情况等,这些因素在通常情况下不是孤立存在的,而是相互关联或是多元存在相互影响的。

八、预防

1. 普及防癌知识,对 40 岁以上妇女应定期作妇科检查,尤其是绝经后妇女有不正常的阴道排液增多或不规则的阴道流血时,应立即就诊。

2. 平时应注意控制饮食和体重,控制外源性雌激素药物的剂量,尤其应避免长期应用。对于不孕、肥胖,并患有高血压、糖尿病的妇女,应提高警惕。

3. 对更年期综合征、功能性子宫出血患者,应慎用雌激素治疗。以免用药不当引起子宫内膜过度增生。对于已经出现子宫内膜增生的患者,宜及时应用孕激素。

4. 密切随访及治疗子宫内膜癌的前驱病变,尤其是腺瘤样增生及不典型增生,以防癌变。子宫内膜癌的预后一般较好,总的 5 年治愈率为 55% ~ 60%,原位癌和腺瘤样增生治愈率近 100%,能被适当治疗的 I 期癌患者,治愈率一般为 70% ~ 75%。因此,早期治疗、早期诊断尤其重要。

5. 无论是手术、放射治疗、化学治疗或综合治疗后的子宫内膜癌患者均需密切随访,定期检查,发现异常及时处理。

第三节　子宫肉瘤

子宫体肉瘤是一种发病率较低,恶性程度很高的肿瘤。5 年生存率仅 30% 左右。可以原发于子宫体、子宫内膜腺体或间质,也可继发于子宫肌瘤。据统计子宫肉瘤占子宫恶性肿瘤的 3% ~9%,占生殖道恶性肿瘤的 1% ~3%。其中,最常见的为癌肉瘤,其次为子宫平滑肌肉瘤、子宫内膜间质肉瘤。

子宫体肉瘤多发生在 40 ~60 岁。各种类型肉瘤的发病年龄不同,低度恶性子宫内膜间质肉瘤多发生于 35 ~39 岁,中位年龄为 34.5 岁。高度恶性子宫内膜间质肉瘤多发生于 41 ~63 岁,中位年龄为 50.8 岁,子宫平滑肌肉瘤多发生于 48 ~54 岁,发病的中位年龄为 50.9 岁,而癌肉瘤大多发生于 62 ~67 岁。

子宫体肉瘤的确切病因不清。研究认为与下列因素有关:①内源性雌激素水平升高刺激:如多囊卵巢综合征,卵泡膜细胞瘤者常同时患有子宫体肉瘤。②外源性雌激素长期刺激:如口服避孕药、卵巢早衰或绝经前后长期雌激素替代治疗、他莫昔芬服用史。Schwartz 等发现口服避孕药 ≥15 年,发生子宫体肉瘤的危险度提高了 1.7 倍。③放射史:子宫体肉瘤有盆腔放射治疗史者平均为 8.3%,从放射治疗到发现肉瘤可间隔 2 ~20 年,倾向于发生癌肉瘤和腺肉瘤。④体重:体重指数 ≥27.5kg/m^2 者。在诊断肉瘤前 1 年最高体重指数 ≥27.5kg/m^2 者发生子宫平滑肌肉瘤的危险度提高 2.5 倍。

一、病理

1. 分类　依据细胞类型和发生部位,人们对子宫肉瘤提出了多种分类系统。1959年,Ober 提出子宫内膜肉瘤分类方法,该分类中不包括纯肉瘤,因其本身类别已经很明确(表 12 -4)。

表 12 - 4 子宫肉瘤分类

同源性	异源性
Ober 分类	
单一性	
间质肉瘤(淋巴管内间质性瘤)	横纹肌肉瘤
平滑肌肉瘤	软骨肉瘤
血管肉瘤	骨肉瘤
纤维肉瘤	脂肪肉瘤
混合性	MMMT
GOG 分类	
平滑肌肉瘤	
子宫内膜间质肉瘤	
混合性同源性米勒管肉瘤(癌肉瘤)	
混合性异源性米勒管肉瘤(混合性中胚叶肉瘤)	
其他子宫肉瘤	

注:MMMT,恶性混合性米勒管肿瘤。

WHO 2003 提出新的子宫肉瘤分类方法,NCCN 2009 实践指南亦采用该分类方法。与传统分类相比,新分类中平滑肌肉瘤并无改变;子宫内膜间质肉瘤特指旧分类中的"低度恶性子宫内膜间质肉瘤";以往的"高度恶性子宫内膜间质肉瘤"自成一类,称为未分化子宫内膜肉瘤;子宫恶性中胚叶混合瘤不再作为子宫肉瘤的一种类型,归入类型的子宫内膜癌中。其对应关系见表 12 - 5。但目多数临床规范及回顾性研究仍沿用子宫肉瘤传统分类。

表 12 - 5 子宫肉瘤分类

传统分类	WHO 2003 分类
平滑肌肉瘤(leiomyosarcoma)	平滑肌肉瘤(leiomyosarcoma)
子宫内膜间质肉瘤(endometrial stromal sarcoma,ESS)	子宫内膜间质肉瘤(endometrial stromal sarcoma,ESS)
低度恶性子宫内膜间质肉瘤(low - grade endometrial stromal sarcoma,LG - ESS)	未分化子宫内膜肉瘤(undifferentiated endometfial sarcolt-la,UES)
高度恶性子宫内膜间质肉瘤(high grade endometrial stromal sarcoma,HG - ESS)	其他肉瘤
癌肉瘤(占 40%)	
其他肉瘤	

应进一步指出,目前许多病理学家认为子宫内膜 MMMTs 是分化较差的子宫内膜癌,而不是肉瘤。总之,同源性肿瘤来源于正常子宫的组织成分,如平滑肌或子宫内膜间质,异源性成分来源于那些在正常子宫中不存在的组织成分,如骨(骨肉瘤)或软骨(软骨肉瘤)。大多数病理学家采用这种分类方式,因为该分类能够将大部分肿瘤分入四个主要

类别中,有利于肿瘤研究。单纯性肿瘤仅由一种细胞类型组成,而混合性肿瘤的细胞类型多于一种。由于大多数子宫肉瘤可以归为上述四种的一类。因此 GOG 采用了一种更简单的分类方式:

(1)平滑肌肉瘤。

(2)子宫内膜间质肉瘤。

(3)混合性骨源性米勒管肉瘤(癌肉瘤)。

(4)混合性异源性米勒管肉瘤(混合性中胚叶肉瘤)。

2. 平滑肌肉瘤　平滑肌肉瘤是来源于平滑肌的一种恶性肿瘤。该肉瘤通常被认为是最常见的恶性间充质肿瘤,20 世纪 70 年代之前的文献支持这种观点。然而,新的 GOG 及其他资料表明,平滑肌肉瘤是第二位常见的子宫肉瘤,约占所有子宫肉瘤的 1/7,约16%。在 GOG 发表的 447 例子宫肉瘤的资料中对此有详细描述。该肿瘤通常发生在较年轻的患者中,其诊断时的中位年龄在 43 ~ 53 岁。平滑肌肉瘤在黑人妇女中更为常见,并且预后较差。平滑肌肉瘤可通过淋巴和血管两条途径进行播散,因为许多患者即使术中淋巴结活检阴性,仍可能发生远处转移。

尽管在诊断平滑肌肉瘤的确切组织学标准上还存在一些分歧,但最重要的标准是肿瘤的核分裂数。细胞丰富的肌瘤和异型平滑肌瘤看起来可能像恶性的,但如果其核分裂象少于 5/10 个高倍镜视野(HPF),该病变就为良性。核分裂大于 10/10HPF 的肿瘤为恶性,介于(5 ~ 10)/10HPF 为恶性潜能不确定肿瘤。许多研究者认为 5 年生存率与每 10个 HPF 下的核分裂数有关,小于 5/10HPF 者 5 年生存率可达 95% ~ 98%,(5 ~ 10)/10HPF 者为 40%,大于 10/10HPF 者,预后很差,5 年生存率仅为 15% ~ 20%。平滑肌肉瘤病因不明,顾名思义,该肿瘤可能被认为来源于良性的平滑肌瘤。然而,大多数情况下,平滑肌肉瘤的发生与平滑肌瘤无关。子宫迅速增大或平滑肌瘤迅速增长曾被认为是子宫切除的适应证,以防平滑肌瘤恶变为肉瘤。来自南加利福尼亚大学的研究者给出了该问题的最佳答案。他们回顾性分析了一大批子宫平滑肌瘤迅速增大的患者,发现这些患者中肉瘤的发生率非常低。他们认为,平滑肌瘤迅速增长并不是为防止平滑肌肉瘤而行手术的明确指征,子宫平滑肌瘤的手术指征应着眼于其他症状,如压迫、疼痛和出血。

3. 子宫内膜间质肉瘤　子宫内膜间质肉瘤是三种最常见子宫肉瘤中最少见的类型。子宫内膜间质肉瘤最常见的首发症状是阴道出血。这种肉瘤通常呈黄色,肉样质地并且通常是息肉样的。在诊断和治疗时,通常为全子宫切除,约 40% 患者有子宫外病灶。子宫内膜间质肉瘤与其他子宫肉瘤的侵袭性一样,其预后也相似。

子宫内膜间质肿瘤通常分为 3 组:良性间质结节,淋巴管内间质性瘤和子宫内膜间质肉瘤,良性间质结节通常是边界清楚的肿瘤,其周围因挤压形成一圈界限分明的边界。这种肿瘤可以长到几厘米,但一直保持良性。目前尚无转移和复发的报道。淋巴管内间质性瘤是一种浸润性肿瘤,其发病过程通常是无痛的。淋巴管内间质性瘤也称为低度恶性间质肉瘤。手术切除的大体标本可见浸润性生长,并且该肿瘤会以蠕虫样方式长出切缘,也可能深入到阔韧带内的血管中。显微镜下,几乎没有不典型细胞和核分裂象。其临床过程是缓慢进展,治疗也通常是单一手术切除。然而,该肿瘤可能在首次治疗多年后复发。这种肿瘤也是激素反应性肿瘤,在雌激素刺激下生长,应用孕激素类药物能使肿瘤消退或稳定。一些报道显示,经孕激素治疗后,低度恶性子宫内膜间质肉瘤能够多年稳定无进展。在这些患者中,可以考虑长期孕激素治疗。

另一方面,子宫内膜间质肉瘤的发病过程更具侵袭性,通常会发生广泛远处转移,其预后也非常差。与平滑肌肉瘤相同,诊断间质肉瘤和低度恶性间质肉瘤也取决于每 10 个 HPF 下的核分裂数,以 10 个核分裂象为子宫内膜间质肉瘤的诊断界值。尽管有此区分标准,但由于核分裂数本身的预后意义,诊断仍会产生争议。Mayo 医院的一项研究并未证实核分裂数是独立的预后变量。对大多数肉瘤来讲,放射治疗可以控制局部病灶,但对总生存率几乎没有影响。这些肿瘤通常高表达雌孕激素受体,并且在应用大量孕激素治疗时,偶尔会有反应。

4. 混合性米勒管肿瘤　MMMT 是最常见的子宫肉瘤,在近年的文献报道中约占所有子宫肉瘤的 50% 以上。值得注意的是,目前许多病理学家认为该肿瘤是一种分化差的子宫内膜癌,而不是子宫肉瘤的一种。这种肿瘤侵袭性强,60% 以上的患者在诊断时已有子宫外转移。通过淋巴管、血管和局部扩散方式发生早期转移。该肿瘤在黑人中比白人中更常见,并且高达 1/3 的患者发病与先前盆腔放射治疗相关。最主要的首发症状是阴道出血,查体时大部分患者子宫增大,常有息肉样肿物经宫颈口突出。该肿瘤易发生侵袭,早期转移至盆腔和腹主动脉旁淋巴结及周围组织。血行播散至肝和肺也很常见。

组织学上,混合性米勒管肿瘤由肉瘤成分和癌成分组成,其中肉瘤成分可分为同源型(来源于正常子宫的组织成分)和异源型(包含子宫中没有的组织成分,如软骨或骨)。一些文献报道,异源型成分常与不良预后相关。在这类肿瘤中,横纹肌肉瘤是最常见的异源型成分。来自 GOG 的最新资料显示,异源型肿瘤的中位无进展期是 22.7 个月,而同源型肿瘤中位无进展期为 2 ~ 6 个月。分期在这些肿瘤中非常重要,因为子宫外病灶与生存期有强相关性。几乎所有发现子宫外病灶的患者都不能治愈。除了子宫外病灶,另一个与生存期相关联的重要因素是肌层浸润深度。肿瘤复发通常在 2 年内,而且复发病灶通常仅有癌的成分。有些中心认为该肿瘤侵袭性很强,因此即使子宫外未发现明显病灶,也推荐术后行辅助治疗。

5. 其他肉瘤　单纯性异源型子宫肉瘤非常少见。横纹肌肉瘤是其中最常见的类型,常发生在儿童中。该肿瘤被称为儿童葡萄状肉瘤。在过去的 50 年中,这类罕见肿瘤的治疗从首选手术治疗转变为化学治疗。米勒管腺肉瘤是首先由 Skull 描述的一种罕见肉瘤。该肿瘤通常引起阴道出血,其恶性潜能较低。发病过程较长,无疼痛,总的长期生存率约为 90%。

二、临床分期

国际妇产科联盟(FIGO)和美国癌症联合委员会(AJCC)分别从 1958 年和 1964 年开始制订恶性肿瘤的分期标准,两种分期系统中包含的预后相关参数不同。由于子宫肉瘤发病率低,上述组织一直未对其制订独立的分期标准。大部分肉瘤按照 AJCC 的 TNM 系统进行分期,而大部分妇科恶性肿瘤则采用 FIGO 的手术 - 病理分期,子宫肉瘤分期一直采用的是 FIGO1988 年子宫内膜癌手术 - 病理分期标准。

近年的一项研究分析了 FIGO 和 ATCC 分期系统在子宫平滑肌肉瘤中的应用价值,旨在探讨现有分期系统能否将患者分为临床上有意义的亚群,是否具有预后指示价值。研究发现:230 例子宫平滑肌肉瘤按照 FIGO 分期,除Ⅰ期和Ⅳ期间,其他各期之间的无疾病生存期(PFS)和总生存期(OS)无显著性差异;子宫肿瘤的 FIGO 分期反映了上皮性肿瘤的发展、扩散规律,但忽视了肿瘤大小、分化程度、组织学类型等肉瘤预后相关因素,因此不适于间叶肿瘤的分期;根据 AJCC 分期系统,Ⅱ期和Ⅲ期子宫平滑肌肉瘤无疾病生存期和总生存期无显著性差别;该系统包含了肿瘤大小、分化程度和浸润深度的信息,但缺乏肿瘤起源部位或组织学类型信息,也未考虑到手术时局部侵犯或区域扩散等细节,应用于子宫肉瘤也有很大缺陷。

Zivanovic 等对比了 219 名子宫平滑肌肉瘤分别按照 FIGO 和 AJCC 系统分期后,相同期别患者的生存率。结果显示:两种分期系统相应的Ⅰ、Ⅱ、Ⅲ期患者无疾病生存率和总生存率有很大差别;而 FIGO 各期病变用 AJCC 系统重新分期,期别通常升高;两种系统的Ⅱ、Ⅲ期患者预后都存在重叠,在指示预后方面,二者均未显示更大优势。

上述研究结果表明 FIGO 和 AJCC 分期系统在子宫平滑肌肉瘤中应用不理想,不能完全反映肿瘤的预后和生存,因此,迫切需要制订能反映各种子宫肉瘤生物学特性和预后的独立分期系统。经过 2 年筹备,FIGO 妇科肿瘤委员会联合国际妇科病理学协会(ISGyP)、国际妇科肿瘤协会(IGCS)、妇科肿瘤协作组(GCIG)、美国妇科肿瘤医生协会(SGO)和美国癌症分期联合委员会(AJCC)制订了新的子宫肉瘤分期标准,2008 年 9 月新分期通过 FIGO 审批,2009 年正式宣布使用新分期。新的分期系统包括三部分:①子宫平滑肌肉瘤和子宫内膜间质肉瘤分期(表 12 – 6)。②腺肉瘤分期(表 12 – 7)。③癌肉瘤(旧称"混合性恶性米勒管肿瘤")分期。

表 12 – 6　子宫平滑肌肉瘤/子宫内膜间质肉瘤分期 FIGO(2009)

分期	定义
Ⅰ	肿瘤局限于子宫
ⅠA	≤5cm
ⅠB	>5cm
Ⅱ	肿瘤扩散到盆腔
ⅡA	侵犯附件
ⅡB	侵犯子宫外的盆腔内组织
Ⅲ	肿瘤扩散到腹腔
ⅢA	一个病灶
ⅢB	多个病灶
ⅢC	侵犯盆腔和(或)腹主动脉旁淋巴结
Ⅳ	肿瘤侵犯膀胱和(或)直肠或有远处转移
ⅣA	肿瘤侵犯膀胱和(或)直肠
ⅣB	远处转移

表 12 – 7　腺肉瘤 FIGO 分期

分期	定义
I	肿瘤局限于子宫
I A	肿瘤局限于子宫体/宫颈内膜(没有累及肌层)
I B	肿瘤累及 <1/2 肌层
I C	肿瘤累及 ≥1/2 肌层
II	肿瘤扩散到盆腔
II A	侵犯附件
II B	侵犯子宫外的盆腔内组织
III	肿瘤扩散到腹腔
III A	一个病灶
III B	多个病灶
III C	侵犯盆腔和(或)腹主动脉旁淋巴结
IV	肿瘤侵犯膀胱和(或)直肠或有远处转移
IV A	肿瘤侵犯膀胱和(或)直肠
IV B	远处转移

注:癌肉瘤的分期按照 FIGO 2009 年子宫内膜癌分期进行。

三、诊断

1. 症状　早期的子宫体肉瘤可无明显症状和体征。但病情发展迅速,可出现以下症状。

(1)阴道异常出血:阴道异常出血为子宫体肉瘤最常见的临床症状,发生在大约60%的患者。绝经前患者表现为月经量增多、经期延长、阴道不规则出血等。阴道不规则出血往往持续出血多日,量多或量少,偶可伴有突然阴道大量出血。绝经后患者则表现为阴道流血。妇科检查时有时可见有息肉样物自宫口向外突出并出血,取息肉样组织行病理检查可诊断。

(2)腹痛:约占37.6%。子宫体肉瘤发展快,肿瘤迅速长大。由于肿瘤过度膨胀或压迫邻近脏器而表现为下腹不适、腹部胀痛或隐痛。瘤内出血、坏死,或肉瘤侵破子宫壁的浆膜层破裂出血可发生急性腹痛。

(3)腹部肿块:约10%患者因自觉发现腹部肿块而就诊,患者常诉肿块增大迅速,如肿块脱出子宫颈口,则常感阴道有异物感或块物脱出。如果子宫肌瘤迅速长大且在下腹部触到肿块时应考虑是子宫肌瘤恶变,特别是绝经后肌瘤又长大时,应考虑为恶性。

(4)压迫症状:肿物较大时则压迫邻近脏器表现为泌尿生殖道和消化道症状。如膀胱受压则表现为尿急、尿频、尿潴留;直肠受压可表现为便秘、大便困难、里急后重;盆腔组织受压表现为静脉和淋巴回流障碍,导致一侧下肢水肿。

(5)阴道分泌物增多:早期可出现异常阴道分泌物,开始时稀薄,继而为浆液性或血性,随着肿瘤迅速增大常伴溃疡、坏死,当肿瘤自宫腔下垂到宫颈及阴道内时,或肉瘤发生感染时,常有恶臭味血性分泌物排出,可呈脓性,有时排液内有组织碎屑。

（6）晚期和转移症状：肉瘤晚期可出现消瘦、全身无力、贫血、低热等恶病质症状。发生转移可出现相应部位症状，如转移到肺，则出现咳嗽、咯血、呼吸衰竭等症状；如转移到脑，则出现头痛、下肢瘫痪等症状。

（7）其他症状：子宫平滑肌肉瘤可伴发嗜酸粒细胞增多症、体液性高钙血症等，但罕见。患者除子宫平滑肌肉瘤外找不到其他的原因。肿瘤切除后嗜酸粒细胞或血钙很快降至正常。

2. 体征

（1）子宫增大：子宫可稍增大，或如足月妊娠大小，质软，外形不规则。有的很难与子宫肌瘤的子宫增大相区别。肿块可软可硬，表面可呈结节样或仍保持光滑。

（2）子宫颈口出现息肉样或肌瘤样肿物：肿物常呈紫红色，表面充血，质脆，极易出血，如继发感染则有坏死组织及脓性分泌物，此种情况往往易误认为是息肉或黏膜下小肌瘤。

（3）晚期肉瘤：晚期肉瘤可浸润盆壁，固定不动，并转移到肠管、大网膜及腹膜等处，偶伴有血性腹腔积液。

子宫体肉瘤的临床表现与子宫肌瘤和生殖道其他恶性肿瘤相比并无明显特殊性，大部分肉瘤是在手术中或者术后经病理检查而被诊断出来，术前能够做出诊断的子宫平滑肌肉瘤病例不足35%，而术前诊断子宫内膜间质肉瘤和癌肉瘤的病例约85%。目前尚无理想的早期诊断方法，主要依靠病理检查明确诊断。如果提高警惕，可提高确诊率。

3. 辅助检查

（1）术时仔细检查切除的肿物标本：术前诊断为子宫肌瘤而手术时，应在肌瘤切除后立即切开标本检查，注意切面是否呈鱼肉状、质地均匀一致、出血、坏死，有无包膜，有无编织状结构，必要时做冷冻快速病理切片检查，同时也注意检查宫旁血管内或盆脏血管、淋巴管内有无蚯蚓状瘤栓。

（2）诊断性刮宫：诊断性刮宫是早期诊断子宫肉瘤的方法之一。其诊断子宫肉瘤的敏感性为64%。刮宫对子宫内膜间质肉瘤及癌肉瘤的诊断有较大价值。但据文献报道，子宫平滑肌肉瘤诊断性刮宫的阳性率一般不足30%，主要的原因是病变大多位于子宫肌层或肌瘤内，该肿瘤易于离心性扩散转移，不易向内膜或宫腔扩散，当发生内膜和宫腔的浸润时，除非肿瘤部位靠近宫腔，往往肿瘤已到晚期。因此，术前诊断性刮宫不易取到病变组织。

诊断性刮宫阴性者不能除外子宫肉瘤。刮宫为癌或者肉瘤，也不能排除癌肉瘤。

（3）影像学检查

1）X线：子宫肉瘤患者常早期发生血行转移。约10%的子宫平滑肌肉瘤患者在诊断时有肺转移，同时41%的子宫平滑肌肉瘤患者第1次复发的部位为肺部，因此，需常规行X线胸片检查，了解肺部有无转移性病灶，必要时做断层拍片。静脉肾盂造影有助于了解肾脏侵犯及输尿管压迫或梗阻情况。

2）超声检查：子宫肉瘤超声检查表现为子宫形态不规则，边界不清，子宫肌层回声有改变，或有肉样团块侵入肌壁，或有息肉样肿瘤突入宫腔。多普勒超声检查表现为子宫动体充盈，并在肿瘤周围和（或）中央区有新生血管形成。肿瘤的新生血管由于中层无平滑肌,会引起血流阻力下降,在多普勒超声上表现出高舒张和低阻力血流频谱,可作为子宫肉瘤的辅助诊断指标。Kurjak 等采用阴道彩色脉冲多普勒超声鉴别诊断子宫肉瘤和子宫肌瘤,提出以 RI≤0.4 为标准预测子宫肉瘤的敏感性为 90.9%,特异性为 99.8%。但是 Aviram 等的研究表明,虽然 6 例子宫平滑肌肉瘤肌壁血管的平均阻力指数为(0.49 ±0. 18),低于子宫肌瘤(0.59 ±0.01),但两者相比无明显统计学差别。因为研究病例样本数较少,因而尚待进一步扩大样本数以获得有统计学意义的频谱参数数值作为鉴别诊断的标准。

3)电子计算机体层扫描(CT)和磁共振检查(MRI):对晚期患者,电子计算机体层扫描(CT)可用于腹膜后淋巴结的评估。MRI 检查具有较高的软组织分辨能力,其 T_1、T_2 加权相可显示子宫肉瘤病灶内部的结构特点和出血、坏死等特征性改变,并能准确判断病灶与内膜、肌层的关系和浸润程度,对临床分期有很高的预测价值。对比剂增强 MRI 显示子宫肉瘤病灶内部血流灌注丰富区域的敏感性亦较高,可用来与变性的子宫肌瘤鉴别。但是其检查费用较高,耗时长,部分患者无法耐受对比剂,不适于作为子宫肉瘤的常规检查方式,目前多应用于超声初诊后可疑恶性病变的患者。

4)正电子发射断层成像(PET):PET 的成像模式建立于组织对显像剂代谢活性的差异,通过量化不同组织的功能活动来鉴别病灶与机体正常结构,而不显示病灶和周边结构的形态学异常,目前在临床上广泛应用于可疑恶性病变及转移病灶的确诊。由于恶性子宫平滑肌肿瘤细胞的葡萄糖代谢显著增高,氟脱氧葡萄糖(FDG)在肿瘤细胞内积聚比正常细胞明显增多,FDG - PET 显像可显示病灶部位放射性浓聚影像(即高代谢灶),并可根据病灶对 FDG 的浓聚程度来鉴别诊断子宫肉瘤。采用 18F - 氟脱氧葡萄糖正电子发射断层成像和电子计算机体层扫描(18F - FDG - PET/CT)可早期检测子宫肉瘤的复发,尤其是腹膜的复发病灶。PET 可检测到的位于肺部最小转移病灶直径为 0.5cm,位于淋巴结的最小病灶为 1.0cm,而位于肝的为 1.5cm,位于腹膜的为 2.0cm。并且,FDG - PET 可以鉴别治疗后高代谢复发灶和低代谢纤维瘢痕组织,这是其他影像学检查如 CT、MRI 等难以做到的。另外,对治疗前子宫肉瘤的临床分期、鉴别诊断、疗效观察、预后判断等均可提供帮助。

(4)血清标志物:外周血肿瘤标志物的测定能否有助于子宫肉瘤的诊断,目前研究较少。

1)CA125:血清 CA125 在癌肉瘤患者中虽然升高,但并没有诊断价值。Juang 等回顾性分析 42 例子宫平滑肌肉瘤和 84 例子宫肌瘤,发现术前血清 CA125 在子宫平滑肌肉瘤组明显高于子宫肌瘤组。不管是绝经前或者是绝经后组,术前血清 CA125 水平在晚期的子宫平滑肌肉瘤中均较早期的患者明显增高。绝经前组,早期和晚期患者的术前血清 CA125 截断值为 162IU/ml,而在绝经后组,该截断值为 75IU/ml,认为术前血清 CA125 水平可用来鉴别早期和晚期的子宫平滑肌肉瘤。

2)乳酸脱氢酶(LDH)及其同工酶:部分子宫肉瘤患者外周血中乳酸脱氢酶明显升高,而且乳酸脱氢酶同工酶 LDH,所占的比例也明显升高,但用其增高来诊断子宫肉瘤的敏感度和特异度尚待进一步研究。

4. 鉴别诊断

（1）特殊生长方式的平滑肌瘤：包括静脉内平滑肌瘤病、弥散性腹膜平滑肌瘤病、良性转移性平滑肌瘤等。这些肿瘤均较罕见，其临床生物学行为不同于普通型平滑肌瘤，但其共同点是病理组织学属良性肿瘤，此类肿瘤是归属于良性还是归属于恶性潜能未定的平滑肌瘤，迄今意见不一。

静脉内平滑肌瘤病主要应与子宫平滑肌肉瘤及低度恶性子宫内膜间质肉瘤鉴别。子宫平滑肌肉瘤常侵犯脉管，但细胞异型性明显，核分裂象多，>5/10HPF，并有病理性核分裂象。低度恶性子宫内膜间质肉瘤可侵入静脉内，有索条状组织附在静脉管壁上，肉眼下与静脉内平滑肌瘤病不易区分，可依据特殊染色来鉴别。用 Van Gieson 染色时，平滑肌瘤病的平滑肌纤维呈黄色，子宫内膜间质细胞质内可见红色胶原样物质。网质纤维染色时，平滑肌瘤病的网状纤维不增多，且无包围瘤细胞现象，而低度恶性子宫内膜间质肉瘤可见网质纤维增多，并包绕瘤细胞。

（2）特殊组织学类型的子宫平滑肌瘤：这类子宫平滑肌瘤是指其性质属于良性平滑肌瘤，但具有某些平滑肌肉瘤特点的一组肿瘤。如核分裂活跃型平滑肌瘤，富于细胞型平滑肌瘤、奇异型平滑肌瘤、血管型平滑肌瘤、上皮样平滑肌瘤等。

肉眼下子宫肉瘤与子宫肌瘤无差别，但在镜下其增生的细胞数目、细胞异型性及核分裂象的多少有差异。迄今为止，对这类平滑肌肿瘤的相互关系、组织学诊断标准、临床特征及处理原则认识尚不统一。虽然目前报道预后良好，但是由于这类平滑肌肿瘤的诊断标准存在差异，有关临床预后的报道极少，故需更多更长时间的随访，才能得出合理的结论。

各类肌瘤在病理组织学上均有其不同的形态和特征，和子宫平滑肌肉瘤的区别见子宫肌瘤章节有关部分。

四、治疗

子宫肉瘤的治疗以手术治疗为主，辅助以化学治疗、放射治疗及内分泌治疗的综合治疗。

1. 手术治疗　手术治疗是子宫肉瘤，尤其是子宫平滑肌肉瘤的主要治疗方法。手术有助于了解肿瘤侵犯范围、病理分期、类型及分化程度，以决定综合治疗方案。

（1）手术范围：以往倾向于行全子宫及双附件切除术。如果宫颈平滑肌肉瘤或平滑肌肉瘤已侵犯子宫颈，则行广泛性全子宫切除术，同时行盆腔及腹主动脉旁淋巴结清扫术。因为子宫肉瘤在早期即有较高的血行扩散和淋巴播散及大网膜转移率，故目前较一致的意见为扩大手术范围，行全子宫和双附件切除术、盆腔及腹主动脉旁淋巴结清扫术、大网膜切除术。因此，子宫肉瘤手术有向肿瘤细胞减灭术发展的趋势，除彻底切除病灶外，更强调准确的手术 - 病理分期对治疗和预后的指导意义。

（2）手术注意事项。

①术中应首先留取腹腔冲洗液送细胞病理学检查，然后探查盆腔与腹腔脏器，了解盆腹腔淋巴结有无肿大，根据术中快速冰冻病理的结果决定手术的范围，难以明确的仍要靠石蜡切片进一步明确诊断。病理诊断的依据除核分裂象外，凝固性坏死是诊断的重要依据。

②保守性手术在子宫肉瘤治疗中的应用：Lissoni 等观察 8 例保留生育能力的临床 I

期子宫平滑肌肉瘤剔除术患者,平均核分裂数为 6/10 个高倍视野,平均随访 42 个月,3 例(37%)妊娠分娩,1 例(12%)复发并死于肿瘤。因此提出年轻未生育患者,在子宫肌瘤切除术后诊断为子宫平滑肌肉瘤,如果迫切要求生育并且愿意承担风险,可用超声、宫腔镜、胸部 X 线片、盆腹腔 MRI 或 CT 等来重新评估,如果没有可疑的发现,而且肿块已完全切除,可予保留生育能力的保守性手术,但要有严格的随访,并且建议完成生育后切除子宫。

对于病变局限的低度恶性子宫内膜间质肉瘤患者,如果强烈要求保留生育功能的情况下,可行局部病变切除和子宫重建等保守性手术。

保留生育功能手术后随访:在术后 2 年内,临床检查、阴道 B 超和宫腔镜每 3 个月 1 次,以后每 6 个月 1 次。胸部 X 线片、盆腹腔 MRI 或 CT 在术后 2 年内每 6 个月 1 次,以后每年 1 次。

③年轻的子宫肉瘤患者保留卵巢的治疗:子宫平滑肌肉瘤患者宫旁转移率较高,且肿瘤组织多表达雌激素受体,卵巢甾体激素可以刺激肿瘤生长。因此,多主张常规切除卵巢,有助于切净肿瘤,并可防止因雌激素刺激而导致肿瘤复发。但绝经前临床期别早的子宫平滑肌肉瘤患者,特别是由肌瘤恶变而来的年轻患者,因为镜下卵巢转移率低(3.9%),而且保留卵巢不影响患者的预后,因此可以考虑保留卵巢或保留生育能力。

Andrew 等随访 12 例低度恶性子宫内膜间质肉瘤保留双侧附件的绝经前患者,发现其总生存率、复发率与对照组相比较均无统计学差异,建议对于绝经前子宫内膜间质肉瘤患者可以保留卵巢。但是,Berehuck 等发现低度恶性子宫内膜间质肉瘤保留卵巢的患者的复发率明显高于双侧卵巢切除者。同时,绝大多数的低度恶性子宫内膜间质肉瘤表达雌激素受体,因此,对于子宫内膜间质肉瘤,倾向于常规切除卵巢防止因雌激素刺激而导致肿瘤复发。

癌肉瘤恶性程度高,即使是 I 期和 II 期的患者,也有约 12% 的病例镜下观察有附件转移,约 40% 的病例宫旁血管受累,应常规切除卵巢。

④盆腔及腹主动脉旁淋巴结和大网膜切除术的意义:早期(I/II 期)子宫平滑肌肉瘤的淋巴结转移率低,一般 <3%,而且行淋巴结切除术并不能改善患者预后,因此不主张常规行淋巴结清扫术。而 III 或 IV 期患者行淋巴结切除术后总的生存期较未行切除者明显增高,对于 III/IV 期或复发子宫平滑肌肉瘤患者建议行淋巴结切除术。Leitao 等发现 275 例子宫平滑肌肉瘤患者中 37 例行淋巴结清扫术,仅 3 例阳性(8.1%),均为晚期患者,并且肉眼可见增大淋巴结,因此建议仅对可疑淋巴结转移者行淋巴结活检或清扫术。

低度恶性子宫内膜间质肉瘤的淋巴结转移较为少见,因此,仅在术中发现有增大的淋巴结或者疑有淋巴结转移时,方行淋巴结清扫术。高度恶性子宫内膜间质肉瘤行广泛性全子宫切除术和盆腔淋巴结清扫术。

临床 I 期、II 期的癌肉瘤的淋巴结转移率为 15.4% ~20.6%,III 期、IV 期的癌肉瘤的淋巴结转移率均在 25% 以上,所以癌肉瘤应常规行淋巴结切除术。鉴于癌肉瘤有很高的大网膜转移率,有些学者建议常规行大网膜切除或活检术。

⑤手术在晚期和复发子宫肉瘤治疗中的地位:根治性的手术切除孤立的转移病灶可提高患者预后,尤其是肺转移和脑转移的患者。对伴有肺转移的患者,大多行转移瘤楔形

切除术或肺叶切除术,而转移瘤楔形切除术较肺叶切除的并发症和死亡率低。

通过随访因复发而行手术治疗的41例子宫平滑肌肉瘤患者的预后,Leitao等发现子宫平滑肌肉瘤复发患者中,不管复发病灶是否位于肺部,能达到最理想的切除手术(使最大肿瘤残余灶直径达到≤1cm)的患者其中位生存时间为3.9年,明显高于不能达到最理想手术切除患者的中位生存时间(0.7年),认为如果估计手术切除可以使最大肿瘤残余灶直径达到≤1cm,建议给予手术治疗,尤其是复发较迟(复发距离诊断的时间大于12个月)的患者,可以从理想的切除手术中受益。同样,对于低度恶性子宫内膜间质肉瘤的复发患者应积极治疗,即使有肺转移或宫旁及附近脏器广泛转移,仍应再次做较广泛的手术治疗,将复发的转移病灶尽可能地切除。

2.放射治疗　放射治疗是子宫肉瘤的辅助治疗方法之一,对复发或转移的晚期患者,也可行姑息性放射治疗。放射治疗可分为术前放射治疗及术后放射治疗。术前放射治疗可以减少肿瘤范围或体积,为手术治疗创造条件,还可以降低肿瘤活性,减少手术中的种植、转移。术后放射治疗可减少盆腔局部复发率,延长无瘤生存期,但能否改善5年生存率尚有不同意见。原因主要有:①不同病理类型的子宫肉瘤对放射治疗的敏感性不同,子宫内膜间质肉瘤最敏感,其次是子宫平滑肌肉瘤及癌肉瘤。子宫平滑肌肉瘤对放射治疗的敏感性较低,一般主张尽量手术治疗。术后辅助放射治疗可预防盆腔复发,尤其是对癌肉瘤,但不改善患者的远期生存率;②临床期别也对放射治疗效果有一定的影响。辅助放射治疗多用于临床期别晚、分化程度差、血管内有瘤栓的病例,这些因素本身就是影响预后的高危因素,从而难以客观评价放射治疗疗效;③血行转移是子宫肉瘤的主要转移途径,大多远处复发和转移,其部位均位于放射治疗区域之外。而放射治疗局限于盆腔,无法解决肿瘤的远处复发灶问题。因此对放射治疗地位的客观评价还有待于开展前瞻性、随机性的临床研究。

放射治疗对脑转移或骨转移等远期转移病灶可起到姑息性治疗作用。放射治疗方法的选择根据患者的具体情况,可选择腔内放射治疗和(或)直线加速器,^{60}Co治疗机体外盆腔照射。

3.化学治疗　化学治疗是辅助治疗的首选。虽然大多数子宫肉瘤对化学治疗并不是很敏感,但是肉瘤具有早期血行转移的临床特点,而且子宫肉瘤的复发80%涉及盆腔外部位,而放射治疗对盆腔外转移、复发病灶作用有限。因此,术前和(或)术后辅助全身化学治疗,对于消除子宫肉瘤的亚临床转移和盆腔外扩散有重要意义,已成为治疗子宫肉瘤必不可少的手段。

(1)子宫平滑肌肉瘤

1)一线化学治疗

①单药化学治疗:包括多柔比星(60mg/m²,每周1次)、脂质体多柔比星(50mg/m²,每4周1次)、紫杉醇(175mg/m²,每3周1次)、多西紫杉醇(100mg/m²,每3周1次)、拓扑替康(1.5mg/m²第1日至第5日,每3周1次)、顺铂(50mg/m²,每3周1次)、依托泊苷(100mg/m²,静脉注射,第1日至第3日,每3周1次)及异环磷酰胺(1.5g/m²第1日至第5日)、美司钠(300mg/m²,每4周1次),临床缓解率分别为25%,16.1%,9%,5.9%,11%,3%,0.17%。一线单药化学治疗中阿霉素化学治疗效果较好。

②联合化学治疗方案:除异环磷酰胺5g/(m²·24h)持续静脉注射+美司钠6g/(m²·36h)持续静脉注射+多柔比星50mg/m²静推联合化学治疗临床缓解率达30%外,其余联合化学治疗方案包括:多柔比星60mg/m²+环磷酰胺500mg/m²,多柔比星60mg/m²+氮烯咪胺250mg/m²第1日至第5日,多柔比星20～25mg/m²第1日至第3日+长春新碱1.2mg/m²第1日+氮烯咪胺250mg/m²第1日至第5日,多柔比星40mg/m²第2日+长春新碱1mg/m²第1日、第4日+环磷酰胺400mg/m²第2日+氮烯咪胺250mg/m²第1日至第4日,多柔比星15mg/m²第1日至第3日+异环磷酰胺1.5g/m²第1日至第3日+氮烯咪胺250mg/m²第1日至第3日+美司钠1.5g/m²第1日至第4日、多柔比星40mg/m²第1日+丝裂霉素8mg/m²第1日+顺铂60mg/m²第1日等的化学治疗疗效均未见优于多柔比星单药的化学治疗疗效。目前,异环磷酰胺联合多柔比星是治疗子宫平滑肌肉瘤最常用的一线化学治疗方案。

2)二线化学治疗

①单药化学治疗:氨萘非特(300mg/m²第1日至第5日,每3周1次),地吲醌(22.5mg/m²,每3周1次),三甲曲沙(5mg/m²第1日至第5日,每2周1次),紫杉醇(175mg/m²,每3周1次),依托泊苷(50mg/m²口服连续21天,每4周1次),吉西他滨(1000mg/m²第1日、第8日、第15日,每4周1次)、替莫唑胺(口服150～300mg/m²第1日至第5日,每4周1次;50～75mg/m²口服6周,休息2周)的临床缓解率分别为4%,0,4.3%,8%,7%,20%,14%和8%。

②联合化学治疗方案:包括多柔比星联合氮烯咪胺、吉昔他滨联合多西紫杉醇,有效率分别是30%和53%。Hensley等报道了吉昔他滨(900mg/m²第1日、第8日)联合多西紫杉醇(100mg/m²第8日)和人粒细胞集落刺激因子第9日至第15日,每3周1次,作为二线化学治疗治疗34例无法手术切除的平滑肌肉瘤(主要是子宫平滑肌肉瘤,共29例)的临床Ⅱ期试验,结果临床缓解率为53%,其中完全缓解率为9%,部分缓解为44%,而疾病稳定21%。在16例以前接受过阿霉素化学治疗的患者中,8例有肯定的效果(50%)。中位生存期为17.9个月,长于所有报道过的一线和二线化学治疗的Ⅱ期试验,但这个试验没有给出关于生存率受益的肯定结论。

(2)癌肉瘤

1)一线化学治疗

①单药化学治疗包括阿霉素(60mg/m²,每3周1次)、顺铂(50mg/m²,每3周1次)、紫杉醇(135～170mg/m²,每3周1次)、异环磷酰胺(1.5g/m²第1日至第5日,2.0g/m²第1日至第3日,每3周1次+美司钠解毒),临床缓解率分别为8.7%,19%,18.2%,36%和29%。

②联合化学治疗方案:羟基脲2g第1日+依托泊苷100mg/m²,第2日至第4日+氮烯咪胺700mg/m²第2日,每4周1次,临床缓解率为15.7%。顺铂20mg/m²,第1日至第5日+异环磷酰胺1.5g/m²,第1日至第5日临床缓解率为54%。紫杉醇175mg/m²+卡铂(AUC 6),每3周1次,临床缓解率为52%,其中完全缓解率为11%。紫杉醇135mg/m²+异环磷酰胺1.6g/m²,第1日至第3日+美司钠解毒,每3周1次,临床缓解率为45%。卡铂(AUC 5)+紫杉醇175mg/m²+PEG化脂质体多柔比星25mg/m²,每3周1

次,临床缓解率为62%。还有报道采用多柔比星+顺铂+异环磷酰胺联合化学治疗,临床缓解率为56%,其中完全缓解率为34%。也有学者提出:多柔比星+顺铂+紫杉醇联合化学治疗方案可作为癌肉瘤一线化学治疗的首选。

2)二线化学治疗

①单药化学治疗有紫杉醇170mg/m²,每3周1次,临床缓解率为18%。

②联合化学治疗方案主要为卡铂(AUC 5)+异环磷酰胺1.5g/m²(美司钠1g/m²解毒)。

(3)子宫内膜间质肉瘤:对子宫内膜间质肉瘤化学治疗的研究报道很少。Sutton等报道了GOG一项前瞻性异环磷酰胺<1.5g/m²,第1日至第5日+美司钠解毒,每3周1次。单药治疗21例晚期、复发或转移性子宫内膜间质肉瘤Ⅱ期临床试验,临床缓解率为33%,其中完全缓解率为14%。也有采用紫杉醇联合卡铂、异环磷酰胺+多柔比星+顺铂治疗高度恶性子宫内膜间质肉瘤的个例报道。

因为不同病理类型的子宫肉瘤其化学治疗敏感性不同,缓解率随不同的病理类型、不同的化学治疗方案而变化,因此,针对不同的病理类型选择不同的化学治疗方案。

4.激素治疗　子宫平滑肌肉瘤、子宫内膜间质肉瘤和癌肉瘤均有雌、孕激素受体表达,辅助孕激素治疗对子宫内膜间质肉瘤和癌肉瘤有一定的疗效,其中子宫内膜间质肉瘤的有效率高达50%,所以孕激素不仅可用于复发和转移的治疗,还应作为术后基本的辅助治疗之一。

孕激素在子宫肉瘤中的应用的剂量、时间尚无明确的依据。一般用大剂量孕激素,如醋酸甲羟孕酮200~600mg,口服,1次/天,3~6个月;醋酸甲地孕酮,40mg,口服,2次/天,逐渐增加剂量到每日160~320mg。

也有报道使用芳香化酶抑制药来曲唑、仑性腺激素释放激素类似物来治疗复发的低度恶性子宫内膜间质肉瘤和子宫平滑肌肉瘤。

国外学者建议对子宫肉瘤患者,在子宫全切和双附件切除术后常规予检测雌、孕激素受体,根据受体的表达情况选择是否应用激素治疗。①如果雌激素受体(+)/孕激素受体(+),可选择芳香化酶抑制药或孕激素辅助治疗;②如果雌激素受体(+)/孕激素受体(-),可选择芳香化酶抑制药、芳香化酶抑制药+促性腺激素释放激素类似物辅助治疗;③如果雌激素受体(-)/孕激素受体(+),可选择促性腺激素释放激素类似物或孕激素辅助治疗;④如果雌激素受体(-)/孕激素受体(-),不用激素辅助治疗。

对于绝经前保留卵巢的妇女,可采用促性腺激素释放激素类似物辅助治疗。

第十三章 卵巢肿瘤

卵巢肿瘤(ovarian tumor)是女性生殖系统常见肿瘤之一,可发生于任何年龄。卵巢肿瘤组织学类型多,并分为良性、交界性及恶性。由于卵巢位于盆腔深部,卵巢肿瘤早期无症状,又缺乏早期诊断的有效方法,患者就医时,恶性肿瘤多为晚期。其死亡率已占妇科恶性肿瘤的第一位,严重地威胁着妇女生命和健康。

一、病因

卵巢肿瘤的病因至今还不清楚,近年来,对卵巢癌临床研究中发现一些相关因素。

1. 内分泌因素 未孕者、生育少者卵巢癌发病危险性增高;首次妊娠年龄早、早年绝经及使用口服避孕药者其卵巢癌发病危险降低;乳腺癌或子宫内膜癌并发功能性肿瘤,卵巢癌发病概率高于一般妇女2倍。上述均为激素依赖性肿瘤。

2. 遗传及家族因素 遗传基因因素已被认为是特殊病因相关因素。家族性卵巢癌占全部卵巢癌5%。

3. 环境因素 工业发达国家卵巢癌发病率高,可能与饮食结构(胆固醇含量高)有关。

4. 病毒因素 有报道,卵巢癌患者中很少有腮腺炎史,从而推断此种病毒感染可能预防卵巢癌的发生,但还未得到充分的证据。

5. 致癌基因与抑癌基因 癌瘤的发生与染色体中的致癌基因受刺激,或抑癌基因的消失有关,此论点在目前卵巢癌的病因研究中也有所报道。

二、病理特点

1. 卵巢上皮性肿瘤 发病年龄多为30~60岁,有良性、临界恶性和恶性之分。临界恶性肿瘤是指上皮细胞增生活跃及核异型,表现为上皮细胞层次增加,但无间质浸润,是一种低度潜在恶性肿瘤,生长缓慢,转移率低,复发迟。

(1)浆液性肿瘤:占全部卵巢肿瘤的25%。肿瘤多为单侧,大小不一,表面光滑,囊内充满淡黄色清澈浆液。交界性肿瘤囊内有较多乳头状突起。恶性者多为双侧,体积较大,切面为多房,腔内充满乳头,质脆,可有出血坏死,囊液混浊。

(2)黏液性肿瘤:发病率仅次于浆液性肿瘤。黏液性囊腺瘤占卵巢良性肿瘤的20%,单侧、多房、瘤体大小不一,小如蚕豆,大的占据整个腹腔,达几十公斤重。瘤体表面光滑,呈灰白色,切面有许多大小不等的囊腔,充满灰白色半透明黏液(含黏多糖),囊壁由单层柱状上皮覆盖。当囊瘤破裂后,瘤细胞种植于网膜或腹膜并分泌大量黏液形成黏液性腹腔积液,称腹膜黏液瘤。黏液性囊腺癌由黏液性囊腺瘤恶变而来,占卵巢上皮性癌的40%,多为单侧,切面半囊半实,癌细胞分化较好。

(3)子宫内膜样肿瘤:多为恶性,良性极少见,交界性也不多。良性和交界性肿瘤外观相似,肿瘤为单房,囊壁光滑或有结节状突起。恶性为囊实性或大部分实性,表面光滑或有结节状、乳头状突起,切面呈灰白色、质脆,常有大片出血。镜下结构与子宫内膜癌相似,常并发子宫内膜癌,不易鉴别两者何为原发。

2. **卵巢生殖细胞肿瘤** 发生率仅次于上皮性肿瘤。好发于儿童及青少年,青春期发生率前占60%～90%。绝经后仅占4%。

(1)畸胎瘤:多数畸胎瘤由2～3个胚层组织构成,多为囊性,少数为实质性。其恶性倾向与分化程度有关。

1)成熟性畸胎瘤:多为囊性,占畸胎瘤的95%,又叫皮样囊肿。单房,内壁粗糙呈颗粒状,有结节状突起。镜检可见到3个胚层衍化的各种组织,以外胚层多见。少数恶变为鳞状上皮癌。

2)未成熟畸胎瘤:多见于青少年,单侧实性,体积较大,切面灰白色似豆腐渣或脑样组织,软而脆。该瘤主要是原始神经组织,转移及复发率均高。

(2)无性细胞瘤:属恶性肿瘤,主要发生于儿童及青年妇女。多为单侧表面光滑的实性结节,切面呈灰粉或浅棕色,可有出血坏死灶。

(3)卵黄囊瘤:极少见,肿瘤高度恶性。多见于儿童及青少年。绝大多数为单侧性,体积较大,呈圆形或分叶状,表面光滑,有包膜。切面以实性为主,呈粉白或灰白色,湿润质软,常有含胶冻样物的囊性筛状区。该瘤可产生甲胎蛋白,从患者的血清中可以检测到。

3. **卵巢性索间质肿瘤** 来源于原始性腺中的性索及间质组织,占卵巢恶性肿瘤的5%～8%,一旦原始性索及间质组织发生肿瘤,仍保留其原来的分化特性,各种细胞均可构成一种肿瘤。

(1)颗粒细胞瘤:为低度恶性肿瘤,占卵巢肿瘤的3%～6%,占性索间质肿瘤的80%左右,发生于任何年龄,发病高峰为45～55岁。肿瘤能分泌雌激素,故有女性化作用。青春期前患者可出现假性性早熟,生育年龄患者出现月经紊乱,绝经后患者则有不规则阴道流血,常并发子宫内膜增生过长,甚至发生腺癌。多为单侧,双侧极少。大小不一,圆形或椭圆形,呈分叶状,表面光滑,实性或部分囊性,切面组织脆而软,伴出血坏死灶。镜下见颗粒细胞环绕成小圆形囊腔,菊花样排列,即 Call - Exner 小体,囊内有嗜伊红液体。瘤细胞呈小多边形,偶呈圆形或圆柱形,胞质嗜淡伊红或中性,细胞膜界限不清,核圆,核膜清楚。预后良好,5年存活率为80%以上,少数在治疗多年后复发。

(2)卵泡膜细胞瘤:发病率约为颗粒细胞瘤的1/2,基本上属良性,但有2%～5%为恶性。多发生于绝经前后妇女,40岁前少见。多为单侧,大小不一,圆形或卵圆形。外表常隆起呈浅表分叶状。质硬或韧,切面实性,可有大小不一的囊腔。黄色、杏黄色的斑点或区域被灰白的纤维组织分割是其特征。

(3)纤维瘤:是卵巢实性肿瘤中较为常见者,占卵巢肿瘤的2%～5%,属良性肿瘤,多见于中年妇女。单侧居多,中等大小。表面光滑或呈结节状,切面实性灰白色、硬。若患者伴有腹腔积液和胸腔积液,称为 Meigs(梅格斯)综合征,肿瘤切除后,腹腔积液和胸腔积液可自行消退。

4. **转移性肿瘤** 占卵巢肿瘤的5%～10%。乳腺、胃肠道、生殖道、泌尿道等部位的原发性肿瘤均可转移到卵巢。因系晚期肿瘤,故预后不良。Krukenberg(库肯勃)肿瘤是指原发于胃肠道肿瘤为双侧性,中等大小,一般保持卵巢原状,肿瘤与周围器官无粘连,切面实性,胶质样,多伴有腹腔积液。预后极坏,多在术后1年内死亡。

三、恶性卵巢肿瘤的转移途径

卵巢恶性肿瘤的蔓延及转移主要通过下述途径进行扩散。

1. 直接蔓延 较晚期的卵巢癌,不仅与周围组织发生粘连,而且可直接浸润这些组织,如子宫、壁层腹膜、阔韧带、输卵管、结肠及小肠等。

2. 植入性转移 卵巢癌常可穿破包膜,癌细胞广泛地种植在直肠子宫窝、腹膜、大网膜及肠管等处,形成大量的结节状或乳头状转移癌,并引起大量腹腔积液。

3. 淋巴转移 是卵巢癌常见的转移方式,发生率20%~50%,主要沿卵巢动、静脉及髂总淋巴结向上和向下转移。横膈是卵巢癌常见转移部位。

4. 血行转移 卵巢恶性肿瘤除肉瘤、恶性畸胎瘤及晚期者外,很少经血行转移,一般远隔部位转移可至肝、胸膜、肺及骨骼等处。

四、临床分期

卵巢恶性肿瘤的临床分期(表13-1)。

表13-1 原发性卵巢恶性肿瘤的分期(FIGO,2000)

Ⅰ期	肿瘤局限于卵巢
Ⅰ$_a$	肿瘤局限于一侧卵巢,包膜完整,表面无肿瘤,腹腔积液或腹腔冲洗液中不含恶性细胞
Ⅰ$_b$	肿瘤局限于两侧卵巢,包膜完整,表面无肿瘤,腹腔积液或腹腔冲洗液中不含恶性细胞
Ⅰ$_c$	Ⅰ$_a$或Ⅰ$_b$肿瘤伴以下任何一种情况:包膜破裂,卵巢表面有肿瘤,腹腔积液或腹腔冲洗液中含恶性细胞
Ⅱ期	一侧或双侧卵巢肿瘤,伴盆腔内扩散
Ⅱ$_a$	蔓延和(或)转移到子宫和(或)输卵管
Ⅱ$_b$期	蔓延到其他盆腔组织
Ⅱ$_c$期	Ⅱ$_a$或Ⅱ$_b$肿瘤,腹腔积液或腹腔冲洗液中含恶性细胞
Ⅲ期	一侧或双侧卵巢肿瘤,伴显微镜下证实的盆腔外的腹腔转移和(或)区域淋巴结转移。肝表面转移为Ⅲ期
Ⅲ$_a$	显微镜下证实的盆腔外的腹腔转移
Ⅲ$_b$	腹腔转移灶直径≤2cm
Ⅲ$_c$	腹腔转移灶直径>2cm和(或)区域淋巴结转移
Ⅳ期	远处转移,除外腹腔转移(胸腔积液有癌细胞,肝实质转移)

注:Ⅰ$_c$及Ⅱ$_c$如细胞学阳性,应注明是腹腔积液还是腹腔冲洗液;如包膜破裂,应注明是自然破裂还是手术操作时破裂。

五、诊断

1. 临床表现

(1)卵巢良性肿瘤:早期瘤体较小,一般无症状,发展缓慢,偶在妇科检查时发现。当肿瘤增大至中等大时,感腹胀或腹部扪及肿块,边界清楚。妇科检查在子宫一侧或双侧触及球状肿块,多为囊性,表面光滑、活动佳。若肿瘤继续长大充满盆、腹腔时可出现压迫症状,如尿频、便秘、气急、心悸等。腹部膨隆,包块活动受限,叩诊无移动性浊音。

(2)卵巢恶性肿瘤:早期也常无症状,仅体检时偶然发现,患者自觉腹胀、腹痛、下腹肿块或腹腔积液等。肿瘤生长较快,压迫盆腔静脉,可出现下肢水肿;若为功能性肿瘤,可出现相应的雌、孕激素过多的症状。晚期则出现消瘦、贫血等恶病质征象。三合诊检查,直肠子宫陷凹处常触及大小不等、散在硬结节,肿块多为双侧,实性或半实性,表面凹凸不平,固定不动,并常伴有腹腔积液。有时可在腹股沟区、腋下、锁骨上触及肿大淋巴结。症状轻重取决于肿瘤大小、位置、组织学类型及邻近器官、周围神经受侵程度。

2. 并发症　卵巢肿瘤因早期均无症状,有的患者出现并发症时才发现。

(1)蒂扭转:为常见的妇科急腹症。约10%的卵巢肿瘤并发扭转。蒂扭转好发于瘤蒂长、中等大小、活动度大、重心偏于一侧的肿瘤(如皮样囊肿)。患者突然改变体位或向同一方向连续扭转。发生急性扭转后,首先静脉回流受阻,瘤内高度充血或血管破裂,以致瘤体急剧增大,瘤内有出血,最后动脉血液也受阻,肿瘤发生坏死,变为紫黑色,易破裂或继发感染。

急性扭转的典型症状为突然发生一侧下腹剧痛,常伴恶心、呕吐,甚至休克,为腹膜牵引绞窄引起。妇科检查扪及附件肿块,张力较大,有压痛,以瘤蒂部位最明显,并可有腹肌紧张。有时扭转可自然复位,腹痛也随之缓解。蒂扭转一旦确诊,即应行剖腹手术,术时应在蒂根下方钳夹,将肿瘤和扭转的瘤蒂一并切除,钳夹前切不可回复扭转,以防栓塞脱落的危险。

(2)破裂:约3%的卵巢肿瘤会发生破裂。有外伤性破裂和自发性破裂两种,外伤性破裂常因腹部撞击、分娩、性交、妇科检查及穿刺等引起;自发破裂因肿瘤生长过速所致,多为肿瘤浸润性生长,穿破囊壁。症状的轻重取决于囊肿的性质及流入腹腔囊液的性质和量,以及有否大血管破裂。小的单纯性囊腺瘤破裂时,患者仅感轻度腹痛;大囊肿或成熟囊性畸胎瘤破裂后,常引起剧烈腹痛、恶心、呕吐,严重时导致内出血、腹膜炎及休克。妇科检查发现腹部压痛、腹肌紧张,或有腹腔积液征,原有肿块触不清或缩小瘪塌。凡确有肿瘤破裂,并有临床表现者,应立即剖腹探查。术中尽量吸净囊液,并涂片行细胞学检查,清洗腹腔及盆腔。如为黏液性肿瘤破裂,黏液不易清除时,可腹腔注入10%葡萄糖液使黏液液化,有利彻底清除。切除标本送病理检查,特别注意破口边缘有无恶变。

(3)感染:卵巢肿瘤感染较少见,多继发于肿瘤扭转或破裂后。感染也可来自邻近器官感染灶,如阑尾脓肿扩散。临床表现为发热、腹痛、肿块及腹部压痛、腹肌紧张及白细胞计数升高等。治疗应先用抗生素,然后手术切除肿瘤。若短期内不能控制感染,宜在大剂量抗生素应用同时进行手术。

(4)恶变:卵巢良性肿瘤均可发生恶变,恶变早期无症状,不易发现。如肿瘤生长迅速,尤其双侧性肿瘤,应疑有恶变。如出现腹腔积液、消瘦,多已属晚期。因此,确诊卵巢肿瘤者应尽早手术。

2. 实验室及其他检查

(1)细胞学检查:腹腔积液及腹腔冲洗液、后穹隆穿刺吸液、细针吸取法,均可用于卵巢肿瘤的诊断,确定其临床分期。

(2)B超检查:超声检查可清晰显示盆腔器官及病变的图像,根据所测卵巢大小、形态、血流和血管分布可早期发现卵巢病变。卵巢癌经阴道超声(TVS)图像特点为实性或囊实性,分隔厚,囊腔内或表面乳头状、双侧性,伴有腹腔积液和无光泽的肠袢等。直径<1cm的实性肿瘤B超难以测出。通过彩超,能测定卵巢及其新生组织血流变化,有助于诊断。

(3)放射学检查:胸腹部摄片、胃肠摄片、肾图、静脉肾盂造影等检查可协助诊断卵巢癌转移状况。CT及MRI可显示肿块定位,鉴别良、恶性肿瘤,并显示脏器、淋巴结有无转移。MRI 检查软组织对比优于 CT,可准确定位。

(4)腹腔镜检查:可直接观察盆、腹腔内脏器,确定病变的部位、性质。可吸取腹腔积液或腹腔冲洗液,行细胞学检查,或对盆、腹腔包块、种植结节取样进行活检。并可鉴别诊断其他疾病。其在卵巢癌诊断、分期治疗、监护中有重要价值。

(5)CT 检查:有助于鉴别盆腔肿块的性质,有无淋巴结转移。较清晰区分良恶性及鉴别诊断。

(6)核磁共振检查(MRI):可判断卵巢癌扩展、浸润及消退情况。优点除同 CT 外,其图像不受骨骼干扰,可获得冠状及矢状断层图像,组织分辨力更清晰,还可避免 X 线辐射。

(7)淋巴造影(LAG):诊断标准是以淋巴结缺如和淋巴管梗阻作为 ALG 阳性。可帮助确定卵巢癌的淋巴结受累情况,特别是了解局限的卵巢上皮性癌及无性细胞瘤的淋巴结转移情况,可以帮助临床分期,决定需否对淋巴结进行辅助放射治疗及放射治疗所用的面积范围。

(8)生化免疫测定:卵巢上皮性癌、转移性癌及生殖细胞癌患者的 CA_{125} 值均升高。血清脂质结合唾液酸在卵巢癌患者 80% 均升高。此外,血清超氧歧化酶、AFP、HCG 的测定对卵巢癌的诊断也有一定意义。

3. 诊断　结合病史和体征,辅以必要的辅助检查确定:①盆腔肿块是否来自卵巢;②卵巢肿块是肿瘤还是瘤样病变;③卵巢肿瘤的性质是良性还是恶性;④肿瘤的可能类型;⑤恶性肿瘤的临床分期。

诊断标准:

(1)早期可无症状,往往在妇科检查时偶然发现。

(2)下腹不适感,最早为下腹或盆腔下坠感。

(3)当囊肿长大时,呈球形,在腹部可扪及肿物。

(4)肿瘤巨大时可出现压迫症状,出现尿频或尿潴留,大便不畅,压迫横膈时引起呼吸困难、心悸;影响下肢静脉血流可引起腹壁及两下肢浮肿。

(5)肿瘤出现蒂扭转时可致腹部剧烈疼痛。

(6)妇科检查多为子宫一侧呈囊性、表面光滑、可活动、与子宫不粘连的肿块,蒂长时可扪及。阴道后穹隆常有胀满感,有时可触及肿瘤下界。

(7)超声波检查显示卵巢肿瘤内有液性回声。

(8)病检可确诊。

4. 鉴别诊断

(1)良性卵巢肿瘤需与下列情况鉴别

1)卵巢瘤样病变:临床上生育年龄的妇女易发生,其中,滤泡囊肿和黄体囊肿最多见。多为单侧,直径 <5cm,壁薄,暂行观察或口服避孕药,2 个月内自行消失。若持续存在或长大,应考虑卵巢肿瘤。

2)子宫肌瘤:浆膜下肌瘤或肌瘤囊性变易与卵巢实性肿瘤或囊肿相混淆。肌瘤多有月经过多史,妇科检查肿瘤随宫体和宫颈活动,诊断有困难时,探针检查子宫大小及方向可鉴别肿块与子宫的关系,亦可行 B 超检查。

3)子宫内膜异位症:当异位在附件及直肠子宫陷凹形成粘连性肿块和结节时,与卵巢癌难于鉴别。前者有进行性痛经、月经过多、不孕,经激素治疗后包块缩小,有助于鉴别。疑难病例可行 B 超、腹腔镜检查,有时需剖腹探查才能确诊。

4)妊娠子宫:妊娠早期子宫增大变软,峡部更软,妇科检查宫颈与宫体似不相连,可把子宫体误认为卵巢囊肿,但妊娠妇女有停经史,通过问病史,妊娠试验与 B 超检查即可鉴别。

5)盆腔炎性包块:有盆腔感染史,表现为发热、下腹痛,附件区囊性包块,边界不清,活动受限。用抗生素治疗后肿块缩小,症状缓解。若治疗后症状不缓解,肿物反而增大,应考虑卵巢肿瘤。B 超检查有助于鉴别。

6)结核性腹膜炎及肝硬化腹腔积液:卵巢肿瘤与结核性腹膜炎及肝硬化腹腔积液的鉴别诊断(表 13-2)。

表 13-2　巨大卵巢囊肿、腹腔积液与结核性包裹性积液的鉴别

	卵巢囊肿	腹　水	结核性包裹性积液
病史	下腹肿块,逐渐长大	常有肝病史	低烧、消瘦、胃肠道症状显著,常伴闭经
望诊	平卧时腹部中间隆起似妊娠状	腹部两侧突出如蛙腹	腹部胀大、外形不定
触诊	腹部可触到边界清楚的囊性肿块	无肿块触及	腹部柔韧感,中、下腹有界限不清、不活动的囊性肿块
叩诊	平卧位时腹部中间浊音,两侧鼓音,腰肋角部为鼓音	腹部两侧浊音,中间鼓音,有移动性浊音,大量腹腔积液者腰肋角部浊音	浊音与鼓音界限不清,下腹包块前方可有鼓音
双合诊及三合诊检查	可触及囊肿下缘,子宫位于一侧或囊肿前、后方	子宫正常大小,有漂浮感,双侧附件无包块	子宫正常或较小,活动差
X 线胃肠检查	占位性病变将胃、肠挤压于腹内一侧,胃肠功能正常	无占位性病变,肠管漂浮,活动度大	肠曲粘连,不易推开
B 超检查	单个或多个圆形无回声液性暗区,边界整齐光滑	不规则液性暗区,暗区中可见肠曲光团浮动	囊性液性暗区,边缘多不规则。囊壁常见肠曲光团

(2)恶性卵巢肿瘤需与下列情况鉴别

1)卵巢子宫内膜异位症囊肿:患者有进行性痛经、月经过多、阴道不规则出血、不孕等症状。B 型超声、腹腔镜检查有助鉴别,必要时剖腹探查。

2)盆腔炎性肿块:有盆腔感染史,肿块触痛,边界不清,活动受限,抗感染治疗后可缓解。必要时腹腔镜检查或剖腹探查。

3)结核性腹膜炎:多发生于年轻不孕妇女,有肺结核史、消瘦、乏力、低热、盗汗、食欲不振、月经稀少或闭经等症状,妇科检查肿块位置较高,不规则,边界不清、活动差,常并发有腹腔积液。结核菌素试验、B 型超声、腹腔镜等有助鉴别,必要时剖腹探查。

4)生殖道外肿瘤:与腹膜后肿瘤、直肠及结肠肿瘤等鉴别。

5)转移性肿瘤:常与消化道转移性肿瘤相混淆。注意原发肿瘤的表现,转移性肿瘤常为双侧性,活动度好。必要时剖腹探查。

(3)卵巢良性肿瘤与恶性肿瘤的鉴别　(表 13-4)。

表 13 - 4　卵巢良性肿瘤与恶性肿瘤的鉴别

鉴别内容	卵巢良性肿瘤	卵巢恶性肿瘤
病史	病程长,缓慢增大	病程短,迅速增大
体征	单侧多,活动,囊性,表面光滑,一般无腹腔积液	双侧多,固定,实性或囊实性,表面不平,结节状,常伴腹腔积液,多为血性,可找到恶性细胞
一般情况	良好	逐渐出现恶病质
B 超	为液性暗区,可有间隔光带,边缘清晰	液性暗区内有杂乱光团、光点、肿块周界不清

六、治疗

良性肿瘤一经确诊,即行手术治疗,除疑为卵巢瘤样病变,可作短期观察;手术范围根据年龄、生育要求及对侧卵巢情况决定。术后可行中医辨证论治。

恶性卵巢肿瘤的治疗,以手术为主,辅以化学治疗、放射治疗。

1. 手术治疗　是恶性卵巢肿瘤的首选方法。首次手术尤为重要。疑为恶性肿瘤者,应尽早剖腹探查,先吸取腹腔积液或腹腔冲洗液做细胞学检查,然后全面探查盆腔、腹腔,决定肿瘤分期及手术范围。早期患者一般做全子宫、双附件加大网膜切除及盆腔、腹主动脉旁淋巴结清扫术。晚期可行肿瘤细胞减灭术,即尽量切除原发病灶及转移灶,使残留病灶直径小于 1cm,同时常规行腹膜后淋巴结清扫术。

2. 放射治疗　无性细胞瘤对放射治疗高度敏感,颗粒细胞瘤对放射治疗中度敏感,术后可辅以放射治疗。手术残余瘤或淋巴结转移可作标记放射治疗,也可采用移动式带形照射技术。放射性核素^{32}P 等可用于腹腔内灌注。

3. 化学药物治疗　自 Shay 和 Sun(1953 年)以塞替哌治疗卵巢癌取得疗效后,临床应用增多。近 10 年来,由于分子生物学的深入研究,细胞增生动力学的发展和抗癌药物不断出新,化学治疗进展很快。目前虽未达到根治目的,但有半数晚期卵巢癌患者获得缓解,所以,在卵巢癌临床综合治疗中化学治疗的地位日益提高,已有超载放射治疗之势。

(1)卵巢上皮癌的联合化学治疗方案

1)Hexa - CAF 方案

CTX 150mg/m^2 HMN 150mg/m^2 po d$_{2\sim7,9\sim16}$;

氟尿嘧啶 600mg/m^2 MTX 40mg/m^2 iv drip d$_{1,8}$。

2)MFC 方案:具体用法为 MMC 6mg、5 - FU 500mg、CTX 600mg 静脉给药,1 次/周,10 次为一疗程。

3)CHUP 方案

CTX 100mg HMM 100mg po 2 次/d d$_{2\sim7,9\sim16}$;

5 - FU 1000mg iv drip 1 次/d d$_{1,8}$;

DDP 40mg ivdrip 1 次/d d$_{1,8}$。

4)CHAP 方案

CTX 100mg po 1 次/d d$_{2\sim7,9\sim16}$;

HMM 100mg po bid 2 次/d d$_{2\sim7,9\sim16}$;

ADM 40 ~ 50mg iv d_1；

DDP 40mg iv drip $d_{1,8}$。

5）PAC 方案：是目前在治疗卵巢癌中最常采用的方案，根据 DDP 不同用药方法及剂量有两种组合方案：

PAC － Ⅰ 方案：

DDP 50mg/m² iv drip；

ADM 50mg/m² iv；

CTX 500mg/m² iv。

均第 1 天应用 1 次，间隔 3 ~ 4 周重复。

PAC － Ⅴ 方案：

DDP 20mg iv 1 次/d $d_{1 ~ 5}$。

间隔 4 周。

ADM 及 CTX 用法同 PAC － Ⅰ 方案

PAC － Ⅰ 方案由于所有用药均在 1 天内应用，有利于在门诊进行，较 PAC － Ⅴ 方案方便，现大多数医生倾向于 PAC － Ⅰ 方案。

6）PC 方案：在 PAC 方案中撤去 ADM，保留 DDP 和 CTX，并增加剂量，即为 PC 方案，PC 方案亦有两种用药方法。

DDP 40mg/d iv drip 1 次/d $d_{2,3,4}$；

CTX 600 ~ 800mg/m² iv $d_{1,8}$

每 4 周重复

DDP 75 ~ 100mg/m² iv drip d_1；

CTX 1000mg/m² iv d_1。

每 3 ~ 4 周重复

7）ActFuCy 方案

ACTD 0.01mg/kg iv drip 1 次/d $d_{1 ~ 5}$；

5 － FU 8mg/kg iv drip 1 次/d $d_{1 ~ 5}$；

CTX 7mg/kg iv 1 次/d $d_{1 ~ 5}$。

以上联合方案中，顺铂可换为卡铂（CBDCA），卡铂用量为 400 ~ 500mg/m²，静脉滴注，第 1 天用。

（2）恶性生殖细胞肿瘤的联合化学治疗方案

1）VAC 方案

VCR 1 ~ 1.5mg/m² iv d_1；

ACTD 0.4mg/d iv drip $d_{1 ~ 5}$；

CTX 5 ~ 7mg/（kg · d）iv $d_{1 ~ 5}$。

每 4 周重复。

大量资料表明，VAC 方案对临床早期的生殖细胞肿瘤的治愈率很高，对晚期病例尚不理想。

2）PVB 方案

DDP 20mg（m² · d）iv drip d₁~₅；

长春花碱 0.2mg/（kg · d）iv d₁~₂。

每 3 ~ 4 周重复。

BLM 30mg/d,iv d₂，以后每周注射 1 次，共 12 次。

对于晚期（Ⅱ ~ Ⅲ 期）的内胚窦瘤、混合性生殖细胞瘤及罕见的胚胎癌，预后极差，VAC 疗效不高，应首选 PVB 为初治药物，即使早期，PVB 的疗效亦高于 VAC。因此对这几型高度恶性的生殖细胞肿瘤，无论期别早晚 PVB 方案应作为首选，直到完全缓解后，再应用不良反应较轻的 VAC 方案，作为巩固治疗。

3）BEP 方案

博莱霉素 30mg（m² · d）iv d₂，以后每周 1 次，共 12 次；

鬼臼素（Etoposide，VP - 16）100mg 加入 200ml 生理盐水 iv drip 30 分钟 d₁~₅；

顺铂 20mg/（m² · d）iv drip d₁~₅或 100mg/（m² · d）iv drip d₁。

每 4 周重复。

BFP 方案是在 BVP 方案的基础上发展而来，由鬼臼素（VP - 16）代替长春花（新）碱，疗效二者相似，但毒性较低。Gershenson 等报道，用 BEP 治疗晚期或复发性卵巢恶性生殖细胞肿瘤取得成功疗效。

（3）区域性化学治疗

1）腹腔化学治疗：主要用于卵巢癌（特别是卵巢上皮癌）经细胞减灭术后，局限于腹腔脏器及腹膜表面的微小残余病灶（<1cm）的化学治疗；其次用于术前腹腔积液的控制；另外，对部分全身化学治疗无效者，或一般情况差不能耐受系统化学治疗者，给予腹腔化学治疗达到姑息治疗的目的。常用药物烷化剂有硝卡芥（消瘤芥，AT1258）、塞替哌；抗生素类有 MMC、BLM、ADM；抗代谢药有氟尿嘧啶；其他类有 DDP、CBP、VP16、Paclitaxel 等。DDP 的分子量较大，溶解度低，是目前卵巢癌腹腔化学治疗的一个主要药物。多数学者以 DDP 为主将 2 ~ 3 个有效药物联合应用治疗卵巢癌腹腔积液，常用方案有 DDP + ADM，DDP + VP16，DDP + 氟尿嘧啶。用大剂量 DDP 腹腔化学治疗，除应用水化外，也可应用硫代硫酸钠解毒以保护肾脏。

腹腔化学治疗常用抗癌药：

顺铂（DDP）70 ~ 90mg/（m² · 次），需要水化，如一次剂量超过 100mg,应同时静脉滴注硫代硫酸钠 16mg 以减轻其对肾脏的毒性。

卡铂（CBP）350 ~ 450mg/cm² · 次），不需要水化。

依托泊苷（足叶乙苷,etoposide,VP16）350mg/（m² · 次）。

米托蒽醌（MA）10 ~ 20mg/（m² · 次）。

紫杉醇（泰素,taxol,PTX）135mg/（m² · 次）。

氟尿嘧啶（氟尿嘧啶）750 ~ 1000mg/次。

丝裂霉素（MMC）10mg/次。

DDP + ADM,William 对许多一线化学治疗失效的晚期病例予以大剂量 DDP（100 ~ 200mg/m²）和 ADM（20mg/m²）腹腔灌注，有效率为 42%,3 例因粘连发生肠梗阻，无其他严重不良反应。

DDP + VP16，实验及临床研究证实二者有明显的协同作用，无交叉耐药。Reichman 报道用 DDP（100mg/m^2），VP - 16（200mg/m^2）腹腔化学治疗治疗顽固或复发卵巢癌，有效率为 40%。其中 62% 的复发病例有效，34% 的顽固病例有效。

DDP + 氟尿嘧啶，是目前常用的腹腔化学治疗方案之一，疗效较好。

2）动脉灌注化学治疗 髂内动脉插管化学治疗：方法是从腹壁下动脉逆行插管，也可于手术中髂内动脉插管，亦可经皮股动脉穿刺超选择髂内动脉插管化学治疗（SIAC）。主要用于晚期卵巢癌肿瘤已严重浸润盆腹腔脏器，组织呈冰冻样且手术极为困难者。

肝动脉化学治疗：主要用于术中发现肝实质有转移、又无法切除者的姑息治疗。可经胃网膜右动脉插管，逆行导入肝动脉，将药物直接注入肝脏，行肝叶区域性治疗。常用的药物有氟尿嘧啶、塞替哌（TaPa）、顺铂、卡铂（CBDCA），可单一用药也可联合用药，药物剂量同静脉化学治疗用量。

4. 免疫治疗 对恶性卵巢肿瘤近年提倡用的白细胞介素Ⅱ、LAK 细胞、肿瘤坏死因子、干扰素、转移因子及单克隆抗体等治疗，均有机体反应，但目前还难以实现其理想效果。

5. 激素治疗 研究表明，上皮性卵巢癌患者 40% ~ 100% 激素受体阳性。给予 Depostat200mg，肌内注射，每周 1 ~ 2 次，于确诊或术后立即开始，长期使用，可使症状改善显著，食欲、体重增加，可作辅助治疗。

6. 高剂量化学治疗并发自体骨髓（ABMT）或外周血干细胞移植（PBSCT）治疗难治性卵巢癌 难治性卵巢癌是指以常规剂量、一二线化学治疗药物、放射治疗或手术均不能治疗者，对这些病例，大剂量的化学治疗可导致骨髓严重抑制，因此，增加了感染、出血等并发症的发生率，自体骨髓支持治疗在白血病和恶性淋巴瘤治疗中的成功，已证明被移植骨髓干细胞的重建，加速了血液系统的恢复，明显降低了大剂量化学治疗的危险性，增加了安全性。大剂量化学治疗并发自体骨髓支持治疗也用于难治性卵巢癌，并已取得一定进展。近年文献报道发现，外周血干细胞和骨髓移植的干细胞对血液系统的恢复效果是相同的，但二者比较，血干细胞有其优点，易于采集，移植物受瘤细胞污染可能性小，含有大量淋巴细胞，有助于免疫功能恢复和抗癌作用，不需要全身麻醉，并发症少，可重复多次应用等，因此，多数用外周血干细胞移植替代自体骨髓移植。Shpall 综合文献报道，200 例晚期卵巢癌（对多种药物耐药）接受高剂量化学治疗，辅以自体骨髓支持治疗，缓解率明显提高达 70% ~ 82%（一般治疗为 10% ~ 20%）。Benedetti 对 20 例Ⅲ、Ⅳ期卵巢癌进行大剂量 DDP、CBDCA、VP - 16 化学治疗，并用自体外周血干细胞支持或自体骨髓移植，5 年生存率为 60%，毒性反应尚可耐受。

7. 中医中药 术前给予中药扶正，兼以软坚消症以祛邪，可为手术创造条件。术后放、化学治疗期间给予中药健脾和胃，扶助正气，减轻毒不良反应。化学治疗间歇期可给予扶正清热解毒，软坚消症的中药，以提高机体免疫功能，增强对外界恶性刺激的抵抗力，抑制癌细胞的生长，促进机体恢复，延长生命，以达到抗癌抑癌作用。中西医结合治疗既有利于标本兼治，又有利于提高生存率。

七、随访

通过随访，可了解患者对治疗方案的直接反应，及早发现和迅速处理与治疗有关的并发症,早期发现未控或复发病变以对治疗方案做适当的更改。一般是术后 2～3 年内每 3 个月随诊 1 次,第 3～5 年每 4～6 个月复查 1 次。5 年后每年复查 1 次。

八、妊娠并发卵巢肿瘤

妊娠并发卵巢良性肿瘤比较常见,并发恶性肿瘤比较少见。早孕时若肿瘤嵌入盆腔,可能引起流产。中期妊娠时易发蒂扭转。晚期妊娠时若肿瘤较大可导致胎位异常,分娩时肿瘤易发生破裂,肿瘤位置较低可阻塞产道导致难产。妊娠时盆腔充血,可使肿瘤迅速增大,并促使恶性肿瘤扩散。

妊娠并发卵巢肿瘤除非有并发症存在,否则症状一般不明显。早孕时妇科检查可以发现肿瘤,中期妊娠以后难以查到。需结合病史和 B 型超声等检查做出诊断。

早孕并发卵巢良性肿瘤,可等待至妊娠 12 周以后才进行手术以免诱发流产。术前、后应安胎治疗。妊娠晚期发现者,可短期等待至足月行剖宫产,同时切除肿瘤。妊娠并发恶性肿瘤者,应及早手术,治疗原则与非孕期相同。

九、预防

1. 大力开展宣传教育,提倡高蛋白、富含维生素 A 的饮食,避免高胆固醇食物。高危妇女宜服避孕药预防。

2. 开展普查普治　30 岁以上妇女应每年作妇科检查,高危人群每半年检查一次,配合 B 超检查、CA_{125} 及 AFP 检测等,及早发现或排除卵巢肿瘤。

3. 早期诊断及处理　卵巢实质性肿瘤或囊肿直径 >5cm 者,应及时手术切除。盆腔肿块诊断不清或治疗无效者,应及早行腹腔镜检查或剖腹探查。

4. 对乳癌、胃肠癌等患者,治疗后应严密随访,定期进行妇科检查。确定有无卵巢转移癌可能。

第十四章　输卵管肿瘤

输卵管良性肿瘤很少见,由于肿瘤较小,症状多不明显,故大多数在手术时才发现,预后良好。恶性肿瘤有原发和继发两种。以继发性多见,占80%~90%。可由生殖道或乳腺、直肠等处恶性肿瘤转移而来,预后差。

一、输卵管良性肿瘤

根据细胞类型,良性输卵管肿瘤可分类如下:上皮细胞瘤(腺瘤、乳头状瘤、息肉)、内皮细胞瘤(血管瘤、淋巴管瘤、包涵囊肿)、间皮细胞瘤(平滑肌瘤、脂肪瘤、软骨瘤、骨瘤)、畸胎样(混合性)瘤(皮样囊肿、胚性残迹、中肾管甲状腺瘤及其他混合瘤)。此分类虽包罗甚广,但其中如息肉、包涵囊肿等为非真性肿瘤。对一些肿瘤的组织来源亦有不同认识。治疗可行患侧输卵管切除术。

二、输卵管恶性肿瘤

输卵管恶性肿瘤,有原发和继发之分,而以继发性转移癌居多。

三、原发性输卵管癌

原发性输卵管癌(primary cancer of the fallopian tube),是最少见的妇科恶性肿瘤。病因未明。大多数发生在绝经后或50岁以后的妇女。腺癌是最常见的组织类型,肉瘤极罕见。

1. 病因和病理　病因尚不清楚,临床上见到输卵管癌患者中,50%有不孕史,70%有慢性输卵管炎,从而推断慢性炎症刺激可能是发病的诱因,但是输卵管炎是常见多发病,而输卵管癌确很罕见,所以炎症只是与发病有关,并非为唯一的诱因。

病理所见单侧居多,双侧少见,好发于壶腹部,病灶起于输卵管黏膜,早期时呈结节状增大,随病程进展,输卵管增粗形如腊肠,外观类似输卵管积水。横切面可见输卵管管腔扩大,管壁薄,有乳头状或菜花状赘生物,伞端有时封闭,内有血性液体。镜下见肿瘤为腺癌,根据癌细胞的分化程度及组织结构可分为3级:①Ⅰ级为乳头型,恶性程度低。②Ⅱ级为乳头腺泡型,恶性程度高。③Ⅲ级为腺泡髓样型,恶性程度最高。

2. 转移及分期　转移途径主要是种植和蔓延,癌细胞可经开放的输卵管伞端种植于腹膜、大网膜,其次是淋巴及血循环转移,可自子宫、卵巢、输卵管间密切的淋巴通道而累及,并循髂部、腰部及腹主动脉旁淋巴结转移。还可经血循环转移至肝、肺、骨及阴道等器官。

由于输卵管癌与卵巢癌有相同的转移途径,其治疗方法与预后也相似,故认为输卵管癌的分期可按卵巢癌FIGO(1986)公布的分期法。

3. 临床表现　输卵管癌早期无症状,体征常不典型,易被忽视或延误诊断。临床上常表现为阴道排液、腹痛、盆腔肿块,称输卵管癌"三联症"。

(1)阴道排液:最常见,排液为浆液性黄水,量或多或少,呈间歇性,有时为血性,一般无臭味。当癌灶坏死或浸润血管时,可出现阴道流血。

（2）腹痛:多发生于患侧,为钝痛,以后逐渐加剧呈痉挛性绞痛。当阴道排出水样或血性液体后,疼痛常随之缓解。

（3）腹块:仅少数病例可自己摸到腹内块物。妇科检查可触及子宫一侧块物(双侧极少),可活动,晚期则块大而且固定。

（4）腹腔积液:较少见,呈淡黄色,有时呈血性,表明腹腔内已有转移。

（5）其他:可出现月经紊乱、腰酸、背痛、小便及肠道症状。晚期可出现消瘦及恶病质等。

4. 实验室及其他检查

（1）脱落细胞检查:取阴道排液离心后做涂片找癌细胞,阳性率不高。

（2）诊断性刮宫:对输卵管癌的诊断帮助不大,但可除外子宫内膜癌的阴道排液,作为输卵管癌的间接证据。

（3）子宫输卵管碘油造影:可见到扩张的输卵管及管腔内的充盈缺损。

（4）腹腔镜检查:可直接见到增粗的输卵管或扩散的癌组织。

（5）CT:早期输卵管癌多数不能检出,直径1cm以上的病灶检出率高。

5. 诊断和鉴别诊断　术前诊断率低,主要因为此病少见易被忽视,症状不明显,输卵管位于盆腔内,早期病变不易扪及,即使长大与卵巢位置接近,不能正确定位,故常被误诊。若对此病有一定认识,经常提高警惕,应用各种检查,本病的术前诊断率将会不断提高。

（1）诊断标准

1）阴道可不定期排出黄水或血水样液体,也可为浆液性或黏液性,下腹痛。晚期可扪及腹部肿块及出现腹腔积液。

2）子宫正常,子宫之一侧或双侧可有压痛肿块。

3）阴道涂片或宫腔吸片可能查见瘤细胞。

4）病理检查可确诊。

（2）鉴别诊断

1）子宫内膜癌、子宫黏膜下肌瘤感染、输卵管炎性积水都可有阴道流液的表现,需通过刮宫、宫腔镜或腹腔镜检查鉴别。

2）输卵管癌与卵巢癌部位相近,都可能有腹块腹痛,但卵巢癌一般无阴道排液。

6. 治疗

（1）治疗原则:原发性输卵管癌的治疗可根据患者具体情况不同而进行手术治疗,手术范围应包括全子宫、双侧附件及大网膜切除术。如癌肿已扩散到盆腔或腹腔,仍应争取大块切除肿瘤,尽可能切除瘤灶,减少肿瘤体积。手术后再行深部X线或钴[60]放射治疗或化学治疗及中医中药(可参阅卵巢恶性肿瘤部分)治疗。

（2）化学治疗:基本与卵巢癌同,可采用双路治疗,如顺铂100mg加生理盐水1000ml注入腹腔内,硫代硫酸钠8g加5%葡萄糖液1000ml静脉滴注8小时。腹腔用药可使抗癌药直接与残留癌细胞接触,以求更高杀伤力。静脉用药则使吸收循环的铂与硫代硫酸钠结合成无毒形式,以减轻顺铂对肾脏的毒性。这种化学治疗每月1次,至少1年。

（3）放射治疗：同卵巢癌。

7. 预后　随着本病术前诊断率的逐步提高与经过恰当的治疗，输卵管癌预后已较前改善，5 年存活率为 20% ~30% 。预后与临床期别密切相关。预后好的病例多为早期及输卵管伞端闭锁者。

四、继发性（转移性）输卵管癌

凡腹腔内各脏器的恶性肿瘤，皆可转移到输卵管形成转移性输卵管癌，转移多来自卵巢癌及子宫内膜癌，偶可来自乳腺癌。其症状、体征及治疗取决于原发病灶。预后多不良。

第十五章　妊娠滋养细胞疾病

第一节　葡萄胎

葡萄胎是指因妊娠后胎盘绒毛滋养细胞增生、间质水肿,而形成大小不一的水泡,水泡间借蒂相连成串,形如葡萄而名之,也称水泡状胎块(hydatidiform mole)。葡萄胎可分为完全性葡萄胎和部分性葡萄胎两类,其中大多数为完全性葡萄胎。

一、病因

发病原因至今不明,各种假说很多,但不能解释全部临床现象。

1. 营养不良　研究显示葡萄胎在不发达地区发病较高,在滋养细胞疾病患者血清中叶酸活力较低,滋养细胞疾病高发区饮食结构以大米蔬菜为主,且习惯熟食,可造成营养物质破坏,叶酸缺乏。

2. 病毒感染　滋养细胞疾病与妊娠关系密切,妊娠期易并发各种病毒感染,部分病毒可通过胎盘屏障或产道,引起宫内感染,导致流产、死胎、畸形。

3. 内分泌失调　资料显示滋养细胞疾病,在年龄 <20 岁或 >40 岁发病率相对升高,卵巢功能尚不稳定或卵巢功能逐渐衰退等内分泌因素可能导致滋养细胞疾病。

4. 免疫功能失调　对孕妇来说,胎盘是一种不被排斥的异体移植物,葡萄胎的免疫遗传学特性为葡萄胎有免疫源性,滋养细胞在母体组织中游走,侵蚀甚至种植而不被排斥。

5. 细胞遗传异常　研究发现绝大多数葡萄胎的滋养细胞为性染色质阳性,完全性葡萄胎染色体核型 95% 是 46XY,46 条染色体均来自父方,提出了完全性葡萄胎空卵受精学说及部分性葡萄胎的双精子受精学说。

6. 种族因素　葡萄胎发病率在东南亚地区明显高于世界其他地区,在新加坡,欧亚混血人种葡萄胎的发病率比中国、印度及马来西亚高 2 倍,提示可能与种族有关。

二、病理

1. 病理类型

(1)完全性葡萄胎:宫腔内充满葡萄样水泡样组织,水泡间隙混有血液。

(2)部分性葡萄胎:宫腔内除水泡状组织外,还有部分正常的胎盘组织和胚胎。

2. 镜下组织学特征

(1)滋养细胞(细胞滋养层细胞和合体滋养层细胞)不同程度地增生。

(2)绒毛间质水肿呈水泡状。

(3)绒毛间质中血管稀少或消失。

三、临床表现

葡萄胎患者可出现下列临床症状与体征：

1. 闭经　平均为 12 周,早孕反应比正常妊娠早而重。

2. 阴道出血　闭经后出现不规则阴道出血,反复出血可造成贫血,阴道出血有时可混有水泡状物排出。

3. 腹痛　子宫增大迅速引起不规律宫缩及子宫过度膨胀。

4. 子宫异常增大　子宫增大速度较正常妊娠快,常与闭经月份不符。50% 大于闭经月份。

5. 卵巢黄素囊肿　有 25%～50% 患者发生卵巢黄素囊肿,囊肿如发生蒂扭转,可引起急腹症。由于葡萄胎组织可产生大量 HCG,约 50% 的患者可出现妊娠高血压疾病。

6. 贫血　反复阴道出血造成继发贫血和宫内感染。

四、实验室及其他检查

1. 绒毛膜促性腺激素测定(HCG)　葡萄胎时,血清中 HCG 浓度大大高于正常妊娠相应月份。测定 HCG 水平的常用方法有 2 种:尿 HCG 酶联免疫吸附试验及血 HCG 放射免疫测定。

2. 超声检查

(1)B 超检查:葡萄胎时见明显增大的子宫腔内充满弥散分布的光点和小囊样无回声区,仪器分辨率低时呈粗点状或落雪状图像,但无妊娠囊可见,也无胎儿结构及胎心搏动征。

(2)超声多普勒探测胎心:葡萄胎只能听到子宫血流杂音,听不到胎心。

五、诊断

根据临床表现,尤其排出血中可见水泡状组织,结合 HCG 明显增高和超声检查征象即可诊断。

六、鉴别诊断

1. 流产　有停经、阴道出血及下腹疼痛的表现。通过妇科检查子宫与孕周相符或较小。

2. 多胎妊娠　停经后子宫比单胎妊娠增大明显,早孕反应较重,无阴道出血及腹痛。超声检查协助确诊。

3. 羊水过多　妊娠中期以后子宫异常增大,伴有明显压迫症状,可借助超声、X 线检查鉴别。

七、治疗

葡萄胎一经诊断明确,应及时清除宫内容物。但若有严重并发症时,如重度贫血、甲状腺功能亢进、高血压综合征、心力衰竭等,则应先处理并发症,待情况好转后再处理葡萄胎。葡萄胎的处理包括葡萄胎组织的清除,并发症的处理,恶性变的预防及术后调理,随访等。

1. 清除宫腔内容物　葡萄胎一经确诊,应及时清除宫腔内容物。一般采用吸刮术。术前应做好输液、配血准备,操作时应选用大号吸管吸引,子宫明显缩小后改用轻柔刮宫。为减少出血和预防子宫穿孔,术中可应用缩宫素静脉滴注,为防止宫缩时滋养细胞被压入宫壁血窦,造成肺栓塞和转移,所以缩宫素一般在充分扩张宫颈管和大部分葡萄胎组织排出后开始应用。第一次清除宫腔内容物不应强调吸净,可于一周后行第二次刮宫。每次刮出物均需送病理检查,应注意选择近宫壁的小水泡组织送检。

2. 子宫切除术 对于年龄 >40 岁、无生育要求者,可行子宫切除术,保留双侧卵巢。单纯子宫切除并不能阻止葡萄胎发生子宫外转移。

3. 卵巢黄素囊肿 随着葡萄胎的排出、HCG 下降,黄素囊肿可自行消退,一般不需处理。如发生扭转者需剖腹探查。

4. 贫血者应争取输血 急性失血造成失血性休克者更需立即输血,以便及早清宫。如果一时不能输血而又有活动性失血,在输液情况下,立即清宫,制止出血。

5. 预防性化学治疗 约 14.5% 的葡萄胎可发生恶性变,为防止葡萄胎恶变,对高危患者进行预防性化学治疗:①年龄大于 40 岁;②葡萄胎排出前 HCG 值异常升高;③滋养细菌高度增生或伴有不典型增生;④葡萄胎清除后,HCG 下降曲线不呈进行性下降,而是降至一定水平后即持续不再下降,或始终处于高值;⑤出现可疑转移灶者;⑥无条件随访者。一般选用 5 - 氟脲嘧啶或更生霉素单药化学治疗 1~2 个疗程。

6. 随诊 为了早期发现葡萄胎后的恶性变,定期随访极为重要。葡萄胎清除后每周 1 次作 HCG 定量测定,直到降至正常水平。开始 3 个月内仍每周复查 1 次,此后 3 个月每半月 1 次,然后每月 1 次持续半年,第二年起改为每半年 1 次,共随访 2 年。同时应注意有无阴道异常流血、咳嗽、咯血及其他转移灶症状。随诊期间应坚持避孕,用避孕套或阴道隔膜或口服避孕药,不宜放置宫内避孕器,以免因引起流血而与葡萄胎之并发症(残存或恶变)混淆。

一般不做预防性化学治疗,但排空宫腔后 HCG 持续居高不下者例外。

八、随访

定期随访可早期发现持续性或转移性滋养细胞肿瘤。清宫后每周测定 1 次 HCG 水平,直至正常;开始 3 个月内,每周复查一次,以后 3 个月,每半月 1 次,以后每月 1 次,持续半年。第二年起,每半年 1 次,共随访 2 年。随访内容:HCG 水平测定;妇科检查时,应注意有无异常阴道流血,有无转移结节,动作应轻柔;避免病灶破溃致大流血;胸部 X 线检查有无肺转移;根据临床需要,可行盆腔 B 超及其他影像学检查。

葡萄胎患者宜采用避孕套及阴道隔膜避孕 2 年,不宜使用宫内节育器,这样可澄清子宫出血的原因;含有雌激素的避孕药有促进滋养细胞生长的作用,不用为好。

第二节　侵蚀性葡萄胎

侵蚀性葡萄胎(lnvasive mole)指葡萄胎组织侵入子宫肌层甚或穿透宫壁至阔韧带或腹腔,半数病例通过血运转移至肺或阴道,因具有恶性肿瘤的生物学行为而得名。发生概率5% ~20%。侵蚀性葡萄胎大多发生在良性葡萄胎排出后 6 个月内,也有在葡萄胎未排出前即恶变者。

一、病因和病理

多由葡萄胎恶变而来,少数继发于自然或人工流产之后,如当时流出物未经化验,则不能完全排除继发于葡萄胎后的可能。侵入子宫肌层的水泡状组织可继续发展穿透肌层及其血管导致腹腔内出血、阔韧带血肿；或随血流转移，破坏局部组织，引起出血，形成血肿。血行转移的最常见部位是肺，其次为阴道，尤其是阴道前壁及尿道口处，脑转移亦不少见。转移灶可出现在葡萄胎排出前，但较多出现在葡萄胎排出后数周或数月内。侵入子宫肌层的深度可仅数毫米，也可直达浆膜面，以致子宫表面有单个或多个紫蓝色结节。剖视子宫，可见肌层内有不等量的水泡状物，周围为出血及坏死组织；镜下可观察到滋养细胞中、高度增生，并分化不良。个别病例，肉眼检查转移灶仅见血块及坏死组织，镜检才能找到残存绒毛结构。

二、临床表现

1. 不规则阴道流血　侵蚀性葡萄胎多继发于良性葡萄胎流产后半年之内，表现为葡萄胎排出后，出现持续性或不规则的阴道流血，量多少不一，这是侵蚀性葡萄胎最常见的症状。

2. 转移症状　侵蚀性葡萄胎的最常见转移部位是肺和阴道，其次是脑。转移至肺部时，可出现咳嗽、咯血，严重者可有胸闷、气急、呼吸困难。发生在阴道壁者可见紫蓝色结节，溃破后可有大出血，甚至引起休克。脑转移者，则出现脑部症状（见绒毛膜癌）。

3. 腹痛及内出血　侵蚀性葡萄胎因滋养细胞侵犯子宫肌层，子宫局部病灶明显增大，病灶穿出子宫浆膜层或宫腔内积血，可引起腹痛。若黄素囊肿发生蒂扭转，亦可出现急性腹痛。随着病情的发展，病灶逐渐扩大，穿破子宫壁可引起内出血，甚至休克。

4. 体征　妇科检查，阴道壁或尿道口可见紫蓝色结节，突出于阴道黏膜，无波动，质地柔软。子宫体较正常大而软，或有不规则隆起和结节。双侧附件可扪及黄素囊肿，大者如儿头。肺部 X 线检查，常见有团形的病灶阴影。

三、实验室及其他检查

1. 血 β－HCG 测定　在葡萄胎排空后 9 周以上，血 β－HCG 持续高水平，或曾一度下降至正常水平后又上升，临床上已排除葡萄胎残留和再次妊娠，可诊断为侵蚀性葡萄胎。

2. 超声检查　可辅助诊断子宫肌层内滋养细胞肿瘤病灶，其声像图表现与绒癌相似，具体见绒癌超声检查。

3. 其他检查　包括 X 线胸片、CT 等，见绒癌相应检查。

4. 组织学诊断　诊断性刮宫为排除葡萄胎或妊娠物残留的重要手段之一，但对诊断滋养细胞肿瘤的价值相对较差，因为仅从刮宫材料难以判断肌层侵犯的深度。但根据滋养细胞增生和分化程度、有无绒毛结构及出血坏死等，有时也有助于诊断。确诊侵蚀性葡萄胎通常需要手术切除标本。在子宫肌层内或子宫外转移灶中见到绒毛或退化的绒毛阴影，即可诊断为侵蚀性葡萄胎。如果原发灶和转移灶诊断不一致，只要在任一标本中见有绒毛结构，均诊断为侵蚀性葡萄胎。

四、诊断

根据葡萄胎清除后半年内出现典型的临床表现或转移灶症状，结合辅助诊断方法，临床诊断可确立。

五、鉴别诊断

1. 残存葡萄胎　葡萄胎排出后,有不规则阴道出血,子宫大而软,血及尿中 HCG 仍较高,首先应排除残存葡萄胎。可行刮宫术,如刮出葡萄胎组织,术后血或尿 HCG 转为正常,子宫出血停止,且恢复正常大小,即可诊断为残存葡萄胎。

2. 较大的卵巢黄素囊肿尚未萎缩　盆腔检查可摸到双侧卵巢肿大,血及尿 HCG 定量测定数值均在低水平而未见上升,阴道出血亦不常见。B 超检查可协助诊断。

3. 肺、脑等转移病灶与原发疾病的鉴别　主要依据病史、临床表现、妇科检查及血和尿 HCG 的测定相鉴别。

六、治疗

侵蚀性葡萄胎以化学治疗为主,包括全身化学治疗和局部病灶化学治疗,可取得良好的治疗效果,患者多能治愈。以个别对化学治疗不敏感者,且病灶局限于子宫者可行子宫切除术。

1. 化学治疗　以化学治疗为主。因患者多为年轻女性,要求保留生育能力,用化学药物治疗可达痊愈。

(1)单药治疗:主要用于早期病例。

1)巯嘌呤(6 - 巯基嘌呤):6.0 ~ 6.5mg/(kg·d),分早 8:00 和晚 8:00 2 次口服。10 天为一疗程,间隔为 4 周。

2)氟尿嘧啶:28 ~ 30mg/(kg·d),溶于 500ml 5% 葡萄糖溶液中,缓慢静脉滴注,8 小时滴完,10 天为一疗程,疗程间隔为 2 周。

3)更生霉素(KSM):10μg/(kg·d),溶于 500ml 5% 葡萄糖溶液中静脉滴注 2 ~ 4 小时。10 天为一疗程,疗程间隔为 2 周。

(2)联合用药:主要用于晚期病例及复发病例。

1)氟尿嘧啶 + 更生霉素(KSM):氟尿嘧啶用 26mg/(kg·d),更生霉素(KSM)6μg/(kg·d),分别溶于两瓶 500ml 5% 葡萄糖溶液中,先滴氟尿嘧啶,8 小时滴完后再滴更生霉素 2 ~ 4 小时。8 天为一疗程,疗程间隔为 3 周。

2)氟尿嘧啶 + 硝卡芥(AT1258):氟尿嘧啶用量为 26mg/(kg·d),溶于 500ml 5% 葡萄糖溶液中,缓慢静脉滴注(8 小时滴完)。硝卡芥(AT1258)每日用量为 30mg,溶于 20ml 生理盐水中,静脉注射,8 天为一疗程,疗程间隔为 3 周。

3)更生霉素 + 硝卡芥:更生霉素用量为 6μg/(kg·d),溶于 500ml 5% 葡萄糖溶液静脉滴注。硝卡芥用量同前,8 天为一疗程,疗程间隔 3 周。

4)氟尿嘧啶 + 更生霉素 + 硝卡芥 + 长春新碱:氟尿嘧啶用量为 26mg/(kg·d),更生霉素用量为 6μg/(kg·d),硝卡芥用量为 0.6mg/(kg·d)。用法同上,5 天为一疗程,疗程间隔为 3 周。

5)三联序贯疗法:在抗癌药物生物类(有丝分裂抑制剂)、抗代谢药类、抗生素类和烷化剂四类中,挑选任何三类,每日用一种,每 3 天轮用 1 次,各共 5 次,15 天为一疗程。疗程间隔为 2 周。具体用法有多种方案,常用 ACM 和 ACE(表 15 - 1),也可由 5 - FU 或 6 - MP 代替甲氨蝶呤。

表 15 - 1　ACM、ACE 剂量及用法

药物组合		每次用量	用　　　法	注射总次数	每疗程药物总量
ACM	更生霉素	400μg	加入 5% GS 500ml 静脉滴注	5	2000μg
	喜树碱	30μg	加入 0.9% NS 20ml 静脉注射	5	150mg
	甲氨蝶呤	20μg	加入 0.9% NS 20ml 静脉注射	5	100mg
ACE	更生霉素	400μg	加入 5% GS 500ml 静脉滴注	5	2000μg
	喜树碱	30μg	加入 0.9% NS 20ml 静脉注射	5	150mg
	环磷酰胺	400μg	加入 0.9% NS 20ml 静脉注射	5	2000mg

2. 手术治疗　病灶在子宫,化学治疗无效时可切除子宫。

七、预后及随访

如能早期诊断和治疗,一般预后好。有死于脑转移、肺栓塞、腹内转移灶破裂大出血者,或发展成为绒毛膜癌,故应严密随访。

第三节　绒毛膜癌

绒毛膜癌(choriocarcinoma)简称绒癌,是一种继发于正常或异常妊娠之后的滋养细胞肿瘤。其中 50% 发生于葡萄胎之后,25% 发生于流产后,22.5% 发生于足月妊娠之后,2.5% 发生于异位妊娠之后。绒癌的恶性程度极高,在化学治疗药物问世以前,其死亡率高达 90% 以上。由于诊断技术及化学治疗的发展,其预后已得到极大的改善。

一、病理

绒毛膜癌多发生在子宫,可形成单个或多个肿瘤结节,表面紫蓝色,而切面为暗红色,直径 2~10cm,肿瘤可向内突入宫腔或向外穿透子宫壁浆膜层,质脆软,极易出血,常伴坏死及感染。宫旁静脉中常可见到瘤栓,卵巢也可形成黄素化囊肿。

组织学特点:绒毛膜癌没有固有的结缔组织性间质细胞,也没有固定的血管。只见极度增生与分化不良、排列成片的滋养细胞与合体细胞侵犯子宫肌层和血管,排列紊乱,伴有大量出血和坏死,找不到绒毛结构。

绒毛膜癌主要转移途径为血行播散,较早发生广泛的远处转移,最常见部位是肺(80%),其次为阴道(30%)、脑(10%)、肝(10%)。

二、临床分期和预后评分

国内外临床分期较多,我国多年采用北京协和医院分期(1962 年)或国际妇产科联明(FIGO)分期(1991 年),预后评分采用世界卫生组织(WHO)预后评分系统(1983)。近年国际推荐联合应用临床分期和预后评分系统,经大量临床实践表明这种方法行之有效。为此 FIGO 于 2000 年审定并颁布了新的 FIGO 分期,新分期有机地融合了解剖学分期及预后评分系统两部分,其中解剖学分期保存了北京协和医院分期法的基本框架,分为Ⅰ、Ⅱ、Ⅲ和Ⅳ期;而预后评分则在原 WHO 评分的基础上,对不明确或不完善部分做适当修改,总分≤6 分者为低危,≥7 分者为高危。例如,绒癌肺转移患者,预后评分为 8 分,诊断

描述应为绒癌（Ⅲ：8）。新的 FIGO 分期更准确地反映了患者的实际情况,更有利于治疗方案的选择和预后的评估。

三、临床表现

1. **阴道流血**　葡萄胎清除后、产后、流产后出现阴道不规则流血,是最主要的症状,出血量多少不定。

2. **盆腔肿块**　盆腔检查触及肿块,可为子宫内病灶、癌组织穿透子宫壁形成的血肿、宫旁转移性肿块或卵巢黄素囊肿。

3. **腹痛**　癌组织浸润子宫壁或子宫腔积血时可致下腹胀痛,当癌组织穿透子宫壁或脏器转移灶破裂时可出现急腹痛。

4. **转移灶表现**　常见转移部位依次为肺、阴道、脑和肝。对于原发灶消失而转移灶发展的患者,可仅表现为转移灶症状。

(1)肺转移:表现为咳嗽、咯血、胸痛、呼吸困难,X 线胸片可见肺转移阴影。

(2)阴道转移:为突出于阴道黏膜的紫蓝色结节,破溃后可发生致命性大出血。

(3)肝转移:可出现黄疸、上腹部疼痛,是预后不良的因素之一。

(4)脑转移:是死亡的主要原因,临床病程分为:①瘤栓期:出现猝然跌倒、失明、失语等一过性症状,为脑组织局部缺血所致。②脑瘤期:主要症状为头痛、呕吐、偏瘫、视觉障碍、抽搐甚至昏迷。③脑疝期:颅压升高,导致脑疝;可突然死亡。

四、实验室及其他检查

1. **HCG 测定**　人工流产和自然流产后分别约需 30 日和 19 日 β－HCG 降至正常,足月妊娠分娩后为 12 日,异位妊娠病灶清除后为 8 ～ 9 日。若超过上述时间,HCG 仍持续在高值并有上升,结合临床情况(如排除胚胎物残留等),绒癌诊断应当考虑。当血清和脑脊液 β－HCG 值比率在 20 以下时,应考虑为中枢神经系统转移。

2. **影像学检查**　B 超可用于诊断滋养细胞肿瘤子宫内病灶,彩色多普勒超声因可反映绒癌所致的低阻抗血流丰富信号,故能进一步提高子宫绒癌诊断的正确性。X 线胸片、CT 和 MRI 可用于发现肺、脑等部位的转移灶。

3. **组织学诊断**　在送检标本中,若仅见大片分化不良的细胞滋养细胞和合体滋养细胞以及出血坏死,而未见绒毛结构,即可确诊为绒癌。

五、诊断和鉴别诊断

1. **诊断**　《妇科常见恶性肿瘤诊断与治疗规范(草案)》中规定为:发生于足月产后或不同形式的流产后者诊断为绒癌;发生于葡萄胎排出 1 年以上者为绒癌,否则为侵蚀性葡萄胎。最后确诊需病理检查。

2. **鉴别诊断**

(1)恶性葡萄胎:发生于葡萄胎后,出现持续不规则的阴道流血,妊娠试验阳性,在葡萄胎排出后半年以内出现肺及其他部位的转移。

(2)合体细胞子宫内膜炎:足月产后特别是流产或葡萄胎排出后,刮宫或子宫切除病理性检查可在浅肌层内尤其是胎盘附着部位,可见散在滋养细胞及炎性细胞,深肌层无浸润,血或尿内 HCG 测定多为阴性。

(3)肺部其他肿瘤:结合病史、照片及其他有关检查,不难做出鉴别。

（4）颅内出血：育龄妇女原因不明颅内出血，结合病史、妊娠试验阴性及其他检查可行鉴别。

六、治疗

宜采用化学治疗为主、手术为辅的综合治疗。

1. 化学治疗　恶性滋养细胞肿瘤的化学治疗与其他肿瘤不同，为保证疗效，宜采用大剂量用药方法。

低危组：HCG > 10 万 IU/24h 尿，病程 < 4 个月，转移灶仅发现在盆腔及肺。此组病例可仅用 MTX 每日 10 ~ 30mg，肌内注射，5 天为一疗程，缓解率可达 100%。

高危组：HCG > 10 万 IU/24h 尿，病程不拘，肝脑转移。此组病例用三联药物：每日 MTX15mg 肌内注射；放线菌素 D 0.5mg，苯丁酸氮芥 10mg 口服或环磷酰胺 200mg 静脉注射，连用 5 天。缓解率可达 70% ~ 85%。

转移灶的治疗：

（1）外阴、阴道、宫颈转移灶：全身化学治疗不能完全消退者，可配合局部注射 5 – FU，手术切除或局疗放射治疗。

（2）肺团块转移：在化学治疗基础上对单个大病灶可做肺叶切除术，有多个病灶者可用放射治疗。并发血胸者在全身化学治疗的同时，加用 5 – FU 胸腔内注射。

（3）肝、盆腔转移：可配合介入栓塞化学治疗。

（4）脑转移灶：是绒毛膜癌的主要死亡原因之一。均继发于肺转移。

1）全身治疗：当前最常用的全身治疗药物为 5 – FU 合用 KSM。其用量和方法同前述，但为加强脱水作用，所用葡萄糖溶液宜用 10% 浓度的，其他用药尚有磺巯嘌呤钠（溶癌呤）、硝卡芥等。

2）局部用药：有鞘内给药及颈内动脉给药 2 种。鞘内给药：可选用 MTX，10 ~ 15mg/次溶于 4 ~ 6ml 的双蒸水中（不用盐水，也不用脑脊液溶化），每毫升中含 2.5mg。每隔 1 ~ 3 天注射 1 次（视病情而定，一般情况下第一针和第二针相隔 1d，第二、三、四针隔 2 ~ 3 天，如病情急可缩短间隔），3 ~ 4 次为一疗程，第一二针各为 15mg，第三四针各为 10mg，总量为 50mg。为避免颅内压增高，穿刺时发生脑疝，操作时需注意：①腰穿前先给甘露醇等脱水药，必要时需要于 4 小时后再给 1 次，然后穿刺；②穿刺宜用细针，应一次成功，避免针眼过大或过多，以后发生脑脊液外渗，诱发脑疝；③穿刺时不可放取过多的脑脊液做常规化验，一般可将测颅压时测管内脑脊液留下，进行蛋白含量测定即可，细胞计数可从脑脊液外观上（清亮度）估计（如呈粉色则需要镜检红细胞是新鲜的或陈旧的，以鉴别是颅内出血或是穿刺损伤）。鞘内给 MTX 时，如全身用 5 – FU + KSM，各药量可不必减少，如不良反应明显，则 5 – FU 和 KSM 用药可减至 5 天，鞘内给药也可免去第四针（10mg）。为巩固疗效，一般需要持续 3 ~ 4 个疗程，疗程间隔为 3 ~ 4 周。颈动脉插管法：可选用 5 – FU 或 6 – MP。方法有 2 种：①由甲状腺上动脉插入颈内动脉，输入药物可通过脑前和脑中动脉全部进入脑内，但操作较困难；②由颞浅动脉逆行插入颈总动脉，操作较简单，但输入药液只部分经颈内动脉进入脑内，部分经颈外动脉进入面部，故以颈内动脉插管较为理想。动脉给药的方法有：①将输液瓶挂高 2m（从患者心脏所在的高度算起），利用液体压力将药输入，优点为方法简单，无需特殊设备，但有加液或换瓶时需要登高进行之缺点，不可将瓶放下以免管内回血导致堵塞。同时,患者应长期卧床,护理工作量很大。②接上特制的动脉泵,利用机械压力将药输入,特点为护理较简单,特别携带式动脉输液泵,患者能下地活动。但不及时加液则可出现药液走空后发生气栓的危险。且动脉泵目前国内供应不多,一般单位无此设备。药物用法和用量与静脉给药基本相似。但如插入颈内动脉则药量可酌减[26mg/(kg·d)],每日用药1次,每次约经8小时滴完。其余时间输10%葡萄糖溶液,缓慢滴注,500ml滴注12小时,以维持插管通畅。此外,葡萄糖输液器应每日换1次,插管及周围皮肤需要每日用75%乙醇消毒,以防输液发生感染。为避免药液走空,需要有专人护理。颈动脉插管给药,由于插管技术复杂,术后护理工作要求高,工作量大,目前已少应用。

3)应急治疗:是治疗中极为重要的一步,主要有:持续降颅内压,减轻症状,防止脑疝形成,一般可用甘露醇,必要时可考虑开颅减压,以及镇静止痛、止血、控制液体摄入量(每日输液量限制在2000~2500ml)、防止各种并发症。

化学治疗的不良反应:化学治疗药物在杀伤癌细胞的同时,对人体的免疫功能和体内增生活跃的正常细胞亦有破坏和抑制作用。主要表现为:①骨髓造血功能抑制:患者白细胞和血小板下降明显,多发生在疗程后几天和停药后1~2周内,白细胞的下降一般在停药后1周降至最低水平,持续2~3后开始回升,经1周左右恢复到正常水平;血小板下降稍晚,下降至最低后迅速回升。患者可表现为乏力、精神淡漠、鼻出血、皮下出血,严重时可发生败血症及内脏出血而危及生命。在化学治疗过程中应隔日查血常规,如白细胞$<4\times10^9$/L或血小板计数$<100\times10^9$/L,则停药1天,如白细胞和血小板回升超过以上标准则可继续用药,同时可给患者少量多次输鲜血或成份输血。②消化系统反应:由于药物刺激或消化道黏膜受损所致,表现为食欲不振、恶心、呕吐、口腔溃疡、腹痛和腹泻等,如出现血便时应警惕伪膜性肠炎,立即停用化学治疗药物;肝脏的损害表现为血清谷丙转氨酶增高,严重者可出现黄疸和腹腔积液。可给予对症处理、预防感染和保肝治疗。③其他:皮肤损害可表现为脱发、皮炎;泌尿系统反应有出血性膀胱炎等。

2. 手术治疗 对控制大出血等各种并发症、消除耐药病灶、减少肿瘤负荷缩短化学治疗疗程等方面有一定作用,在一些特定的情况下应用。手术方式有子宫切除术、病灶切除术、肺叶切除术等。

3. 放射治疗 目前应用较少,主要用于脑转移和肺部耐药病灶的治疗。

第十六章　生殖内分泌疾病

第一节　功能失调性子宫出血

功能失调性子宫出血(dysfunctional uterine bleeding，DUB)简称功血,功血按发病机制可分为无排卵型及有排卵型两类。前者占70%~80%,多见于青春期和绝经过渡期妇女;后者占20%~30%,多见于生育年龄妇女。

无排卵性功能失调性子宫出血

一、病因

功血原因是促性腺激素或卵巢激素在释出或调节方面的暂时性变化,机体内部和外界许多因素诸如精神过度紧张、恐惧、忧伤、环境和气候骤变以及全身性疾病,均可通过大脑皮层和中枢神经系统影响下丘脑-垂体-卵巢轴的相互调节,营养不良、贫血及代谢紊乱也可影响激素的合成、转运和对靶器官的效应而导致月经失调。

二、发病机制

1. 青春期　下丘脑和垂体的调节功能未趋成熟,与卵巢间尚未建立稳定的周期性调节,尤其是对雌激素的正反馈调节存在缺陷。此时期垂体分泌的FSH呈持续性低水平,无LH高峰出现。因此,虽有卵泡生长,却无排卵,卵泡发育到一定程度即发生退行性变,形成闭锁卵泡。

2. 围绝经期　由于围绝经期卵巢功能衰退,卵泡几已耗尽,卵巢对促性腺激素反应性降低。由于卵泡近于耗竭,雌激素分泌量锐减,对垂体的负反馈变弱,垂体分泌的促性腺激素水平升高,主要以促卵泡素升高明显,黄体生成素仍在正常范围。尽管促性腺激素水平增高,但仍不能形成排卵前高峰,卵巢不能排卵。促卵泡素及黄体生成素协同作用,使衰退的卵巢仍有部分卵泡生长发育,分泌一定量的雌激素,又因为卵巢不排卵,无黄体形成,缺乏孕激素,使子宫内膜仅有增生期改变而无分泌期变化,因此就发生了更年期无排卵性功血,其发病机制同青春期无排卵性功血。

三、病理

卵巢中可见发育不同阶段的卵泡,但无排卵现象及黄体生成。在雌激素的作用下子宫内膜可呈现不同程度的增生期改变。

1. 增生期子宫内膜较为多见,此时子宫内膜与正常月经周期中增生期内膜无区别,但在月经后半期甚至月经期仍表现为增生期。

2. 子宫内膜腺囊型增生过长,子宫内膜增厚,波及局部或全部,内膜呈息肉样增生。腺体增多,腺腔扩大,大小不一。

3. 子宫内膜腺瘤型增生过长,内膜腺体高度增生,数目增多,间质较少,称背靠背现象。如果腺瘤型增生的程度严重,或者腺上皮发生异型改变,需警惕有发生癌变的可能,应密切随访并积极治疗。

4. 萎缩型子宫内膜较少见,内膜菲薄,腺体少而小。上皮细胞呈立方形,低柱状,腺腔狭小,间质少而致密,血管少,胶原纤维相对增多。

四、临床表现

1. 无排卵性功血　最常见的症状是不规则子宫出血。特点是月经周期紊乱,经期长短不一,出血量时多时少,甚至大量出血;有时先有数周或数月停经,继之大量出血,持续2~3周或更长时间,不易自止;也可表现为类似正常月经的周期性出血。出血期无下腹疼痛或其他不适,出血多或时间长者常伴贫血。

2. 有排卵性功血　月经周期尚规则。黄体功能不足患者由于黄体寿命缩短,一般表现为月经周期缩短(<21日)称月经频发(polymenorrbea)。有时表现为月经前1~2日或3~4日出现少量出血,然后出现正常月经5~7日。发生在生育期可影响受孕或易流产。子宫内膜不规则脱落者表现为月经间隔时间正常,但经期延长(>7日),可长达9~10日,且出血量多。

五、实验室及其他检查

1. 血常规检查　如红、白细胞,血红蛋白,血小板,出凝血时间,以了解贫血程度及有无血液病。

2. 基础体温测定　无排卵型功血为单相型(图16-1)。

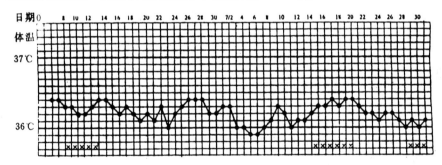

图16-1　基础体温单相型(无排卵性功血)

3. 宫颈黏液结晶检查　经前出现羊齿状结晶,提示无排卵。

4. 阴道脱落细胞检查　出血停止期间连续涂片检查反映有雌激素作用但无周期性变化,为无排卵型功血。如缺乏典型的细胞堆集和皱褶,提示孕激素不足。

5. 激素测定　如需确定排卵功能和黄体是否健全,可测孕二醇,如疑卵巢功能失调者,可测雌激素,睾酮,孕二醇,17羟、酮或HCG等水平。

6. 诊断性刮宫　为排除子宫内膜病变和达到止血目的,必须进行全面刮宫,搔刮整个宫腔。诊断性刮宫时应注意宫腔大小、形态,宫壁是否平滑,刮出物的性质和量。为了确定排卵或黄体功能,应在经前期或月经来潮6小时内刮宫;不规则流血者可随时进行刮宫。子宫内膜病理检查可见增生期变化或增生过长,无分泌期出现。

7. 子宫镜检查　子宫镜下可见子宫内膜增厚,也可不增厚,表面平滑无组织突起,但有充血。在子宫镜直视下选择病变区进行活检,较盲取内膜的诊断价值高,尤其可提高早期宫腔病变如子宫内膜息肉、子宫黏膜下肌瘤、子宫内膜癌的诊断率。

六、诊断和鉴别诊断

1. 诊断

(1)根据患者年龄、子宫出血情况以及妇科检查,排除器质性病变后可初步确定诊断。

(2)依据子宫内膜的病理组织检查、B超检查、基础体温测定、激素水平测定、宫颈黏液涂片、阴道细胞涂片等了解卵巢的排卵功能。

2. 鉴别诊断 必须与生殖道器质性病变和全身病变相鉴别。

(1)全身系统性疾病

1)血液病:最常见的是血小板减少性紫癜、再生障碍性贫血、白血病等。

2)内分泌疾病:如甲状腺功能减低、肾上腺皮质功能异常及糖尿病等引起的持续性无排卵。

3)肝脏疾病:由于影响雌激素代谢或凝血因子的合成等原因,而致子宫出血。

4)肾衰竭透析治疗后。

5)全身性红斑狼疮:由于损伤血管功能或血液抗凝抗体作用而引起。

6)神经系统肿瘤、精神创伤、应激、营养不良。

(2)生殖系统疾病

1)妊娠并发症:各种流产、异位妊娠、葡萄胎。

2)肿瘤:子宫肿瘤如肌瘤(肌间、黏膜下)、子宫颈癌、宫体内膜癌或肉瘤、绒毛膜上皮癌;多囊卵巢、卵巢肿瘤,尤其是分泌雌、雄激素的性索间质瘤,输卵管癌。

3)炎症:一般或特异性(结核、性病)子宫内膜炎、阴道炎、宫颈炎、宫颈息肉。

4)子宫肌腺症、子宫内膜异位症、子宫内膜息肉、引产后或分娩后胎盘或胎儿组织残留、子宫动静脉畸形、子宫内膜血管瘤。

5)生殖道创伤、异物。

(3)医源性出血:放置宫腔避孕环后、使用激素类避孕药后、宫颈电烙后、服抗凝药后、性激素服用不当、药物流产术后等。

七、治疗

1. 一般治疗 补充铁剂、维生素和蛋白质以改善全身状况。贫血严重者,需输血纠正。出血期间避免过度疲劳和剧烈运动,保证充分休息和睡眠。流血时间长者,给予消炎药物以控制感染。适当应用促凝或抗纤溶药物以减少出血量。

2. 药物治疗 确诊后应首先行药物治疗。包括止血、调整周期和诱发排卵3个阶段。采用性激素止血和控制月经周期;出血期可辅以抗纤溶和促凝药物促进止血。青春期及生育年龄无排卵者应以促进排卵功能的建立和恢复为治愈目标;绝经过渡期患者的治疗则以调整周期、控制出血量和防止子宫内膜病变为目标。已发生子宫内膜增生过长病变者,应根据病变程度制定孕激素转化内膜方案及随访计划。

(1)性激素疗法:性激素对止血和调整周期极有效。

1)止血:对大量出血者,要求在8小时内止血显效,24～48小时内出血基本停止。选用药物种类和首剂量视体内雌激素水平和流血量而定。

①大剂量雌激素止血：只适用于青春期未婚患者及血红蛋白＜60～70g/L 时。原理是应用大剂量雌激素能快速促进内膜增生，修复创面而止血。缺点是剂量大，胃肠反应重，停药后撤退出血多，并抑制下丘脑－垂体轴功能，现已较少采用。

一般采用苯甲酸雌二醇（或己烯雌酚）2～3mg 肌内注射，1 次/6～8h。经 3 或 4 次注射（24～36h）流血停止后减量。即每 3d 递减 1/3 剂量至 1mg/d，改为口服（肌内注射 1mg 的生物活性等于口服 5mg），直到口服维持量 1～2mg/d，维持至用药 20 天左右，血红蛋白已高于 70～80g/L 时，再加服安宫黄体酮，10～12mg/d，7～10 天，在雌激素作用基础上应用大剂量孕激素可导致内膜结构稳定，两者同时撤药时，内膜已发生分泌期改变，内膜基质已出现去聚合，内膜容易全部脱落，可使出血量减少，持续时间缩短。但对血红蛋白极度低下的患者，应注意有无凝血因子及血小板的过度稀释，需积极纠正贫血，输血，否则单纯增加雌激素剂量仍可能无效，必要时补充新鲜冻干血浆或血小板。这种促进内膜生长的治疗方法的主要目的是争取时间，纠正重度贫血。

②孕激素止血：适用于育龄期或绝经过渡期患者，也适用于血液病患者。

A. 炔诺酮（妇康片）：止血效果好，但用药期间对肝功能影响较大。用法：5mg，1 次/8h，流血应在 3 天内停止。随后减量，每 3 天减少 1/3 药量，直至维持在 2.5～5mg/d，到止血后 20 天左右停药。同时可加用少量雌激素。如果出血量非常多，开始可用 5～10mg，1 次/3 小时，共 2～3 次，然后改用 1 次/8 小时。

B. 甲羟孕酮：对内膜作用略逊于炔诺酮，不良反应亦较轻，对肝功能影响小。用法：6～10mg，1 次/8 小时，出血较多可用 10mg，1 次/3 小时，共 2～3 次后改用 1 次/8 小时。递减法同炔诺酮，维持量 4～6mg/d。若出现突破性出血或加服炔雌醇0.005mg 或己烯雌酚 0.125mg，1 次/天。

C. Ⅰ号避孕针：1 支，同时加复方黄体酮 1 支，肌内注射，10 天后再注射 Ⅰ号避孕针 1 支。

③三合激素止血：每支含苯甲酸雌二醇 2mg，黄体酮 12.5mg，丙酸睾丸酮 25mg。每次肌内注射 1 支，可在 6～8 小时后重复注射，一般在 24 小时可望血止，血止后停药，等待撤药性出血。雄激素有拮抗雌激素，增强子宫肌肉及子宫血管张力作用，可改善盆腔充血，减少出血量，常用于更年期妇女。

④其他药物

A. 止血药：目的在于改善血小板功能，缩短凝血时间，降低血管脆性和通透性，改善微循环，刺激造血。方法：止血敏 250～500mg 肌内注射或静脉滴注，1 或 2 次/天；卡巴克洛（安络血）5～10mg 肌内注射，2 或 3 次/天或口服 5mg，3 次/天；维生素 K_4 4mg，口服，3 次/天；维生素 C 300mg 口服，3 次/天。

B. 抗纤溶药物：目的在于抗纤维蛋白溶解并抑制纤溶酶原激活因子。方法：①6－氨基己酸（EACA）4～6g 加入 10% 葡萄糖液 100ml 快速滴注（15～30min），后改为 1g/h 速率维持，总量 6～12g/d；②止血芳酸 300～500mg 加入 10% 葡萄糖液 100～200ml 滴注，总量 600～1000mg/d；③氨甲环酸（止血环酸）200～300mg 加入 10% 葡萄糖液中滴注，总量400～600mg/d。

C. 前列腺素合成酶抑制剂:①吲哚美辛(消炎痛)25mg,3 次/天,口服;②甲灭酸 250mg,3 次/天;③氯灭酸 200mg,3 次/天,口服。

D. 凝血因子和输血:如纤维蛋白原、血小板和新鲜血液输入。中药三七、云南白药也有良好止血效果。宫缩剂无明显止血效果。

2)调整周期:不论是青春期功血还是更年期功血,在止血治疗过后,均应该用生理剂量的性激素进行全周期或后半周期的治疗,借以恢复和保持正常周期,控制出血量,对下丘脑 - 垂体 - 卵巢轴亦能起积极调节作用。

①雌、孕激素序贯治疗:适用于青春期功血,己烯雌酚:1mg/d,连用 22 天,在用雌激素治疗的最后 10 天,每天加用安宫黄体酮片 10mg/d,或在用雌激素治疗的最后 5 天,每天肌内注射黄体酮注射液 20mg/d,停药后等待撤退性出血,通常按此方法治疗三个周期为一疗程。

②雌、孕激素并发治疗:适用于更年期或生育年龄的功血,如可用口服避孕药 1 号、2 号、0 号,这三种药物中任选其中一种应用,可从月经周期的第 5 天口服,1 片/天,连用 22 天,共 3 个周期为一疗程。

③孕激素疗法:适用于更年期和生育年龄的功血,于月经周期的后半期应用安宫黄体酮片 6 ～ 8mg/d,连用 10 天或 7 天;亦可用甲地孕酮片 4mg/d,连用 10 天或 7 天。在用孕激素的同时,每天加甲基睾丸素 5 ～ 10mg/d,含服。

④孕、雄激素疗法:适用于更年期功血患者,用安宫黄体酮片 8 ～ 10mg/d,连用 20 天;或用甲地孕酮片 4mg/d,连用 20 天。在用孕激素的同时,每天加甲基睾丸素 5 ～ 10mg/d,含服。

⑤促性腺激素释放激素激动剂(gonadotropin releasing hormone agonists, GnRHa):100 ～ 200μg/d,皮下注射,3 个月为一疗程。在开始治疗时刺激卵巢甾体激素的合成,使外周血中雌二醇浓度上升,若较长时间应用可消耗垂体的 GnRH 受体,导致促性腺激素分泌量减少,体内雌激素下降,造成去势状态,引起闭经。对严重功血的更年期妇女或近绝经期妇女适用,且对严重功血而又希望保留生育能力的年轻患者亦可应用,因为这种闭经是可逆的,一般停药 6 ～ 12 个月卵巢功能即可恢复。但临床很少应用。

(2)促排卵

1)氯蔗酚胺(clomiphene citrate):适用于青春期无排卵型功血,或希望生育的育龄妇女的无排卵功血亦可应用,于月经周期的第 5 天开始用药,50 ～ 100mg/d,每个周期只用药 5 天,但是可以重复用药 3 个周期,不宜长期应用,以防卵巢过度刺激综合征发生。

2)人绒毛膜促性腺激素(human chorionic gonadotropin, HCG):应用 HCG 时,常用 B 超监测卵泡发育,待卵泡发育接近成熟之前,可以用 1000 IU、2000 IU、5000 IU 依次肌内注射,连续 3 天,可以达到诱发排卵。

3)氯蔗酚胺与人绒毛膜促性腺激素联合应用:于月经周期的第 5 天,用氯蔗酚胺 50 ～ 100mg/d,连用 5 天,于用药的第 6 天(即月经周期的第 11 天)HCG1000IU 肌内注射,连用 2 天。

(3)其他:对顽固性功血或年龄较大且子宫内膜呈腺瘤型增生过长或不典型增生者,可选择子宫切除术或通过电凝切除子宫内膜。

3. 手术治疗

（1）刮宫术：最常用，既能迅速止血又有诊断价值。更年期功血患者激素治疗前宜常规刮宫，以排除子宫内器质性病变。对青春期功血刮宫应持慎重态度。

（2）子宫切除术：适用于年龄超过 40 岁，不能坚持用药物控制的功血及子宫内膜病理诊断为复杂性增生过长或已发生不典型增生患者。

（3）电凝或激光行子宫内膜去除术：仅用于年龄超过 40 岁的顽固性功血或对施行子宫切除术有禁忌证者。

八、预防

1. 避免引起本病的诱因，避炎暑高温、涉水冒雨，忌食辛燥和生冷饮食。

2. 加强营养，补充维生素和铁剂以改善全身状况。贫血严重者，需输血纠正。出血期间避免过度劳累和剧烈运动，保证充分休息和睡眠。加强心理护理，注意观察病情变化。

排卵性功血

排卵性功血（Ovulatory functional bleeding）较无排卵性功血少见，多发生于生育年龄妇女。主要为黄体功能异常。常见有黄体功能不足和子宫内膜不规则脱落两种类型。

黄体功能不足（luteal phase defect，LPD）

黄体功能不足指月经周期中有卵泡发育及排卵，但黄体期孕激素分泌不足或黄体过早衰退，导致子宫内膜分泌反应不良，引起异常子宫出血。

一、发病机制

黄体的发育健全有赖于垂体分泌足够水平的 FSH 和 LH，卵巢对 LH 也必须具有良好的反应并分泌足量甾体激素。卵泡发育不良、LH 排卵峰分泌不足、LH 排卵峰后 LH 低脉冲缺陷均可导致黄体功能不足。此外，生理性因素如流产后、分娩后及绝经前，也可能出现性腺轴功能紊乱，导致黄体功能不足的发生。

二、病理

黄体功能不足使孕激素分泌降低，使分泌期子宫内膜腺体呈分泌不良状况。也可观察到腺体与间质发育的不同步现象，或在内膜各个部位显示分泌反应不均。

三、临床表现与诊断

月经周期缩短，因此月经频发。有时月经周期虽在正常范围内，但卵泡期延长，黄体期缩短，以致患者不易受孕或孕早期流产。根据病史和妇科检查生殖器官无异常发现。基础体温双相型，但排卵后体温上升缓慢，上升幅度偏低，升高时间仅维持 9～10 日即下降（图 16－2），诊断性刮宫显示子宫内膜分泌反应不良，可诊断无排卵性功血。

四、治疗

1. 促排卵疗法　适合于卵泡成熟不良，黄体不健，不孕和习惯性流产者。方法：①CC－hCG；②hMG－hCG；③CC－hMG－hCG；④GnRHa 脉冲疗法；⑤各种 GnRHa 长、短周期联合 hMG、hCG 疗法等。

2. 辅佐黄体功能　适用于黄体功能不健和萎缩不全者。方法：①hCG 疗法；于排卵

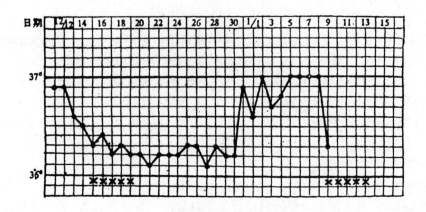

图 16 - 2　基础体温双相型(黄体期短)

期肌内注射 hCG 5000 ~ 10000U,5 天后,再肌内注射 5000U 辅佐黄体。或排卵后 3 天、5 天、7 天,每天肌内注射 hCG 2000U。②孕酮疗法:排卵后,安宫黄体酮 4 ~ 8mg/d,口服 10 天;或 BBT 上升后 3 天开始,肌内注射黄体酮 10 ~ 20mg/d,5 ~ 7 天。

3. 绒毛膜促性腺激素　于基础体温开始上升后第 3 日起,每日或隔日肌内注射 1 000 ~ 2 000IU,共 5 次,可起刺激及维持黄体功能的作用。

子宫内膜不规则脱落

黄体持续过久,未能及时萎缩,又称黄体萎缩不全。其特征是患者有排卵,黄体发育良好,但萎缩过程延长,导致子宫内膜不规则脱落,经期延长。

一、发病机制

黄体一般寿命多为 2 周,然后退化萎缩,通常在 3 ~ 5 日内完全退化,此时,内膜因缺乏雌、孕激素的支持而行经。当下丘脑 - 垂体 - 卵巢轴调节功能紊乱引起黄体退化萎缩时间延长,内膜持续受孕激素影响,以致不能如期完整脱落。

二、病理

正常月经期第 3 ~ 4 日时,分泌期内膜已全部脱落,代之以再生的增生期内膜。但在子宫内膜不规则脱落时,于月经期第 5 ~ 6 日仍能见到呈分泌反应的内膜或混杂出血坏死组织及新增生的内膜。

三、临床表现与诊断

表现为月经间隔时间正常,但经期延长,长达 9 ~ 10 日,且出血量多,严重者可出现贫血。诊断依据除典型的临床表现外,基础体温双相型,但下降缓慢(图 16 - 3)。诊断性刮宫在月经期第 5 ~ 6 日进行,内膜切片检查仍能见到呈分泌反应的内膜,且与出血期及增生期内膜并存。

四、治疗

常用以下方法。

1. 孕激素　有排卵型功血不论是黄体功能过早衰退还是黄体功能萎缩不全,均可将补充孕激素作为首选的药物,其具体用药时间以月经周期后半期投药为最好,这样用药可与月经周期中排卵后的黄体分泌的孕激素同步作用于子宫内膜,停药后发生撤退性出血。

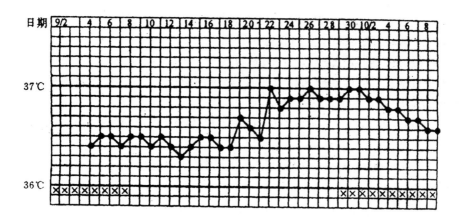

图 16 - 3　子宫内膜不规则脱落双相型基础体温

如在月经周期的最后 10 天应用安宫黄体酮 6 ~ 8mg/d 或甲地孕酮片 4mg/d。

2. 雌、孕激素联合疗法　经量过多或在月经期前、后有少量出血的生育年龄妇女,单纯使用孕激素治疗效果不好者,可以选用短效避孕药如 0 号、1 号、2 号三种中任选一种,在月经周期的第 5 天开始服用 1 片/天,连用 22 天,停药等待月经来潮,一般以 3 个周期为一疗程,如果病情需要可以用 2 个疗程。停药后观察月经恢复情况。

3. 绒毛膜促性腺激素　可促进黄体功能,用法同前。

第二节　闭　经

闭经(Amenorrhea)是妇科疾病中常见的症状。可由多种原因引起。根据其发生的原因,分为生理性闭经和病理性闭经两类。

一、病因及分类

月经是指子宫内膜周期性变化随之出现的周期性子宫出血。正常月经的建立和维持有赖于下丘脑 - 垂体 - 卵巢轴的神经内分泌调节,以及靶器官子宫内膜对性激素的周期性反应,其中任何一个环节发生障碍就会出现月经失调,甚至导致闭经。

1. 子宫性闭经　闭经的原因在于子宫,月经调节功能正常,卵巢有功能,但子宫内膜对卵巢不能产生正常的反应,称子宫性闭经。引起子宫性闭经的常见疾病有:

(1)先天性无子宫或子宫发育不良:如始基子宫、实体子宫,由于副中肾管不发育或发育不全所致,均表现为原发性闭经。

(2)子宫内膜损伤或粘连综合征:常发生在人工流产后、产后出血或流产后出血刮宫以后,多是由于刮宫过度,损伤了子宫内膜,造成宫腔粘连,出现闭经。

(3)子宫内膜结核:青春期前,体内任何脏器的结核感染可经血循环扩散到生殖器,也可由腹腔结核直接蔓延到生殖器,子宫内膜因结核感染而被破坏,最后形成瘢痕组织,失去功能,而表现为原发性闭经。如月经来潮后患病则表现为继发性闭经。

(4)子宫内膜反应不良:子宫内膜对卵巢分泌的性激素不起反应,无周期性改变,故无月经。

（5）子宫切除后或子宫腔内放射治疗后：因生殖道疾病切除子宫后或因某些子宫恶性肿瘤经腔内放射治疗破坏子宫内膜后而出现闭经。

（6）神经反射性刺激：如哺乳时间过长可使子宫内膜过度萎缩。

2. 卵巢性闭经　闭经的原因在于卵巢，卵巢性激素水平低落，子宫内膜不发生周期性变化而致闭经，常见的疾病有：

（1）先天性无卵巢或卵巢发育不良：如性染色体异常引起特纳氏综合征、真性卵巢发育不全。

（2）卵巢损坏或切除：卵巢组织因物理性创伤（如放射治疗、手术切除）、炎症或肿瘤全部被破坏。

（3）卵巢功能性肿瘤：如睾丸母细胞瘤、含肾上腺皮质瘤、卵巢门细胞瘤等，产生雄激素，抑制下丘脑－垂体－卵巢轴的功能而致闭经。卵巢颗粒细胞瘤、卵泡膜细胞瘤等产生雌激素，可抑制排卵，并使子宫内膜过度增生以致短暂闭经。

（4）无反应性卵巢综合征：此征可能由于细胞膜受体缺陷，使卵巢对垂体促性腺激素不敏感，而起对抗作用。

（5）卵巢功能早衰：妇女绝经期提早，40 岁前绝经者为卵巢功能早衰（premature ovarian failure，POF）。具有高促性腺素及低雌激素特征，卵巢组织学呈围绝经期或老年妇女绝经后的变化。

卵巢功能早衰其病因不明，可能有如下因素。

1）遗传学因素：因某种原因卵巢中贮存的始基卵泡先天性减少，出生后不断闭锁，至青春期仅剩下少数始基卵泡，不久即消失殆尽。可能与 X 性连锁遗传有关。进行性肌营养不良是一种 X 性连锁遗传病，发患者群中常并发出现卵巢早衰。

2）性腺发育不全：性腺呈条索状或卵巢小于正常的一半，卵泡缺如或少于正常，皮质层所含卵泡数的差异很大。染色体核型为 46，XX 或嵌合型 45，XO/46，XX，Xp－Xq 及 47，XXX，偶见 45，XO。

3）先天性酶的缺乏：如 17－羟化酶、碳链酶、3β－碳烃脱氢酶及 17－酮还原酶不足等以及半乳糖血症。

4）卵巢被破坏

①放射及化学治疗：放射及化学治疗对卵母细胞有损害作用，卵母细胞受损吸收以后，卵泡结构消失，纤维化导致卵巢功能衰退，放射剂量 >8Gy 导致永久性闭经，烷化剂如环磷酰胺等可导致卵巢功能受损。

②卵巢手术：卵巢双侧手术切除引起卵巢功能急性消失，一侧或部分卵巢切除可使剩余卵巢组织的功能寿命缩短。

③感染：儿童腮腺炎可导致病毒性卵巢炎，双侧输卵管卵巢脓肿可引起卵巢组织破坏。

④其他：环境中毒，如镉、砷、汞可损伤卵巢组织，吸烟也如此。

⑤免疫性损害：现在很多学者认为 20%～35% 的 POF 与卵巢受到自身免疫性损害有关，POF 是一种自身免疫性疾病或其他自身免疫性疾病累及卵巢后的表现。常见于自身免疫性甲状腺炎。

⑥促性腺激素作用障碍：卵巢在胚胎发育期因母体缺乏促性腺激素而引起卵泡闭锁过程加速，先天性无胸腺小白鼠模型支持这一学说，但在人类尚无类似证据。

3. 垂体性闭经　主要病变在垂体。垂体前叶的器质性疾病或功能失调可影响促性腺激素的分泌，从而影响卵巢出现闭经，主要疾病有：

(1)垂体损坏：垂体可因炎症、放射及手术等损伤而丧失部分或全部功能。较常见的是在大出血特别是产后大出血伴较长时间休克时，垂体缺血坏死，随之出现功能减退，不仅促性腺激素的分泌减少，尚可影响促甲状腺素及促肾上腺皮质激素的分泌，临床表现为闭经、消瘦、畏寒、乏力、性欲减退、毛发脱落、生殖器官及第二性征萎缩、产后乳汁分泌减少或无乳，并且低血压、低血糖、低基础代谢，称为垂体功能减退症或席汉氏综合征。

(2)垂体肿瘤：位于蝶鞍内的脑腺垂体的各种腺细胞，都可发生肿瘤，尚有发生在蝶鞍上方的颅咽管瘤，种类很多，按电镜和临床资料以及其所分泌的激素，可分为生长激素腺瘤、催乳素腺瘤、促甲状腺激素腺瘤、促性腺激素腺瘤的混合瘤、无功能的垂体腺瘤等。根据不同性质的肿瘤出现不同的有关症状，但多有闭经的表现。

(3)原发性垂体促性腺功能低下：为一种罕见的遗传病。卵巢内的始基卵泡不能生长发育，表现为原发性闭经、内外生殖器官及第二性征不发育。

4. 下丘脑性闭经　最常见的一类闭经，由于下丘脑功能失调而影响垂体，进而影响卵巢而引起闭经，其病因复杂，可由于中枢神经器质性病变、精神因素、全身性疾病、药物和其他内分泌机能紊乱而引起。

(1)精神、神经因素：过度精神紧张、恐惧、忧虑等精神创伤，切盼或担忧妊娠、生活环境改变，寒冷等各种外界刺激因素，均可扰乱中枢神经和下丘脑功能，从而影响垂体功能，常先出现排卵障碍，然后卵泡不能发育终至闭经。

(2)消耗性疾病或营养不良：全身消耗性疾病如胃肠道功能紊乱、神经性厌食、重度贫血、严重肺结核、血吸虫病、疟疾等都可引起营养不良，影响下丘脑促性腺激素释放激素的合成与分泌，从而导致闭经。

(3)药物抑制综合征：少数妇女注射长效避孕针或口服避孕药后继发闭经，这是由于药物抑制下丘脑分泌促性腺激素释放激素所致。多见于原有月经不调或流产后、产后过早服用避孕药者。此外，某些药物，如吩噻嗪类镇静剂，在常用剂量范围内，也可影响下丘脑功能而引起闭经。

(4)闭经溢乳综合征：患者除闭经外，尚有持续性乳汁分泌及内生殖器萎缩。下丘脑生乳素抑制因子或多巴胺分泌减少引起异常泌乳，促性腺激素释放激素分泌不足导致闭经。此病常发生在产后断乳后，也可由口服避孕药、长期服用利血平、氯丙嗪、眠尔通等药物引起。

(5)多囊卵巢综合征：患者主要表现闭经、不孕、多毛、肥胖、伴双侧卵巢多囊性增大、其雄烯二酮和睾酮分泌量增多而雌激素产量相应减少。发病原因尚不清楚，可能与下丘脑－垂体功能失衡，LH/FSH 比例偏高有关。

(6)其他内分泌腺功能异常：肾上腺、甲状腺、胰腺等功能紊乱时也可影响月经。如肾上腺皮质功能亢进时的柯兴氏综合征，肾上腺皮质功能减退时的阿狄森氏病、甲状腺功能减退、糖尿病等，均可通过下丘脑影响垂体功能而引起闭经。

二、诊断

闭经只是一个症状,诊断时首先必须寻找引起闭经的原因,即下丘脑－垂体－卵巢轴的调节失常发生在哪一环节,然后再确定是何种疾病所引起。

1. 询问病史　闭经发生的期限及伴发症状(如溢乳、肥胖、多毛等),发病前有无精神因素、环境改变、各种疾病和用药情况等诱因。详细了解月经史、婚育史(孕产次、人工流产情况、分娩及哺乳情况)、避孕方法,以及既往史、个人史有无先天性缺陷,自幼生长发育过程和双亲婚育史及家族史,以及院外治疗用药情况。

2. 体格检查　注意患者精神状态、营养、全身发育及智力状况、身高及体重,有无侏儒、颈蹼、黏液水肿、肢端肥大、有无多毛,并挤双乳观察有无乳汁分泌。注意女性第二性征的发育情况,如音调、乳房发育、阴毛及腋毛情况、是否呈女性特有的体态,如骨盆横径较大、胸部及肩部皮下脂肪较多。妇科检查注意内外生殖器发育,有无先天性畸形和肿瘤。

3. 辅助诊断方法

(1)子宫功能检查。

1)诊断性刮宫:刮宫可以了解子宫腔的大小、宫颈或宫腔有无粘连以及子宫内膜情况。刮出物送病检,有助于子宫内膜结核的诊断与了解性激素的水平。

2)子宫输卵管碘油造影:有助于诊断生殖系统的发育不良、宫腔粘连及生殖道结核等。

3)宫腔镜检:对疑有宫腔粘连者可在宫腔镜直视下明确有无粘连、粘连部位与范围,还可分离粘连进行治疗。

4)腹腔镜检查:可直接观察子宫、输卵管和卵巢等,需要时做活组织检查。

5)药物试验、孕激素试验、雌激素试验观察子宫内膜有无反应。

(2)卵巢功能检查

1)基础体温测定:如呈双相型,提示虽无月经来潮,而卵巢功能正常,有排卵和黄体形成。

2)阴道脱落细胞检查:观察表、中、底层细胞的百分比,表层细胞百分率越高,反映雌激素水平越高。

3)宫颈黏液检查:涂片如见羊齿状结晶,羊齿状结晶越明显,越粗,反映雌激素作用越强;如见成排的椭圆体,提示在雌激素作用基础上,有孕激素影响。

4)血雌激素、孕激素含量测定:如血中雌激素、孕激素含量低,提示卵巢功能异常或衰竭。

(3)垂体功能检查

1)测定血中 FSH、LH 的含量:正常值 FSH 为 5～40IU/L,LH 为 5～25IU/L,排卵时最高值为正常时的 3 倍。如 FSH、LH 均低于正常值,表示垂体功能低下。如 FSH、LH 高于正常水平,提示卵巢功能低下。

2)垂体兴奋试验:静脉推注 LH－RH 后,测定血中 LH 含量变化。如 LH 值高于推注 LH－RH 前的 2～4 倍,提示垂体功能良好。如不升高或升高很少,说明病变可能在垂体。

3)蝶胺摄片:疑有垂体肿瘤时,可做蝶鞍摄片。肿瘤较大而影响蝶鞍骨质及鞍腔者,

X线平片即可辨认。如肿瘤微小,需做蝶鞍多向断层摄片或电子计算机断层检查。

4)其他:CT、MRI等检查,除外垂体肿瘤。

4. 闭经检查步骤 见图16-4。

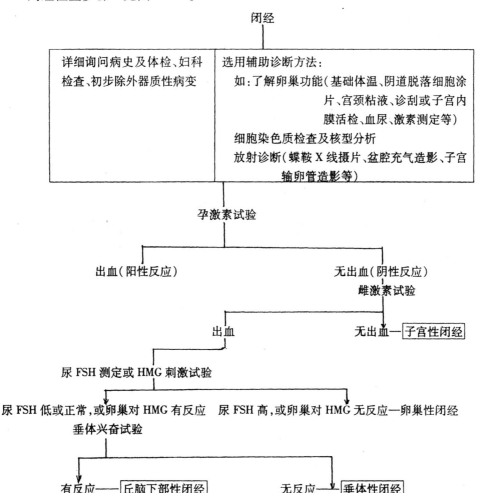

图16-4 闭经检查步骤

(1)子宫性闭经

1)基础体温双相型,连续阴道涂片或宫颈黏液检查结果均表示有排卵。

2)用孕酮试验和雌激素试验的均不能导致子宫内膜发生撤退性出血。

3)诊断性刮宫时取不出子宫内膜或发现宫腔有粘连。

(2)卵巢性闭经

1)基础体温单相型,阴道涂片或宫颈黏液提示无排卵及雌激素水平低落。

2)孕激素试验阴性,雌激素试验阳性。

3)24小时尿FSH>52.8小白鼠子宫单位,血清FSH放射免疫测定>40min/ml,LH也高于正常。

4)血雌二醇降低。

（3）垂体性闭经

1）有产后大出血或感染史，有头痛、视力减退或偏盲、肥胖、多毛、紫纹及泌乳等症状。

2）基础体温单相型，阴道涂片及宫颈黏液提示激素水平低落。

3）血 E_2 水平低，溢乳时查血催乳素（PRI）>20ng/ml。

4）人工周期后有撤药性出血。

5）血、尿 FSH 及 LH 水平低下，肌内注射 LH－RH100μg 后不增加。

6）颅骨蝶鞍区 X 线摄片可见有异常。

三、诊断标准

1. 下丘脑性闭经

（1）有精神紧张，消耗性疾病，特殊药物抑制（如避孕药、镇静药）及其他内分泌腺功能异常的表现等。

（2）血、尿 FSH 及 LH 水平低下，在肌内注射 LH－RH100μg 后能升高。

（3）阴道涂片、宫颈黏液示雌激素水平低。

（4）人工周期后有撤药性出血。

2. 其他内分泌功能异常闭经

（1）全身检查，肥胖且伴有紫纹，多毛提示可能为柯兴氏综合征，肥胖而无紫纹，多毛，可能是肥胖生殖无能综合征（为颅底创伤、肿瘤、蝶鞍范围内的血管瘤、颈内动脉的动脉瘤和颅咽痛等大都侵犯蝶鞍上区，是引起本病的主要病因）。

（2）了解肾上腺皮质功能可做 24 小时尿液 17－羟及 17－酮含量测定。怀疑甲状腺功能病变可做 T_3、T_4 及甲状腺吸碘检查。

四、鉴别诊断

1. 早孕　除月经停闭外，常有晨起呕恶、倦怠、嗜睡畏食、择食等妊娠反应。妇科检查子宫增大与停经月份相符合。尿妊娠试验阳性。亦可通过超声波检查以资鉴别。

2. 闭经泌乳综合征　除闭经外，还有溢乳，并伴生殖器官萎缩。

五、治疗

闭经的治疗原则为早期诊断，早期治疗。一旦诊断清楚则采取支持疗法改善全身健康情况和心理状态；针对病因治疗，相应的性激素替代治疗，调节下丘脑－垂体－卵巢轴的周期关系，恢复月经周期；对于继发性闭经要以预防为主；对一时性闭经如服避孕药后引起的闭经可短期观察。

1. 一般治疗　全身体质性治疗和心理学治疗在闭经中占重要地位。若闭经由于潜在的疾病或营养缺乏引起，应积极治疗全身性疾病，提高机体体质，供给足够的营养，保持标准体重。若闭经受应激或精神因素影响，则应进行耐心的心理治疗，消除精神紧张和焦虑。

2. 病因治疗　治疗引起闭经的器质性病变。如结核性子宫内膜炎应积极抗结核治疗；宫腔粘连者行宫颈、宫腔粘连分离术；先天性畸形如处女膜闭锁、阴道横膈等可手术切开或成形术；卵巢或垂体肿瘤可行手术或放射治疗；口服避孕药引起的闭经应停药，月经多在半年内恢复。

3. 雌、孕激素替代治疗　因某种疾病或某些因素使卵巢破坏,造成卵巢功能早衰或无功能,不能产生激素时,采用激素替代治疗,以促进或维持患者适宜的生理与心理状态,一般采取人工周期疗法。

(1)小剂量雌激素周期疗法:己烯雌酚每日 0.5 ~ 1mg,连用 20 天,口服,停用 8 ~ 10 天,重复如上 2 ~ 3 周期。可促进垂体功能,分泌黄体生成素,从而增加卵巢分泌雌激素,并促进排卵。

(2)雌、孕激素序贯疗法:作用在于抑制下丘脑 - 垂体轴,停药后月经可能恢复并排卵。己烯雌酚每日 1mg,连用 20 ~ 22 天,在后 10 天加服安宫黄体酮每日 8 ~ 20mg,或在后 5 ~ 7 天加黄体酮每日 10 ~ 20mg,肌内注射。

(3)雌、孕激素并发疗法:其作用是抑制垂体促性腺激素,停药后可有回跳反应而使月经恢复并排卵。用口服避孕药每晚 1 片,连服 22 天停药。自撤药性出血第 5 天起,开始第二疗程,共用 3 ~ 6 个周期。

4. 诱发排卵　要求生育而卵巢功能未衰竭者,可根据不同病因采用不同激素或其类似物诱发排卵。氯蔗酚胺每日 50 ~ 150mg,共 5 天。首先 1 ~ 2 周期应以小剂量每日 50mg 开始。用于卵巢和垂体有正常反应、下丘脑功能不足或不协调者,以纠正其功能而诱发排卵。对于垂体功能不全可用人绝经期促性腺激素(HMG)及人绒毛膜促性腺激素(HCG)以促进卵泡发育成熟以致排卵而有黄体形成。每日肌内注射 HMG1 ~ 2 支(75 ~ 150IU),连续 7 ~ 14 天。当尿中雌激素 24 小时达 60 ~ 100μg,B 超检查显示发育卵泡直径达 16 ~ 25mm 时,肌内注射 HCG1000 ~ 3000IU。对下丘脑功能不足,以致 LHRM 分泌不足者,可采用脉冲式微量 LHRH 注射法,诱发排卵。

5. 溴隐亭　是目前应用最普遍的药物,是一种半合成麦角碱的衍生物,多巴胺能增效剂,其药理作用为直接作用于垂体,抑制泌乳素细胞的增殖、PRL 的合成与分泌,使泌乳素瘤减小;激动中枢神经系统的多巴胺受体,降低多巴胺在体内的转化;促进 PRL 的代谢。初服量为 1.25mg,每日 1 ~ 2 次,与食物同服下,如连服 3d 无不适,可逐渐加量,常用剂量为 5 ~ 7.5mg/d。也可阴道用药 2.5mg 或 5mg,放入阴道深处,每日 1 次,吸收效果好,99% 进入全身血液循环,避免通过肝脏代谢,能更好地发挥药物作用,亦能减轻胃肠道反应。阴道内用小剂量溴隐亭(2.5 ~ 7.5mg/d)对精子功能无明显干扰作用。

6. 长效溴隐亭针　每 28 天肌内注射一次,每次 50 ~ 100mg,最大剂量 200mg,效果好而不良反应小,可有效抑制 PRL 水平及减小肿瘤体积。用于对溴隐亭耐药或不能耐受的泌乳素瘤患者,它能降低大腺瘤的泌乳素水平,恢复正常垂体功能。

7. 诺果宁(norprolac)　是一种非麦角碱类多巴胺 D_2 受体激动药,为新一代特异、高效抗 PRL 药物。用法为治疗最初的剂量为 25μg/d,第 2 天、第 3 天为 50μg/d,从第 7 天开始 75μg/d,维持量一般为 75 ~ 150μg/d,于晚餐时服或睡前与一些食物同服。该药使用安全,不良反应轻。大剂量时可出现头痛、头晕、恶心、呕吐等。

第三节　痛　经

凡在行经前后或月经期出现下腹疼痛、坠胀、腰酸或并发头痛、乏力、头晕、恶心及其他不适,影响工作和生活质量者称为痛经（Dysmenorrhea）。痛经分为原发性和继发性两类,前者指生殖器官无器质性病变的痛经,后者指由于盆腔器质性病变如子宫内膜异位症、盆腔炎或子宫颈狭窄等引起的痛经。本节只叙述原发性痛经。

一、病因

1. **精神、神经因素**　痛经常发生于严重精神抑郁、焦虑、恐惧及精神过度紧张的患者,由于对月经产生恐惧心理,使疼痛降低,无法忍受月经期的不适,而致痛经。

2. **内分泌因素**　痛经常发生于有排卵周围,无排卵周期一般不发生疼痛,因此认为痛经与体内孕激素水平增高有关。分泌期子宫内膜可产生大量的前列腺素,尤其是前列腺素 $F_{2\alpha}$ 增高明显,前列腺素 $F_{2\alpha}$ 过多,作用于子宫及其血管,引起痉挛性收缩,造成子宫血运不足,组织缺氧,产生疼痛。部分前列腺素 $F_{2\alpha}$ 还可进入血循环,引起胃肠道平滑肌收缩,产生恶心、呕吐及腹泻等症状。

二、临床表现

原发性痛经在青少年期常见。文献统计,初潮后第一年内发生原发性痛经的占75%,第二年内为13%,第三年内为5%,第4年内为4%。多在初潮后 6~12 个月发病,这时排卵周期多已建立,在孕激素作用下,分泌期子宫内膜剥脱时经血 PG 含量显著高于增生期内膜经血中浓度。主要症状为下腹疼痛,常于经前数小时开始,月经第一天疼痛最剧,多呈痉挛性疼痛,持续时间长短不一,从数小时至 2~3 天。严重者常伴有面色苍白、出冷汗、恶心、呕吐、头痛等。疼痛一般位于下腹部,也可放射至腰骶部、外阴及肛门。妇科检查无异常发现。

三、诊断和鉴别诊断

诊断原发性痛经,主要是排除盆腔器质性病变的存在。完整地采集病史,做详细的体格检查,尤其是妇科检查,必要时结合辅助检查,如 B 超、腹腔镜、宫腔镜、子宫输卵管碘油造影等,排除子宫内膜异位症、子宫腺肌症、盆腔炎症等,以区别于继发性痛经。另外,还要与慢性盆腔痛区别,后者的疼痛与月经无关。

关于疼痛程度的判定,一般根据疼痛程度对日常生活的影响、全身症状、止痛药应用情况而综合判定。轻度:有疼痛,但不影响日常生活,工作很少受影响,无全身症状,很少用止痛药;中度:疼痛使日常生活受影响,工作能力亦受到一定影响,很少有全身症状,需用止痛药且有效;重度:疼痛使日常生活及工作明显受影响,全身症状明显,止痛药效果不好。

四、治疗

1. **一般治疗**　加强锻炼,增强体质,注意经期保健,重视精神心理治疗,必要时适当应用镇痛、镇静、解痉药。

2. **药物治疗**

（1）镇痛解痉药:季铵类抗 M 胆碱受体药可以解除平滑肌痉挛,起到解痉镇痛作用。阿托品:0.3~0.6毫克/次,口服,针剂0.5毫克/支,皮下注射;山莨菪碱(654-2):片剂5毫克/片,1~2 片/次,口服,针剂5毫克/支,皮下注射。注意:青光眼、麻痹性肠梗阻患者禁用。颠茄片也有解痉镇痛作用,8mg,3 次/天,口服。

（2）前列腺素拮抗药:前列腺素可诱发子宫平滑肌收缩,产生分娩样下腹痉挛性绞痛。前列腺素拮抗药均可抑制环氧合酶系统而减少前列腺素。常用的药有以下几种：

1）阿司匹林：0.3～0.6克/次，3次/天；不良反应为胃肠道反应、过敏反应。

2）吲哚美辛（消炎痛）：25mg，2～4次/日，口服。本品的抗炎镇痛效果较阿司匹林强20～30倍。长期服用有头痛、眩晕、胃肠道反应、白细胞下降、肝炎、与阿司匹林有交叉过敏等。吲哚美辛还有2种剂型。一是栓剂，如消炎痛栓，为直肠给药。药物50%以上不通过肝脏而直接进入血液作用于全身。这就避免了口服时引起的胃、肠、肝不良反应。一般1枚/日。另一种为吲哚美辛缓释片如久保新（商品名），药物作用持续时间长，不良反应相对较低。

3）布洛芬：0.2～0.4克/次，4次/日。长期服用有恶心、皮疹、眩晕，与阿司匹林有交叉过敏，胃肠道反应较吲哚美辛与阿司匹林少。芬必得为其缓释胶囊，0.3～0.6克/次，3次/日。

前列腺素拮抗药类药物还有甲氯芬那酸（甲氯灭酸）、氟芬那酸（氟灭酸）、萘普生等。

（3）口服避孕药：有避孕要求者，可采用短效口服避孕药抑制排卵达到止痛的效果。口服避孕药可有效治疗原发性痛经，使50%的患者痛经完全缓解，40%明显减轻。口服避孕药可抑制内膜生长，降低血中前列腺素、血管紧张素胺及缩宫素水平，抑制子宫活动。原发性痛经妇女，子宫活动增强部分是由于卵巢激素失衡，可能是黄体期或月经前期雌激素水平升高所致，雌激素可以刺激 $PGF_{2\alpha}$ 和血管紧张素胺的合成、释放。口服避孕药可能通过改变卵巢激素的失衡状态，抑制子宫活动。

（4）钙离子通道阻滞药：硝苯地平（Nifedipine）可以明显抑制缩宫素引起的子宫收缩，经前预服10mg，每日3次，连服3～7日，或痛经时舌下含服10～20mg，均可取得较好效果，该药毒性小，不良反应少，安全有效，服药后偶有头痛。

（5）β肾上腺素受体激动药：特布他林（间羟舒喘宁，Terbutaline）治疗原发性痛经，有一定疗效，但不良反应较 NSAID 为多。

（6）中药：中医认为不通则痛，痛经是由于气血运行不畅，治疗原则以通调气血为主。应用当归、芍药、川芎、茯苓、白术、泽泻组成的当归芍药散治疗原发性痛经，效果明显，并且可以使血中的 $PGF_{2\alpha}$ 水平降低。

第四节　围绝经期综合征

围绝经期是女性卵巢功能逐渐衰退直至完全消失的一个过渡时期，指从接近绝经出现与绝经有关的内分泌、生物学和临床特征起至绝经一年内的期间，即绝经过渡期（40岁后至绝经后1年）。一般发生于45～55岁的女性。绝经（Menopause）指月经完全停止1年以上。绝经是每一位女性生命进程中必然发生的生理过程，提示卵巢功能衰退，生殖能力终止。我国城市妇女的平均绝经年龄为49.5岁，农村妇女为47.5岁。

一、病因

1. 卵巢功能衰退　卵泡数量和质量下降，卵巢分泌的雌激素水平下降，垂体促性腺激素分泌增加，残存的卵泡对其反应性降低或丧失，最终导致卵泡不再发育。

2. 雌激素　卵巢功能衰退后，使雌激素水平减低，但同时使 FSH 的分泌量增加，进一步刺激了雌激素的分泌。随着卵泡对 FSH 的敏感性降低,卵泡生长发育逐渐停止,雌激素水平开始下降。

3. 孕激素　因卵巢排卵功能明显衰退,孕激素分泌减少。

4. 促性腺激素　绝经后雌激素水平下降,减弱对下丘脑的负反馈,使 GnRH 的分泌量增加,进而使垂体释放 FSH 和 LH 增加。绝经后 2～3 年 FSH 和 LH 达最高水平,其中 FSH 升高较 LH 更显著。

5. 催乳激素　雌激素在围绝经期抑制下丘脑分泌催乳激素抑制因子,使催乳激素水平升高,在绝经后随着雌激素水平的下降,下丘脑分泌 PIF 增加,催乳激素水平降低。

二、临床表现

1. 生殖系统症状

(1)月经紊乱:多数由稀发而逐渐绝经,少数人由月经不规律而渐绝经。

(2)生殖器官萎缩:阴道、子宫逐渐萎缩,阴道干燥疼痛,外阴瘙痒。盆底肌肉松弛,易出现子宫脱垂和阴道壁膨出。

(3)泌尿系症状:由于尿道括约肌松弛,可出现尿失禁,容易发生感染。

(4)第二性征:逐渐退化,乳房逐渐萎缩。

2. 雌激素水平下降引起的症状

(1)血管舒缩症状:是围绝经期的典型表现。患者自感胸部向颈部和面部涌向的烘热感,同时伴有上述部位皮肤弥散性或片状发红,继之出汗,潮热突然出现,持续时间数秒至数分钟,伴有头痛、口干、心悸、烦躁等表现,在夜间或情绪变化后更易出现。出现此症状的主要原因是雌激素减少导致血管舒缩功能失调。此种血管舒缩症状可历时 1 年,有时长达 5 年之久。

(2)精神神经症状:雌激素的减少使患者出现情绪、记忆和认知功能障碍的症状,临床上可出现情绪烦躁、易激动、失眠、注意力不集中、多言多语等兴奋型表现,也有的患者出现抑郁型表现如烦躁、焦虑、内心不安、惊慌恐惧和记忆力减退等。

(3)心血管症状:雌激素水平降低后可因血管舒缩功能失调,导致以收缩压升高为主要表现的围绝经期高血压。同时由于雌激素减少可使血胆固醇水平升高,各种脂蛋白增加,而低密度脂蛋白增加的幅度高于高密度脂蛋白,使绝经期妇女患心脑血管疾病的风险增加。

(4)泌尿、生殖道症状:外阴、阴道萎缩、干燥、性交痛。约 40% 绝经后妇女出现压力性尿失禁。主要原因是尿道黏膜萎缩而管腔变宽,同时盆底肌肉张力下降,当腹压增加时即不能控制而溢尿;由于尿道变宽,上行感染的机会增加,容易并发泌尿道感染。

(5)骨质疏松:围绝经期妇女由于雌激素的降低,约 25% 的妇女患有骨质疏松症,患者可出现急慢性的腰背部疼痛,身材变矮,严重者导致骨折。

三、实验室及其他检查

1. 基础体温　呈单相。宫颈黏液示无排卵。内膜活检可见增生期或增生过长,无分泌期变化。

2. 阴道细胞学检查　显示以底、中层细胞为主。

3. 激素测定　雌激素可降低或正常,促性腺激素(FSH)升高。还应测定血或尿的游离皮质醇、甲状腺素(T_3、T_4、TSH)、甲状旁腺素等。

4. 生化检查　血钙、血磷、血糖、血脂及肝肾功能测定:尿糖、尿蛋白、24 小时尿钙/肌酐、24 小时尿羟脯氨酸/肌酐比值测定。

绝经后妇女是经过尿液排钙的增加使骨钙丢失的,空腹尿钙来源于骨钙,空腹尿羟脯氨酸来源于骨的胶原,二者间接反映骨吸收情况。测定 24 小时尿钙/肌酐、24 小时尿羟脯氨酸/肌酐比值比较方便,可避免测 24 小时尿。定期测定可预测骨丢失速度。正常妇女空腹尿钙/肌酐比值为 0.06 ± 0.04,绝经期妇女比值为 0.14 ± 0.01。

5. 影像学检查

(1)B 型超声:可了解子宫卵巢情况,排除妇科器质性疾病。骨的超声波通过骨的速度及振幅衰减反映骨矿含量及骨结构,但对其应用价值有不同意见。

(2)骨量测定:是帮助确诊骨质疏松症,有单、双光子骨吸收测量法和定量计算机层面扫描法。前者测定骨矿含量,精确度较差。后两者的测值与脊柱骨质疏松密切相关,可进行全身骨骼的检测,测定骨密度,但价格昂贵,不能用做普查。

测量骨矿含量和骨密度有很多方法,以骨矿含量或骨密度低于正常青年人均值的 2.5 个标准差以上,作为诊断骨质疏松的标准。低于 1~2.5 个标准差,为骨含量减少,是预防干预的对象。

(3)X 线:不能准确提示骨量减少,在骨丢失 30% 以上才能显示。但可准确诊断骨折。

四、诊断

1. 多发生于 45 岁以上的妇女,多有月经不规则或闭经,以及出现潮热、出汗、心悸、抑郁、易激动与失眠等症状。

2. 第二性征可有不同程度地退化。

3. 生殖器官可有不同程度地萎缩,有时并发老年性阴道炎。

4. 血、尿 FSH 及 LH 明显升高。

五、鉴别诊断

1. 原发性高血压　家族有高血压史,多年来以高血压为主症,病程缓慢,发作期收缩压和舒张压同时升高,晚期常并发心、脑、肾损害。

2. 心绞痛　每因劳累过度、情绪激动或饱餐等诱发胸骨后疼痛,甚至放射至左上肢,持续 1~5 分钟,经休息或舌下含服硝酸甘油片后,症状得以缓解和控制。

3. 子宫肌瘤、子宫内膜癌　子宫肌瘤好发于 30~50 岁的女性,子宫内膜癌多发生于 50 岁以上者。二者均可见不规则阴道出血,前者通过妇科检查和 B 超可行鉴别,后者通过诊断性刮宫病检可与围绝经期月经失调鉴别。

4. 尿道及膀胱炎　虽有尿频、尿急、尿痛,甚至尿失禁,但尿常规化验可见白细胞,尿培养有致病菌,经抗感染治疗能迅速缓解和消除症状。

5. 增生性关节炎　脊柱、髋、膝等关节酸痛和发僵,且随年龄增长而加重。X 线检查,关节有骨质增生,或有骨刺,或关节间隙变窄等。

六、治疗

为缓解围绝经期的临床症状,提高妇女的生活质量,预防或治疗骨质疏松等老年性疾病,可选择相应的治疗措施以帮助妇女顺利度过围绝经期。

1. 一般治疗　为预防骨质疏松,围绝经期妇女应坚持体格锻炼,增加日晒时间,摄入足量蛋白质及含钙丰富食物,并补充钙剂以减慢骨的丢失。适当的运动,可以刺激骨细胞的活动、维持肌张力、促进血液循环,有利于延缓老化的速度及骨质疏松的发生。围绝经期精神症状可因神经类型不稳定或精神状态不健全而加剧,故应进行心理治疗。谷维素20mg,每日3次,有助于调节自主神经功能。必要时可夜晚服用艾司唑仑2.5mg以助睡眠。α受体阻滞剂可乐定(Clonidin)0.15mg,每日2～3次,可缓解潮热症状。

2. 绝经及绝经后期激素替代疗法　多数学者推荐绝经后采用激素替代治疗,理由是合理用药方案及定期监护可将雌激素的潜在有害因素完全消除或降到最低程度。而且,激素替代对妇女生活质量的有益作用远远超过其潜在的有害作用。

(1)适应证:雌激素替代治疗适用于具有雌激素水平低落症状或体征而无禁忌证者。由于雌激素减少对健康的危害始于绝经后,故应于绝经早期用药。

(2)禁忌证:①绝对禁忌证有妊娠、不明原因子宫出血、血栓性静脉炎、胆囊疾病、肝脏疾病。②相对禁忌证有乳癌病史、复发性血栓性静脉炎病史或血栓、血管栓塞疾病。

(3)药物制剂及剂量选择:主要成分是雌激素。有子宫者,用雌激素同时必须配伍孕激素以对抗单一雌激素对子宫内膜刺激引起的子宫内膜增生过长病变和阻止子宫内膜癌的发生。

1)雌激素

①己烯雌酚(diethylstilbestrol,DES):为合成非甾体激素,肌内注射较口服作用强,不良反应较重,易引起消化道反应和突破性出血。

②炔雌醇(ethinyl estradiol, EE):为甾体类雌激素的衍生物;是半合成雌激素,是强效雌激素,活性为己烯雌酚的20倍,由于雌激素作用强,因而国外学者提出不合适用作HRT中的雌激素。目前是口服避孕药中的雌激素成分。

③尼尔雌醇(nilestriol,维尼安):是半合成雌激素,口服吸收后贮存于脂肪组织,缓慢释放,代谢为乙炔雌三醇起作用,是口服长效雌激素。用于HRT疗效明显,选择性地作用于阴道和子宫颈管,对子宫内膜也有促生长作用。

④雌酮(estrone, E_1):为天然雌激素,雌激素活性较 E_2 弱,但可转化为 E_2 在靶细胞起作用。国外有硫酸哌嗪雌酮(estropipate)等,国内尚无此药,也用于HRT。

⑤雌二醇(E_2):为天然雌激素,在循环中与性激素结合蛋白结合,非结合的亲酯游离 E_2 分子进入靶细胞,与雌激素受体结合发挥生物效应。E_2 在体内停留时间最长,因而雌激素活性最强,是体内起主要作用的雌激素。E_2 经微粉化处理后可在消化道内迅速吸收,口服数周后,血 E_2 浓度达稳态。

丹麦产的诺坤复(estrofeh)为该类产品,即17β-雌二醇,欧洲将其广泛应用于HRT。

戊酸雌二醇(estradiol vaerate, E_2V):是 E_2 的酯类,口服后在消化道迅速水解为 E_2,药代与药效与 E_2 相同,也归天然雌激素。商品名为补佳乐。

⑥雌三醇(estriol,E_3):是 E_2、E_1 的不可逆代谢产物,是天然的雌激素,雌激素活性较小,选择作用于生殖道远端,对子宫内膜影响小。有片剂和栓剂,阴道用药为雌三醇栓或药膏。

⑦妊马雌酮(商品名 premarin,倍美力):从孕马的尿中分离,是天然的复合雌激素,其中 45% 为硫酸雌酮(E_1S),55% 是各种马雌激素。代谢复杂,药物作用也较复杂,临床用于 HRT 历史最久,目前仍在探讨其用药的复杂性。预防骨质疏松效果较好。并可使心肌梗死的发病率降低达 50%。有片剂和阴道用霜剂。

⑧贴膜 E_2(transdermal patch):所含的 E_2 储存在贴膜的药库或基质内,缓慢稳定的释放 E_2,0.05mg 的皮贴膜每日向体内释放 $50\mu gE_2$。多数剂型为每周 2 帖。进口的贴膜有妇舒宁(药库型)、得美舒(基质型)、松奇(基质型);国内产品有更乐和伊尔帖片。

⑨皮埋片 E_2(subcutaneous pellets):片内有结晶型 E_2,植入皮内 1 片,每片有 25mg、50mg、100mg E_2 等,可稳定释放 E_2 6 个月。

⑩爱斯妥凝胶(oestrogel):为一种涂抹胶(Percutaneous gel),含有乙醇的胶状物,涂抹在臂、肩和腹部皮肤,透过表皮的 E_2 储存在角质层内,缓慢释放,每日涂 1 次。

⑪诺舒芬(vagifen):是一种片剂,含 0.025mg 的 E_2,为阴道用药。

⑫E_2 环(estring):每日释放 $7.5\mu gE_2$,一环可使用 3 个月,可自由取出和放入。

⑬普罗雌烯(colpotrophing,更宝芬):是一种特殊的雌二醇-雌二醇二醚,特殊的分子结构使其不能被皮肤及阴道上皮细胞吸收,具有严格的局部作用。营养外阴、阴道、尿道上皮细胞,常用于雌激素缺乏引起的外阴、阴道、尿道萎缩及炎症改变。有胶囊和软膏 2 种剂型。

2)孕激素制剂:最常用的是甲羟孕酮,可根据各种方案选用不同剂量。

3)雌孕激素复方制剂

①倍美盈:每盒包装 28 片,其中前 14 片每片只含结合雌激素 0.625mg,后 14 片每片含结合雌激素 0.625mg 及甲羟孕酮 5mg,适用于周期性序贯激素替代治疗。

②倍美安:每盒包装 28 片,每片含结合雌激素 0.625mg 及甲羟孕酮 2.5mg,适用于连续联合激素替代治疗。

③诺康律(Triseqens):是一种天然人体雌激素及孕激素的复方制剂,三相片模拟妇女自然的月经周期,适用于周期性序贯疗法。日历盘包装,每盘含 28 片,于月经第 5 天开始服用,每日 1 片。

④诺更宁(Kliogest):是一种含有适当比例的人体天然雌激素及孕激素的复方制剂,适用于连续联合疗法,日历盘包装,每盘含 28 片,每片含微粉化雌二醇 2mg 及醋炔诺酮 1mg,每日 1 片。

⑤克龄蒙(Climen):日历式包装,每板含有 11 片戊酸雌二醇,每片含戊酸雌二醇 2mg 及 10 片戊酸雌二醇与醋酸环丙孕酮复方片剂,每片含戊酸雌二醇 2mg,醋酸环丙孕酮 1mg。适用于周期性序贯疗法,按顺序服用,停药 7 天后再开始下一个周期。克龄蒙中含有孕激素醋酸环丙孕酮,有抗雄激素作用,并可维持血清中脂蛋白的水平稳定。因此,雌二醇在脂肪代谢中的积极作用被充分利用,有助于预防心血管系统动脉硬化的发生。

⑥7-甲异炔诺酮(Tibolone):商品名为利维爱,是一种仿性腺甾体激素,在体内代谢后可与雌、孕及雄激素受体结合,兼有这三种激素弱的活性。每片 2.5mg,适用于绝经后妇女使用,有症状时每日 1 片,症状缓解后维持量为每 2 日 1 片或每 3 日 1 片。

3. 非激素类药物

（1）钙剂：可减缓骨质丢失，如氨基酸螯合钙胶囊，每日口服 1 粒（含 1g）。

（2）维生素 D：适用于围绝经期妇女缺少户外活动者，每日口服 400～500U，与钙剂合用有利于钙的吸收完全。

（3）降钙素（Calcitonin）：是作用很强的骨吸收抑制剂，用于骨质疏松症。有效制剂为鲑降钙素（Salmoncalcitonin）。用法 100U 肌内或皮下注射，每日或隔日一次，2 周后改为50U，皮下注射，每日 2～3 次。

（4）双磷酸盐类（Biphosphates）：可抑制破骨细胞，有较强的抗骨吸收作用，用于骨质疏松症。常用氯甲双磷酸盐（Clodronate），每日口服 400～800mg，间断或连续服用。

七、预后

围绝经期妇女约 1/3 能通过神经内分泌的自我调节达到新的平衡而无自觉症状。因此进入围绝经期时期的妇女必须对这一生理过渡有正确的认识，达到自我调节的目的。2/3 的妇女则可出现一系列性激素减少所致的症状，通过上述一系列调治，可以控制症状和减轻症状，预后较好。

第十七章　子宫内膜异位症和子宫腺肌病

第一节　子宫内膜异位症

子宫内膜组织生长在子宫腔壁以外部位(不包括子宫肌层)称为子宫内膜异位症。以痛经、月经不调、不孕为主要临床特征。本病好发于 25 ~45 岁的妇女,初潮前无发病者,绝经后异位内膜组织可逐渐萎缩吸收,妊娠或使用性激素抑制卵巢功能可暂时阻止本病的发展。异位子宫内膜可出现在身体不同部位,但主要在盆腔。

一、病因和发病机制

子宫内膜异位症为一种常见的良性病变,主要发生在盆腔以内,但具有远处转移和种植能力。对于其发病原因,目前有下列不同学说:

1. 子宫内膜种植学说　月经期脱落的子宫内膜碎屑随经血逆流经输卵管进入腹腔。种植于卵巢表面或盆腔其他部位,并在该处继续生长蔓延,因而形成盆腔内膜异位症。剖宫取胎手术后形成的腹壁瘢痕子宫内膜异位症是医源性的,为种植学说的有力例证。先天性宫颈狭窄或阴道闭锁等经血外流不畅的患者易并发子宫内膜异位症,也支持经血逆流种植的观点。

2. 体腔上皮化生学说　卵巢表面上皮、盆腔腹膜、直肠阴道隔等都是由具有高度化生潜能的体腔上皮分化而来。在反复经血回流、慢性炎症刺激或长期而持续的卵巢激素作用下,上述由体腔上皮分化而来的组织均可被激活而转化为子宫内膜,以致形成子宫内膜异位症。

3. 淋巴及静脉播散学说　在远离盆腔部位的器官,如肺、胸膜、消化道等处偶见异位的子宫内膜生长,有人认为,这可能是子宫内膜碎屑通过淋巴或静脉播散的结果。

4. 免疫学说　近年来很多研究已证实,患子宫内膜异位症妇女免疫系统有变化。细胞(包括红细胞、白细胞)及体液免疫均有变化。因此,认为内膜碎片的种植或排斥可因细胞免疫缺陷而发生。

5. 基因学说　有人观察到,某些子宫内膜异位症患者,在其家属中同病的发生率较一般妇女为高,推测其中可能有遗传因素存在。关于遗传因素问题尚有待今后进一步探讨。

以上学说可相互补充,共同阐明子宫内膜异位症的发生机制。

二、诊断

(一)临床表现　有痛经及不孕史,或者有刮宫、剖宫产及其他宫腔内手术操作史。

因病变部位不同而出现不同症状,少数患者可无自觉症状。

1. 痛经　继发性痛经是其典型症状,且随局部病变加重而逐年加剧。疼痛多位于下腹部及腰骶部,可放射至阴道、会阴、肛门或大腿部。经期过后而逐渐消失。

2. 不孕 异位症患者的不孕率高达40%。主要是内分泌失调所致卵泡发育和排卵障碍及黄体功能不足,再加免疫因素对配子及子宫内膜的损害造成。此外,广泛粘连影响了排卵、摄卵及孕卵的运行。

3. 下腹痛或盆腔痛 系盆腔腹膜子宫内膜异位症的典型表现。

4. 性交痛 系病变累及直肠阴道隔的表现。

5. 月经紊乱 15%～30%患者有月经失调,主要表现为经前期点滴状阴道流血,经量过多,不规则阴道流血等。

6. 其他症状 经期排便困难、腹泻、便血等消化道子宫内膜异位的表现;膀胱子宫内膜异位时有尿频、尿急等膀胱刺激症状。

7. 妇科检查 子宫后倾粘连、固定或活动受限,子宫附件处有粘连性包块或子宫后壁、子宫骶骨韧带、后陷凹处有触痛性结节。

(二)实验室及其他检查

1. 血沉 少数病例增快。

2. 尿常规 累及膀胱黏膜时可有尿血。

3. 大便常规 月经期便血时应予检查。

4. B型超声波检查 临床常用于鉴别卵巢子宫内膜囊肿与其他卵巢肿瘤。

5. 腹腔镜检查 可在直视下确定异位病灶的诊断,还可以对病灶施行电灼、活检及子宫内膜囊肿穿刺抽液。

6. 膀胱镜检查 周期性膀胱炎症状者,诊断困难时可施行。

7. 直肠镜检查 周期性肠道症状者,诊断困难时可施行活检。

(三)诊断 凡育龄妇女有进行性痛经和不孕史,盆腔检查时扪及盆腔内有触痛性结节或子宫旁有活动的囊性包块时,即可初步诊断为盆腔子宫内膜异位症。但临床确诊尚需结合上述辅助检查,特别是腹腔镜检查和组织病检。

(四)鉴别诊断

1. 卵巢恶性肿瘤 早期无症状,有症状时多有持续性腹痛腹胀,病情发展快,一般情况差。妇科检查除触及包块外,多伴有腹腔积液。B型超声图像显示肿瘤为混合性或实性包块,肿瘤标志物CA－125值多大于200U/ml。凡诊断不明确时,应及早剖腹探查。

2. 盆腔炎性包块 患者有反复发作的盆腔感染病史,平时亦有下腹部隐痛,疼痛无周期性,可伴发热。妇科检查子宫活动差,双侧附件有边界不清包块,抗生素治疗有效。

3. 子宫腺肌病 痛经症状与异位症相似,但更剧烈,疼痛位于下腹正中。妇科检查子宫呈均匀性增大,质硬,经期检查子宫触痛明显。

(五)临床分期 内异症的分期方案甚多,现多采用1985年美国生育学会(AFS)提出的"修正子宫内膜异位症分期法"。此分期法需经腹腔镜检查或剖腹探查确诊,并要求详细观察和记录内膜异位病灶部位、数目、大小、深度和粘连程度,最后进行评分。此分期法对于评估疾病严重程度及选择治疗方案,比较和评价不同疗法的疗效等方面有一定的作用。

三、治疗

治疗目的在于缓解症状,改善生育功能及防止复发。故治疗应根据患者年龄、症状、病变部位和范围以及对生育要求等不同情况加以全面考虑。原则上年轻又有生育要求的患者宜采用中医治疗,结合激素治疗或保守性手术;年龄较大,无需生育的重症患者可行根治性手术。

1. 期待疗法 病程进展缓慢,症状轻微,体征不明显者可每半年随访一次,一旦症状或体征加剧时,应改用其他较积极的治疗方法。患者有生育要求则应做有关不孕的各项检查,促进受孕。经过妊娠分娩,病变可能自然消退。

2. 药物治疗 由于子宫内膜异位症是激素依赖性疾病,妊娠和闭经可避免发生痛经和经血逆流,还能导致异位内膜萎缩、退化,故西药治疗主要采用性激素疗法。其原理主要是:①阻断下丘脑促性腺激素的释放,通过直接作用或反馈抑制垂体促性腺激素的合成及释放。②使卵巢功能减退,继发于垂体促性腺激素水平降低或直接抑制卵巢功能。③使异位子宫内膜萎缩,缺乏卵巢激素的支持及直接对子宫内膜的作用使其萎缩。由以上3种机制达到使异位病灶缩小、病情缓解的目的。

适应证:没有较大的卵巢巧克力囊肿;有手术禁忌证的重症患者;作为手术的辅助治疗,术前用药有利于粘连的分离、减少盆腔中的炎性反应,有助于卵巢巧克力囊肿的缩小及减轻粘连与剥离等优点。保守性手术或不彻底的手术,术后用药有防止复发及继续治疗的作用。

禁忌证:盆腔包块不能除外恶性肿瘤者;肝功能异常不宜使用性激素。

(1)短效避孕药:避孕药为高效孕激素和小量乙炔雌二醇的复合片,连续周期服用,不但可抑制排卵起到避孕作用,且可使子宫内膜和异位内膜萎缩,导致痛经缓解和经量减少,并可因此而避免经血及脱落的子宫内膜经输卵管逆流及种植腹腔的可能。服法与一般短效口服避孕药相同。此疗法适用于有痛经症状,但暂无生育要求的轻度子宫内膜异位症患者。

(2)高效孕激素:1956 年,Kistner 提出用大剂量高效孕激素,辅以小剂量雌激素防止突破性出血,以造成类似妊娠的人工闭经的方法,被称为假孕疗法。常用的方法有:①甲羟孕酮(甲羟孕酮),第一周 4mg,每日 3 次口服,第二周 8mg,每日 2 次,以后 10mg,每日 2 次,连服 6~12 个月;②炔诺酮(妇康片),第一周 5mg,每日 1 次,第二周 10mg,每日 1 次,以后 10mg,每日 2 次,连服 6~12 个月;以上两种方法可同时每日都加服乙炔雌二醇 0.05mg 以防突破出血;③炔诺孕酮(18-甲基炔诺酮)0.3mg 和炔雌醇 0.03mg,连服 6~12 个月;④己酸孕酮 250~500mg 肌内注射,每周 2 次,共 3 个月。

长期应用大量高效孕激素可引起恶心、呕吐、突破性出血、体重增加及诱发卵巢子宫内膜异位囊肿破裂;还可对肝脏有损害,停药后而复发。一般可用于:没有较大的卵巢子宫内膜异位囊肿;有手术禁忌证的重症患者;手术前药物准备,有利于粘连的分离;术后防止复发及残留病灶的治疗。复发后再用药物治疗仍可有效。

(3)达那唑:达那唑(danazol)为合成的 17α-乙炔睾酮衍生物,自 1971 年起即开始应用于治疗内膜异位症,此药能阻断垂体促性腺激素的合成和释放,直接抑制卵巢甾体激素的合成,以及有可能与靶器官性激素受体相结合,从而使子宫内膜萎缩导致患者短暂闭经,故称假绝经疗法,用法:每日400~800mg,分2~4次口服,自经期第一天开始连服6个月。停药后每年约有15%复发,重复用达那唑仍有效。不良反应:主要为男性化作用致体重过度增加,往往超过3kg,其他轻度男性化作用如皮肤多油(20%)、声音低沉(10%)。因雌激素水平降低,少数患者可有乳房缩小或绝经期症状。用药后SGPT增高为一时性可逆性的,停药后都恢复。SGPT增高由药物致胆汁郁积,也有认为因蛋白同化作用加强所致,不是肝功损害。此外,糖和脂肪代谢受影响,并减少纤维蛋白原和增加纤维蛋白溶酶原等。这些不良反应均不严重,发生率也不高,且停药后都很快恢复正常。

达那唑适用于轻度或中度子宫内膜异位症但痛经明显或要求生育的患者。一般在停药后4~6周月经恢复,治疗后可提高受孕率,但此时内膜仍不健全,可待月经恢复正常2周期后再考虑受孕为宜。

(4)雄激素疗法:雄激素通过间接对抗雌激素,直接影响子宫内膜,使之退化,缓解痛经。方法:甲睾酮5mg,每日2次,舌下含化,连续应用3~6个月。小剂量服药,不抑制排卵,仍可受孕,一旦受孕及时停药,以免引起女胎男性化。丙酸睾酮25mg肌内注射,每周2次,共8~12周,每日总量不超过300mg。不良反应:长期使用或用量过大,可能出现痤疮、多毛、声音低沉等男性化表现。用药期间不抑制排卵,仍能受孕可使女胎男性化,故一旦妊娠,应即停药。

雄激素疗法对早期病例解除症状有效,用法简单,不良反应少,但作用不持久,停药常易复发,不适于病情较严重者。多数人认为仅起对症治疗作用,不宜长期使用。

(5)棉酚:是我国在20世纪70~80年代从棉籽油中提出的一种萘醛化合物,作用于卵巢。对卵巢及子宫内膜有直接抑制作用,可导致闭经,从而使症状减轻或消失,晚期患者疗效也较满意,复发率约24%。一般治疗1个月痛经即可减轻。对年轻有生育要求者,每日服20mg,连服2个月;症状好转后酌情改为200mg每周2~3次。可用3~6个月,或待月经稀少或闭经时停药。对近绝经患者,可持续服至闭经后。不良反应:最严重的是血钾过低,故服药期间必须补钾。肝功可以受损,个别一过性肝功能异常。棉酚治疗子宫内膜异位症疗效与达那唑相近且价廉,但由于棉酚的作用机制、用药最佳剂量以及有无致畸等问题尚未完全阐明,故临床还未普遍应用。

(6)促性腺释放激素增效剂(LHRH-A):本品通过过度刺激垂体,消耗LHRH受体,使之失去敏感性而降低了促性腺激素和雌激素的分泌,造成了药物性绝经,亦称为"药物性卵巢切除"。一般用喷鼻法400µg每日2次,皮下注射法200µg每日1次,6个月为一疗程。治疗后出现闭经病灶消失或减轻,内膜萎缩,用药第1个月有突破性出血,停药后2个月内恢复月经和排卵,但易复发。

(7)三苯氧胺:具有拮抗雌激素及微弱雄激素作用。现已试用于治疗病变轻而痛经明确的子宫内膜异位症,以暂时缓解症状并防止病情继续发展。一般剂量为每次10mg,每日2~3次,连服3~6个月。用药过程中,可出现潮热等类似更年期综合征症状或恶心、呕吐等不良反应,应定期检查白细胞与血小板计数,如有骨髓抑制表现,立即停药。

(8)氟芬那酸:为前列腺素合成的抑制剂,减少异位子宫内膜所产生的前列腺素,缓解痛经效果好。用量为0.2g,每日3次,至症状消失后停药。

(9)甲氧萘丙酸钠:为前列腺素拮抗剂,能封闭异位内膜产生前列腺素,进而抑制子宫收缩而止痛。用法:出现痛经时首次用2片(每片250mg),以后根据病情需要,每4~6小时服1片,为时3~5天。对痛经效果良好。一般无明显不良反应,少数可出现疲乏、轻度头痛、胸痛等症。

(10)孕三烯酮(内美通、三烯高诺酮):具有较强抗孕激素和雌激素作用,抑制垂体FSH、LH分泌,使体内雌激素水平下降,用法为2.5mg,每周2次,月经第一日开始,连服半年,不良反应少。

(11)亮丙瑞林(抑那通):是促性腺激素释放激素(GnRH)的同类药物,用法:3.75mg,每月只需要肌内注射1次,6个月为一个疗程。在治疗初期,体内性激素的分泌将会有短暂性的增加,原有症状稍加重。1周左右,体内的性激素迅速下降至停经期的状态。同时,由于雌激素的减少,导致停经期的症状出现,如潮热感、阴道分泌减少、头痛、情绪不稳定性欲减低等。因患子宫内膜异位症而导致不孕的患者,经亮丙瑞林治疗后,有27.6%的患者妊娠。总有效率达82.6%。目前多主张连续用药超过3个月时,同时应用反加疗法即雌激素替代疗法以防止骨质过量丢失。给予雌激素的量很重要,既能减少不良反应又不降低GnTHa治疗效果,此量称"窗口"剂量。应用GnRHa 3个月后需要反向添加治疗,其联合方法:①GnRHa+倍美力0.625mg/d+甲烃孕酮2.5mg/d;②GnRHa+炔诺酮5mg/d;③GnRHa+利维爱2.5mg/d。

(12)米非司酮:米非司酮具有抑制排卵、诱发黄体溶解、干扰子宫内膜完整性的功能,是一种孕激素拮抗药,对垂体促性腺激素有抑制作用。用法:米非司酮12.5~25mg/d,3~6个月为一个疗程,除轻度潮热外无明显不良反应。

近年已经研制出GnRH拮抗药(GnRH antagonist)Cetrorelix,正在观察其治疗性激素敏感疾病的效果,其中包括子宫内膜异位症。也有学者用释放左炔诺孕酮(左旋18-甲基炔诺酮)的宫内节育器(levonorgestrel-releasing,IUD)治疗子宫内膜异位症,有一定疗效,由于例数尚不多,有待于进一步积累经验。

3. 手术治疗　手术可切除病灶及异位囊肿,分离粘连,缓解疼痛,增加生育力,并可确诊异位症及进行临床分期。手术方式有两种:经腹手术和腹腔镜手术。

(1)保留生育功能的手术:适用于年轻和有生育要求的患者,尤其适用于药物治疗无效者。手术可经腹腔镜或剖腹直视下进行,手术时尽量切净或灼除子宫内膜异位灶,保留子宫和卵巢。

(2)保留卵巢功能的手术:适用于年龄<45岁、无生育要求的重症患者。切除子宫及盆腔内病灶,至少保留一侧或部分卵巢。有少数患者术后复发。

(3)根治性手术:适用于45岁以上的重症患者。切除子宫及双附件,并尽量切除盆腔内膜异位灶。即使残留小部分内膜异位灶,亦会自行萎缩退化。

顽固性盆腔疼痛也可选择其他术式,如腹腔镜下骶神经切除(laparoscopic uterosacral ablation,LUNA)或骶前神经切除(laparoscopic presacral neurec-tomy,LPSN)。

4. 药物与手术联合治疗　手术治疗前先用药物治疗2~3个月以使内膜异位灶缩小、软化,有可能适当缩小手术范围和有利于手术操作。术后亦可给予药物治疗3~6个月,以使残留的内膜异位灶萎缩退化,降低术后复发率。

5. 辅助生育技术(ART)　妊娠不仅是年轻患者就医的主要目的,也是对子宫内膜异位症的最好治疗。对于药物、手术治疗后仍不能受孕者,需考虑进行 ART 治疗。可选择促排卵 – 人工授精(CIH – AIH)抑或体外受精 – 胚胎移植(IVF – ET),尽可能争取在手术后半年内受孕。

6. 青春期内异症　有手术指征的轻度患者可清除病灶,术后连续用低剂量口服避孕药预防复发。重症患者术后先用药物治疗 6 个月,然后再连续用低剂量口服避孕药。16 岁以上、性成熟的青春期患者才可用 GnTHa 治疗,一般主张加用反加疗法治疗。

7. 放射治疗　仅对近绝经期,且有全身严重慢性疾病不能耐受手术治疗的严重内膜异位症患者,可考虑放射治疗。

四、预防

月经期避免受寒、淋雨,忌冷饮,忌房事,忌情绪冲动。做好计划生育,避免和减少人工流产,人工流产时操作要轻柔。对盆腔病变轻微、无症状或症状轻微者,一般 6 个月随访 1 次。对要求生育者应鼓励其妊娠。

第二节　子宫腺肌病

子宫腺肌病指具有功能的子宫内膜及间质侵入子宫肌层生长。异位内膜可在子宫肌层内弥散性生长,使子宫均匀性增大;也可呈局限性增生,形成团块。该病的好发年龄为30 ~50 岁,经产妇多见,常并发盆腔子宫内膜异位症和子宫肌瘤。

一、病因和发病机制

本病病因尚未完全阐明。将子宫标本作连续病理切片检查发现子宫肌层中的异位内膜腺体与宫腔表面的内膜基底层腺体相连,因此,多认为本病是子宫内膜基底层直接向肌层浸润的结果。子宫内膜基底层与肌层之间并无黏膜下层相隔,但正常情况下,子宫内膜不向肌层生长。可能与以下 2 种因素有关:

1. 创伤　多次妊娠和分娩,可能引起子宫壁的损伤,有利于正常部位的子宫内膜向肌层生长。有多次刮宫史者也同样引起宫壁的损伤。

2. 卵巢功能失调　子宫内膜基底层下无黏膜下层,过量的雌激素刺激子宫内膜向肌层生长。

子宫内膜组织浸润肌层后呈弥散性生长,刺激周围平滑肌或纤维结缔组织增生,子宫均匀性增大且质地变硬,一般不超过妊娠 3 个月大小。剖开子宫,可见肌壁明显增厚,显示漩涡状结构,其间为粗厚的肌纤维带夹杂含有陈旧血液的微型囊腔。若异位内膜在肌层中呈局灶性生长,周围纤维肌束增生,形成结节、团块,则子宫变形,表面不规则凸起。剖视可见局灶外围无假包膜,与肌壁间肌瘤迥然不同。

二、诊断

（一）临床表现

1. 症状

（1）痛经:是本病的主要症状,多为继发性而有进行性加剧。经前或经期中,由于异位内膜腺体与间质在卵巢激素作用下充血、水肿及出血,产生大量前列腺素,刺激子宫发生痉挛性收缩而引起腹痛。痛经程度与内膜浸润肌层的程度呈正相关。

（2）月经失调：表现为经量增多（50%～70%）、经期延长（24.4%）或月经频发。少数月经前后有阴道点滴出血。由于子宫增长、子宫内膜面积相应增大，异位内膜的浸润与纤维肌束的增生干扰子宫肌层收缩，因而经量增多与经期延长，与肌层受浸润的广度相关。

2. **体征**　子宫均匀性增大，呈球形，质硬；或子宫表面有局限性隆起，呈不对称性增大。如于经前检查，由于病灶充血、水肿及出血，子宫触痛明显。

（二）实验室及其他检查

1. **B 超检查**　子宫均匀增大呈球形，肌层内有多发散在的小囊样或蚯蚓样低回声反射；子宫腺肌病表现为子宫壁包块与正常肌肉界限不清，内可见小囊样低回声反射，与子宫肌瘤声像不易区别。

2. **子宫碘油造影**　宫腔增大，碘油溢入肌层形成憩室样球形隆起。阴性时亦不能排除本病。

3. **病理检查**　镜检肌层内见子宫内膜腺体和间质，常处于增生期。借此而确诊。

（三）**诊断**　根据病史、临床症状及妇科检查一般能确诊，如有困难则应结合上述辅助检查。

（四）**鉴别诊断**

1. **子宫肌瘤**　表现为月经量多，但多无痛经，盆腔检查子宫增大或有不规则突出。B 超检查肌瘤结节为边界清晰的局限性低回声区。该病常与子宫腺肌病并存。

2. **子宫肥大症**　也可有月经量多的表现，但无痛经。子宫均匀性增大，一般为孕 6 周大小，很少超过孕 8 周大小。B 超示子宫增大，肌壁回声均匀。

三、治疗

应视患者年龄、生育要求和症状而定。

1. **药物治疗**　目前尚无根治本病的有效药物。症状较轻者可用非甾体类抗炎药、口服避孕药等对症治疗。对年轻、有生育要求和近绝经期患者可试用 GnRHa 治疗。GnRHa 可使疼痛缓解或消失、子宫缩小，但停药后症状复现，子宫增大。

2. **手术治疗**　症状严重、年龄偏大无生育要求或药物治疗无效者可采用全子宫切除术，卵巢是否保留取决于卵巢有无病变和患者年龄。对子宫腺肌瘤的年轻患者或有生育要求者可试行病灶切除术，但术后易复发。经腹腔镜骶前神经切除术和骶骨神经切除术也可治疗痛经，约 80% 患者术后疼痛消失或缓解。

第十八章　女性生殖器官发育异常

第一节　处女膜闭锁

一、临床表现

绝大多数患者青春期发生周期性下腹坠痛,呈进行性加剧。严重者可引起肛门或阴道部胀痛和尿频等症状。检查可见处女膜膨出,表面呈紫蓝色;肛诊可扪及阴道膨隆,凸向直肠;并可扪及盆腔肿块,用手指按压肿块可见处女膜向外膨隆更明显。偶有幼女因大量黏液潴留在阴道内,导致处女膜向外凸出而确诊。盆腔 B 超检查可见子宫和阴道内有积液。

二、治疗

确诊后应立即手术治疗,将处女膜做"×"形切开,引流积血,再切除部分处女膜使开口成圆形。也可先用 7、8 号针穿刺处女膜膨隆部,抽出积血后再进行"×"形切开。切口边缘如有出血,应做缝扎止血。术后留置导尿管 1～2 日,外阴布置消毒会阴垫,每日擦洗外阴 1～2 次直至积血排净为止。术后给予抗感染药物。

第二节　阴道发育异常

阴道发育异常可分为三类:先天性无阴道,副中肾管尾端融合异常和阴道腔化障碍。

一、先天性无阴道

先天性无阴道系双侧副中肾管会合后,未能向尾端伸展形成阴道所致。病因不清楚。但目前所知,先天性无阴道既非单基因异常的结果,也非致癌物质所致。多数伴泌尿系畸形,但有正常子宫者较少,一般均有正常的卵巢功能,第二性征正常。

1. 诊断　因为原发性闭经或婚后性交困难而就诊。极少数子宫发育正常的患者因经血倒流而就诊,症状与处女膜闭锁同。检查可见患者体格、第二性征以及外阴发育正常,但无阴道口,或仅在前庭后部见一浅凹。偶见短浅阴道盲端。常伴子宫发育不良(无子宫或痕迹子宫)。45%～50% 患者伴有泌尿道异常,10% 伴脊椎异常。此病需与处女膜闭锁和雄激素不敏感综合征相鉴别。肛诊时,处女膜闭锁可扪及阴道内肿块,向直肠膨隆,子宫正常或增大。雄激素不敏感综合征为 X 连锁隐性遗传病,染色体核型为 46XY;而先天性无阴道为 46XX,血清睾酮为女性水平。

2. 治疗

(1)模具压扩法:用木质或塑料阴道模具压迫阴道凹陷,使其扩张并延伸到接近正常阴道的长度。适用于无子宫且阴道凹陷组织松者。

（2）阴道成型术：方法多种，各有利弊。若有患者正常子宫，应使阴道与宫颈沟通。阴道成型术有：乙状结肠代阴道术，盆腔腹膜阴道成型术，皮瓣阴道成型术，羊膜阴道成型术。

二、阴道纵隔

为双侧副中肾管会合后，其中隔未消失或未完全消失所致。分为完全纵隔或不全纵隔，偶见斜隔。

1. 诊断　阴道完全纵隔者无症状，性生活和阴道分娩无影响。不全纵隔者可有性生活困难或不适，分娩过程中胎先露下降可能受阻。阴道斜隔者有痛经。阴道检查可见阴道被一纵形黏膜壁分成两纵行通道，黏膜壁上端近宫颈，完全纵隔下端达阴道口，不全纵隔未达阴道口。阴道完全纵隔常并发双子宫。阴道斜隔有双子宫，双宫颈，隔膜源于两宫颈间，斜形附于阴道侧壁，斜隔与宫颈间留有空间，经血可滞留其间，形成囊形肿块。有时斜隔有小孔，经血可沿小孔滴出。

2. 治疗　如阴道纵隔影响妊娠或分娩者，宜在非孕时将纵隔切除，并将创面缝合以防粘连。如已临产，发现纵隔阻碍先露部下降时，可在纵隔中央切断，分娩后缝扎止血。

三、阴道横膈

为阴道板未腔化所致。横膈由纤维肌组织组成，外覆鳞状上皮。厚薄不一，一般为1cm左右。阴道横膈无孔称完全性横膈；隔有小孔称不全性横膈。横膈可位于阴道任何部位。位于阴道上端的横膈多为不全性横膈；阴道下部的横膈多为完全性横膈。

1. 诊断　不完全横膈较多见，常在横膈中央或侧方有一小孔，故经血可以排出。横膈位置较高者。一般多无症状，不影响性生活及受孕，但分娩时，影响先露部的下降。位置低者，可影响性生活，常较早就医。

2. 治疗　切除横膈，缝合止血。可先用粗针穿刺定位，抽出积血后再行切开术。术后放置阴道模型，定期更换，直到上皮愈合。切除横膈后，也可将横膈上方的阴道黏膜部分分离拉向下方，覆盖横膈的创面，与隔下方的阴道黏膜缝合。分娩时，若横膈薄者可于胎先露部下降压迫横膈时切开横膈，胎儿娩出后再切除横膈；横膈厚者应行剖宫产术。

第三节　子宫发育异常

子宫发育异常是女性生殖器官发育异常最常见的一种。

一、子宫未发育或发育不全

1. 先天性无子宫　系两侧副中肾管中段及尾段未发育和会合所致，常并发无阴道，但卵巢发育正常，第二性征不受影响。直肠－腹部诊扪不到子宫。

2. 始基子宫　又称痕迹子宫，系两侧副中肾管会合后不久即停止发育所致，常并发无阴道。子宫极小，仅长 1~3cm 无宫腔。

3. 子宫发育不良　又称幼稚子宫，系副中肾管会合后短时期内即停止发育所致。子宫较正常小，有时极度前屈或后屈。宫颈呈圆锥形，相对较长，宫体与宫颈长度之比为1：1 或2：3。患者的月经量较少，一般婚后无生育。直肠－腹部诊可扪及小而活动的子宫。治疗方法用小剂量雌激素加孕激素序贯用药，一般可自月经第 5 日开始每晚口服己烯雌酚 0.25mg 或妊马雌酮 0.3mg,连服 20 日,第 16 日始服甲羟孕酮 4mg,每日 2 次,连用 5 日,共服 4~6 个周期。

二、子宫发育异常

1. 双子宫　两侧副中肾管完全未会合。各自发育成一个子宫、宫颈及阴道,形成两个子宫、两个子宫颈及两个阴道,左右侧子宫各有单一的输卵管和卵巢。患者多无任何自觉症状,其月经、性生活及生育能力均可正常,常在产前检查、人工流产、分娩时被发现。对双子宫妊娠行人工流产时,术前可先做 B 超检查,以免误吸非孕侧子宫或漏吸以致穿孔;因子宫异常引起难产可行剖宫产术。

2. 双角子宫　双角子宫是双侧中肾管融合不良所致。分 2 类:①完全双角子宫（从宫颈内口处分开）;②不全双角子宫（宫颈内口以上处分开）。

一般无症状。有时双用子宫月经量较多并伴有程度不等的痛经。检查可扪及宫底部有凹陷。B 超检查、磁共振显像和子宫输卵管碘油造影有助于诊断。

双角子宫一般不予处理。若双角子宫出现反复流产时,应行子宫整形术。

3. 纵隔子宫　纵隔子宫为双侧副中肾管融合后,纵隔吸收受阻所致。分 2 类:①完全纵隔子宫（纵隔由宫底至宫颈内口之下）。②不全纵隔（纵隔终止于宫颈内口之上）。

一般无症状。纵隔子宫可致不孕。纵隔子宫流产率 26%~94%,妊娠结局最差。检查可见完全纵隔者宫颈外口有一隔膜。B 超检查、磁共振显像和子宫输卵管碘油造影可以辅助诊断,宫腔镜和腹腔镜联合检查可以明确诊断。

纵隔子宫影响生育时,宫底楔形切除纵隔是传统治疗方法。20 世纪 80 年代后采用在腹腔镜监视下,通过宫腔镜切除纵隔是主要治疗纵隔子宫的手术方法。手术简单、安全、微创,妊娠结局良好。

4. 弓形子宫　弓形子宫为宫底部发育不良,中间凹陷,宫壁略向宫腔突出。

一般无症状。检查可扪及宫底部有凹陷;凹陷浅者可能为弓形子宫。B 超、磁共振显像和子宫输卵管碘油造影有助于诊断。

弓形子宫一般不予处理。若出现反复流产时,应行子宫整形术。

5. 残角子宫　是由于副中肾管一侧发育正常,而另一侧发育不完全而形成。大多数残角子宫与对侧正常子宫腔不相通,如残角子宫的内膜无功能,多无自觉症状;若子宫内膜有功能,且与正常宫腔不相通时,可因宫腔积血而引起痛经;如妊娠发生在残角子宫内,可引起残角子宫破裂,若不及时手术切除破裂的残角子宫,患者可因大量内出血而死亡。

第四节　两性畸形

一、病因

男女性别可根据性染色质和性染色体、性腺结构、内外生殖器形态以及第二性征以区分。但有些患者在胚胎期分化异常,性器官特别是外生殖器可能同时有男女两性特征,称之为两性畸形。

二、临床表现

1. 真两性畸形　患者体内有卵巢和睾丸,可能一侧为卵巢而另一侧为睾丸,也可能一侧或双侧均为卵巢。染色体核型,多数为46XX,少数为46XY,偶见46,XX/XY嵌合型。检查外生殖器官多为混合型,亦可能倾向表现为女性或男性,体内性腺皆可能有内分泌功能,同时分泌雌激素及雄激素,而以其中一种占优势。

2. 假两性畸形　患者体内有男性或女性一种性腺,即只有卵巢或只有睾丸。但外生殖器的发育和第二性征与存在之性腺不一致,根据表现可分为女性假两性畸形及男性假两性畸形。

三、实验室检查

染色体核型为46XX,血雌激素呈低值,血雄激素呈高值,尿17-酮激素及17-羟激素均呈高值者,为先天性肾上腺皮质增生。染色体核型为46XY,血FSH值正常,LH值升高,血睾酮在正常值范围,雌激素高于正常男性,但低于正常女性值者,为雄激素不敏感综合征。

对真两性畸形往往需通过腹腔镜或剖腹探查取性腺活检,方能最后确诊。

四、诊断

询问患者母亲孕早期有无服用高效孕酮或达那唑类药物史,家族中有无类似畸形史,并详细体检。

注意患者的阴茎大小、尿道口的位置、有无阴道和子宫,肛门腹部诊扪及子宫说明多为女性假两性畸形,应除外真两性畸形的可能。

五、治疗

诊断明确后应根据患者原社会性别,本人愿望及畸形程度予以矫治。原则上无论何种两性畸形除外生殖器阴茎发育良好者外,均以按女性抚育为妥。

1. 先天性肾上腺皮质增生　出生后即可开始并终身给予可的松类药物,以抑制垂体促肾上腺皮质激素的过量分泌和防止外阴进一步男性化及骨骺提前闭合,也可促进女性生殖器官发育,月经来潮,肥大的阴蒂应部分切除,使之接近正常女性阴蒂大小。外阴部有融合畸形者,给予手术矫治。

2. 雄激素不敏感综合征　无论完全性或不完全性均以按女性抚育为宜。完全性患者可待其青春期发育成熟后手术切除双侧睾丸以防恶变,术后长期服用雌激素以维持女性第二性征。不完全性患者有外生殖器男性化畸形,应提前作整形术并切除双侧睾丸。阴道过短有碍性生活者应行阴道成形术。

3. 其他男性假两性畸形　混合型性腺发育不全或单纯型性腺发育不全患者的染色体核型中合有XY者,在确诊后应尽早切除未分化性腺。

4. 真两性畸形　应根据患者外生殖器表现及其抚养性别而定。切除一种性腺及做必要的外生殖器整形术。再给予相应的性激素以助第二性征的发育。

第十九章 不孕症

凡婚后未避孕、有正常性生活、同居 2 年而未曾妊娠者,称不孕症。婚后未避孕且从未妊娠者称原发性不孕;曾有过妊娠而后未避孕连续 2 年不孕者称继发性不孕。夫妇一方有先天或后天解剖生理方面的缺陷,无法纠正而不能妊娠者称绝对不孕;夫妇一方因某种因素阻碍受孕,导致暂时不孕,一旦得到纠正仍能受孕者称相对不孕。

一、原因

1. 女性不孕因素

(1)输卵管因素 是不孕症最常见因素。任何影响输卵管功能的因素,如输卵管发育不全(过度细长扭曲、纤毛运动及管壁蠕动功能丧失等),输卵管炎症(淋菌、结核菌等所致)引起伞端闭锁或输卵管黏膜破坏使输卵管闭塞,均可导致不孕。此外,输卵管子宫内膜异位症,阑尾炎或产后、术后所引起的继发感染,也可导致输卵管阻塞造成不孕。

(2)排卵障碍 下丘脑 – 垂体 – 卵巢轴功能紊乱,垂体肿瘤,垂体破坏,引起无排卵性月经;闭经等;卵巢功能紊乱;如先天性卵巢发育不全、多囊卵巢综合征、卵巢功能早衰、功能性卵巢肿瘤、卵巢子宫内膜异位症等;另外,重度营养不良、甲状腺功能亢进等全身性疾病也可影响卵巢功能导致排卵障碍。

(3)子宫因素 先天子宫畸形、子宫内膜炎、内膜结核、内膜息肉、宫腔粘连或子宫内膜分泌反应不良、子宫黏膜下肌瘤等因素可影响受精卵着床。

(4)宫颈因素 宫颈口狭窄、宫颈粘连、宫颈息肉、宫颈肌瘤、宫颈黏液量和性状异常等能影响精子穿过,也可造成不孕。

(5)阴道因素 先天无阴道、阴道横膈、无孔处女膜、阴道损伤后形成的粘连瘢痕性狭窄均能影响性交并阻碍精子进入。严重阴道炎症时,大量白细胞消耗精液中存在的能量物质,降低精子活力,缩短其存活时间而影响受孕。

(6)免疫因素 造成不孕症的免疫因素有:①同种免疫是精子、精液或受精卵为抗原物质,被阴道及子宫上皮吸收后,通过免疫反应产生抗体物质,使受精卵不能结合,或受精卵不能着床。此种情况常与女性生殖道的损伤和炎症有关,在女性血清及宫颈黏液中可能测出抗精子抗体。②自身免疫是不孕妇女血清中存在的透明带自身抗体,这种自身抗体与透明带起反应后可阻止精子穿透卵子,而不能受精。

(7)盆腔腹膜因素 卵子由卵巢排出后,通过输卵管伞捕获到输卵管内受精。各种原因的盆腔腹膜炎、子宫内膜异位症、手术后所引起的粘连,依其部位和程度,可能阻隔排出的卵子或阻碍输卵管伞对卵子的捕获。

2. 男方不孕因素 不孕症的原因有 1/3 在于男方。

(1)影响精子产生的因素 ①全身性疾病:慢性消耗性疾病、过度肥胖等。②内分泌功能障碍:甲状腺功能低下、肾上腺皮质功能亢进等影响睾丸功能。③性腺系统功能失调:如垂体功能减退。④睾丸疾患:如睾丸先天发育不良、腮腺炎并发睾丸炎、睾丸结核、睾丸损伤、隐睾症、放射性损害、药物影响(如砷、苯胺、铅类药物),均可导致生精障碍。

(2)影响精子数量及活力因素　如精索静脉曲张、精囊炎、前列腺炎、隐睾症等导致精子密度和精子活力的减低。

(3)影响精子运送的因素　①外生殖器畸形:先天性阴茎缺如,阴茎过小,阴茎过大,尿道下裂,两性畸形;后天性阴茎损伤,炎症,睾丸鞘膜积液以及阴茎阴囊象皮肿,影响射精。②性功能障碍:阳痿是常见的病因。③输精管阻塞:炎症、结核引起双侧输精管梗塞,精子不能被排出。

3. 男女双方因素　①缺乏性生活知识;②免疫因素:精液或受精卵是抗原物质,被阴道及子宫上皮吸收后,通过免疫反应产生抗体物质,使精子、卵子不能结合或受精卵不能种植。

二、检查步骤和诊断

1. 男方检查　询问既往有无慢性疾病如结核、腮腺炎等;了解性生活情况,有无性交困难。除全身检查外,重点应检查外生殖器有无畸形或病变,尤其是精液常规检查。正常精液量为 2～6ml,平均为 3～4ml;异常为 <1.5ml;pH 为 7.2～7.5,在室温下放置 5～30 分钟内完全液化,精子总数 >8 000 万/ml,异常 <2 000 万/ml;活动数 >50%,异常为 <35%;异常精子 <20%,正常精子 >50%。

2. 女方检查

(1)询问病史　结婚年龄、男方健康状况、是否两地分居、性生活情况、是否避孕。月经史、既往史(有无结核病、内分泌疾病)、家族史(有无精神病、遗传病)。对继发不孕者,了解以往流产或分娩经过,有无感染史等。

(2)体格检查　注意第二性征、内外生殖器的发育情况,有无畸形、炎症、包块及乳房泌乳等。胸片排除结核,必要时作甲状腺功能检查、蝶鞍 X 线摄片和血催乳激素测定排除甲状腺及垂体病变,测定尿 17－酮、17－羟及血皮质醇排除肾上腺皮质疾病。

(3)女性不孕特殊检查

1)卵巢功能的检查　主要了解卵巢有无排卵及黄体功能情况。可通过基础体温测量、宫颈黏液结晶检查、子宫内膜活检及 B 超监测排卵等。

2)输卵管通畅试验　男方检查未发现异常,女方有排卵,可进行输卵管通液、通气或子宫输卵管造影以了解输卵管通畅程度。输卵管通气和通液除能达到诊断目的外,尚可分离轻度输卵管黏膜皱襞和伞端粘连,起一定治疗作用。至于造影,更可明确输卵管阻塞部位、有无结核;子宫有无畸形、黏膜下肌瘤、宫腔粘连、内膜结核等。

3)诊断性刮宫　可了解宫腔大小、有无变形,并取子宫内膜做病理检验,间接了解卵巢功能,除外内膜结核。

4)性交后试验　在排卵期前后,禁欲5～7天。性交后2小时吸取宫颈内黏液,置于玻片上镜检。在放大 400 倍镜下有 10 个以上活动的精子,表示有生育能力,少于 5 个活精子,则表示生育能力低下。如果宫颈黏液拉丝度长,置于玻片上干燥后镜检,呈典型的羊齿植物叶状结晶,说明试验时间选择合适。

5)宫颈黏液、精液相合试验　于预测的排卵期进行,先在玻片一端放一滴新鲜精液,再取宫颈黏液一滴放在距精液滴旁 2~3mm,轻摇玻片使两液滴接触,37℃下置 1~2h,用显微镜观察,如精子能穿过、深入宫颈黏液,提示精子的活动能力及宫颈黏液的性质正常,黏液中无抗精子抗体。

6)腹腔镜检查　上述各项检查均属正常者,仍未怀孕,可作腹腔镜检查进一步了解盆腔情况,对盆腔内病变可给予更详细的资料。

7)子宫镜检查　观察子宫腔内情况,能发现子宫畸形、宫腔粘连、子宫内膜息肉、黏膜下肌瘤等病变,是在子宫碘油造影不能确诊断情况下,进一步查找不孕病因的方法。

8)免疫学检查　进行以下试验可了解是否为免疫不孕:①精子制动试验:将适当稀释的精子和补体分别加入不孕女方和正常对照者的血清中,观察精子活动情况。如对照者血清中的活动精子百分数与患者血清相比 >2,为阳性,提示患者体内存在抗精子抗体。②精子凝集试验:将适当稀释的精子加入不孕女方和正常对照者的血清中,观察精子凝集情况。有凝集者,为阳性,提示患者体内存在抗精子抗体。③自身免疫试验:用不育男方自身血清和精子做以上 2 种试验,如显示阳性结果,反映体内有抗自身精子抗体。

9)染色体检查　正常女性为 46XX,正常男性为 46XY。

三、治疗

1. 一般处理　改变不良生活习惯,锻炼身体,增强体质,改善营养不良状况,有利于不孕患者恢复生育能力。解除焦虑,学会预测排卵期。进行性生活和受孕知识宣传教育,排卵后卵子寿命不足 24 小时,精子在酸性阴道内只能生存 8 小时,而进入宫腔后可维持 2~3 天,故每月只有在排卵前 2~3 天或在排卵后 24 小时内性交才能受孕,所以选择合适的性交日期可增加受孕机会。性交次数应适度,子宫后位者性交时应抬高臀部。

2. 治疗生殖器器质性疾病　若发现能导致不孕症的生殖器器质性疾病应积极治疗。

(1)输卵管慢性炎症及阻塞的治疗

1)一般疗法　口服活血化瘀中药,中药保留灌肠,同时配合超短波、离子透入等促进局部血液循环,有利于炎症消除。

2)输卵管内注药　用地塞米松磷酸钠注射液 5mg,庆大霉素 4 万 U,加于 20ml 生理盐水中,在 150mmHg 压力下,以每分钟 1ml 的速度经输卵管通液器缓慢注入,有减轻输卵管局部充血、水肿,抑制梗阻形成的作用,以达到溶解或软化粘连的目的。应于月经干净 2~3 日始,每周 2 次,直到排卵期前,可连用 2~3 个周期。

3)输卵管成形术　对不同部位输卵管阻塞可行造口术、吻合术以及输卵管子宫移植术等,应用显微外科技术达到输卵管再通的目的。

(2)卵巢肿瘤　可影响卵巢内分泌功能,较大卵巢肿瘤可造成输卵管扭曲,导致不孕。直径 > 5cm 的卵巢肿瘤有手术探查指征,予切除,并明确肿瘤性质。

(3)子宫病变

1)先天性无子宫、阴道缺如或发育异常　往往先予以矫形,恢复阴道、子宫的形态后,再考虑治疗不孕不育。

对不孕不育伴子宫畸形者,可考虑先进行手术治疗,一旦妊娠,给予保胎及重点产前监护,放宽剖宫产手术指征,预防早产及母婴并发症。

2)子宫肌瘤　一旦确诊,大部分子宫肌瘤患者可行观察、随访。子宫肌瘤并发无排卵可考虑 CC,CC + HMG/FSH + HCG 或 HMG/FSH + HCG 治疗。子宫肌瘤并发月经过多、痛经者可适当选择他莫昔芬(三苯氧胺,tamoxiten)、米非司酮(miteprlston,RU－486)、达那唑(danazol)等抗孕、雄激素治疗。

对药物治疗无效、要求生育、明显影响到黏膜的完整性及功能(如黏膜下肌瘤)或有变性、生长加速、局部不适时应首选肌瘤挖除术。术中尽可能完整挖除所有肌瘤,但注意尽量不要涉及子宫内膜。术后抗孕激素、抗雄激素治疗 3 个月以上。并常规避孕 2 年,以避免过早妊娠后子宫破裂。但西欧临床学者认为,妊娠是愈合子宫切口的最佳方法,因而常规建议患者避孕 6 个月左右。

3)宫腔粘连性不孕 宫腔镜检查是诊治 IUA 的最佳方法,术中可在明视下完全分离粘连。无条件者可行 HSG 或做子宫探针探查及探针子宫粘连分解,但手术不易彻底。术毕放置 IUD,同时给予雌或孕激素促进子宫内膜生长 3 个月,防止再次粘连。

4)宫颈性不孕 治疗方法应综合子宫畸形情况而定。宫颈炎症如宫颈糜烂、肥大可引起宫颈黏液的质、量异常及局部免疫功能失调而影响精子的通过,造成不孕。在排除癌变,养成良好的卫生习惯基础上,应予局部抗感染治疗。鉴于物理治疗可引起局部瘢痕及宫颈黏液分泌障碍,必要时考虑物理治疗,如射频、激光、微波、冷冻、电烫等治疗。

另外,全身内分泌失调,局部宫颈瘢痕(手术、分娩创伤、物理治疗后)亦可导致宫颈黏液质、量下降而致不孕,为此应针对病因进行治疗,必要时行子宫腔内人工授精。

(4)阴道炎 严重的阻道炎应做细菌培养及药物敏感试验,根据结果及时、彻底的治疗。

(5)子宫内膜异位症 可致盆腔粘连、输卵管扭曲、输卵管阻塞及免疫性不孕,应尽早保守治疗,必要时可行腹腔镜检查,术中同时清除异位病灶、松解粘连。

(6)生殖系统结核 行抗结核治疗,并检查是否并发其他系统结核。用药期间应严格避孕。

3. 诱发排卵 对无排卵者,可采用药物诱发排卵。

(1)氯米芬(clomiphene,CC) 为首选促排卵药,氯米芬具有抗雌激素和弱雌激素作用,但主要靠其抗雌激素作用而诱发排卵。使用时需具备两个条件:①患者应有正常的雌激素水平,经黄体酮试验能产生撤药性阴道流血。②下丘脑－垂体－卵巢轴完整,对雌二醇能产生正常反馈作用,血清催乳素值正常。适用于多囊卵巢综合征、继发性下丘脑性闭经、服用避孕药后闭经、闭经泌乳综合征、无排卵性功血特别是青春期无排卵性功血和黄体功能不足者。于月经周期第五日起,每日口服 50mg(最大剂量达 200mg),连用 5 天,可能于停药后 7~9 天出现排卵。一般连用 3 个周期。排卵率高达 80%,但受孕率仅为30%~40%。若用药后有排卵但黄体功能不全,可加用绒促性素,于月经周期第 15~第17 日连用 5 日,每日肌内注射 1 000~2 000 IU。服药期间注意有无卵巢增大情况。卵巢肿瘤者禁用。

(2)绒促性素(HCG) 具有类似 LH 的作用,其在诱发排卵中起扳机作用,在卵泡发育到接近成熟时给药,可促进排卵。常与氯米芬合用,简称 CC/HCG 法。于氯米芬停药 7日加用 HCG2 000~5 000 IU 一次肌内注射。

(3)尿促性素(HMG) 替代性治疗作用,适用于缺乏促性腺激素,而靶器官－性腺反应正常者。目前临床亦用于其他类型的患者。每支 HMG 含 FSH 及 LH 各 75IU,能促进卵泡发育成熟。从月经周期第六天开始,每日肌内注射 1 支 HMG,共 7 天。用药期间密切观察宫颈黏液、测定雌激素水平及用 B 型超声监测卵泡发育,一旦卵泡成熟即停用 HMG,停药后 24 ~ 36 小时加用 HCG5 000 ~ 10 000 IU,1 次肌内注射,促进排卵及黄体形成。

(4)雌激素 主要是通过抑制排卵,调节下丘脑 - 垂体功能。小剂量雌激素周期疗法,对雌激素水平低下的患者可采用之。从月经周期第 6 天开始,每晚口服己烯雌酚 0.125 ~ 0.25mg,共 20 天,连用 3 ~ 6 个周期。

短期大量雌激素冲击疗法,可使 LH 分泌增多而诱发排卵,适用于体内有一定雄激素水平的妇女。于月经周期第 8 ~ 11 天口服己烯雌酚 20mg,在 24 小时内分次服完;或用苯甲酸雌醇 10mg 肌内注射,连用 3 个周期。

(5)黄体生成素释放激素(LHRH)脉冲疗法 适用于下丘脑性无排卵。采用微泵脉冲式静脉注射(排卵率 91.4% ,妊娠率为 85.8%);大剂量为 10 ~ 20μg/脉冲(排卵率为 93.8% ,妊娠率为 40.6%)。用药 17 ~ 20 日。

(6)溴隐亭 主要是抑制垂体分泌催乳激素(PRL),属多巴胺受体激动剂。适用于高催乳血症而无排卵者,以及垂体微腺瘤患者;常用剂量为每日 2.5mg,不良反应严重者可减少剂量至每日 1.25mg,每日 2 次服用,连续 3 ~ 4 周,直至 PRL 下降至正常水平。排卵功能多在 PRL 水平正常后自然恢复。排卵率为 75% ~80% ,妊娠率为 60% 左右。

4. 促进和补充黄体分泌功能 于月经周期第 20 日开始每日肌内注射黄体酮 10 ~ 20mg,共 5 日。可促进或补充黄体分泌功能。

5. 改善宫颈黏液 炔雌醇 0.005mg,自月经周期的第 1 ~ 第 12 日,每日 1 次口服。可改善宫颈黏液,利于精子通过。适于性交后试验证实宫颈黏液不适精子通过时的患者。

6. 免疫性不孕的治疗

(1)避孕套疗法 如因免疫因素引起不孕者,应用避孕套半年或以上,暂避免精子与女方生殖器接触,以减少女方体内的抗精子抗体浓度。在女方血清内精子抗体效价降低或消失时于排卵期不再用避孕套,使在未形成抗体前达到受孕目的。此法约 1/3 可获得妊娠。

(2)皮质激素疗法 皮质激素有抗炎及免疫抑制作用,临床亦可用于治疗免疫失调病。男女都可用以对抗精子抗原,抑制免疫反应。可在排卵前 2 周用泼尼松 5mg,3 次/日,亦有用 ACTH 者。

(3)子宫内人工授精 对子宫颈黏液中存在的抗精子抗体者,可从男方精子中分离出高活力的精子,进行宫内人工授精。

7. 反复早期流产 早期反复流产确诊后,应尽可能寻找病因,对因治疗。

(1)子宫、宫颈的畸形,子宫肌瘤挖除后,宫腔粘连 进行整形、子宫肌瘤挖除、宫腔粘连分解术,对宫颈功能不全者行宫颈环扎术。

(2)黄体功能不全 进行促排卵治疗,避免单用氯米芬(克罗米芬,CC)促排卵,尽可能使用 CC + HMG/FSH + HCG 或 HMG/FSH + HCG,以保证正常卵泡的形成。排卵后即给予 HCG 或黄体酮支持黄体。

（3）遗传因素　进行遗传咨询，根据风险复发概率，结合夫妇双方的意愿决定是否妊娠。有条件时进行供精人工授精（AID）或供卵。妊娠期应选择做绒毛活检、羊水穿刺等对胎儿进行遗传诊断。

8. 辅助生育技术　辅助生育技术从广义上包括人工授精和体外受精 – 胚胎移植及其派生技术两大部分。

（1）人工授精　人工授精分为配偶间人工授精（AIH）和非配偶间人工授精（AID）。AIH 用于丈夫患性功能障碍或女方阴道狭窄等原因致性交困难者；AID 用于丈夫患无精症，或精液异常影响生育及患遗传病者。在排卵期前后，将新鲜的或冷冻的精液注入阴道穹隆、宫颈管内及宫颈周围，术后卧床 20 分钟，每个周期授精 1~3 次。

（2）体外受精、胚胎移植（IVF – ET）　IVF – ET 也称"试管婴儿"，是指从女性卵巢内取出成熟的卵子，和精子在体外受精发育，再移植至母体子宫内发能成胎儿的方法。主要指征为：输卵管疾患引起的不孕症如输卵管阻塞或切除，或输卵管周围粘连，子宫内膜异位等而丧失正常功能；免疫因素和病因不明的不孕症；少精症引起的不孕。男性生育所需精子数目至少为 $20 \times 10^9/L$，而体外受精为 $50 \times 10^6/L$。

（3）配子输卵管内移植（GIFT）　GIFT 是指将卵子和处理过的精子放入输卵管壶腹部受精的方法。其条件是患者至少有一侧输卵管是通畅的，适应于不明原因的不孕症；各种精液缺陷所致的不孕；IVF – ET 失败者；只有一侧输卵管及对侧输卵管。

（4）赠卵、赠胚　极个别情况因卵巢早衰，遗传性疾病，染色体异常，可赠卵、赠胚。对此受者及供精者均需履行手续，坚持优生优育原则，在法律允许情况下严肃进行。一般受者自己寻找来源。

四、预防

1. 提倡婚前检查，及时发现男女双方生殖系统的先天畸形和不利于妊娠的因素。如结婚 1 年未孕应及时检查治疗，争取有利时机。

2. 做好计划生育，避免非意愿妊娠。注意预防产后、流产后的感染，防止继发不孕。

3. 注意卫生，洁身自好，避免发生生殖器官炎症及性传播疾病。

4. 尽量避免婚前性行为，减少意外妊娠流产可能导致的继发不孕。

5. 加强锻炼，注意营养，增强体质，不吸烟，不酗酒，保证充足的睡眠，为精子、卵子的产生提供良好的物质基础。

6. 注意提高自身修养，保持良好心态，将有利于神经、内分泌系统的平衡，使精子、卵子有规律地生长、成熟和排出。